NEW パワーブック 生物薬剤学
【第3版】

福山大学名誉教授　　　　日本薬科大学客員教授
金尾義治　森本一洋
編集

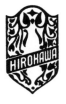

東京 **廣川書店** 発行

執筆者一覧 (五十音順)

伊賀 勝美	元同志社女子大学薬学部教授	
岩城 正宏	近畿大学名誉教授	
金尾 義治	福山大学名誉教授	
櫻井 栄一	元徳島文理大学薬学部教授	
田中 哲郎	福山大学薬学部教授	
丁野 純男	北海道科学大学教授	
鍋倉 智裕	愛知学院大学薬学部教授	
三嶋 基弘	元第一薬科大学教授	
村上 照夫	元広島国際大学薬学部教授	
森本 一洋	日本薬科大学客員教授	
山崎 啓之	崇城大学薬学部教授	
弓田 長彦	横浜薬科大学教授	
渡辺 一弘	元北海道科学大学教授	

NEW パワーブック 生物薬剤学 [第3版]

編集　金尾　義治（かね お よし はる）
　　　森本　一洋（もり もと かず ひろ）

平成18年2月1日　　　初 版 発 行 ©
平成23年2月10日　　第2版発行
平成24年12月20日　第2版増補版発行
平成27年12月25日　第3版発行
令和1年8月30日　　第3版3刷発行
令和5年8月30日　　第 3 版 4 刷発行

発行所　株式会社 廣川書店

〒113-0033　東京都文京区本郷3丁目27番14号
電話 03(3815)3651　FAX 03(3815)3650

第3版　発行に際して

　1985年，生物薬剤学の研究成果をいち早くまとめた教科書として，廣川書店から「薬学生のための生物薬剤学　後藤　茂・金尾義治編」が出版された．その後，「パワーブック生物薬剤学」，そして，「NEW パワーブック　生物薬剤学」へと引き継がれ，実に30年の長きに亘って多くの方々に愛読されてきた．この間，執筆者の交代もあったが，後藤　茂先生の簡潔明瞭でわかりやすい論調は今も脈々と受け継がれている．

　初版以来，本書では生物薬剤学に係わる最新の情報を可能な限り網羅し，簡潔にわかりやすく解説することに努めてきた．本書は薬物の生体膜透過機構，吸収，分布，代謝，排泄など，基本的な体内動態の知識をもとに，薬動学的解析，薬物相互作用，薬物治療管理（TDM），ドラッグデリバリーシステム（DDS）へと発展するように構成されている．また，各章末には薬剤師国家試験の必須問題や一般問題（理論・実践）を豊富に掲げ，最新の問題演習を通して重要事項を理解できるようにした．

　さて，薬学教育が6年制となり久しいが，ともすると断片的で脈絡のない知識を羅列するだけでよしとする風潮に，危機感を募らせているのは編者のみであろうか．なによりも高度化する薬物治療を真に理解し，医療チームの一員として国民の健康と福祉に貢献するのが薬剤師の務めであることは疑う余地もない．いまこそ薬学は地に足の着いた教育を展開するときである．第3版では新進気鋭の執筆者を加え，新制度との調和をはかり，しかも生物薬剤学の目指すところを余すことなく修得できるように見直しを図った．また，多様化する講義内容に即し，巻末索引を強化し，項目や薬品名からその解説に容易にアクセスできるようにした．したがって受験対策は勿論のこと，卒業後も様々な知識を修得できる教科書として機能するようになっている．

　このように，本書は新たな局面を迎えた薬学6年制において，学部生はもとより，大学院生，薬剤師，研究者諸氏にも座右の書として十分活用いただけるように工夫した．学兄諸氏のご批判を仰ぎたいと思う．

　最後に本書の出版に当たり多大なご理解とご援助を賜った㈱廣川書店社長　廣川治男氏をはじめ，廣川典子氏，荻原弘子氏その他関係各位に厚く御礼申し上げる．

2015年12月

　　　　　　　　　　　　　　　　　　　　　　　　　　　　　　　金尾　義治
　　　　　　　　　　　　　　　　　　　　　　　　　　　　　　　森本　一洋

第2版増補版　発行に際して

　本書改訂第2版は新薬剤師国家試験（新国試）に準拠させ，2011年の薬学6年制完成年次に出版した．十二分に検討を重ねた版であったが，初の新国試（第97回2012年3月実施）を詳細に検討の結果，章末の演習問題等をさらに新国試に準拠したものへとする要望が高まった．そこで，演習問題の様式が新国試の必須問題や一般問題（理論・実践）に完全に符合するように見直しを行い，今回の増補版出版に至った．本増補版では問題改訂のみならず，内容についても再校正を行い，正確さや読みやすさの向上に努めた．

　本増補版は新たな局面を迎えた薬学6年制において，学部学生はもとより，大学院生，薬剤師，研究者諸氏にも座右の書として十分活用いただけるように工夫した．学兄諸氏のご批判を仰ぎたいと思う．

　最後に本増補版の出版に当たり多大なご理解とご援助を賜った廣川書店会長廣川節男氏をはじめ，廣川典子氏，荻原弘子氏その他関係各位に厚く御礼申し上げる．

2012年12月

金尾　義治
森本　一洋

第2版　発行に際して

　遺伝子組み換え技術により産生される酵素や抗体が続々と登場するなか，疾病治療は大きく変革を遂げようとしている．薬物代謝酵素の多様性や，次々と発見されるトランスポータ群の解明も分子レベルで進み，これらの知識を取り入れた製剤設計が行われようとしている．世界的な医薬品開発の流れは多種多様にわたり，それをすべて理解するのも難しい時代になってきた．

　薬剤学 Pharmaceutics の究極の目的は薬物送達の科学 the science of drug delivery にあるといえる．なかでも生物薬剤学の進歩は目覚しく，新薬開発はもとより，医薬品の適正使用においても極めて重要な役割を演じるようになった．新時代を担う薬学人は医薬品の知識をいち早く取り入れ，様々な分野で活用することが期待される．これらの活動基盤を支えるもの，それはやはり Scientist や Chemist としての資質であることは間違いない．

　さて，新薬学6年制がスタートし，ともすると断片的で脈絡のない知識を羅列するだけでよしとする風潮が感じられ，危機感を募らせているのは編者のみであろうか．長年の知識を集積し，それを有機的に組み立てた学問体系は一朝一夕に失われるものではない．

　そこで，新制度との調和をはかり，しかも生物薬剤学の目指すところを余すことなく修得できるように本書の見直しを図った．第2版では，新進気鋭の執筆者を加え，新しい薬学教育にふさわしい教科書に仕上がったと自負している．

　本書では進境著しい生物薬剤学領域について，最新の情報を限りなく網羅し，簡潔にわかりやすく解説することに努めた．薬物の生体膜透過機構，吸収，分布，代謝，排泄など，基本的な体内動態の知識をもとに，薬動学的解析，薬物相互作用，薬物治療管理（TDM），ドラッグデリバリーシステム（DDS）へと発展するように構成した．また，各章末にはCBT問題や新薬剤師国家試験に準拠した理論問題，複合問題を豊富に掲げ，問題演習を通して重要事項を理解できるようにした．

　本書は新薬学6年制において，学部生はもとより，大学院生，薬剤師，研究者諸氏にも座右の書として十分活用いただけるように工夫した．学兄諸氏のご批判を仰ぎたいと思う．

　最後に本書の出版に当たり多大なご理解とご援助を賜った廣川書店社長廣川節男氏をはじめ，廣川典子氏，荻原弘子氏その他関係各位に厚く御礼申し上げる．

2010年11月

金尾　義治
森本　一洋

序

　21世紀を迎え，医学薬学の進歩はますます加速され，その勢いはまるで留まるところを知らないかのようである．薬剤学領域においても生物薬剤学の発展には進境著しいものがある．次々と発見されるトランスポータ群により，薬物の膜輸送や分布に関する古典的な理論は，今やその見直しを迫られているのが現状である．また，薬物代謝酵素の多様性も分子レベルでの研究が進み，きめ細かな薬物相互作用の解明が可能となってきた．

　さらに，年々その開発競争が熾烈を極める遺伝子組み換え生体医薬の登場は，新薬開発の手法をも根底から書き換えようとしている．また，薬学教育においては6年制導入とともに医薬品の適正使用に携わる薬剤師の育成が至上目標とされるに至って，医薬を取り巻く環境は大きく変動しようとしている．

　このような生物薬剤学の研究成果をいち早くまとめた教科書として，廣川書店から「薬学生のための生物薬剤学　後藤　茂・金尾義治編」が出版され，長きに亘って多くの方々に愛読されてきた．これが本書の原点である．また，本書の前身となる「パワーブック生物薬剤学」は当時九州大学名誉教授であった後藤　茂先生のご監修により刊行され，各方面から高い評価を頂いてきた．今回の出版にあたっては，後藤　茂先生のご逝去によりご監修を頂くことが叶わなかったが，先生の簡潔明瞭でわかり易い論調は今も脈々と受け継がれている．長年に亘りご指導ご鞭撻頂いた先生に，一学徒として心から感謝し，ご冥福をお祈りしたい．

　さて，本書では生物薬剤学に係わる最新の情報を可能な限り網羅し，簡潔にわかりやすく解説することに努めた．薬物の生体膜透過機構，吸収，分布，代謝，排泄など，基本的な体内動態の知識をもとに，薬動学的解析，薬物相互作用，薬物治療管理（TDM），ドラッグデリバリーシステム（DDS）へと発展するように構成した．また，各章末には薬剤師国家試験問題を豊富に掲げ，問題演習を通して重要事項を理解できるようにした．

　本書は薬学6年制へ向けて，学部学生はもとより，大学院生，薬剤師，研究者諸氏にも座右の書として十分活用いただけるように工夫した．学兄諸氏のご批判を仰ぎたいと思う．

　最後に本書の出版に当たり多大なご理解とご援助を賜った廣川書店社長廣川節男氏をはじめ，島田俊二，荻原弘子氏その他関係各位に厚く御礼申し上げる．

2006年1月

金尾　義治
森本　一洋

記号の説明

本書中には多数の記号が使用されているが，この中で主なものを列記した．

記　号	説　明
AUC	血中薬物濃度-時間曲線下面積
C	血中薬物濃度
C_0	0時間における血中薬物濃度
C_{max}, C_{min}	最高及び最低血中薬物濃度
C_{ss}	定常状態における血中薬物濃度
$(C_{ss})_{max}, (C_{ss})_{min}$	治療域での最高及び最低血中薬物濃度
$\overline{C}_{ss}$	定常状態での平均血中薬物濃度
C_{in}, C_{out}	流入及び流出液中の薬物濃度
C_o, C_w	油相及び水相中の薬物濃度
CL	クリアランス
CL_{tot}	全身クリアランス
CL_{int}	固有クリアランス
CL_{cr}	クレアチニンクリアランス
CR	クリアランス比
D	投与薬物量
D_u	尿中薬物累積排泄量
E	体内抽出率
F	吸収(効)率
Q	血流速度
FF	糸球体におけるろ過率
GFR	糸球体ろ過速度
k	1次反応速度定数
k_0	0次反応速度定数
k_a	吸収速度定数(1次)
k_e	消失速度定数(1次)
k_m	代謝速度定数(1次)
k_u	排泄速度定数(1次)
K_m	ミカエリス・メンテン定数
K_d	油-水分配率
K_a	酸解離定数
$t_{1/2}$	(生物学的) 半減期
t_{max}	最高血中薬物濃度に達するまでの時間
TI	治療指数
τ	投与間隔
U	尿中薬物濃度
V	尿量
Vd	分布容積
V_{max}	最大速度(ミカエリス・メンテン式における)
X	体内薬物量
X_0	静脈内投与時の体内薬物量
X_u	尿中薬物累積排泄量

タンパク結合に関する記号	
$[D_f]$	遊離形薬物濃度
$[D_b]$	結合形薬物濃度
$[I]$	結合阻害薬物濃度
K_1	第1結合種の結合定数
K_2	第2結合種の結合定数
K_i	結合阻害薬物の結合定数
K	全結合定数
n_1	第1結合種の結合薬物分子数（最大結合部位数）
n_2	第2結合種の結合薬物分子数（最大結合部位数）
n	全結合薬物分子数（最大結合部位数）
P	全タンパク量
$[P_t]$	全タンパク濃度
$[PD]$	結合タンパク濃度
r	結合薬物分子数

2-コンパートメントモデルに関する記号	
A	分布相の切片
B	消失相の切片
α	分布相の混成速度定数
β	消失相の混成速度定数
V_1	体循環コンパートメント容積
V_2	末梢コンパートメント容積
Vd_{ss}	定常状態における分布容積
Vd_{ext}, V_β	外挿による分布容積
Vd_{area}	AUC から得られた分布容積
V_α	分布相について，外挿により得られた分布容積
$X_1, X_2,$	体循環及び末梢コンパートメント内の薬物量
$(X_1)_{ss}, (X_2)_{ss}$	同上，定常状態における薬物量
k_{12}, k_{21}	分布速度定数
k_{10}	消失速度定数

モーメント解析に関する記号	
MRT	平均滞留時間
VRT	滞留時間の分散
$AUMC$	area under the moment curve
MAT	平均吸収時間
VAT	吸収時間の分散

PK/PD解析に関する記号	
E	効果
E_{max}	最大効果
EC_{50}	E_{max} の1/2の効果を表す濃度
MIC	最小発育阻止濃度
MPC	耐性菌阻止濃度
TAM	$T > MIC$，血中濃度が MIC を超えている時間
MSW	MIC と MPC に挟まれた領域

目次

生物薬剤学序説（金尾　義治） ………………………………………………………………… *1*

第1章　生物膜の構造と透過機構（鍋倉　智裕） ……………………………… *9*

   1.1　生体膜の構造 ……………………………………………………………………………… *11*
      1.1.1　膜脂質　　12
      1.1.2　膜タンパク質　　13
   1.2　薬物の生体膜透過機構 …………………………………………………………………… *14*
      1.2.1　細胞の構造　　14
      1.2.2　細胞膜透過機構　　15
   1.3　トランスポーター ………………………………………………………………………… *22*
      1.3.1　トランスポーターの分類　　23
      1.3.2　各臓器におけるトランスポーターの発現　　29
      1.3.3　疾病とトランスポーター　　30
      1.3.4　小腸上皮細胞における CYP3A4 と P-糖タンパク質の機能協関　　32
   練習問題 ……………………………………………………………………………………………… *33*

第2章　薬物の吸収 ………………………………………………………………… *37*

   2.1　消化管の構造と吸収（三嶋　基弘） …………………………………………………… *39*
      2.1.1　胃　　40
      2.1.2　小　腸　　41
      2.1.3　大腸および直腸　　44
      2.1.4　胃内容排出速度と消化管内移行速度　　46
      2.1.5　リンパ吸収　　48
   2.2　消化管吸収に影響を及ぼす因子（三嶋　基弘） ……………………………………… *49*
      2.2.1　吸収に影響する製剤学的因子　　49
      2.2.2　吸収に影響する生理学的因子　　63
      2.2.3　消化管内での安定性と初回通過効果　　69
   2.3　消化管以外の部位からの吸収（丁野　純男・渡辺　一弘） ……………………… *71*

2.3.1 注射部位からの吸収　71
2.3.2 経皮吸収　76
2.3.3 鼻からの吸収　79
2.3.4 口腔からの吸収　81
2.3.5 肺からの吸収　82
2.3.6 その他の部位からの吸収　84
練習問題 ………………………………………………………… 85

第3章　薬物の体内分布 (森本　一洋) ……………………… 91

3.1 組織分布を支配する要因 …………………………………… 93
　3.1.1 組織の循環血流量　94
　3.1.2 薬物の組織内拡散速度　95
　3.1.3 分布容積　97
　3.1.4 血漿タンパク結合　99
3.2 薬物のリンパ管系移行 ……………………………………… 108
　3.2.1 リンパ管系の構造と循環　109
　3.2.2 投与経路とリンパ管系移行　110
3.3 脳移行 ………………………………………………………… 111
　3.3.1 血液脳関門の構造　112
　3.3.2 薬物の脳移行機構　113
　3.3.3 血液脳脊髄液関門を介した薬物の脳移行　115
3.4 胎児への移行 ………………………………………………… 116
　3.4.1 血液胎盤関門の構造　116
　3.4.2 胎盤の物質輸送機構　117
3.5 乳汁中への移行 ……………………………………………… 117
　3.5.1 薬物の乳汁中への移行機構　118
練習問題 ………………………………………………………… 120

第4章　薬物の代謝 (岩城　正宏) ………………………………… 125

4.1 薬物代謝と薬効 ……………………………………………… 127
　4.1.1 薬物代謝　127
　4.1.2 薬物代謝が薬効に及ぼす影響　128
4.2 薬物代謝の様式 ……………………………………………… 128

4.2.1　第Ⅰ相反応　129
　　　4.2.2　第Ⅱ相反応　136
　4.3　薬物代謝酵素 ·· *139*
　　　4.3.1　酵素の細胞内局在　139
　　　4.3.2　薬物代謝酵素　140
　4.4　薬物代謝の変動様式 ·· *151*
　　　4.4.1　内的変動要因　151
　　　4.4.2　外的変動要因　157
　練習問題 ·· *162*

第5章　薬物の排泄 ··· *165*

　5.1　腎排泄（村上　照夫）··· *168*
　　　5.1.1　糸球体ろ過　169
　　　5.1.2　尿細管分泌　171
　　　5.1.3　尿細管再吸収　175
　　　5.1.4　腎クリアランス　178
　　　5.1.5　薬物による腎障害と血液透析　185
　5.2　胆汁中排泄と腸肝循環（森本　一洋・弓田　長彦）··················· *188*
　　　5.2.1　肝臓の構造と胆汁生成　188
　　　5.2.2　薬物の肝移行過程　190
　　　5.2.3　薬物の胆汁中への移行　193
　　　5.2.4　胆汁中排泄を支配する要因　194
　　　5.2.5　腸肝循環　195
　5.3　その他の排泄経路（弓田　長彦）·· *196*
　　　5.3.1　唾液中排泄　196
　　　5.3.2　涙液中排泄　198
　　　5.3.3　呼気中排泄　199
　練習問題 ·· *201*

第6章　薬動学による薬物動態の解析（金尾　義治）··············· *207*

　6.1　コンパートメントモデル ·· *209*
　　　6.1.1　1-コンパートメントモデル　209
　　　6.1.2　2-コンパートメントモデル　247

  6.1.3 コンパートメントモデルと理論式 264

練習問題 275

 6.2 クリアランスと生理学的モデル 286

  6.2.1 薬動学とクリアランス 286

  6.2.2 組織クリアランス 288

  6.2.3 固有クリアランス 288

  6.2.4 初回通過効果とクリアランス 294

  6.2.5 生理学的モデル 296

  6.2.6 アニマルスケールアップ 297

  6.2.7 ハイブリッドモデル 298

練習問題 300

 6.3 非線形モデル 305

  6.3.1 非線形性の原因 305

  6.3.2 消失過程の飽和に由来する非線形モデル 305

  6.3.3 タンパク結合の飽和に由来する非線形モデル 310

練習問題 312

 6.4 モーメント解析 315

  6.4.1 モーメントの定義 315

  6.4.2 モーメントの計算法 317

  6.4.3 1-コンパートメントモデルとモーメント 320

  6.4.4 モーメント解析によるデコンボリューション 320

練習問題 325

 6.5 デコンボリューション法 328

  6.5.1 コンボリューション 328

  6.5.2 デコンボリューションの数値計算 330

 6.6 PK/PD 解析 332

  6.6.1 薬力学（PD）モデル 333

  6.6.2 PK/PD モデル 336

  6.6.3 抗菌薬の PK/PD 解析 342

 6.7 バイオアベイラビリティ 346

  6.7.1 バイオアベイラビリティの定義 346

  6.7.2 バイオアベイラビリティの指標 347

  6.7.3 相対的および絶対的バイオアベイラビリティ 348

  6.7.4 バイオアベイラビリティに影響する因子 350

  6.7.5 バイオアベイラビリティとバイオエクイバレンス 351

練習問題·················352

第7章 薬物相互作用·················357

7.1 薬物相互作用の分類（櫻井　栄一）·················359
7.2 薬物動態学的相互作用（櫻井　栄一）·················361
7.2.1 吸収過程における薬物相互作用　361
7.2.2 分布過程における薬物相互作用　371
7.2.3 代謝過程における薬物相互作用　372
7.2.4 排泄過程における薬物相互作用　386
7.3 薬力学的相互作用（弓田　長彦）·················388
7.3.1 協力作用　388
7.3.2 拮抗作用　391
7.4 飲食物・嗜好品との相互作用（弓田　長彦）·················392
7.5 薬物の臨床検査値への影響（弓田　長彦）·················394
練習問題·················396

第8章 薬物治療管理（TDM）·················399

8.1 TDMの臨床的意義（田中　哲郎）·················401
8.1.1 TDMの目的と概要　401
8.1.2 TDMの対象となる薬物　402
8.2 薬物血中濃度の測定（田中　哲郎）·················404
8.2.1 試料の取扱い　404
8.2.2 測定法概論　406
8.3 TDMの実例（山崎　啓之）·················408
8.4 母集団薬物速度論とベイジアン解析（田中　哲郎）·················422
8.4.1 TDMと母集団薬物速度論　423
8.4.2 ベイジアン法によるパラメータの最適化　423
8.5 病態と薬物体内動態（田中　哲郎）·················425
8.5.1 病　態　426
8.5.2 妊　婦　431
8.5.3 年　齢　432
練習問題·················437

第9章　ドラッグデリバリーシステム（伊賀　勝美）……………… 441

9.1　DDS の定義と目的 …………………………………………………… 443
9.2　放出制御 ………………………………………………………………… 444
9.2.1　服薬コンプライアンスと徐放性製剤　444
9.2.2　持続性経口剤　445
9.2.3　腸溶性製剤　446
9.2.4　持続性注射剤　448
9.3　経粘膜デリバリー ……………………………………………………… 451
9.3.1　投与経路と初回通過効果　451
9.3.2　経皮吸収型製剤　452
9.3.3　口腔内投与剤　454
9.3.4　経肺投与剤　456
9.3.5　経鼻投与剤　458
9.4　プロドラッグ …………………………………………………………… 459
9.4.1　プロドラッグの定義　459
9.4.2　化学修飾の種類　459
9.4.3　プロドラッグの実例　461
9.4.4　アンテドラッグ　467
9.5　標的指向 ………………………………………………………………… 468
9.5.1　標的指向のコンセプト　468
9.5.2　リピッドマイクロスフェア（パッシブ型）　468
9.5.3　スマンクス（パッシブ型）　469
9.5.4　リポソーム（パッシブ型とアクティブ型）　470
9.5.5　高分子ミセル（パッシブ型）　471
9.5.6　抗体薬（アクティブ型）　472
9.5.7　遺伝子治療用ベクター（アクティブ型）　474
練習問題 ……………………………………………………………………… 475

練習問題の正解・解説 …………………………………………………… 479
実践問題 ……………………………………………………………………… 497
実践問題の正解・解説 …………………………………………………… 510
索　引 ………………………………………………………………………… 515

生物薬剤学序説

1. 近代薬剤学の発展

　カンサス大学タケル・ヒグチ教授（1918〜1987）は薬剤学 pharmaceutics を the science of drug delivery と呼んだ．教授は薬物の溶解性，安定性，複合体形成，マトリックスからの放出などの現象解明にいち早く物理化学的研究手法を取り入れ，数々の歴史的業績を残した．それは今まで古来伝承の経験と勘に頼ってきた製剤技術を，科学的な根拠に基づいた学問に体系づけようとするもので，近代薬剤学の父と称されるにふさわしい先見性のある仕事であった．

　これと時を同じくするように，体内での薬物の動きを科学的に解明しようとする研究も台頭してきた．両者はときに競合しながら，そしてときに融合しあって現在の物理薬剤学や生物薬剤学へと発展した．図1に示すように，これらの学問が近代的製剤技術の発展に大きく貢献したことは言うまでもない．薬物の純度や製剤の安定性保証などはもはや当然のこととして，化合物の特性をよく見極め，いかに医薬品としてのポテンシャルを高めるかが製剤化の主流になってきた．そして製剤研究は単に薬剤学的研究に止まらず，医学・薬学・工学・理学・農学などあらゆる分野の研究者が参画する薬物送達システム drug delivery system（DDS）研究へと発展したのである．

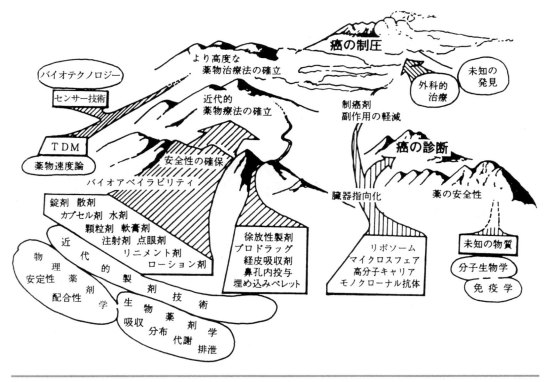

図1 ◆ 薬剤学・The Science of Drug Delivery

2. 薬物の生体内運命

A　ADME 研究

　我々は生きてゆくためにものを食べ，水を飲む．摂取した食物は消化管で吸収され，必須栄養素である糖質，タンパク質，脂質は体内に蓄えられ，体を形作る構成成分として，あるいはエネルギー源として利用される．体内に生じた老廃物は腎で水分とともにろ過され，尿中へ排泄される．このように，取り込んだ物質量と排泄される物質量との間には絶妙のバランスが保たれ，生体は維持されている．

　この生命を維持するために実に巧妙に仕組まれた体の中で，薬物は一体どのような試練を受けるのだろうか．その体内でたどる道筋のことを特に「薬物の生体内運命」と呼び，さまざまな研究がなされている（図2）．

　食物に由来する糖，アミノ酸，脂肪などは消化管から積極的に吸収される．反対に不必要なも

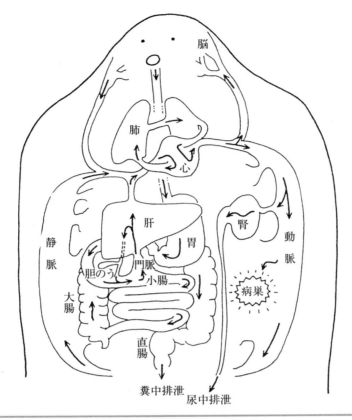

図2 ◆ 薬物の生体内運命

のはできるだけ体内への侵入を防がねばならない．これらの物質を異物と呼ぶが，実は薬物も生体にとって異物以外の何物でもない．しかし，強酸性の胃液やペプシン，トリプシンなどを含む強力な消化液の洗礼にも耐え，なんとか十二指腸にたどり着いた薬物は，体の中へ入る機会に恵まれることになる．腸管の上皮細胞にも薬物を分解する酵素が潜んでいるが，これをも回避して毛細血管の中へ，すなわち循環血流中へ到達したとき，これを吸収と呼ぶ．

　消化管を循環する血流は次々と寄り集まって1本の大きな静脈流（門脈）となり，肝臓へ入る．肝臓の代謝酵素群は活性が高く，ここで不活性化され，あるいは胆汁中に排泄され腸内へ送り返される物質も少なくない．中には腸内細菌によりもとの化合物となり，再び吸収されて胆汁へ排泄されるという現象・腸肝循環を繰り返す薬物もある．栄養素でも何でも，経口で摂取された物質が体内へ侵入するには，この門脈ルートを通らねばならない．まさに鉄壁の防御網といえる．

　さて，肝を通り抜けた薬物は，血流に乗り，心・右心室を経て肺へと向かう．肺の酵素群も薬物にとって時に脅威的な存在となるが，肝と同様どうしても1度は通過しなければならない関門である．心・左心室へ帰ってきた薬物はいよいよ動脈流に乗り，体の隅々へと送り出される．全身の組織では毛細血管からしみ出す漿液の流れに乗って組織間隙や細胞内へと分布する．そして

再び毛細血管から静脈流に戻り体内を循環する．循環血流中の薬物は肝を通る度に代謝を受けることになる．

　肝での代謝で活性化されて薬効を発現するものも中にはあるが，大抵はここで不活性化され，水に溶けやすい代謝物へと変換される．水溶性が高まると，尿への移行性も高まり，どんどんからだの外へ排泄されてしまう．大方の薬物は投与されて半日，長くても1～2日のうちに，ことごとく体の外へ排泄されてしまう．

　以上のような薬物の吸収 absorption，分布 distribution，代謝 metabolism，排泄 excretion はその頭文字をとってアドメ（ADME）と呼ばれ，生物薬剤学の中心的な研究課題の1つとなっている．

B　トランスポーター研究

　他方，さまざまな物質を細胞膜の内外に輸送する膜輸送タンパク質は，長い間秘密のベールに包まれていた．それは膜にわずかに含まれるこれらのタンパク質を分離精製することが極めて困難であったからである．ところが酵素研究と同様に，遺伝子レベルでその膜輸送タンパク質の1次構造がわかるようになってきた．そして，トランスポーターと総称されるこれらのタンパク質は，俄然実体をもった機能性分子としてクローズアップされるようになった．現在では，遺伝子組み換えにより，トランスポーターを他の細胞に発現させ，あるいは本来発現すべき機能を欠損したマウス（ノックアウトマウス）を用いてその働きが調べられている．血液脳関門，消化管吸収，胆汁排泄，尿細管分泌・再吸収において古典的な pH 分配仮説に従わない薬物群は，実はこのようなトランスポーターによって取り込みや汲み出しを受けていることが明らかとなってきた．

C　代謝酵素とトランスポーターの機能協関（協同機構）

　薬物代謝研究法の進歩によって，それぞれの酵素のアイソザイムが均一なまでに精製できるようになった．シトクロム P450 は単一の酵素ではなく，アミノ酸組成の異なる分子量 48,000～58,000 の多種類のアイソザイムから成り立っている．現在では CYP と総称され，タンパク質の1次構造の相同性をもとにファミリー・サブファミリー・亜種で分類され，約200あまりの分子種が報告されている．

　酵素による代謝研究とトランスポーターによる膜輸送研究は，それぞれが独自の道を歩んできたが，薬物代謝酵素と薬物トランスポーターが協奏的に機能して，異物解毒に関与することがわかってきた．例えば，小腸上皮細胞に発現する薬物排出トランスポーター（P-糖タンパク質 MDR1）の基質はいずれも脂溶性の高いものが多く，その特異性は CYP3A と極めて類似している．このため，消化管から上皮細胞へ移行した薬物分子は小腸の CYP3A により代謝され，また

代謝を免れた分子はP-糖タンパク質により消化管管腔へ排出される．このサイクルを繰り返すことで，異物を容易に体内へ侵入させない協同機構が働いていることが明らかとなっている．

3. 薬物動態解析法

上記の薬物のADMEに関する知識をもとに，薬物の体内動態を時間のファクターを入れて解析しようとするのが薬動学 pharmacokinetics（薬物速度論ともいう）である．pharmacokineticsという言葉はF.H. Dostによる造語で，"The science of the quantitative analysis between organism and drug"と定義されている．すなわち，血液やリンパ液，尿，糞，胆汁，さらには組織中の薬物濃度や薬理学的応答の時間的推移を研究することである．表1に示すように，代表的な解析法として1) コンパートメントモデルによる解析，2) 生理学的モデルによる解析，3) モーメント解析，4) PK/PD解析の4つがあげられる．いずれも特徴があるが，さまざまな目的に応じて使い分けられている．

表1 ◆ 薬物動態解析法

解析法	特　徴
コンパートメントモデル	生体を数個のコンパートメント（区画）の組合せで表現する．最もオーソドックスな解析法である．パラメータはコンパートメントの容積（分布容積）とコンパートメント間を移動する速度定数からなる．
生理学的モデル	生理的・解剖的見知に基づいて薬物の体内動態をより詳細に表現する．生体に対応するパラメータを用いることにより，実験動物からヒトへのアニマルスケールアップや，病態時での薬物動態を予測することが可能となる．
モーメント解析	モデルに依存せず，薬物の体内動態を巨視的にとらえ，溶出・吸収・代謝・排泄などの処理系を一種の確率過程と考え解析を行う．
PK/PD解析	薬動学 pharmacokinetics（PK）は薬物濃度の時間的推移を解析する方法である．薬力学 pharmacodynamics（PD）は作用部位での薬物濃度と薬理作用強度（効果）を関係づける方法である．PK/PD解析はこの両者を結合し，薬物投与後の効果の時間的推移を解析し，予測しようとするものである．

4. 臨床薬物動態学

　医薬品の適正使用は，薬学人・薬剤師に課せられた重要な任務の1つである．図3に示すように，生物薬剤学的研究は薬物相互作用，薬物治療管理（TDM），そして服薬指導にも基礎的情報を提供する．とくにTDMでは母集団薬物速度論とベイジアン解析法を駆使して薬物の適正使用に大きく貢献することができる．

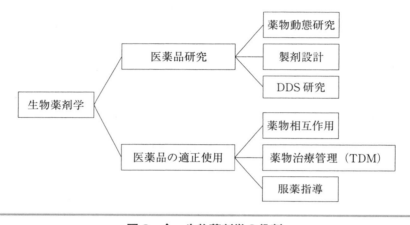

図3　◆　生物薬剤学の役割

5. DDS設計

　DDSの目的は薬物送達の最適化，すなわち，効率よく薬物を病巣へ送り届けるための技術である．そのための基本的な技術は，薬物の放出制御と病巣への標的指向化に集約される（図4）．初期のDDSでは，まず放出制御に工夫を凝らした製剤が数多く作られた．製剤から薬物を徐々に放出させることにより持効化を狙ったものである．また，プロドラッグ化でも多くの成果が収められた．抗がん剤ドキシフルリジンや抗ウイルス剤アシクロビルは，腫瘍内やウイルス感染細胞内で活性のある親薬物に変化する，いわゆる局所作用型プロドラッグとして高い評価を受けている．

　新薬を見つけだそうとする，いわゆる創薬活動は人類の永遠の課題で，今後もさらに精力的に

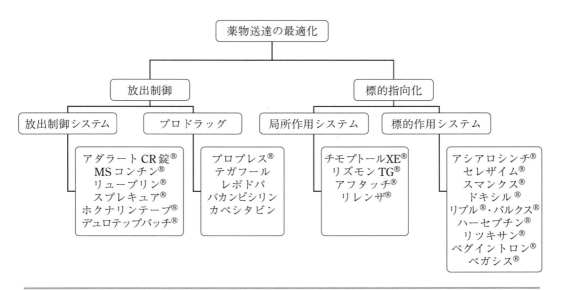

図4 ◆ ドラッグデリバリーシステム——医薬品適用のための新しい考え

アダラートCR錠®：ニフェジピン徐放性製剤（高血圧・狭心症治療剤），MSコンチン®：モルヒネ硫酸塩徐放錠（疼痛治療剤），リュープリン®/スプレキュア®：LH-RH誘導体マイクロパーティクル徐放性製剤（前立腺がん治療剤），ホクナリンテープ®：ツロブテロール貼付剤（気管支拡張剤），デュロテップパッチ®：フェンタニル貼付剤（疼痛治療剤），ブロプレス®：カンデサルタンシレキセチル（高血圧治療剤），テガフール：5-フルオロウラシルのプロドラッグ（抗がん剤），レボドパ：ドパミンのプロドラッグ（パーキンソン病治療剤），バカンピシリン：アンピシリンのプロドラッグ（抗生物質），カペシタビン：5-フルオロウラシルのプロドラッグ（抗がん剤），チモプトールXE®/リズモンTG®：チモロールマレイン酸塩（持続性緑内障治療剤），アフタッチ®：トリアムシノロンアセトニド（口内炎治療剤），リレンザ®：ザナミビル水和物（抗インフルエンザウイルス剤），アシアロシンチ®：ガラクトシル人血清アルブミンジエチレントリアミン五酢酸テクネチウム（^{99m}Tc）（肝機能診断薬），セレザイム®：イミグルセラーゼ遺伝子組換え（ゴーシェ病治療剤），スマンクス®：ジノスタチンスチマラマー（抗がん剤），ドキシル®：ドキソルビシン（抗がん剤），リプル・パルクス®：アルプロスタジル（PGE_1）（慢性動脈閉塞症治療剤），ハーセプチン®：トラスツズマブ遺伝子組換え（抗がん剤），リツキサン：リツキシマブ遺伝子組換え（抗がん剤），ペグイントロン®：PEG修飾インターフェロンアルファ-2b（C型肝炎治療剤），ペガシス®：PEG修飾インターフェロンアルファ-2a（C型肝炎治療剤）

（金尾義治（2010）進歩する薬物治療　DDS最前線第2版，p.3，廣川書店）

探索が行われることだろう．そして，このような創薬活動や薬物治療を支える重要な基盤技術としてDDSが位置づけられ，ますます発展の兆しを見せている．わが国ではこのようなDDS技術の開発を総称して，「創剤」という言葉が作られた．今後の医薬品開発は「創薬」と「創剤」が密接に連携しながら進められることになるだろう．

Chapter 1 生体膜の構造と透過機構

到達目標

1. 薬物の生体膜透過における単純拡散，促進拡散および能動輸送の特徴を説明できる．
2. 薬物の生体膜透過に関わるトランスポーターの例を挙げ，その特徴と薬物動態における役割を説明できる．

キーワード

生体膜／上皮細胞／経細胞輸送／単純拡散／促進拡散／一次性能動輸送／二次性能動輸送／膜動輸送／フィックの拡散速度式／ミカエリス-メンテン式／ABC トランスポーター／SLC トランスポーター

生体を構成している細胞は，異物の侵入や生体成分の流出を防ぐために，生体膜でおおわれている．生体内に投与された薬物は，投与部位から循環血液中へ移行し，血液の流れにのって全身を巡り標的組織へ運ばれ，薬効を発揮する．例えば，睡眠薬が効果を発揮するためには，小腸から吸収された後，血液脳関門を透過して脳へ到達する必要がある．薬効を最大限に発揮し，副作用を最小に止めるためには，薬物の体内動態を適切に予測する必要がある．薬物の吸収が小腸上皮細胞膜透過からはじまるように，吸収・分布・代謝・排泄過程にはさまざまな組織における生体膜透過機構が深く関係している．したがって，本章においてまず，生体膜の構造とその透過機構について，十分に理解しておく必要がある．

1.1 生体膜の構造

ヒトの体は無数の細胞の集まりからできている．生体の大部分（約70%）は水からなり，細胞の内外も水に包まれている．では，なぜ細胞は溶け出さず，1つ1つが独立して，かつ他の細胞とコミュニケートしながら生きていくことができるのだろうか．それは細胞が水と油の両方の性質をもつ細胞膜で覆われているからである．細胞膜は細胞の内外を隔てる物理的な障壁であるだけでなく，栄養物質等の取り込みや不要物質等のくみ出しを選択的に行い，細胞が生きていくために必要不可欠な存在となっている．

生体膜は，図1.1に示すように，疎水性（親油性）の脂肪酸炭素鎖と親水性の極性基の両者をもつリン脂質が，疎水性部分を内側に親水性部分を外側にして脂質二重層を形成する．その

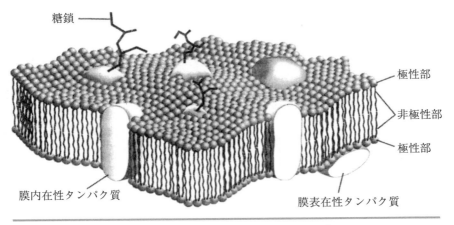

図1.1 ◆ 生体膜の流動モザイクモデル

ため生体膜は極めて流動性に富む動的な性質をもち，さまざまなタンパク質が浮遊した状態で存在する．この構造はシンガー Singer とニコルソン Nicolson の流動モザイクモデルと呼ばれる．

1.1.1 膜脂質

脂質二重層 lipid bilayer に最も多く存在するリン脂質は，親水性の極性基の頭部1つと疎水性の脂肪酸炭素鎖の尾部2つからなる．ホスファチジルコリン（PC），ホスファチジルエタノールアミン（PE），スフィンゴミエリン（SM）などは生理的条件下では正電荷と負電荷を1個ずつもち中性である．一方，ホスファチジルセリン（PS），ホスファチジルイノシトール（PI），ホスファチジルグリセロール（PG），ホスファチジン酸（PA）などは正味の負電荷をもつ．リン脂質以外には極性の低いコレステロールも構成成分となっている．また脂質二重層それぞれの，細胞内側の内層および細胞外側の外層では構成する膜脂質成分が異なり，内層では PE，PS，PI が多く，外層では PC，SM が多い非対称な構造となっている．

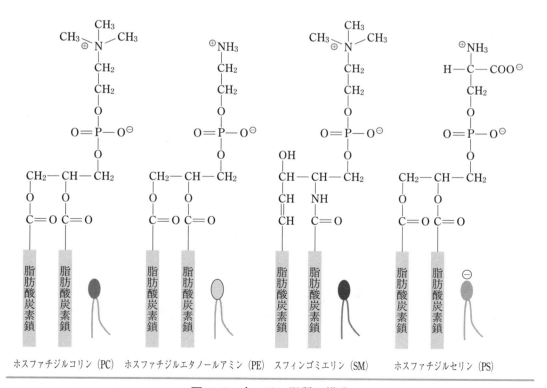

図1.2 ◆ リン脂質の構造

1.1.2 膜タンパク質

　生体膜にはさまざまな膜タンパク質が存在し，膜それぞれに特有の機能を与える．膜タンパク質には脂質二重層内には入り込まず膜表面に付着する膜表在性タンパク質 peripheral membrane protein と，脂質二重層に埋め込まれた部分が存在する膜内在性タンパク質 integral membrane protein がある．膜内在性タンパク質は脂質二重層内部の疎水性部分に存在することから，疎水性アミノ酸配列からなる膜貫通領域 transmembrane domain と呼ばれる特徴的な構造をもつ．膜内在性タンパク質には細胞内外で情報の伝達を行うレセプター receptor とともに，物質の輸送を行うチャネル channel やトランスポーター transporter が存在する．チャネルはゲートが開いた状態では，膜内在性タンパク質がつくる親水性の細孔が膜を貫通して開いているため，膜の両側から基質がアクセス可能であり，これを通じてイオンや水がすばやく輸送される．一方，トランスポーターは物質の輸送が膜内在性タンパク質の膜貫通領域がつくる通路を通じて行われる点ではチャネルと共通であるが，その通路は膜のどちらか一方で閉じており，基質は膜の一方からのみアクセス可能である．トランスポーターが基質を輸送するためには，そのタンパク質が立体構造を変えて，開いている方向を細胞内外に一回一回スイッチする必要があり，チャネルと比べると輸送速度は低い．

　また図 1.3 に示すように小腸上皮の表面にはアクチンフィラメントからなる微絨毛 microvilli

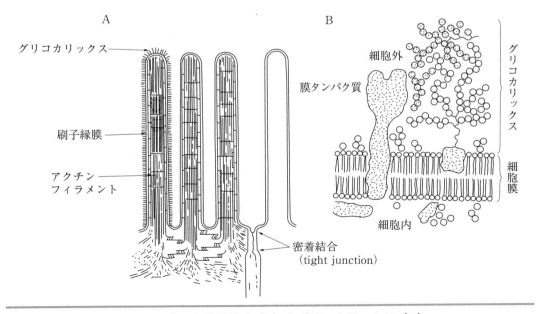

図 1.3 ◆ 小腸微絨毛（A）とグリコカリックス（B）

が存在し，刷子状の構造を取っているため刷子縁膜 brush-border membrane と呼ばれる．また，微絨毛の外側は糖タンパク質を主成分としたグリコカリックス（糖衣）でおおわれている．グリコカリックスの生理的機能は，ある程度まで消化された物質を吸着し，消化酵素（タンパク分解酵素など）のある微絨毛まで到達させて最終産物まで消化し吸収を容易にすることや，消化液により自己消化から細胞を守ることなどである．後述するように，このグリコカリックスは薬物の吸収時に管腔から細胞膜表面への拡散に対する抵抗となる非撹拌水層の形成と関係している．また，刷子縁膜に存在する Na^+/H^+ 逆輸送体によって管腔側に放出される H^+ の拡散を防止し，刷子縁膜近傍の pH (microclimate pH) を低く維持することにも関与している．

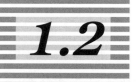

1.2 薬物の生体膜透過機構

1.2.1 細胞の構造

血管を構成する血管内皮細胞では，隣り合う細胞同士の連結が弱く，タンパク質と結合していない低分子薬物は，細胞と細胞の間隙を比較的自由に通過し，血管の外へ移行することができる．一方，体の表面あるいは体内内腔面を覆う上皮細胞，例えば小腸上皮細胞や尿細管上皮細胞には密着結合 tight junction が存在し，細胞同士が強固に連結している．したがって薬物は細胞間隙を通過（細胞間隙輸送 paracellular transport）することはできず，細胞内を通過（経細胞輸送 transcellular transport）する必要がある．

小腸上皮細胞の消化管管腔側，腎尿細管上皮細胞の尿細管管腔側などには微絨毛と呼ばれる微細な突起構造が存在し，この部分の膜を刷子縁膜という．このように上皮細胞では管腔に面する側と血管に面する側の細胞膜の形態，構造が異なっており，非対称性（極性 polarity）を示している．管腔側を頂側膜 apical membrane，血管側を側底膜 basolateral membrane と呼び，両者では膜タンパク質の局在も異なっている．この上皮細胞が示す細胞膜の非対称性により，①管腔側の物質が頂側膜を介し細胞内へ，細胞内から側底膜を介し血管側へと輸送される吸収，②その反対方向の側底膜側から頂側膜側への分泌，という方向性をもった輸送，ベクトル輸送 vectorial transport が行われる（図1.4）．

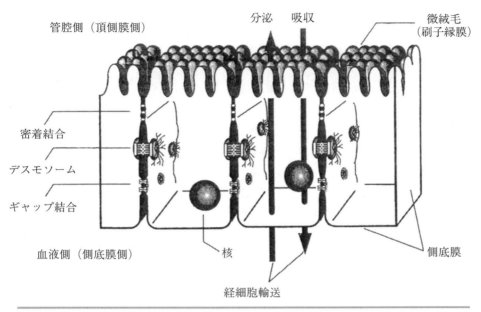

図 1.4 ◆ 小腸上皮細胞の構造と物質の輸送経路

1.2.2 細胞膜透過機構

　物質の膜輸送機構は，表 1.1 と図 1.5 に示すように，担体（トランスポーター）の有無やエネルギー（駆動力）の種類により，単純拡散，促進拡散，一次性能動輸送，二次性能動輸送の 4 つに分類することができる．

　トランスポーターによる物質の輸送は，① ある特定の溶質のみを輸送する単輸送 uniport（ユニポート），② 2 種以上の溶質を同じ方向に輸送する共輸送 symport（シンポート），③ 2 種以上の溶質を逆方向に輸送する逆輸送 antiport（アンチポート）の 3 種類がある．それぞれのトランスポーターを ① ユニポーター uniporter，② シンポーター symporter または共輸送体 cotransporter，③ アンチポーター antiporter または逆輸送体 exchanger と呼ぶ．

表 1.1 ◆ 膜輸送機構の分類

	単純拡散	促進拡散	一次性能動輸送	二次性能動輸送
担体介在	非介在	担体介在	担体介在	担体介在
輸送形態	受動	受動	能動	能動
エネルギー	なし	なし	ATP	イオン勾配

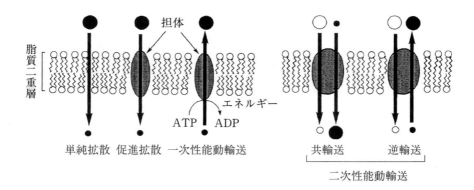

図 1.5 ◆ 膜輸送のメカニズム

●：透過する物質
○：物質と共役して透過するイオン（Na^+, H^+ など）
丸の大きさ：濃度

A　単純拡散

　トランスポーターを介さず，物質が細胞膜の脂質二重層を通って濃度勾配の低いほうへ拡散によって透過する輸送を，単純拡散 simple diffusion という．

　その特徴として，①膜透過速度は膜の両側の薬物の濃度差に比例する，②膜透過速度の飽和現象はみられない，③膜透過速度は膜の表面積に比例する，④脂溶性薬物または分子形薬物のほうが透過しやすい，⑤低分子の薬物のほうが透過しやすい，⑥細胞内エネルギーは不要，⑦共存物質の影響を受けない，などがあげられる．

　トランスポーターのような薬物を認識する機構が介在しないため非特異的であり，すべての物

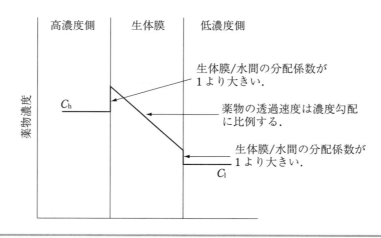

図 1.6 ◆ 単純拡散による膜透過

質が程度の差こそあれ，単純拡散により輸送される（図1.6）．

単純拡散による膜透過速度 v はフィックの拡散速度式（Fickの法則）に従う．

$$v = \frac{D \cdot K \cdot S}{L} \cdot (C_h - C_l) = P \cdot S \cdot (C_h - C_l) \tag{1.1}$$

ここで，D は物質の膜中での拡散係数 diffusion coefficient，K は膜/水間の分配係数 partition coefficient，S は膜の表面積，L は膜の厚さ，C_h は高濃度側の薬物濃度，C_l は低濃度側の薬物濃度を表す．また，P は膜透過係数 permeability coefficient と呼ばれ，cm/min などの単位で表される．この式から単純拡散による膜透過速度は，物質の膜透過係数 P，膜表面積 S，膜を隔てた濃度勾配 $(C_h - C_l)$，によって決まることがわかる．脂溶性が高いほど P は大きく，膜透過速度は大きくなる．脂溶性の指標として，n-オクタノール/水間分配係数がよく用いられる．

シンク条件（$C_l \ll C_h$）では式（1.1）は以下のように表され，図1.7のように基質濃度が増加すれば，それに比例して膜透過速度が直線的に増加することがわかる．

$$v = P \cdot S \cdot C_h \tag{1.2}$$

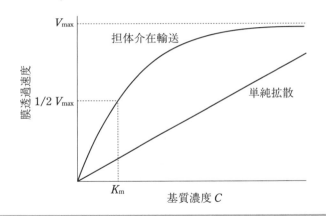

図1.7 ◆ 単純拡散および担体介在輸送における薬物濃度と透過速度の関係

弱酸性あるいは弱塩基性の薬物は，薬物の pK_a と溶液の pH によってイオン形と非イオン形（分子形）の比率が変化する．単純拡散による膜透過では，分子形薬物は脂溶性が高く脂質二重層からできている細胞膜を透過できるが，イオン形薬物は水溶性が高く細胞膜を透過できないという pH 分配仮説に従うと考えられている．

B 担体介在輸送

糖やアミノ酸などの水溶性物質は，単純拡散では生体膜を透過することが困難である．しかし，これら生体に必要な物質はトランスポーター transporter と呼ばれる膜輸送タンパク質（輸送担

体）を介して容易に細胞膜を透過する．本来生体にとって異物である薬物の中にはこれらトランスポーターの基質となり，輸送されるものも多く存在する．担体介在輸送 carrier-mediated transport は必要な駆動力によって，促進拡散，一次性能動輸送，二次性能動輸送に分けられる．

担体介在輸送による膜透過速度 v は，ミカエリス-メンテン Michaelis-Menten 式によって表される．

$$v = \frac{V_{\max} \cdot C}{K_m + C} \tag{1.3}$$

ここで，C は基質濃度，$V_{\max}$ は最大輸送速度，K_m は物質のトランスポーターに対する親和性を表すミカエリス定数である．透過速度と基質濃度の関係は図 1.7 で表され，K_m 値は $\frac{V_{\max}}{2}$ となるときの基質濃度である．K_m 値が小さいほど基質とトランスポーターの親和性が高いことを表す．

基質濃度 C が K_m 値より十分に低いとき（$C \ll K_m$）には膜透過速度は以下の式で表される．

$$v = \frac{V_{\max}}{K_m} \cdot C \tag{1.4}$$

ここで，$\frac{V_{\max}}{K_m}$ はトランスポーターを介した物質の生体膜透過性を表す指標として用いられる．この領域では，基質濃度が増加すれば，膜透過速度もほぼ比例して増加する．

一方，基質濃度が K_m 値より大きい場合（$K_m \ll C$）には膜透過速度は以下の式で表される．

$$v = V_{\max} \tag{1.5}$$

ここでは，膜透過速度は濃度が増加しても一定であり，飽和現象がみられる．このように薬物の濃度と透過速度などが比例しない場合を非線形性 nonlinearity といい，投与薬物量と薬効・副作用が比例しない原因となりうる．

実験から $V_{\max}$ と K_m 値を求めるために，ミカエリス-メンテン式を変形した Lineweaver-Burk

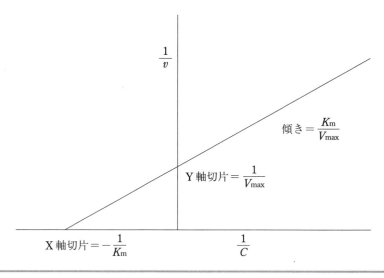

図 1.8 ◆ Lineweaver-Burk プロット

プロットを用いる方法がある（図 1.8）.

$$\frac{1}{v} = \frac{K_\mathrm{m}}{V_\mathrm{max}} \cdot \frac{1}{C} + \frac{1}{V_\mathrm{max}}$$

種々の基質濃度 C での膜透過速度 v を求め，$\frac{1}{C}$ と $\frac{1}{v}$ の関係をプロットすると，直線の傾きが $\frac{K_\mathrm{m}}{V_\mathrm{max}}$，Y 軸との切片が $\frac{1}{V_\mathrm{max}}$，X 軸との切片が $-\frac{1}{K_\mathrm{m}}$，をそれぞれ表す．

（1）促進拡散

単純拡散と同様に，濃度勾配に従って高濃度側から低濃度側へ下り坂輸送されるが，トランスポーターを介して速やかに輸送される場合を，促進拡散 facilitated diffusion という．

その特徴として，① トランスポーターが関与し，輸送速度の飽和現象がみられる，② 同じトランスポーターで輸送される類似物質共存により阻害を受ける，③ 細胞内エネルギーは不要，④ 濃度勾配に逆らった輸送は行われない，などがあげられる．

促進拡散としてよく知られているトランスポーターの 1 つに小腸，血液脳関門，赤血球などで D-グルコース輸送を担う GLUT（*SLC2A*）ファミリーがある．例えば小腸上皮細胞では，細胞内のグルコースは濃度勾配に従って側底膜の促進拡散型トランスポーターである GLUT2（*SLC2A2*）を介して循環血液中へと輸送される．

（2）能動輸送

能動輸送では，細胞内の ATP や細胞膜内外のイオン勾配を輸送のエネルギーとして利用し，物質の濃度勾配に逆らい，濃度の低いほうから高いほうへ上り坂輸送が行われる．

その特徴として，① 細胞内エネルギーが必要，② 濃度勾配に逆らった輸送が行われる，③ トランスポーターおよびエネルギーは有限であるため輸送速度の飽和現象がみられる，④ 代謝阻害剤（ATP 合成阻害など）で阻害を受ける，⑤ 同じトランスポーターで輸送される類似物質共存により阻害を受ける，などがあげられる．

能動輸送は，駆動力であるエネルギーの関わり方によって，ATP を直接利用する一次性能動輸送 primary active transport と，一次性能動輸送によってつくられるイオン勾配を利用する二次性能動輸送 secondary active transport の 2 つに分類される．

a. 一次性能動輸送

一次性能動輸送では，トランスポーターが ATP を分解し，その化学エネルギーを直接利用して基質を輸送する．一次性能動輸送には，ATPase と呼ばれるイオン輸送型ポンプと，ATP 結合部位をもつ ABC（ATP-binding cassette）トランスポーターファミリーの 2 種がある．ATP は細胞内に存在することから，一次性能動輸送の方向性は通常一定である．

細胞のイオン分布は，細胞外では Na^+ 濃度が高く，細胞内では K^+ 濃度が高い．これは小腸上

皮細胞や腎尿細管上皮細胞では血管側側底膜に存在するイオン輸送型ポンプ・Na$^+$/K$^+$-ATPase の働きによる。Na$^+$/K$^+$-ATPase は1分子の ATP が ADP に加水分解されるエネルギーを利用し，Na$^+$ を3分子細胞内から細胞外へ排出し，同時に K$^+$ を2分子細胞内へ取り込む．イオン輸送型ポンプには他に，Ca^{2+} を細胞外へ排出する Ca^{2+}-ATPase，H$^+$ を細胞外へ排出し胃内 pH を酸性に保つ H$^+$/K$^+$-ATPase などがある．

P-糖タンパク質（*ABCB1*）や多剤耐性タンパク質 MRP1（*ABCC1*）などの ABC トランスポーターによる，薬物の細胞外への排出も一次性能動輸送の例である．

b. 二次性能動輸送

二次性能動輸送では，ATP を直接利用するのではなく，一次性能動輸送で生じたイオン濃度勾配の下り坂の輸送エネルギーと共役することによって，物質を上り坂輸送する．Na$^+$ の濃度勾配の他に，H$^+$，Cl$^-$ などのイオン勾配を駆動力として用いるトランスポーターがある．

小腸上皮細胞や腎尿細管上皮細胞の刷子縁膜には，Na$^+$ 勾配と共役して D-グルコースを濃縮的に細胞内へ輸送する Na$^+$/グルコース共輸送体 sodium glucose cotransporter（SGLT1, *SLC5A1*）が存在する（図1.9）．

図1.10に小腸上皮細胞におけるグルコースの経細胞輸送について示した．小腸上皮細胞間は密着結合により連結しているので，細胞間隙輸送は起こらない．Na$^+$/K$^+$-ATPase によって形成された細胞外から細胞内への Na$^+$ 勾配を駆動力として，消化管側刷子縁膜の Na$^+$/グルコース共輸送体 SGLT1（*SLC15A1*）が濃度勾配に逆らってグルコースを細胞内へと輸送する．血管側側底膜の促進拡散型トランスポーター GLUT2（*SLC2A2*）が細胞内のグルコースを濃度勾配に従って循環血液中へと輸送し，食物由来のグルコースが体内へと吸収される．

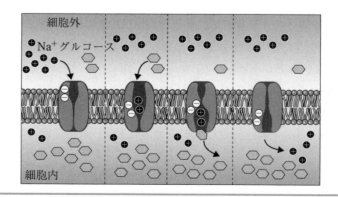

図1.9 ◆ SGLT1 による Na$^+$ とグルコースの共輸送

Na$^+$ が負に帯電したトランスポーター（SGLT1）に結合することで，グルコースのトランスポーターへの親和性が高まる．Na$^+$ が濃度勾配に沿って細胞内へ遊離すると，グルコースの親和性も下がり，ともに細胞内へ流れ込む．2分子の Na$^+$ が1分子のグルコースを輸送する．

（E. M. Wright, *et al.*（2004）Surprising versatility of Na$^+$-glucose cotransporters：SLC5, *Physiology* **19**, 370-376）

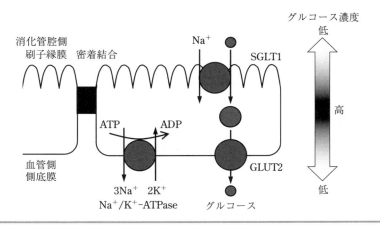

図 1.10 ◆ 小腸上皮細胞におけるグルコースの経細胞輸送

その他に，H^+勾配と共役してジペプチドなどを輸送するH^+/ペプチド共輸送体（PEPT1, *SLC15A1*）や，アミノ酸，核酸，水溶性ビタミン，リン酸，硫酸，重金属，乳酸（モノカルボン酸），胆汁酸，有機アニオン，有機カチオンなどさまざまな物質を基質とする多様なトランスポーターが存在する．これらはすべて SLC（溶質）トランスポーターファミリーに分類される．

C 膜動輸送

タンパク質や多糖類・脂肪粒子など高分子の中には，細胞膜の一部に生じたくぼみに包み込まれるようにして細胞内に取り込まれるものがある．このような取り込み機構はエンドサイトーシス endocytosis と呼ばれ，エネルギーを必要とする．エンドサイトーシスには，① 比較的大きな（1 μm 以上）顆粒状物質を取り込む食作用 phagocytosis と，② それより小さな粒子や溶解して

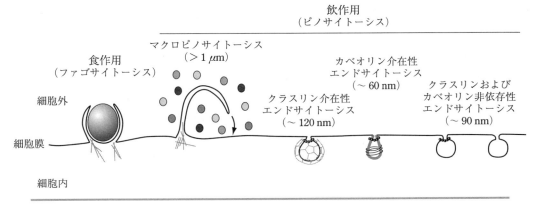

図 1.11 ◆ エンドサイトーシス機構の分類

(S. D. Conner and S. L. Schmid (2003) Regulated portal of entry into the cell. *Nature* **422**, 37-44)

いる物質を取り込む飲作用 pinocytosis がある．

　タンパク質である上皮細胞成長因子 EGF は，肝臓や腎臓において細胞膜表面に存在するレセプターに結合した後，エンドサイトーシスによって細胞内へ取り込まれる．このように，細胞表面の特異的なレセプターを介し特定の物質が取り込まれる場合を，レセプター介在性エンドサイトーシス receptor-mediated endocytosis という．インスリンや，鉄と結合するトランスフェリンはレセプター介在性エンドサイトーシスにより血液脳関門を通過する．

　細胞内の小胞の内容物が細胞外へ放出される過程をエキソサイトーシス exocytosis という．

　エンドサイトーシスによって細胞内に取り込まれた物質が細胞内で分解されず，エキソサイトーシスによって細胞外へ放出される場合があり，これをトランスサイトーシス transcytosis という．

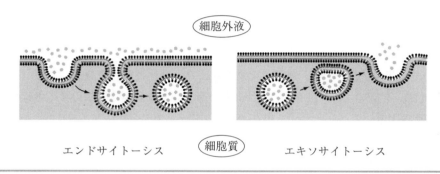

図 1.12 ◆ エンドサイトーシスとエキソサイトーシス

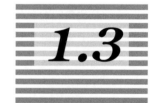

トランスポーター

　生体は膜で区切られたコンパートメントの集まりととらえることができる．コンパートメント A（例えば循環血液）とコンパートメント B（例えば脳）の間の物質の濃度比は，A-B 間の膜に存在するトランスポーターによって決定される．単純拡散のみによって物質が細胞膜を透過する場合，どちらの方向の輸送も同じ速度で行われ，非対称性は生じない．トランスポーターの膜発現が極性を示してはじめて方向性のある経細胞輸送（ベクトル輸送）が行われる．例えば，血液脳関門では脳毛細血管内皮細胞循環血液側膜の P-糖タンパク質が，基質薬物を脳から循環血液中へと排出し，脳内移行を抑えている．

　細胞内から細胞外へ基質を輸送する排出トランスポーター efflux transporter に加え，細胞外

から細胞内へ輸送する取り込みトランスポーター uptake transporter も存在する．生体内には多種多様なトランスポーターが存在し，その発現部位もさまざまである．これらのトランスポーターの基質認識性，輸送方向，組織発現などは，薬物の体内動態や病態と密接に関連していることがわかり，近年，活発に研究が行われるようになった．

　薬物トランスポーターは薬物の体内動態の決定，ひいては薬効・毒性発現に極めて重要な役割を果たすため，新規医薬品を開発する上でも重要である．すなわち，開発中の化合物がある薬物トランスポーターの基質または阻害剤となり薬物相互作用を引き起こす可能性や，それを確認するために必要な非臨床および臨床試験，開発を継続するか中止するかの判断，などに役立てることができる．この目的のため，国際的な製薬企業や FDA など規制当局の研究者らが集まった The International Transporter Consotium（ITC）が結成され，創薬のための薬物トランスポーターに関するガイドラインが発表されている．

1.3.1 トランスポーターの分類

　薬物や生体内物質の膜透過機構は，従来，単離膜小胞系や培養細胞系などにより解析が行われ，その機能によっておおまかに分類されてきた．1990 年代に入ると，トランスポーター群の遺伝子が相次いでクローニングされるようになり，その遺伝子相同性や推定二次配列などからいくつかのファミリーに分類されるようになった．

　薬物トランスポーターは，ABC（ATP-binding cassette，ATP 結合カセット）トランスポーターファミリーと，SLC（solute carrier，溶質）トランスポーターファミリーの 2 つに分類される．国際ヒトゲノム機構（HUGO）により，ABC トランスポーターは ABC から始まり，SLC トランスポーターは SLC から始まる記号で命名されることになった．ヒトのトランスポーターはすべて大文字で，ラットやマウスのものは頭文字のみ大文字で表す．また，遺伝子名は斜体で，タンパク質名は正体で記す．

表 1.2 ◆ 代表的な ABC トランスポーターおよび SLC トランスポーター

トランスポーター	遺伝子シンボル	基　質	組織分布
ABCA1	*ABCA1*	リン脂質，コレステロール	普遍的
P-糖タンパク質	*ABCB1*	ビンブラスチン，ドキソルビシン，パクリタキセル，ベラパミル，ジゴキシンなど	小腸，腎臓，肝臓，血液脳関門，胎盤など
BSEP	*ABCB11*	胆汁酸（タウロコール酸，コール酸など）	肝臓
MRP1	*ABCC1*	グルタチオン抱合体，グルクロン酸抱合体など	普遍的
MRP2	*ABCC2*	グルタチオン抱合体，グルクロン酸抱合体など	小腸，腎臓，肝臓

表 1.2 ◆ 続 き

トランス ポーター	遺伝子 シンボル	基　質	組織分布
MRP3	*ABCC3*	グルクロン酸抱合体，メトトレキサートなど	小腸，肝臓，肺
MRP4	*ABCC4*	メトトレキサート，核酸，核酸誘導体（抗ウイルス薬）など	腎臓
MRP5	*ABCC5*	メトトレキサート，核酸，核酸誘導体（抗ウイルス薬）など	普遍的
MRP6	*ABCC6*	グルタチオン抱合体，BQ-123 など	腎臓，肝臓
BCRP	*ABCG2*	ミトキサントロン，イリノテカン，尿酸など	小腸，腎臓，肝臓，血液脳関門，胎盤など
GLUT1	*SLC2A1*	グルコース	赤血球，脳など
GLUT2	*SLC2A2*	グルコース	肝臓，小腸，腎臓など
SGLT1	*SLC5A1*	グルコース，Na^+ 共輸送	小腸
SGLT2	*SLC5A2*	グルコース，Na^+ 共輸送	腎臓
SMCT1	*SLC5A8*	モノカルボン酸（乳酸，ピルビン酸など），Na^+ 共輸送	小腸，腎臓，脳など
LAT1	*SLC7A5*	中性アミノ酸（Leu, Ile, Val, Phe, Tyr, Trp など）	脳，胎盤，精巣など
NHE1	*SLC9A1*	H^+，Na^+ 逆輸送	普遍的
NTCP	*SLC10A1*	胆汁酸（タウロコール酸，コール酸など），Na^+ 共輸送	肝臓，膵臓
ASBT	*SLC10A2*	胆汁酸（タウロコール酸，コール酸など），Na^+ 共輸送	小腸，腎臓など
DMT1	*SLC11A2*	金属（2価カチオン，Fe^{2+}, Zn^{2+}, Mn^{2+}, Cd^{2+} など），H^+ 共輸送	小腸，赤血球，腎臓など
PEPT1	*SLC15A1*	ジペプチド，セフラジンなど，H^+ 共輸送	小腸，腎臓など
PEPT2	*SLC15A2*	ジペプチド，セフラジンなど，H^+ 共輸送	腎臓，脳，肺など
MCT1	*SLC16A1*	モノカルボン酸（乳酸，ピルビン酸など）	普遍的
RFC	*SLC19A1*	葉酸，メトトレキサートなど，H^+ 共輸送	普遍的
OATP1A2	*SLCO1A2*	胆汁酸，フェキソフェナジン，イマチニブなど	脳，腎臓，肝臓など
OATP1B1	*SLCO1B1*	胆汁酸，有機アニオン（プラバスタチンなど）	肝臓
OATP1B3	*SLCO1B3*	胆汁酸，メトトレキサート，ジゴキシン，有機アニオン	肝臓
OATP2A1	*SLCO2A1*	プロスタグランジン類	普遍的
OATP2B1	*SLCO2B1*	スルホブロモフタレイン（BSP），エストロン 3-硫酸，有機アニオンなど	小腸，肝臓，胎盤など
OATP4C1	*SLCO4C1*	ジゴキシン，ウアバイン，T_3 など	腎臓
OCT1	*SLC22A1*	有機カチオン（テトラエチルアンモニウムなど）	肝臓
OCT2	*SLC22A2*	有機カチオン（テトラエチルアンモニウムなど）	腎臓
OCT3	*SLC22A3*	有機カチオン（テトラエチルアンモニウムなど）	胎盤，骨格筋など
OCTN1	*SLC22A4*	有機カチオン（カルニチンなど）	腎臓，骨格筋など
OCTN2	*SLC22A5*	有機カチオン（カルニチンなど）	肝臓，骨格筋など
OAT1	*SLC22A6*	有機アニオン（*p*-アミノ馬尿酸など），ジカルボン酸逆輸送	腎臓，脳

表 1.2 ◆ 続 き

トランス ポーター	遺伝子 シンボル	基　質	組織分布
OAT2	SLC22A7	有機アニオン（p-アミノ馬尿酸など）	肝臓, 腎臓
OAT3	SLC22A8	有機アニオン（p-アミノ馬尿酸など）, ジカルボン酸逆輸送	腎臓, 脈絡叢など
OAT4	SLC22A11	有機アニオン（p-アミノ馬尿酸など）, ジカルボン酸逆輸送	腎臓, 胎盤
URAT1	SLC22A12	尿酸	腎臓
CNT1	SLC28A1	核酸, 核酸誘導体（抗ウイルス薬など）, Na^+共輸送	小腸, 腎臓, 肝臓
ENT1	SLC29A1	核酸, 核酸誘導体（抗ウイルス薬など）	普遍的
ZNT1	SLC30A1	亜鉛（Zn^{2+}）	普遍的
CTR1	SLC31A1	銅（Cu^{2+}）	普遍的
PCFT1	SLC46A1	葉酸, メトレキサートなど, H^+共輸送	肝臓, 小腸など
MATE1	SLC47A1	有機カチオン（メトホルミンなど）, H^+逆輸送	腎臓, 肝臓など
MATE2-K	SLC47A2	有機カチオン（メトホルミンなど）, H^+逆輸送	腎臓

A　ABCトランスポーター

ABCトランスポーターはその名のとおり，ATP結合部位をもち，一次性能動輸送により薬物を細胞内から細胞外へ方向選択的に輸送する．

代表的なものとしてP-糖タンパク質 P-glycoprotein（ABCB1）や，多剤耐性タンパク質MRP1（multidrug resistance-associated protein 1, ABCC1）やMRP2（ABCC2），乳がん耐性タンパク質BCRP（breast cancer resistance protein, ABCG2）などがある．

（1）P-糖タンパク質（ABCB1）

がん細胞では，複数の異なる抗がん剤が効かなくなる多剤耐性 multidrug resistance 現象が起こる場合がある．この多剤耐性の主要因子の1つとして発見されたのがP-糖タンパク質（ABCB1, MDR1）である．ATPを利用し細胞内の抗がん剤を細胞外へ排出し，細胞内抗がん剤濃度を低く保つ働きをする（図1.13）．P-糖タンパク質は多剤耐性がん細胞だけではなく，小腸，腎臓，肝臓，血液脳関門など多くの正常組織にも発現している．また，P-糖タンパク質によってビンクリスチン，ビンブラスチン，エピルビシン，ダウノルビシン，ドキソルビシン，パクリタキセル，エベロリムス，イリノテカン，ニロチニブ，ラパチニブなどの抗がん剤の他，ベラパミル，ジゴキシン，キニジン，シクロスポリン，タクロリムス，フェキソフェナジン，ロペラミド，デキサメタゾンなど，化学構造や薬理作用の異なる多様な薬物が輸送される．P-糖タンパク質は，小腸上皮細胞の腸管管腔側刷子縁膜に発現し薬物を腸管中へ排出し，吸収を低下させる．

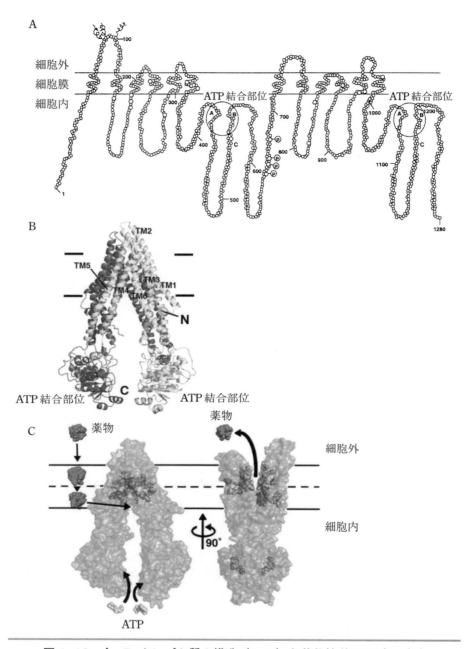

図 1.13 ◆ P-タンパク質の構造（A, B）と薬物輸送のモデル（C）

P-糖タンパク質は 12 回の膜貫通領域と 2 つの ATP 結合部位をもつ（A, B）.
P-糖タンパク質は ATP を直接利用し，細胞膜中の薬物を細胞外へ排出する（C）.

((A) S. V. Ambudkar, S. Day, C. A. Hrycyna, M. Ramachandra, I. Pastan and M. M. Gottesman (1999) Biochemical, cellular, and pharmacological aspects of the multidrug transporter. *Annu. Rev. Pharmacol. Toxicol.* **39**, 361-398.（B, C) S. G. Aller *et al.* (2009) Structure of P-glycoprotein reveals a molecular basis for poly-specific drug binding. *Science* **323**, 1718-1722)

また，腎尿細管上皮細胞の尿細管管腔側刷子縁膜に発現し薬物を尿細管中へ排出し，排泄を促進する．さらに，血液脳関門を形成する脳毛細血管内皮細胞では循環血液側膜に発現し薬物を脳内から循環血液側に排出することで，脳内移行を抑制する．このようにP-糖タンパク質は生体内では異物の侵入を防ぐ障壁として機能している．したがって，P-糖タンパク質によって輸送される薬物では，その脂溶性から予測される単純拡散による輸送の程度よりも，実際の小腸からの吸収や脳内移行は低くなる．また，リファンピシンなどの薬物やサプリメントの1つであるセントジョーンズワート St. John's wort など，核内受容体のPXR（pregnane X receptor, *NR1I2*）を活性化する化合物によってP-糖タンパク質の発現が誘導されることがある．薬物相互作用によってP-糖タンパク質が阻害または誘導された場合，吸収や脳内移行など体内動態が変動することがあるため，注意が必要となる．

最近，P-糖タンパク質などのABCトランスポーターにも遺伝子多型 genetic polymorphism が存在することが報告され，一塩基多型 single nucleoside polymorphism（SNP）とABCトランスポーターの発現変動や薬物の体内動態との関連について研究が進められている．

B SLCトランスポーター

SLCトランスポーターには，促進拡散あるいは二次性能動輸送により内因性物質や薬物等の異物を輸送する，非常に多くの種類が存在する．その機能はグルコースやアミノ酸，ペプチドなどの栄養物質の細胞内への取り込み，アニオン性やカチオン性の薬物や代謝老廃物など不要物質の細胞外への排出である．

代表的なものとしてジペプチドやトリペプチドを輸送するペプチドトランスポーター PEPT1（*SLC15A1*），Na^+/グルコース共輸送体 SGLT1（*SLC5A1*），有機アニオントランスポーター OAT1（*SLC22A6*），有機カチオントランスポーター OCT1（*SLC22A1*），H^+/有機カチオン逆輸送体 MATE1（*SLC47A1*），ヌクレオシドトランスポーター CNT1（*SLC28A1*）などがある（表1.2）．

（1） ペプチドトランスポーター PEPT1，PEPT2（*SLC15A1*, *SLC15A2*）

食事から摂取したタンパク質は，消化酵素によりアミノ酸とオリゴペプチドに分解される．オリゴペプチドのうち，ジペプチドとトリペプチドはペプチドトランスポーターによって，そのまま小腸より吸収される．このトランスポーターは，細胞外から細胞内へのH^+勾配を駆動力として二次性能動輸送によりペプチドを細胞内へ取り込む．PEPT1（*SLC15A1*）は小腸上皮細胞管腔側刷子縁膜に発現しペプチドの吸収に関与する．PEPT2（*SLC15A2*）は尿細管上皮細胞刷子縁膜に発現しペプチドの尿からの再吸収を担っている．ペプチドトランスポーターの基質認識性は広く，20種類のアミノ酸の組合せからなる膨大なジペプチドやトリペプチドを輸送するほか，ペプチド結合をもつ薬物であるセファレキシンやセフチブテンなどのβ-ラクタム系抗生物質や，

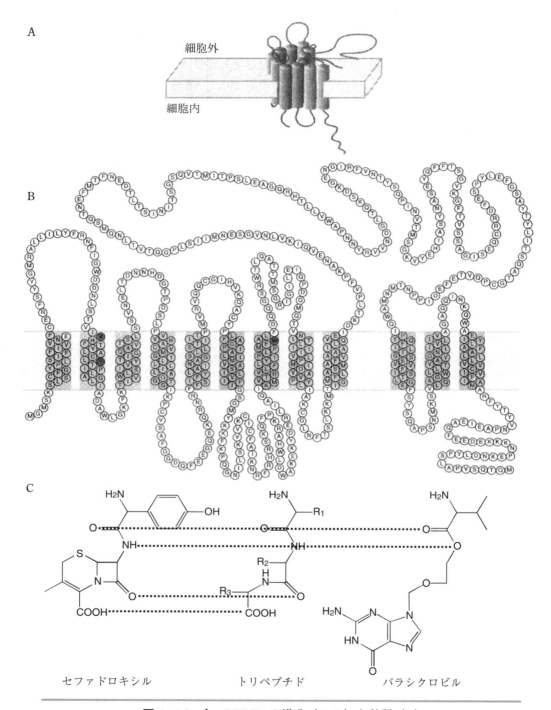

図 1.14 ◆ PEPT1 の構造（A, B）と基質（C）

PEPT1 の 12 回の膜貫通領域がつくる通路を基質が透過する（A, B）．PEPT1 はジペプチドやトリペプチドを輸送するが，さらにこれらと類似した構造をもつセファドロキシルやバラシクロビルを基質として輸送する（C）．

(I. Rubio-Aliaga and H. Daniel (2002) Mammalian peptide transporters as targets for drug delivery, *Trends Pharmacol. Sci.* **23**, 434-440)

抗がん剤のベスタチン，低血圧症治療薬のミドドリン，抗ウイルス薬アシクロビルにバリンを結合させたプロドラッグであるバラシクロビルなどを輸送する．また，ペプチドトランスポーターに認識されるセフラジンは，小腸からの吸収が良好なため経口投与で使用されるが，同じセフェム系抗生物質でもトランスポーターに認識されないセファゾリンの吸収は低いため，注射薬として使用される．このようにトランスポーターによる薬物の生体膜透過過程の解析は，新規医薬品を開発する上でも重要な意味をもつ．

1.3.2 各臓器におけるトランスポーターの発現

さまざまな組織や細胞において，各種トランスポーターが発現し機能していることが明らかになった．なかでも，薬物の体内動態決定に重要な，小腸，腎臓，肝臓，血液脳関門におけるトラ

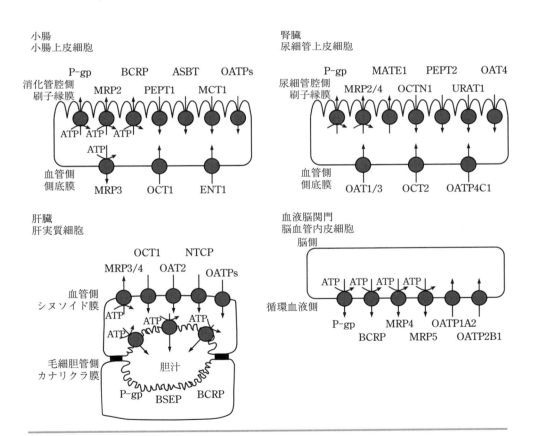

図1.15 ◆ 薬物トランスポーターの組織分布

(K.M. Hillgren *et al.* (2013) Emerging transporters of clinical importance：An update from the International Transporter Consortium. *Clin. Pharmacol. Ther.* **94**：52-63 改変)

ンスポーターの発現や，機能特性，制御機構について，特に研究が活発に進められている．図1.15に，経口投与薬物の吸収を行う小腸上皮細胞，薬物の尿中排泄と胆汁中排泄を担う腎尿細管上皮細胞と肝実質細胞，また脳への薬物移行を制限する血液脳関門に発現するトランスポーター群を示した．いずれも臨床での薬効・毒性発現または薬物相互作用に重要な役割を果たしている．

血管側と管腔側の細胞膜では輸送駆動力の異なるABC，SLCトランスポーターが発現し，組織によって異なる，様々な薬物の方向性のある経細胞輸送（ベクトル輸送）が行われる．例えば，尿細管上皮細胞血管側側底膜ではSLCトランスポーターのOAT1（*SLC22A6*）とOAT3（*SLC22A8*）が循環血液中のメトトレキサートや抗ウイルス薬などのアニオン性薬物を細胞内に取り込む輸送を行う．これらのアニオン性薬物は尿細管腔側刷子縁膜に発現するABCトランスポーターのMRP2（*ABCC2*）とMRP4（*ABCC4*）によって尿中へと排泄される．

小腸，腎臓，肝臓，血液脳関門以外にも，血液脳脊髄液関門（脈絡叢），血液網膜関門，胎盤，乳腺，鼻腔，口腔，肺あるいは，がんなど多くの組織においてトランスポーターが発現している．

1.3.3 疾病とトランスポーター

分子生物学的手法の進歩により，患者と正常人との遺伝子を比較検討することが可能となり，疾患の原因となる遺伝子が同定されるようになった．表1.3には，遺伝子変異のためトランスポーター機能が低下または欠損し，疾患が引き起こされることが明らかとなったものを示す．

A　デュビン-ジョンソン症候群

デュビン-ジョンソン Dubin-Johnson 症候群は，遺伝性の肝臓分泌機能不全であり，血清ビリルビン値が上昇して黄疸を示す．この疾患の原因遺伝子はABCトランスポーターファミリーに属する多剤耐性タンパク質MRP2（*ABCC2*）であることが明らかにされた．MRP2は肝細胞胆管側膜に発現し，肝細胞中で生成されるビリルビンや薬物のグルタチオン抱合体などを胆汁中へ能動的に排出する．デュビン-ジョンソン症候群の患者では遺伝子の変異によってMRP2が機能しないため，抱合型ビリルビンの胆汁中排泄が低下し，血中のビリルビンが上昇する先天性黄疸を引き起こす．

ローター Rotor 症候群は，デュビン-ジョンソン症候群と同様に高ビリルビン血症を示すが，肝組織内に色素沈着は見られない．SLCトランスポーターファミリーに属するOATP1B1（*SLCO1B1*）とOATP1B3（*SLCO1B3*）に遺伝子変異があると，抱合型ビリルビンの肝細胞への取り込みが低下し，血清ビリルビン値の上昇を引き起こす．

表 1.3 ◆ トランスポーターと関連する疾患

トランスポーター	遺伝子シンボル	疾患
ABCA1	ABCA1	タンジアー Tangier 病，家族性高比重リポタンパク欠損症
ABCA4	ABCA4	シュタルガルト Stargardt 病，加齢性黄斑変性症
P-糖タンパク質	ABCB1	多剤耐性がん
TAP1, 2	ABCB2, 3	不全リンパ球症候群 1
MDR3	ABCB4	進行性家族性肝内胆汁うっ滞症 3 型
BSEP	ABCB11	進行性家族性肝内胆汁うっ滞症 2 型
MRP2	ABCC2	デュビン-ジョンソン Dubin-Johnson 症候群
MRP6	ABCC6	弾性繊維性仮性黄色腫
CFTR	ABCC7	囊胞性繊維症
SUR1, 2	ABCC8, 9	高インスリン性低血糖症
ALD	ABCD1	副腎脳白質ジストロフィー
BCRP	ABCG2	多剤耐性がん，痛風
ABCG5, 8	ABCG5, 8	シトステロール血症
rBAT	SLC3A1	シスチン尿症 I 型
SGLT1	SLC5A1	グルコース・ガラクトース吸収不全症
SGLT2	SLC5A2	腎性糖尿病
B0AT1	SLC6A19	アミノ酸尿症（ハートナップ Hartnup 病）
LAT1	SLC7A5	がん増殖
$b^{0,+}$ AT	SLC7A9	シスチン尿症 II および III 型
ASBT	SLC10A2	原発性胆汁酸吸収不良症
DMT1	SLC11A2	鉄不良性貧血
OATP1B1/3	SLCO1B1/3	ローター症候群
OCTN2	SLC22A5	全身性カルニチン欠乏症
URAT1	SLC22A12	腎性低尿酸血症，痛風

B 痛風

　痛風は，体内に過剰に蓄積した尿酸から生じた尿酸結晶が組織内に析出し，急性関節炎，痛風結節，尿路結石や血管障害などを引き起こす生活習慣病である．高尿酸血症は痛風の基礎病態のみならず，高血圧や虚血性心疾患，脳卒中などの危険因子ともなる．食事など生活習慣の欧米化および高齢化に伴って患者数が増加しているが，生活習慣の他に遺伝的要因も関与していると考えられてきた．日本の研究者らによるゲノムワイドな解析から，トランスポーターであるURAT1（SLC22A12），GLUT9（SLC2A9），BCRP（ABCG2）が体内での尿酸の制御に関わることが明らかにされた．ABC トランスポーターファミリーに属し薬物を細胞内から細胞外へ排出するBCRPが，高容量性尿酸トランスポーターとして働き，遺伝子変異によりその機能が低下すると痛風発症のリスクが高まることが明らかにされた．日本人痛風患者の約8割にBCRPの機能低下があり，特にQ126XとQ141Kの2つの変異によってBCRPの機能が正常者の1/4以

下となると，痛風の発症リスクが約 26 倍高まる．

C 全身性カルニチン欠乏症

脂肪酸はミトコンドリア内膜内でカルニチンと結合する．カルニチンが欠乏するとエネルギー産生機構に障害が起こり，低血糖，代謝性アシドーシス，心筋障害，骨格筋力低下などが生じる．これら脂肪酸代謝異常により起こる一連の病態を，全身性カルニチン欠乏症 systemic carnitine deficiency という．この疾患の原因遺伝子として SLC トランスポーターファミリーに属する有機カチオントランスポーター OCTN2（*SLC22A5*）が同定された．OCTN2 は腎尿細管上皮細胞刷子縁膜においてカルニチンの再吸収を行う．全身性カルニチン欠乏症患者では遺伝子変異によって OCTN2 が機能せず，カルニチン再吸収が行われないため，血中や組織中のカルニチン濃度が低下し，脂肪酸代謝異常が生じる．

1.3.4 小腸上皮細胞における CYP3A4 と P-糖タンパク質の機能協関

体内の薬物の代謝は主として肝臓において行われるが，小腸にも薬物代謝酵素が存在する．特にシトクロム P450 の分子種 CYP3A4 は小腸に多く存在し，P-糖タンパク質など ABC トランスポーターと協働して，薬物吸収の障壁として機能していることが明らかにされた．

P-糖タンパク質と CYP3A4 はともに幅広い基質認識性を示すが，両者の基質の多くが共通している．また，ともに核内受容体である PXR による遺伝子発現制御を受けるため共通の薬物で誘導を受ける．したがって，P-糖タンパク質が薬物を細胞外に排出し細胞内濃度を低く保つため CYP3A4 活性は飽和しない．細胞内の薬物は CYP3A4 で代謝を受けるが，代謝されなかった薬物は P-糖タンパク質によって小腸内に排出され，それが再び吸収され CYP3A4 によって代謝を受ける．代謝と排出を繰り返すことにより，小腸における CYP3A4 による代謝が飛躍的に増加する．このように小腸上皮細胞において CYP3A4 と P-糖タンパク質は協関して機能することによって，異物から生体を防御している．

練習問題

正誤問題

以下の記述の正誤について答えよ．

1. 小腸上皮細胞膜は，リン脂質を主成分とする脂質二重層の中に，膜タンパク質が埋め込まれた構造となっているが，この膜構造は流動モザイクモデルとして知られている．（　）
2. 小腸上皮細胞の管腔側の頂側膜 apical membrane の表面には，微絨毛と呼ばれる微細な細胞質突起が存在する．（　）
3. 小腸上皮細胞の頂側膜側から側底膜側への輸送を吸収と呼び，この逆の輸送を分泌と呼ぶ．（　）
4. 単純拡散による膜透過は，拡散に関する Fick の法則に従い，透過速度は濃度勾配に比例する．（　）
5. 単純拡散により生体膜を透過する酸性薬物の非イオン形分子の脂溶性が同じ程度であれば，pK_a が大きいほど小腸から吸収されやすい．（　）
6. 促進拡散は基質の生体膜透過がトランスポーターを介した輸送であるが，ATP のエネルギーを直接的及び間接的に必要としない．（　）
7. 能動輸送は担体介在輸送であり，ATP の加水分解エネルギーを必要とする．（　）
8. プラバスタチンは，胆管側膜に存在する MRP2（multidrug resistance-associated protein 2）により，胆汁中に分泌される．（　）
9. ジペプチド，トリペプチドを基質として認識するペプチドトランスポーターによる β-ラクタム系抗菌薬の輸送は，二次性能動輸送の例である．（　）
10. エンドサイトーシスは，タンパク質などの大きな分子や微粒子を細胞に取り込む機構である．（　）

CBT 問題・必須問題

問1　細胞膜の構造と機能に関する記述のうち，正しいのはどれか．1つ選べ．

1. 細胞膜は流動性に乏しい静的な性質を持つ．
2. 脂質二重層の主成分はコレステロールである．
3. 細胞膜中にタンパク質は存在しない．
4. 細胞膜は物質の選択的な輸送を行う．
5. 小腸上皮細胞の血管側側底膜には微絨毛がある．

問2　薬物の生体膜透過機構のうち，トランスポーターを介するが，ATP の加水分解で産生されるエネルギーを必要としないのはどれか．1 つ選べ．

1. 単純拡散
2. 促進拡散
3. 一次性能動輸送
4. 二次性能動輸送
5. 膜動輸送

(97 回)

問3　腎尿細管上皮細胞刷子縁膜に存在し，薬物の尿細管分泌に関与する一次性能動輸送体はどれか．1 つ選べ．

1. H^+/ペプチド輸送体
2. Na^+, K^+-ATPase
3. H^+/有機カチオン逆輸送体
4. Na^+/グルコース共輸送体
5. P-糖タンパク質

(100 回)

問4　ペプチドトランスポーターを介して消化管吸収される物質はどれか．1 つ選べ．

1. セフラジン
2. ゲンタマイシン
3. バンコマイシン
4. ダウノルビシン
5. コルヒチン

理論問題

問1　薬物の生体膜輸送についての記述のうち，正しいのはどれか．2 つ選べ．

1. 単純拡散による輸送速度は薬物濃度差に比例するが，促進拡散及び能動輸送では飽和性が見られる．
2. 単純拡散による輸送は生体エネルギーを必要としないが，促進拡散及び能動輸送では生体エネルギーを必要とする．
3. 単純拡散及び促進拡散の場合，薬物の濃度勾配に従って輸送されるが，能動輸送では濃度勾配に逆らって輸送される場合がある．
4. 能動輸送はトランスポーターを介して起こるが，単純拡散及び促進拡散にはトランスポーターは関与しない．

5. 単純拡散及び促進拡散の場合，構造類似体の共存による影響は受けないが，能動輸送では受ける場合がある．

(99回)

問2 薬物の生体膜透過機構に関する記述のうち，正しいのはどれか．2つ選べ．
1. 単純拡散は，Fick の法則に従い，その透過速度は濃度勾配に反比例する．
2. Fick の法則において，透過速度は膜の厚さに反比例する．
3. セファレキシンは，プロトン勾配を利用した担体介在輸送により小腸粘膜を透過する．
4. 促進拡散は，担体介在輸送のため，エネルギーを必要とする．
5. Michaelis-Menten 式に従う輸送において，薬物濃度が Michaelis 定数（K_m）に比べて著しく大きな値のときは，輸送速度は薬物濃度に比例する．

(94回)

問3 物質の生体膜透過に関する記述のうち，正しいのはどれか．2つ選べ．
1. 小腸上皮細胞に存在する Na^+/K^+-ATPase は，促進拡散の輸送体である．
2. P-糖タンパク質は，一次性能動輸送体である．
3. 二次性能動輸送は，ATP の加水分解エネルギーを直接の駆動力とする．
4. エンドサイトーシスには，顆粒状物質を取り込む食作用と液状物質を取り込む飲作用がある．

(90回)

問4 単純拡散による薬物の生体膜透過に関する記述のうち，正しいのはどれか．1つ選べ．
1. イオン形薬物は，非イオン形薬物と比べて透過性が高い．
2. 脂溶性薬物は，水溶性薬物と比べて透過性が高い．
3. 高分子薬物は，低分子薬物と比べて透過性が高い．
4. 透過速度は，Michaelis-Menten 式で表される．
5. 構造類似薬物の共存により，透過速度が低下する．

(97回)

問5 P-糖タンパク質（P-gp）に関する記述のうち，誤っているのはどれか．2つ選べ．
1. P-gp を介する薬物の生体膜透過においては，ナトリウム勾配が駆動力となる．
2. 基質認識性が厳密なため，シクロスポリンやビンクリスチンなど特定の脂溶性薬物のみが輸送される．
3. 小腸上皮細胞では刷子縁膜側に発現し，薬物を細胞外に排出する．
4. 脳では毛細血管内皮細胞の血液側細胞膜に発現し，脳への薬物の分布を制限している．
5. 肝細胞では胆管側膜上に発現し，薬物を胆汁中へ排泄する．

(93回)

問6　図は薬物の血液脳関門透過速度と1-オクタノール/水分配係数の関係を示したものである．抗アレルギー薬フェキソフェナジンについて，正しいのはどれか．1つ選べ．ただし，B群の薬物においては血液脳関門透過速度と分子量で補正した分配係数との間に，図に示す直線関係が見られている．

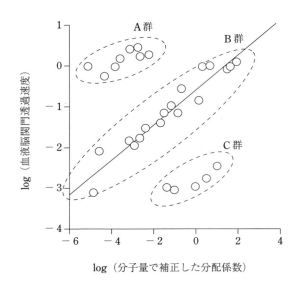

1. アミノ酸やグルコースなどの栄養物質と同様にA群に属する．
2. B群に属し，血液脳関門透過はpH分配仮説に従う．
3. B群に属し，脳内への移行にトランスポーターが関与している．
4. レボドパやバクロフェンと同様にC群に属する．
5. C群に属し，P-糖タンパク質によって脳内への移行が妨げられる．

(99回改変)

Chapter 2 薬物の吸収

到達目標

1. 経口投与された薬物の吸収について説明できる．
2. 非経口的に投与される薬物の吸収について説明できる．
3. 薬物の吸収に影響する因子（薬物の物性，生理学的要因など）を列挙し，説明できる．
4. 薬物の吸収過程における相互作用について例を挙げ，説明できる．（7章）
5. 初回通過効果について説明できる．

キーワード

消化管吸収／胃／小腸／大腸／直腸／十二指腸／消化管内 pH ／門脈／初回通過効果／脂質膜／pH 分配仮説／胃内容排出速度／リンパ吸収／油-水分配率（係数）／非撹拌水層／溶解速度／結晶多形／無晶形／溶媒和／固体分散体／包接化合物／バイオアベイラビリティ／経皮吸収／経粘膜吸収／注射部位からの吸収

薬物は投与部位の生体膜を透過し，血管やリンパ管などの脈管系に取り込まれ，全身へと運ばれる．このように投与部位から脈管系へ薬物が移行することを吸収 absorption とう．吸収は，薬効発現のための最初の過程である．実際には，薬物は製剤として，さまざまな部位に投与されるが，この投与部位からの吸収には薬物の物性や生体側の種々の要因が関与している．とくに消化管においては，胃，小腸，大腸（結腸）および直腸の各部位が特徴的な吸収を示す．さらに製剤によっては，口腔粘膜や鼻粘膜，角膜，肺胞上皮，皮膚，皮下組織，筋肉などの組織を透過する過程が含まれる．

本章では，薬物吸収を消化管と消化管以外からの2つに大別して述べる．このような薬物の吸収に関する知識は，医薬品開発においてはもとより，近年盛んに開発が行われている DDS 設計においても，吸収量や速度を制御する上で不可欠なものとなっている（第9章ドラッグデリバリーシステム）．

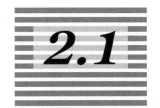

2.1 消化管の構造と吸収

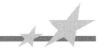

経口投与は薬物の投与方法の中で最も一般的で日常生活に密着した方法である．経口的に服用された薬物は食道の蠕動運動により数秒で胃に到達する．胃や小腸は消化管の中でも薬物が体内に入るための最初の関門であり，薬物吸収において極めて重要な器官である．また，薬物は消化管を移行していく間に，pH，酵素，電解質，粘度，界面活性物質などの内的因子や外的因子により種々の影響を受けながら吸収される．

図2.1の（A）は消化器系の全景を示している．このうち消化管は食道から肛門までをいい，胃，小腸，大腸は栄養物を含む物質の消化と吸収に重要な部位である．小腸は十二指腸，空腸，回腸の3部分の総称である．また，大腸は盲腸，結腸，直腸の3部分を総称した呼び名である．

胃から直腸上部までの間で吸収された薬物は，主に門脈という血管を介して肝臓に流入し，肝臓内のシトクロム P450（CYP）などの薬物代謝酵素によって多くは不活性な物質に代謝されたあと全身循環系に移行する．このため，薬物は静脈内投与に比べて循環血中に入る量が著しく減少し，静脈内投与で得られる薬効よりも著しく低下することがある．このような効果のことを肝臓における初回通過効果 first pass effect という．この効果は，直腸中・下部および消化管以外からの吸収では起こらない．

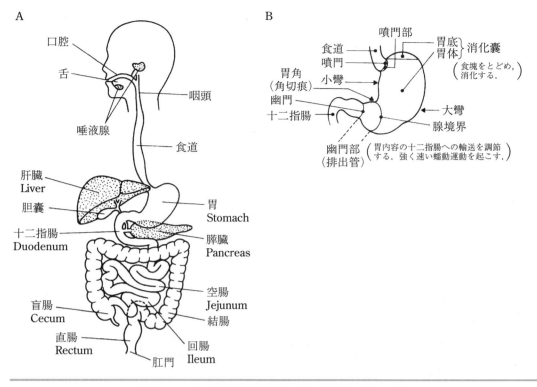

図 2.1 ◆ 消化管の全景（A）と胃の名称（B）
(伊藤 隆 (1983) 解剖学講座, 南山堂および堺 章 (1994) 目でみるからだのメカニズム, p.66, 医学書院)

2.1.1 胃

　胃は消化管の中で最も膨大しており, 外側に湾曲した大彎が約 49 cm, 内側に湾曲した小彎が約 13 cm の逆 C 字型をしている. 大きさは食物などの内容物の量により変わるが, 最大 1200 ～ 1600 mL 程度まで膨らむことができる. 胃は固定されておらず, 間膜があり横隔膜, 肝臓下部, 後膜壁とつながっているため, ある程度の移動性を有している. 図 2.1 の (B) に示すように, 胃は食道側から胃底部, 胃体部, 幽門前庭部と呼ばれている. 胃の入口は噴門で噴門括約筋によって, 出口は幽門で幽門括約筋によって食物が通常逆流しない仕組みになっている. 図 2.2 に示すように, 胃壁は粘膜, 筋層, 漿膜の 3 層からなっている. 粘膜は収縮状態では短い横ひだと長い縦ひだがみられ, 表面には無数のくぼみがあり, 胃底部には胃腺が数個ずつ開口している. 胃には絨毛 villi がないので, 小腸に比べ有効表面積はかなり小さく, 吸収性は劣る. しかし分子量がそれほど大きくない酸性薬物などは, 胃からもよく吸収される. 胃粘膜は薬物吸収に対して, ほぼ完全な脂質膜 lipid membrane の性質を示すため, 胃内で解離していない分子形薬物は吸収

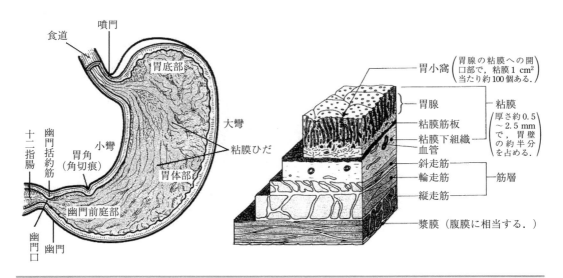

図 2.2 ◆ 胃の内景と胃壁の構造
(中野昭一編(1990)図説・ヒトのからだ，p.114，一部改変，医歯薬出版および堺 章(1994)目でみるからだのメカニズム，p.66，医学書院)

されるが，解離したイオン形薬物はほとんど吸収されない．

　ヒトの胃のpHは空腹時にはpH 1～2程度であるが，食後ではpH 3～5に上昇する．十二指腸潰瘍などの疾患患者ではpHは著しく低下し，低酸症や無酸症の患者のpHは高くなる．また，投与される薬物によって胃内のpHは影響を受ける．例えば，プロトンポンプ阻害薬（オメプラゾール，ランソプラゾール），ヒスタミンH_2受容体拮抗薬（シメチジン，ラニチジン，ファモチジン）や抗コリン薬（アトロピン，プロパンテリン）などは胃液の分泌を抑制し，制酸薬（炭酸水素ナトリウム，酸化マグネシウム，水酸化アルミニウムゲル）などは胃内のpHをかなり上昇させるため，同時に併用された薬物の溶解や特に酸性薬物の吸収に影響を与えることがある．

2.1.2 小腸

　小腸は消化管中最も長い部分で，ヒトの場合およそ直径4 cm，長さ280 cmで全消化管の4/5を占める．小腸上部のpHは5～7で空腸，回腸と下部に行くに従ってpHは高くなり，最終的に回腸下部でpHは7～8になる．小腸は図2.3に示すように，粘膜，筋層，漿膜からなっている．小腸で最も注意すべき構造上の特徴は，小腸粘膜輪状ひだに絨毛が存在することである．さらに，この絨毛には微絨毛microvilliが無数に存在し，吸収表面積を増大させている（図2.4）．粘膜上皮は1層の円柱上皮細胞からなり，この細胞の管腔側表面に刷子縁brush borderと呼ばれる微絨毛の密に詰まった1層がある．この微絨毛は太さ約0.1 μm，高さ約1 μmであり，1

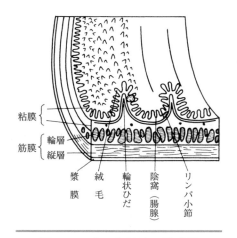

図 2.3 ◆ 小腸壁の模式図
（本川，浦（1961）解剖生理学入門，南山堂）

個の吸収細胞に 1000 本ある．このため有効吸収総面積は小腸を単に円筒と考えたときの小腸内面積を 1 とすると，微絨毛の存在により表面積は約 600 倍に増加し，およそテニスコートに相当する．絨毛は十二指腸に最も多く，空腸および回腸の上部にも多く分布している．薬物が受動拡散によって吸収される場合，その吸収速度は薬物の濃度勾配と膜の表面積に比例するので，吸収表面積の大きな小腸は薬物にとって極めて重要な吸収部位となる．また，第 1 章で学んだように多くのトランスポーターが発現しており薬物の吸収および排出にかかわっている．特に，P-糖タンパク質は薬物の吸収低下に関与している．同様に薬物代謝酵素の CYP も発現しており，薬物によっては小腸における初回通過効果が無視できない場合もある．

　胃はほぼ完全な脂質膜の性質を示すため，ほとんどの薬物が pH 分配仮説に従って理論的に吸収されるが，小腸では必ずしも pH 分配仮説に従わない場合が多い．例えば，サリチル酸（pK_a 3.0）や安息香酸（pK_a 4.2）は小腸内で，そのほとんどがイオン形で存在しているにもかかわらず小腸の pH が 7.0 のとき，サリチル酸で 30％，安息香酸で 35％も吸収される．その理由は後述するように，非撹拌水層の存在による膜表面への薬物の拡散抵抗とイオン形薬物を通す細孔の存在を加味した pH 分配仮説の修正によってこれらをよく説明している．

　十二指腸は胃の幽門部から 25 cm までをいう．ここには輸胆管および膵管が開口しており，胆汁や膵液が分泌している．胆汁中には界面活性作用をもった胆汁酸が多く含まれており，これらは脂溶性ビタミンなどの油状物質の乳化や難溶性薬物の可溶化，吸収を促進させる役割をする．

　ところで，多くの薬物にとって小腸は主要な吸収部位であるが，アミノグリコシド系抗生物質はほとんど小腸から吸収されないため，全身作用を期待するためには注射による方法しかない．カナマイシン硫酸塩はわが国ではカプセル，シロップ，ドライシロップなどの経口製剤として市販されているが，全身作用ではなく感染性腸炎の原因菌に対する腸内殺菌作用（局所作用）を目

2. 薬物の吸収

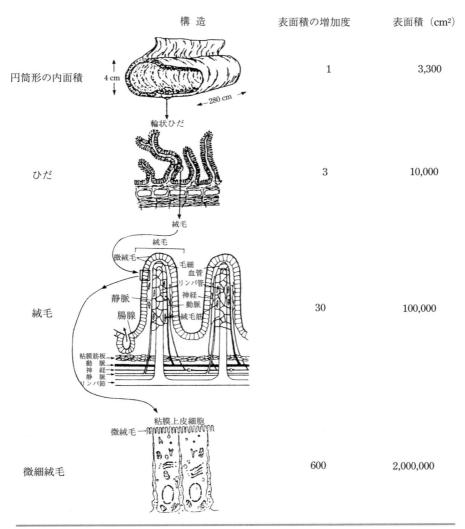

図 2.4 ◆ 小腸表面積を増加させる 3 つの機構とヒトの場合の推定値
（中野昭一（1987）現代生理学，11 章，古河太郎，本田良行編，金原出版，および貴邑冨久子，根来英雄（1991）シンプル生理学，p.189，南江堂）

的として内服される．その他にも四級アンモニウム塩（ツボクラミン，スキサメトニウム塩化物水和物），グリコペプチド系抗生物質（バンコマイシン塩酸塩，テイコプラニン），注射用セフェム系抗生物質（セファゾリンナトリウム，セフメタゾールナトリウム，セフォタキシムナトリウム，セフォゾプラン塩酸塩）などがほとんど吸収されない．一方，マクロゴール，ポリビニルピロリドン，ポリビニルアルコールのような合成高分子化合物やイヌリン，デキストランなどの天然水溶性高分子物質も消化管からほとんど吸収されない．

2.1.3 大腸および直腸

　大腸は広義には盲腸，結腸，直腸に分けられるが，狭義には盲腸と結腸の約1.5 mの部分をいう．結腸はさらに上行結腸，横行結腸，下行結腸，S状結腸に分けられる．大腸の分泌液には消化作用はほとんどなく，pHは7～8である（図2.5）．

　直腸はS状結腸から肛門までの約20 cmの部分をいい，内部に上直腸弁，中直腸弁，下直腸弁の3つの弁が存在する．直腸のpHは7.4であるが，小腸のような緩衝作用はない．また，消化酵素も分泌されない（図2.6）．

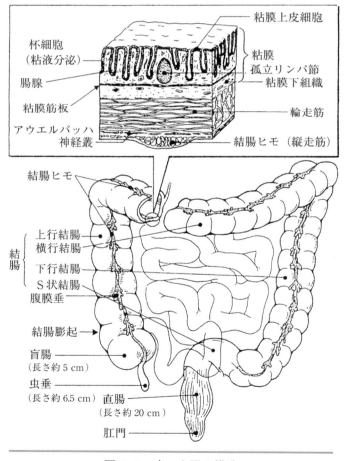

図2.5 ◆ 大腸の構造
（堺　章（1994）目でみるからだのメカニズム，p.76，医学書院）

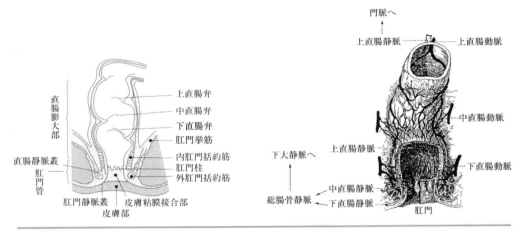

図 2.6 ◆ 直腸の構造と静脈系
(堺　章（1994）目でみるからだのメカニズム，p.76，医学書院を一部改変，および嶋井・木村・瀬戸口・出浦訳（1982）グレイ解剖学，p.1348，廣川書店）

　大腸および直腸の粘膜は小腸と同じ円柱上皮細胞であるが，肛門部付近は重層扁平上皮で形成されている．また，小腸と異なり輪状ひだや絨毛がなく，表面積も小さい．細胞間隙間の密着性は強固でイオン透過性が低いことから，小腸に比べて吸収性は劣る．大腸では，食物残渣に含まれる電解質（NaCl）と浸透圧効果による水分の再吸収が行われており，経口投与された医薬品製剤が大腸や直腸まで到達して吸収されることはほとんどない．ただし，大腸には約100種100兆個といわれる腸内細菌が常在しており，大腸発酵ばかりでなく糞便中に排泄された薬物を分解したり，代謝物の還元などにより薬理活性のある薬物に変換されて再び吸収されるという腸肝循環にも寄与している．最近，この腸内細菌による代謝を利用してアゾポリマーでコーティングしたインスリンやカモスタットメシル酸塩などの製剤を大腸粘膜から吸収させたり大腸で作用させたりするDDS製剤への試みもなされている．

　直腸からの薬物の吸収は，薬物自体が直腸粘膜を通過する性質をもっていれば吸収の速さは小腸に比べて劣ることはない．その吸収性は，脂溶性が大きく分子形の存在割合が多いほど吸収が良いというpH分配仮説に従う．また，直腸中部や下部から吸収された薬物は中直腸静脈や下直腸静脈から総腸骨静脈を経て直接下大静脈に入り心臓を通って全身循環に流入するため，肝臓での代謝，すなわち，肝臓での初回通過効果を受けることなく作用部位へ到達することができる．一方，直腸上部から吸収された薬物は，上直腸静脈から下腸間膜静脈を経て，門脈に入るため，必ず肝臓での初回通過効果を受ける．したがって，肝初回通過効果の大きなプロプラノロール，リドカイン，ニトログリセリンなどの薬物の直腸吸収は小腸吸収に比べて良好であり，生物学的利用能（バイオアベイラビリティ bioavailability）が高いことが知られている．

　肛門坐剤には，全身作用を目的とする製剤と局所作用を目的とする製剤がある．前者には，表2.1に示すように，解熱鎮痛薬，睡眠・抗不安薬，麻薬性鎮痛薬，非麻薬性鎮痛薬，抗菌薬，抗

表2.1 ◆ 全身作用を目的とした肛門坐剤

解熱鎮痛薬	アスピリン，インドメタシン，ジクロフェナクナトリウム，ケトプロフェン，ピロキシカム，スルピリン，アセトアミノフェン
睡眠・抗不安薬	フェノバルビタールナトリウム，ブロマゼパム，抱水クロラール（レクタルカプセル）*
麻薬性鎮痛薬	モルヒネ塩酸塩水和物
非麻薬性鎮痛薬	ブプレノルフィン塩酸塩
抗菌薬	セフチゾキシムナトリウム，サラゾスルファピリジン
抗てんかん薬	ジアゼパム
気管支拡張薬	アミノフィリン
胃腸機能調整薬	ドンペリドン
抗悪性腫瘍薬	フルオロウラシル，テガフール

*レクタルカプセルは日本薬局方ではカプセル剤に分類されるが，直腸に投与する坐剤である．

てんかん薬，気管支拡張薬，胃腸機能調整薬，抗悪性腫瘍薬などがある．後者は主に痔疾患治療や便秘や消化管検査前の腸内容物排除のために下剤として用いられる．

もう1つの直腸投与の特徴としては，胃酸や消化酵素に不安定な薬物，不快な味や臭いをもつ製剤，乳児や高齢者あるいは末期がん患者など嚥下困難な患者に対して経口投与の代わりに投与できること，また他の経粘膜投与製剤に比べて投与量を多くすることができること，などがあげられる．

坐剤投与では，坐剤基剤からの薬物の放出が重要である．基剤および直腸粘膜への薬物の分配性などにより吸収が変動するため，主薬との相互作用の少ない基剤を選択することが必要である．また，セフチゾキシムナトリウムは直腸粘膜透過性が低いため，吸収促進剤として中鎖脂肪酸のカプリン酸ナトリウムが配合された坐剤が市販されている．

2.1.4 胃内容排出速度と消化管内移行速度

経口投与された薬物は，胃内に留まったのち蠕動運動によって内容物とともに混合されて十二指腸へと移動していく．胃内を通過する速度および時間を，それぞれ胃内容排出速度 gastric emptying rate（GER）および胃内容排出時間 gastric emptying time（GET）という．多くの薬物は小腸より効率よく吸収されるため，胃を通過して小腸に到達する速度あるいは時間が，薬効の発現時間とその強さに大きく関係する．また GER（GET）は，抗生物質のベンジルペニシリンやエリスロマイシン，プロトンポンプ阻害薬のオメプラゾールやランソプラゾールのように酸で分解する薬物，すなわち胃内で不安定な薬物，あるいは薬物が小腸内で放出されるように設計された腸溶性製剤などにとって重要な指標となる．

消化管運動や胃酸分泌は，腸神経系と自律神経系によって支配されている．腸神経系は平滑筋

表 2.2 ◆ 胃内容排出速度（GER）を変動させる要因

GER を遅くする要因	食物が存在する状態（特に脂肪性の高い食餌），内容物の粘度が高い状態，内容物の浸透圧が高い状態，温かい物，固い物，左側を下にした状態，イライラしている状態，循環器疾患（心筋梗塞や心不全など），新生児，高齢者，妊婦 抗コリン作用薬（プロパンテリン，アトロピン） 麻薬性鎮痛薬（モルヒネ，ペチジン） 三環系抗うつ薬（イミプラミン，アミトリプチリン） 抗ヒスタミン薬（ジフェンヒドラミン）
GER を速くする要因	空腹の状態，内容物の粘度が低い状態，内容物の浸透圧が低い状態，冷たい物，軟らかい物，右側を下にした状態，不安な情緒 抗ドパミン薬（メトクロプラミド，ドンペリドン） セロトニン作動薬（モサプリド）

と消化管ホルモンの分泌を支配し，ガストリンは胃酸分泌を促進し，セクレチンは胃酸分泌を抑制する．自律神経系のうち副交感神経は消化管運動や胃酸分泌に対して促進的に，交感神経は抑制的に作用する．これらの生理機能は表 2.2 に示すように，食物の内容，容量，粘度，温度，浸透圧などのほかに，疾病，年齢，薬物などによっても影響を受ける．普通の食事量では，胃を通過するのに要する時間は約 1〜2 時間であるが，脂肪性の高い食物内容では 4 時間以上かかることもある．また，水やお茶などの液体は数分で通過する．また粘度や浸透圧が高いほど遅くなり，冷たいものや軟らかいものは温かいものや固いものに比べて速くなる．その他，体位の取り方も影響する．右側を下に横臥した状態では，左側を下にした状態に比べ GER は速くなる．患者の精神状態も胃の運動に大いに関係し，不安な情緒は胃液の分泌を亢進し GER を速め，イライラしているときは逆に胃液分泌は減少し GER は遅くなる．循環器疾患（心筋梗塞や心不全）では消化管の血流量の低下や交感神経系の亢進により GER は遅くなる．年齢的なものでは，新生児の GER は低いが，生後 1 年程度で成人レベルに達するといわれている．高齢者は多くの生理機能が低下するので GER も低下することが予測されるが明確にはわかっていない．妊婦では GER および小腸運動は妊娠後期になるほど低下する．

　薬物の中には GER を抑制するものと，逆に促進させるものとがある．前者には抗コリン作用薬（プロパンテリン，アトロピン），麻薬性鎮痛薬（モルヒネ，ペチジン），三環系抗うつ薬（イミプラミン，アミトリプチリン），抗ヒスタミン薬（ジフェンヒドラミン）など，後者には制吐などに用いられる抗ドパミン薬（メトクロプラミド，ドンペリドン）や胃腸管運動亢進作用のあるセロトニン作動薬（モサプリド）などがある．これらの薬物は他の薬物の吸収に著しい影響を与えることがあり，併用にあたっては注意が必要である．

　小腸では収縮や弛緩を規則的に繰り返す分節運動，振子運動および蠕動運動などによって，胃から運ばれた内容物を消化管下部へと移動させている．薬物の主な吸収部位は小腸であることから，小腸内移動速度（時間）intestinal transit rate（time）が薬物吸収に影響を与えることがある．薬物が吸収されるためには小腸粘膜と接触する時間が必要である．小腸内での移動は通常，約 7

〜9時間（十二指腸約0.5時間，空腸1.5〜2時間，回腸5〜7時間）かかるので溶解性が良好で小腸の広い範囲で吸収される薬物ではあまり影響を受けない．しかし，腸運動が亢進し小腸内の移動速度が速くなると，薬物が吸収部位に滞留する時間が短くなり，吸収の低下がみられることがある．特に，腸溶性製剤や能動輸送のように吸収部位特異性がある薬物ではバイオアベイラビリティの低下に注意する必要がある．

2.1.5 リンパ吸収

薬物は消化管粘膜から吸収され，そのほとんどは血管系へ移行し，リンパ管系へ移行するのは全吸収量の1％程度である．しかし，リンパ系に移行した薬物は胸管リンパから鎖骨下静脈に入り，門脈を通らないことから，初回通過効果が回避される．

炭素数が10以上の脂肪酸とそのモノグリセリド，ビタミンAなどの脂溶性ビタミン，コレステロールなどは，リンパ管系に選択的に移行することが知られている．図2.7に示すように脂質の主成分のトリグリセリドは消化管腔内のリパーゼにより加水分解され，脂肪酸とモノおよびジグリセリドになる．これらは胆汁中の胆汁酸によりミセル化されて上皮細胞の刷子縁膜から取り込まれ，細胞内で種々の酵素により再びトリグリセリドが合成される．このトリグリセリドはリポタンパク質，コレステロール，リン脂質などによりキロミクロンchylomicronとなり側底膜から細胞管腔に出されリンパ管に入り最終的には血管系に移行する．ただし，短鎖および中鎖脂肪酸はリンパ管系には取り込まれず，直接血管系に移行する．リンパ液の流速は血流速度の約1/200〜1/500と非常に低いのでリンパ指向性を有する薬物はほとんどないが，インドメタシンファルネシルのようにリンパ移行性が高い薬物の例もある．図2.8は，リンパ液中の全放射活性

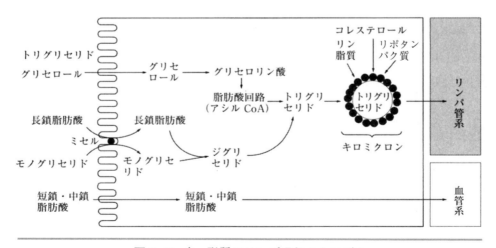

図2.7 ◆ 脂質のリンパ吸収メカニズム

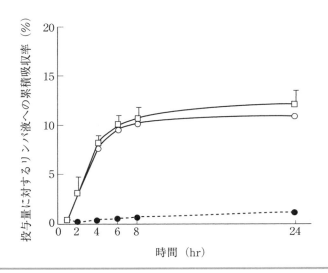

図 2.8 ◆ ラットにおける ^{14}C-インドメタシンファルネシル経口投与後（5 mg/kg）のリンパ液への吸収

□：リンパ液中の全放射活性，○：インドメタシンファルネシルの放射活性，●：インドメタシンの放射活性

（三島万年ら（1989）薬物動態, **4**, 419-433）

のほとんどがインドメタシンファルネシルであることから，直接リンパ管系に吸収されることを示している．特に，食後投与で吸収は著しく亢進する．

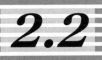

2.2 消化管吸収に影響を及ぼす因子

2.2.1 吸収に影響する製剤学的因子

　医薬品製剤が経口投与されて胃腸管に到達すると，通常，製剤が崩壊し，薬物が消化管液に分散したのち溶解する．溶解した薬物は消化管粘膜を透過しなければならないが，その透過の程度は消化管液中の薬物の物理化学的性質に依存する．その因子としては，解離度（分子形の割合），脂溶性，分子量，溶解速度，消化管内での安定性などがある．消化管粘膜は脂質膜であることから，薬物が分子形でどの程度存在しているか，薬物の脂溶性がどの程度であるかに依存している．

また薬物が消化管液に溶解する速さは薬物の粒子径や結晶形の違いによって異なり，薬物を固溶体や包接化合物にするなどの製剤的な工夫によっても溶解性は変化する．

A pH分配仮説

生体膜が完全な脂質膜で構成されており，消化管液のpHが管腔内のすべての部位で同じであれば，その物質の脂質膜透過の程度は，消化管液のpHにおけるその物質の分子形の存在割合と脂溶性の程度によって決まる．この理論をpH分配仮説 pH partition hypothesis theoryといい，胃からの薬物吸収によく当てはまる．しかし前述したように，小腸からの薬物の吸収は必ずしもこの理論には従わないことからpH分配仮説の修正が考えられた．ここでは，生体膜が単純な脂質膜であるという考えに基づいた古典的なpH分配仮説をまず理解した上で，現実的な小腸からの薬物吸収に適用したpH分配仮説の修正について述べる．

(1) 古典的なpH分配仮説

薬物の多くは有機弱電解質で，弱酸もしくは弱塩基に属するが，溶液中では通常分子形とイオン形の両分子種として存在する．分子形薬物は有機溶媒に溶けやすく，消化管の脂質膜にも分配し吸収されやすい．しかし，イオン形薬物は分子形薬物と全く逆の挙動をとるため，薬物の吸収が単純拡散の場合，消化管の吸収部位における薬物の解離度が大きく影響する．分子形薬物のみが脂質膜を透過し，また油-水の界面を移行する関係を簡単に示すと図2.9，図2.10のようになる．分子形薬物の比率および吸収の難易は，消化管内のpHと薬物のpK_aによって決まる．このように薬物の吸収はpH分配仮説に従い，脂溶性の指標としての油-水分配係数と膜を境とする両側の水溶液のpHによって支配される．

薬物のpK_aと溶液中のpHがわかれば，溶液中での分子形，イオン形の比率はHenderson-

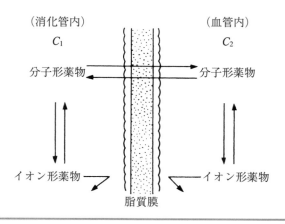

図2.9 ◆ pH分配仮説に従う分子形薬物の生体膜透過モデル

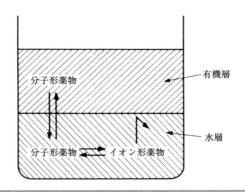

図 2.10 ◆ 水溶液中での解離と油-水分配の関係

Hasselbalch の式（2.4）と式（2.11）によって求めることができる．ここで，酸性薬物の場合を例にとって考えてみる．分子形（HA）とイオン形（A⁻）は溶液中では平衡状態にある．

$$HA + H_2O \rightleftarrows H_3O^+ + A^- \tag{2.1}$$

$$K_a = \frac{[H_3O^+]\cdot[A^-]}{[HA]} \tag{2.2}$$

K_a：解離定数

両辺を対数でとると，

$$\log K_a = \log[H_3O^+] + \log\frac{[A^-]}{[HA]} \tag{2.3}$$

$-\log K_a = pK_a$，$-\log[H_3O^+] = pH$ であるから，

$$pK_a = pH + \log\frac{[HA]}{[A^-]} \tag{2.4}$$

$$10^{pK_a - pH} = \frac{[HA]}{[A^-]} \tag{2.5}$$

全薬物濃度を C とすると，

$$C = [HA] + [A^-] \tag{2.6}$$
$$= [A^-] + [A^-]10^{pK_a - pH} \tag{2.7}$$
$$= [A^-](1 + 10^{pK_a - pH}) \tag{2.8}$$

したがって，イオン形の分率（解離度）α は

$$\alpha = \frac{[A^-]}{[HA]+[A^-]} = \frac{1}{1+10^{pK_a - pH}} \tag{2.9}$$

分子形の分率 β は

$$\beta = \frac{[\text{HA}]}{[\text{HA}]+[\text{A}^-]} = \frac{1}{1+10^{\text{pH}-\text{p}K_\text{a}}} \tag{2.10}$$

一方,塩基性薬物(B)ではそのイオン形をBH^+とすると,

$$\text{p}K_\text{a} = \text{pH} + \log\frac{[\text{BH}^+]}{[\text{B}]} \tag{2.11}$$

$$\alpha = \frac{1}{1+10^{\text{pH}-\text{p}K_\text{a}}} \tag{2.12}$$

$$\beta = \frac{1}{1+10^{\text{p}K_\text{a}-\text{pH}}} \tag{2.13}$$

となる.

図2.9に示すように,弱酸性薬物($\text{p}K_\text{a}$ 7.4)が脂質膜を通過して平衡状態に達したと仮定しよう.このとき消化管側,ここでは胃内(pH_1 2.0),および血液側(pH_2 7.4)の濃度をそれぞれC_1およびC_2とする.平衡に達すれば分子形の濃度は膜の両側で等しくなる.すなわち,

$$C_1 \cdot \beta_1 = C_2 \cdot \beta_2 \tag{2.14}$$

膜の両側の濃度比は式(2.15)で表される.

$$\frac{C_1}{C_2} = \frac{1+10^{\text{pH}_1-\text{p}K_\text{a}}}{1+10^{\text{pH}_2-\text{p}K_\text{a}}} \tag{2.15}$$

この式に,pH_1 2.0,pH_2 7.4,$\text{p}K_\text{a}$ 7.4を代入して計算すると,

$$\frac{C_1}{C_2} = \frac{1+10^{2.0-7.4}}{1+10^{7.4-7.4}} = \frac{1+10^{-5.4}}{1+10^0} \fallingdotseq \frac{1}{2} \tag{2.16}$$

となり,この薬物濃度比は,ほぼ胃内濃度:血液内濃度=1:2となる.

(2) pH分配仮説の修正

小腸からの薬物の吸収は,前述したように,pH分配仮説に従わない場合が多い.その理由として,腸管粘膜細胞内からプロトンが分泌されており,腸管膜表面近傍のpHが腸管腔内部のpHよりも低いこと(virtual pH),腸管表面近傍を覆っているグリコカリックスがプロトンの管腔側への拡散を妨げるばかりでなく薬物の腸管腔から膜表面への拡散の障壁ともなること(非撹拌水層の存在),非イオン形薬物ばかりでなくイオン形の薬物も吸収されること,などが考えられている.

virtual pHの概念で求めた腸管表面のpHは約5.3であるのに対し,最近の微小電極を用いた実測値のpH(microclimate pH)は6.5〜6.8であり,腸管腔内のpHである7.4との差は実際にはそれほど大きくないことがわかり,サリチル酸や安息香酸などの吸収の良さをこのことだけで十分に説明することはできない.

これに対し,非撹拌水層や水性細孔(水層)の存在を仮定して補正したのが,図2.11に示す吸収モデルである.水層として消化管液で満たされた管腔と非撹拌水層があり,非撹排水層は層

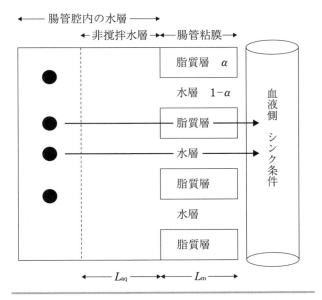

図2.11 ◆ 小腸における薬物の吸収モデル
L_{aq}：非撹拌水層の厚さ，L_m：腸管粘膜の厚さ，●：薬物
(N. F. H. Ho, W. Z. Higuchi & J. Turi (1972) *J. Pharm. Sci.* **61**, 192-197 を一部改変)

の厚さが L_{aq} の拡散層である．腸管膜はその厚さを L_m とし，脂質で構成されている脂質層と細胞間隙やチャネルなどの水性細孔で構成されている水層に分ける．腸管粘膜に対して脂質層が占める割合を α とし，水層が占める割合を $1-\alpha$ とする．

薬物はこの非撹拌水層と腸管粘膜を透過するので見かけの透過係数 P_{app} は，

$$\frac{1}{P_{app}} = \frac{1}{P_{aq}} + \frac{1}{P_m} \tag{2.17}$$

で表される．ただし，P_{aq} は非撹拌水層の透過速度係数，P_m は腸管粘膜の膜透過係数である．

また P_{aq} および P_m は，それぞれ次式で表される．

$$P_{aq} = \frac{D_{aq}}{L_{aq}} \tag{2.18}$$

$$P_m = P_u \cdot f_{un} + P_a \tag{2.19}$$

D_{aq} は非撹拌水層の拡散定数，P_u は非イオン形薬物の膜透過係数，P_a はイオン形と非イオン形薬物に共通の膜透過係数，f_{un} は膜表面の pH における非イオン形の割合である．

図2.12は安息香酸のラット空腸での吸収と pH の関係を示している．破線は古典的な pH 分配仮説によって求めた理論値である．実線 U（●）は実測値であり，式（2.17）で得られる理論曲線とよく一致し，pH の高い領域でも吸収があることがわかる．実線の S（■）は腸内を撹拌することで非撹拌水層の効果を除いたもので，吸収は大きくなり破線に接近する．

図2.13は，4つの物理的モデルにおける膜表面 pH と吸収速度との関係を示したものである．

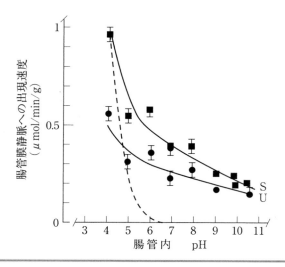

図 2.12 ◆ 安息香酸のラット空腸での吸収と腸管腔内 pH との関係
実線 U：薬物溶液を腸管内に単回灌流（0.5 mL/min）した場合
実線 S：U の条件に加え，同時に空気を等速度で単回灌流することで腸管
　　　　腔内を撹拌された状態にした場合
破線：pH 分配仮説に従った場合の理論値

（M. L. Hogerle & D. Winne（1983）*Naunyn-Schmiedeberg's Arch. Pharmcol.* **322**, 249-255）

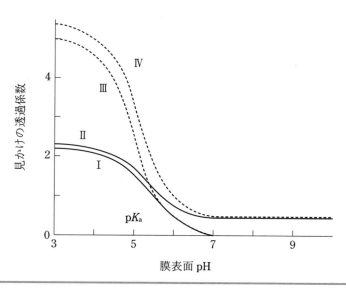

図 2.13 ◆ 4 つの物理的モデルにおける膜表面 pH と吸収速度との関係
Ⅰ：非撹拌水層＋脂質領域，Ⅱ：非撹拌水層＋脂質領域＋水性細孔領域，Ⅲ：古典的な pH 分配仮説，Ⅳ：水性細孔を考慮した pH 分配仮説

（N. F. H. Ho, W. I. Higuchi & J. Turi（1972）*J. Pharm. Sci.* **61**, 192-197）

見かけの透過係数は非撹拌水層を考慮に入れた場合は古典的な pH 分配仮説によるものよりも小さくなる．また，水性細孔を考慮に入れるとイオン形の吸収が増大するため，pK_a としてはあたかも右側へシフトしたようにみえる．

B 脂溶性と分子量

脂溶性の指標には，油-水分配率（分配係数）partition coefficient が用いられる．分配係数（K_d）は，一定温度で水と混ざり合わない溶媒にごく少量の薬物を加え十分撹拌した後，薬物が 2 相間で平衡状態に達したときの水相および油相中の濃度を C_w，C_o とすれば，式（2.20）より求まる．

$$K_d = \frac{C_o}{C_w} \tag{2.20}$$

ただし，この分配の法則は薬物濃度が希薄溶液とみなされる範囲で，薬物が溶液中で分子会合したりあるいは完全な解離を起こす場合には適用できない．分配係数と薬物吸収の関連性を考える場合，有機溶媒は何がよいかということになるが，生体の脂質膜とまったく同じ性質をもった有機溶媒はない．通常膜の脂質モデルとしてオクタノール，ヘプタン，酢酸イソアミル，クロロホルム，オリブ油などが油相としてよく用いられ，水相には吸収部位における体液のpHに等しい値をもつ等張緩衝液が用いられる．

このようにして求めた分配係数と薬物の胃からの吸収との関係は，表 2.3 に示すようによく反映している．pK_a も分子量もほとんど同じバルビツール酸誘導体の胃からの吸収は分配係数が大きくなると，すなわち脂溶性が高くなると，吸収率がよい結果となっている．しかし実際は図 2.14 に示すように分配係数が 100～1000 程度で吸収はほぼ頭打ちになる．これは式（2.17）か

表 2.3 ◆ バルビツール酸誘導体のラット胃からの吸収

バルビツール酸誘導体	pK_a	分子量	分配係数	吸収率（％）(pH 1.1)
バルビタール	7.91	184.19	0.72	5.2
アロバルビタール	7.79	208.21	2.13	8.8
フェノバルビタール	7.41	232.23	4.44	12.6
シクロバルビタール	7.50	236.26	3.80	13.2
ペントバルビタール	8.11	226.27	24.1	17.6
アモバルビタール	7.94	226.27	33.8	17.7
ヘキソバルビタール	8.34	236.26	129	24.1
チオペンタール	7.45	242.34	321	37.8

分配係数：$CHCl_3$/pH 1.1, 37℃
(Kakemi, *et al.* (1967) *Chem. Pharm. Bull.* **15**, 1534)

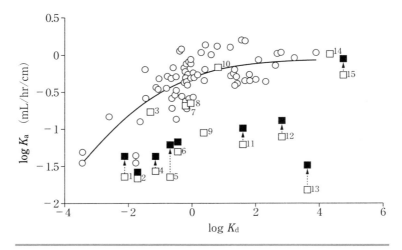

図2.14 ◆ 薬物の油-水分配係数とラット小腸からの吸収性の相関

K_a：小腸灌流または小腸ループ法によって求められた単位長さ当たりの吸収クリアランス（mL/hr/cm），K_d：オクタノール/水（pH 7.0）間の見かけの分配係数，□：1～15 までの薬物の単独投与時の結果，■：□にシクロスポリンを併用したときの結果．1：アテノロール，2：ナドロール，3：アセトアミド，4：セリプロロール，5：アセブトロール，6：ドキソルビシン，7：チモロール，8：スルファチアゾール，9：キニジン，10：スルファメトキサゾール，11：ジゴキシン，12：シクロスポリン，13：ビンブラスチン，14：β-エストラジオール，15：ベラパミル

（T. Terao, *et al.* (1996) *J. Pharm. Pharmacol.* **48**, 1083-1099）

らもわかるように，薬物の腸管吸収が薬物の腸管粘膜表面までの拡散過程と粘膜の透過過程の2つによって律速されるためである．

また，いくつかの薬物ではP-糖タンパク質により消化管腔へ排出され理論曲線からはずれるが，P-糖タンパク質を阻害するシクロスポリンの併用により曲線に近づいていることがわかる．

分子量および分子サイズも吸収に影響を及ぼす．脂溶性薬物の場合，受動拡散により腸管粘膜の上皮細胞を直接透過するので，分子量が大きくなると吸収量は低下する．しかし，シクロスポリンのように分子量が約1200であるにもかかわらず透過する薬物もある．水溶性薬物の場合は，分子量が150程度の球状分子あるいは分子量400程度までの鎖状分子は，上皮細胞内の細孔や細胞と細胞との間の細胞間隙を透過することができる．ただし，促進拡散や二次性能動輸送によって輸送される場合は水溶性薬物であっても吸収される．例えばセファレキシンやシクラシリンなどの両性イオン型アミノ-β-ラクタム系抗生物質はペプチドトランスポーターによって効率良く吸収される．

C 溶解速度

薬物の吸収速度は消化管液中での薬物の溶解速度の影響を受ける．このため薬物の吸収速度を

向上させるためには，薬物の溶解速度を速めるようにすればよいことになる．

薬物の溶解速度式としては，次に示すNoyes-Whitneyの式が有名である（式（2.21））．

$$\frac{dC}{dt} = k \cdot S \cdot (C_s - C) \tag{2.21}$$

ここでCは時間tにおける溶解した溶液中の薬物濃度，kは温度，撹拌条件，溶媒，pHなどの要因を含んだ溶解速度定数，Sは固体の表面積，C_sは薬物の溶解度（飽和濃度）である．

式（2.21）は時間が過ぎるとCはC_sに近づき，溶解速度（dC/dt）が次第に減少することを示している．しかし，消化管内では薬物の溶解と同時に吸収も行われるので，飽和濃度になることはまずない．吸収過程の律速段階が溶解であればCの大きさはC_sに比べて非常に無視できるので（$C_s \gg C$），この場合式（2.21）は，

$$\frac{dC}{dt} = k \cdot S \cdot C_s \tag{2.22}$$

となる．これは溶解速度がSだけの関数となり，固体の表面積のみに依存することを示している．

（1）粒子径

粒子径と表面積の関係は次式で表される．

$$S = \frac{6}{d} \times \frac{\omega}{\rho} \tag{2.23}$$

ここでdは粒子を球形と考えたときの直径，ρは薬物の密度，ωは薬物の重量である．粒子径（d）が小さくなると固体表面積（S）が大きくなる．式（2.23）を式（2.22）に代入すれば，溶解速度と粒子径の関係が得られる．

$$\frac{dC}{dt} = k \cdot C_s \cdot \frac{6}{d} \times \frac{\omega}{\rho} \tag{2.24}$$

粒子径が小さくなると溶解速度が速くなる．粒子径を小さくする方法は，乳鉢乳棒を使って薬物の粉末を微細に粉砕（微粉化）すればよい．薬物を微粉化すると微粉化前の表面積に比べて表面積が大きくなり，消化管液によって固体表面が濡れる面積が増えるため溶解速度は速くなる．このように難溶性薬物の微粉化によって吸収率を高めた例として，水虫の経口治療薬であるグリセオフルビンがある．グリセオフルビンは水に極めて難溶性のため臨床上なかなか期待した効果が得られなかったが，これを微粉化することによってバイオアベイラビリティが向上し，医薬品として繁用されている．図2.15はグリセオフルビンの表面積と相対吸収率の関係を示したものである．強心配糖体であるジゴキシンは有効血中濃度の領域が狭く，治療量と中毒量が接近しているため粒子径が異なると同一量を含んだ製剤であっても全く薬効が発現しなかったり，逆に強い副作用を引き起こしたりする恐れがあることで有名である．表2.4はジゴキシンのバイオアベイラビリティに対する粒子径の影響を示すもので，粒子径の小さな微粉末から成る錠剤は明らか

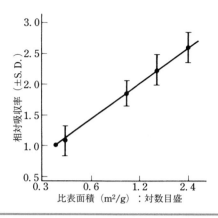

図 2.15 ◆ グリセオフルビンの表面積と相対吸収率の関係
(Atkinson, *et al.* (1962) *Antibiot. Chemother.* **12**, 232)

表 2.4 ◆ ジゴキシン（投与量 0.25 mg）の粒子径とバイオアベイラビリティ

剤　形 （平均粒子径）	AUC (ng·hr/mL)		C_{max} (ng/mL)	T_{max} (hr)
	平均値 ± S.D.	D に対する比率（%）	平均値 ± S.D.	平均値 ± S.D.
A 錠（13 μm）	16.52 ± 1.5	96	1.66 ± 0.1	1.64 ± 0.3
B 錠（102 μm）	6.49 ± 0.4	37	0.52 ± 0.04	3.21 ± 0.6
C 錠（7 μm）	13.50 ± 1.6	78	1.43 ± 0.2	1.79 ± 0.1
D（アルコール溶液）	17.30 ± 1.4	100	2.19 ± 0.2	1.14 ± 0.2

(Jounela, *et al.* (1975) *Europ. J. Clin. Pharmacol.* **8**, 365)

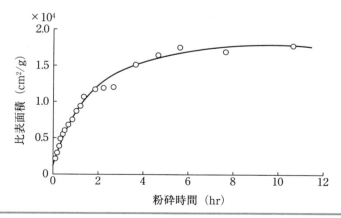

図 2.16 ◆ ボールミル粉砕時間に対するスルファメトキシンの表面積の変化
(N. Kaneniwa, *et al.* (1973) *Chem. Pharm. Bull.* **21**, 676-681)

にバイオアベイラビリティが高くなる．また粒子径を小さくすると吸収速度が増大して最高血中濃度到達時間に差が生じることがある．

粒子径が吸収に影響する薬物にはスピロノラクトン，テトラサイクリン，サルファ剤，フェノバルビタール，プレドニゾロン，トルブタミド，ジクマロールなどがある．ただし，微粉化のための粉砕には限界があり，図 2.16 に示すようにスルファメトキシンのボールミル粉砕はある時間を超えると粒子径が一定になっていることがわかる．粉砕し過ぎると粉体凝集という現象が起こる．この原因は静電気力，水の影響，表面エネルギーなどにより水のぬれが劣る 2 次粒子を形成するためで，逆に薬物の溶解速度が遅くなることがある．

微粉化が吸収改善に有効なのは，吸収過程が溶解速度に律速される難溶性薬物の場合であって，水溶性の薬物や塩基性の薬物では微粉化によって比表面積を増加してもそれほど吸収に影響しない．また，胃内の酸に対して不安定な薬物は，溶解が速ければそれだけ分解も促進されるため，エリスロマイシンやペニシリンのような酸に不安定な薬物の微粉化はかえってバイオアベイラビリティを低下させることになる．

(2) 結晶形

結晶の中には，化学的組成が同一であっても結晶形が異なるものがある．これを結晶多形 polymorphism という．製剤上多形が問題となるのは，各結晶形によって安定性，融点，融解熱，密度，溶解度および溶解速度などの性質が異なるため，バイオアベイラビリティに差が生じることがあるからである．多形のうち，安定形よりも準安定形のほうが溶解度および溶解速度は大きい．したがって，準安定形が製剤上有用とされ広く利用されている．クロラムフェニコールパルミチン酸エステルには少なくとも 2 つの多形（安定形 mp 88℃ と準安定形 mp 84℃）が知られており，後者のほうが易溶性である．これらの薬物の懸濁液を経口投与したとき，準安定形の血中濃度は安定形の約 7 倍にもなることが報告されている．インドメタシンには α 形（mp 154.5 ～

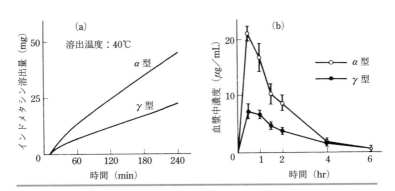

図 2.17 ◆ インドメタシン坐剤における溶出および血漿中濃度と結晶多形との関係

（横山ら（1979）薬誌 **99**，837）

155.5℃),β形(mp 158〜160.5℃)およびγ形(mp 160〜161.5℃)の3種の多形があるが,α形とγ形が実用化されている.この両者を坐剤からのインドメタシンの溶出と投与後のウサギの血中濃度において比較した場合,α形のほうが溶出において2倍すぐれ(図2.17(a)),AUCも同様にまさることが確認されている.(図2.17(b))

多形の存在が知られている医薬品にはプレドニゾロン,リボフラビン,スルホンアミド類,バルビツレート類,トルブタミド,アセトヘキサミド,チアミン,カルバマゼピンなどがある.

薬物の中には多形のほか無晶形 amorphous form の形でも存在するものがある.無晶形は,溶解の際結晶エネルギーに打ち勝つ必要がないので,結晶形に比べて溶解度が高い.乾燥水酸化アルミニウムゲルは無晶形のもののほうが結晶形のものに比べて制酸作用が強く,またノボビオシンの無晶形は HCl 溶液中では速やかに溶解するが,結晶形の溶解は遅い.この抗生物質の結晶形のものを経口投与してもほとんど血中には検出されないが,無晶形の薬物を投与すると,Na塩の形で投与したとき以上に血中濃度が上昇することが認められている.

(3) 溶媒和物

薬物を有機溶媒や水を用いて再結晶化すると,薬物が溶媒と会合した形で結晶となることがある.この結晶を溶媒和物 solvate といい,溶媒が水のときを水和物 hydrate という.これに対し,水を含まない結晶を無水物 anhydrate という.水溶液中での溶解速度は,溶媒和物＞無水物＞水和物の順に速い.無水物のほうが水和物よりも溶解速度は速いが,溶解していったん過飽和状態になると,水溶液中で安定な水和物の状態に転移するので,時間とともに溶解度は徐々に低下する.アンピシリン,カフェイン,タクロリムス,メチルドパ,乳糖などは水和物として,ドキシサイクリン塩酸塩はエタノールと水を各1/2モルずつ含んだ溶媒和物として知られている.

(4) 塩

難溶性薬物は,速やかな溶解を期待するために,しばしば塩として用いることがある.例えば,弱酸性薬物は酸性の強い胃液の中では解離が起こらず溶解しにくいが,この薬物をKやNaの塩として投与すると,いったんは固体表面の拡散層中で溶解したイオン形分子は,急速に拡散して胃の酸性によって微細な粒子として析出してくる.しかし,この薬物粒子の総表面積は著しく大きいため,急速な再溶解が生じる.すなわち,塩を形成させたほうが遊離酸自身を最初から投与した場合よりはるかに速い溶解がみられ,高い血中濃度が得られる.

(5) 固体分散体

固体分散体 solid dispersion は,主として高分子物質中に薬物が固体微粒子あるいは分子状に分散しているものをいう.溶解,溶融,混合粉砕などによって調製され,製法により固溶体 solid solution,共沈物(体)coprecipitate,共融混合物 eutectic mixture などに分類される.いずれも薬物の溶解性を高め,バイオアベイラビリティを向上させるための方法である.

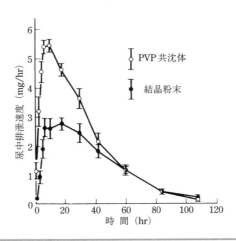

図 2.18 ◆ フェニトイン（250 mg）投与後の代謝物尿中排泄速度
(Sekikawa, et al. (1979) *Chem. Pharm. Bull.* **27**, 31)

　固溶体は一方の固体が溶媒でもう一方の固体が溶質のような役割を演じ，溶媒中に溶質が溶解あるいは分散するように，一方の固体の結晶格子の間に他方の結晶が侵入したり置換したりして分子状に分散させたものである．例として水溶性物質に難溶性薬物を分散させたものがある．また，尿素，コハク酸，マンニトールなどとグリセオフルビンやレセルピンなどを有機溶媒に溶解し共沈させると，薬物が非晶質化した固体の共沈物が得られる．ポビドン（ポリビニルピロリドン，PVP）との共沈物はトルブタミド，フェニトイン，ニフェジピンなどに適用されている．フェニトインとPVPの共沈物は非晶質となるため，フェニトインの *in vitro* での溶出挙動が著しく改善されると同時に経口投与時の吸収性も有意にすぐれていることが認められている．図 2.18 に示すようにフェニトイン-PVPの共沈体をヒトに経口投与した際，尿中排泄量から求めたバイオアベイラビリティは約 1.6 倍上昇する．

　共融混合物では，異種の結晶が非常に微細な粒子の状態で混合している．一般に，粒子の溶解度は粒子の大きさに無関係と考えられるが，共融混合物のように粒子が極端に小さくなると，溶解度が増大して各成分の過飽和溶液ができる．グリセオフルビンとコハク酸の共融混合物はグリセオフルビン単独の場合よりはるかに溶解速度が大きいことが知られている．

(6) 包接化合物

　包接化合物 inclusion compound とは，ある薬物分子（guest 分子）を他の分子（host 分子）が包み込んでできた一種の分子化合物である．host 分子となる尿素，チオ尿素，デオキシコール酸はいくつかの数の分子が集まって空孔をつくる．シクロデキストリンは α-, β-, γ- などその構成グルコースの数が 6, 7, 8 個のものをそれぞれいい，多くの誘導体が合成されている．その 1 分子の中心には直径 5〜10Å の疎水性の空孔がある（図 2.19）．包接化合物は薬物の安定化，

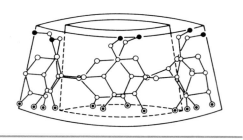

図2.19 ◆ α-シクロデキストリンの構造

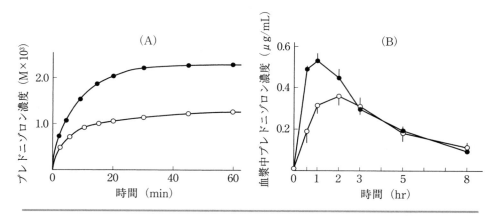

図2.20 ◆ プレドニゾロン・β-シクロデキストリン複合体の溶解度（A）とヒトに経口投与後の血漿中濃度（B）

A：プレドニゾロン40 mg相当量投与，磁気回転子法（300 rpm），水，37℃，$n = 3$
B：プレドニゾロン10 mg相当量投与，平均値± SE（$n = 6$）
●：プレドニゾロン・β-シクロデキストリン複合体
○：プレドニゾロン結晶
(K. Uekama, et al.（1983）J. Pharm. Dyn. **6**, 124-127)

　ビタミンAなどの油状物質の結晶化，特異な臭いや味のマスキングなどのほか，難溶性医薬品の可溶化，バイオアベイラビリティの改善などに広く用いられている．図2.20に示すようにプレドニゾロンとβ-シクロデキストリンの包接化合物の溶解速度は速まり，同量のプレドニゾロンを単独で経口投与したときに比べ血中濃度は増大し，バイオアベイラビリティが改善されている．

　その他にもフェニトインやアセトヘキサミドがβ-シクロデキストリンと，ジゴキシンがγ-シクロデキストリンとの包接化によって著しく吸収が改善されている．

2.2.2 吸収に影響する生理学的因子

薬物の吸収は消化管内に存在する他の物質によっても影響を受け，薬物の作用発現時間，薬効の強さ，バイオアベイラビリティなどの変動につながる．それは食物中の成分との吸着や複合体形成，製剤に賦形剤として添加される物質との相互作用，食餌の内容によって生じる生体側の生理的な反応などである．すなわち，高脂肪食における胆汁酸の分泌の亢進，高タンパク食における消化管や内臓の血流速度の増加，薬物代謝酵素への阻害あるいは誘導作用などがあげられる．

A 複合体形成

2種あるいはそれ以上の薬物あるいは添加剤が複合体 complex を形成した場合，その薬物の溶解度，分子の大きさ，脂溶性などの性質がかなり異なることがある．これらの物性の変化は当然薬物の消化管吸収や生物活性の差となって現れてくる．典型的な例として引用されるものに，テトラサイクリンと金属イオンとのキレート結合がある．テトラサイクリン系抗生物質（テトラサイクリン，ミノサイクリンなど）は2価または3価の金属カチオン（Ca^{2+}，Mg^{2+}，Fe^{2+}，Fe^{3+}，Al^{3+}）と難溶性のキレートを形成して吸収が妨げられる．特に，ミルク中には多種類の無機塩類

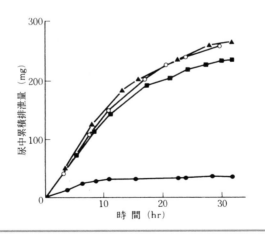

図 2.21 ◆ ヒトにおけるテトラサイクリンカプセル (500 mg) 服用後の尿中累積排泄量

○：テトラサイクリン単独，●：テトラサイクリン＋ミルク，▲：テトラサイクリン＋EDTA，■：テトラサイクリン＋ミルク＋EDTA

(Poiger, *et al.* (1978) *J. Clin. Pharmacol.* **14**, 129)

が含まれており，乳幼児にテトラサイクリンを投与する際にはミルクとの混合やこれらの金属を含む制酸剤，鉄剤などとの同時服用は極力避けなければならない．また，2価の金属カチオンを含む賦形剤（硫酸カルシウム，リン酸カルシウム，リン酸水素カルシウムなど）を添加して製造されたテトラサイクリンの錠剤やカプセル剤のバイオアベイラビリティは悪くなる．これらの相互作用は，メタリン酸ナトリウムやEDTAなどのキレート剤を併用すると吸収が改善されることからもわかる（図2.21）．同様に，ニューキノロン系抗菌薬（ノルフロキサシン，シプロフロキサシン）でも2価あるいは3価の金属カチオンによって難溶性のキレートが形成されて吸収が阻害されることが知られている．また，セフェム系抗生物質のセフジニルは鉄イオンとの間に難溶性のキレートを形成することが明らかにされている．

　小分子の薬物間で複合体を形成した場合にはもともと吸収性のよい薬物であれば，分子が大きくなるため結果的に吸収が抑制される．しかし，吸収性が悪い薬物と吸収性の良い薬物の複合体では前者の吸収が促進されることがある．カルバゾクロムの吸収がニコチン酸アミドやカフェインによって促進されたり，4級アンモニウム塩とトリクロロ酢酸がイオンペアー ion-pair を形成し，4級アンモニウム塩の吸収を促進したりするのはこの例である．

B　界面活性剤

　界面活性剤はビタミンAのような油性物質の乳化を助け，吸収を促進させる．薬物が固体の場合には，固-液間の界面張力を低下させて固体表面のぬれを助け，溶解速度を大きくし，吸収を高める．また，界面活性剤の中には生体の表面の一部を溶解させる作用をもったものがあり，これらは低濃度で膜の配列を乱して薬物の透過性を増大させる．一方，界面活性剤はある濃度以上になるとミセルを形成し難溶性薬物の溶解度を高めるが，ミセルは消化管膜を通過しないのでミセル中に取り込まれた薬物の吸収は逆に阻害されることがある．図2.22は，ポリソルベート80の濃度増加に伴ってサリチルアミドのラット小腸からの吸収速度がミセル形成によって減少することを示したものである．

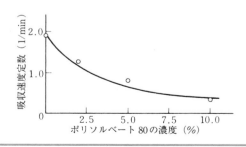

図2.22　◆　ラット小腸からのサリチルアミドの吸収に及ぼすポリソルベート80の影響

(Yamada, *et al.* (1965) *Chem. Pharm. Bull.* **13**, 1279)

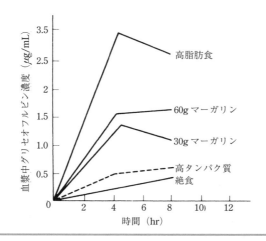

図2.23 ◆ グリセオフルビン（投与量1g）の吸収に及ぼす脂肪食の影響

(Crouse, et al. (1961) *J. Invest. Dermacol.* **37**, 529)

胆汁中には界面活性物質が存在し，投与された油性の薬物や難溶性薬物の溶解性を向上させ，吸収を促進させる．図2.23に示すように，難溶性医薬品であるグリセオフルビンを投与する場合，高脂肪の食事とともに服用したほうが吸収率が増大する．これは高脂肪を摂取すると胆汁酸の分泌量が増大し，グリセオフルビンの可溶化が進み，吸収が促進されるものと考えられている．

薬物が基剤に溶けていても，基剤との相互作用が強すぎると基剤からの放出性が抑制され，吸収が低下することがある．例えば，マクロゴール基剤はサリチル酸，サリチルアミド，フェノバルビタールなどと相互作用を起こし，それらの薬物の溶出を妨げ，消化管からの吸収を低下させることがある．

C 添加剤

添加剤にはバイオアベイラビリティを向上させる目的で添加される物質と，製剤の賦形剤として添加する崩壊剤，結合剤，滑沢剤，懸濁化剤などがある．前者の代表例には，前述したような薬物の溶解性と分散性の改善を目的とした界面活性剤の添加が挙げられる．一方後者には，乳糖，デンプン，硫酸カルシウムなどがあるが，化学的に不活性と思われる添加物の中にも製剤のバイオアベイラビリティに思いがけない影響を与えるものがある．これらの物質の添加は製剤の崩壊性，分散性，表面のぬれやすさ，溶解性などに影響し，消化管からの主薬の吸収に変化を与える．例えばフェニトインのカプセル剤からの吸収は添加剤として用いた硫酸カルシウムと乳糖では著しく異なる．図2.24に示すように，フェニトインの吸収は賦形剤である硫酸カルシウムの存在によって影響を受け，20～30％吸収率が低下することが知られている．これとは別に，硫酸カ

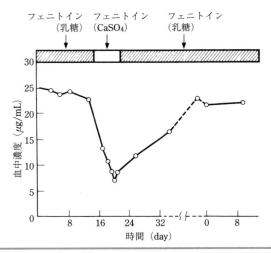

図2.24 ◆ フェニトインカプセル剤（400 mg/day）連続投与におけるフェニトインの血中濃度

▨：乳糖＋フェニトイン，☐：CaSO₄＋フェニトイン

(Tyer, et al. (1970) Br. Med. J. **iv**, 271)

ルシウム配合のカプセル剤を常用していた患者が乳糖配合のカプセル剤に変更したところ，吸収率の増大によりフェニトイン中毒症状を招いた事実がある．また，フェノバルビタール錠に乳糖を添加すると溶解速度の上昇とともに吸収率が増大して，Na塩の溶液を投与したときと同じ血中濃度が得られることが知られている．このような，乳糖の添加により吸収率が増大する現象は主薬のぬれの増大によるものと考えられている．

D 飲食物と嗜好品

　消化管に食物が存在すると，一般に薬物の吸収速度は低下し，最高血中濃度到達時間（t_{max}）は遅くなり，そのときの最高血中濃度（C_{max}）は低くなる．しかし，吸収量はほとんどの場合低下しない．食後投与によって吸収量が減少する原因としては，薬物が食事成分へ吸着すること，難吸収性の複合体を形成することが挙げられる．また，胃内容排出速度の低下は胃酸に不安定な薬物の分解率を増加したり薬物の吸収を緩やかにすることから，特に肝抽出比の大きい薬物の初回通過効果が増大することがある．このうち，難溶性の複合体形成にはテトラサイクリン系抗生物質やニューキノロン系抗菌薬と牛乳との組合せがよく知られている．また，骨粗鬆症や骨ベーチェット病などの骨代謝改善に用いられるエチドロン酸二ナトリウムも食事成分中に含まれるCa^{2+}などと難吸収性のキレートを形成するため，食後に服用してもほとんど吸収されない．そこで吸収を良くするため服用前後2時間は摂食しないこと，2価や3価の金属カチオンを含む牛乳や乳製品およびミネラル入りビタミン剤などの飲食も服用2時間前後は避ける必要がある．

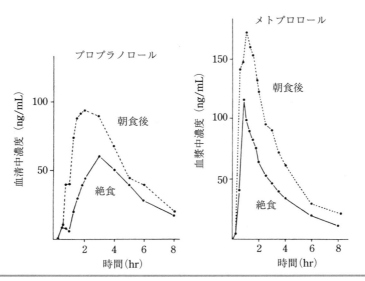

図 2.25 ◆ 健常人におけるプロプラノロール（80 mg）およびメトプロロール（100 mg）の経口投与後の血中濃度に及ぼす影響

(Melander, A., *et al.* (1977) *Clin. Pharmacol. Ther.* **22**, 108)

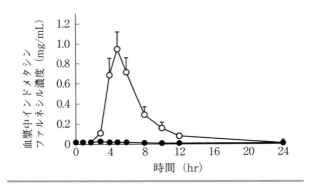

図 2.26 ◆ インドメタシンファルネシル（150 mg）投与後の血漿中濃度推移

○─○：摂食後，●─●：絶食後

(小川　正ら（1989）臨床と研究　**66**, 3023-3026)

　一方，食後投与によって吸収量が増加する原因には，高脂肪食に含まれる脂肪やそれを乳化するために分泌される胆汁酸により脂溶性の高い難溶性薬物の溶解が促進することや，食事成分により胃内 pH が上昇し溶解性が増加することなどが考えられる．さらに食後（特に高タンパク質食）は消化管や内臓の血流速度が上昇するので，プロプラノロールやメトプロロールなどの初回通過効果の大きい薬物では消化管吸収の増加と肝抽出比の減少によりバイオアベイラビリティが増加する（図 2.25）．グリセオフルビン（図 2.23），シクロスポリン，フェニトイン，インドメ

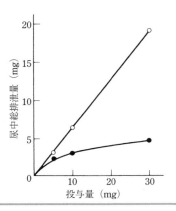

図2.27 ◆ 絶食時（●）および標準食摂取時（○）にリボフラビンを服用したときの投与量と尿中排泄量の関係
(Levy, et al. (1966) J. Pharm. Sci. **55**, 285)

タシンファルネシルなどは脂溶性が高く難溶性であるが，食事成分の脂肪や胆汁成分の胆汁酸などによって可溶化され，吸収率が高くなる．インドメタシンファルネシルは，摂食後投与では吸収されるが，絶食投与ではほとんど吸収されないことがわかる（図2.26）．

また，リボフラビンのように能動輸送機構によって吸収される薬物は小腸上部に存在する特殊な輸送系によって能動的に吸収される．これを絶食時に服用すると，胃内容排出速度が大きくなっているため，投与したリボフラビンのほとんどの量が一度に吸収部位の小腸上部に現れ，吸収に飽和現象が起こる．その結果，投与量の一部しか吸収されず，残りは小腸下部に速やかに移行し，そこではほとんど吸収されない．これに対し，食後服用すれば，胃内容排出速度が低下し，リボフラビンが少量ずつ小腸へ送られるため吸収部位での飽和現象が起こらず，いっそう吸収が完全な形で行われるようになる（図2.27）．

レボドパは高タンパク質食により吸収が低下することが知られている．これはタンパク質が消化酵素により分解されて生成した中性アミノ酸と能動的な吸収を競合するためである．

ところで，固形製剤を服用する際，胃内での崩壊および溶解のためには服用する水の量がある程度多いほうがよい．難溶性医薬品製剤のエリスロマイシンステアレート錠，アモキシシリンカプセル，アスピリン錠などは，服用する水の量が多いほど高いバイオアベイラビリティが得られる．少量の水で錠剤やカプセル剤などを服用すると粘度の高い消化管液中に置かれることになり，食後にはさらに粘度は高くなる．このため水を吸収し，膨潤力によって崩壊する錠剤では崩壊，分散，溶出が遅れ，吸収遅延の原因となる．

食物ではないが，嗜好品としてのアルコールは，一般に少量では胃内容排出速度を速めるが多量では遅くすることが知られている．またアルコールは脂溶性の高い薬物の溶解性を通常高めるため，消化管吸収は増大する．

2.2.3 消化管内での安定性と初回通過効果

経口投与された薬物が消化管内で胃酸や消化酵素によって分解を受ける．また，消化管上皮細胞に存在する薬物代謝酵素によって代謝を受けると吸収量が減少し，薬効の低下につながる．消化管内で分解を受ける薬物は腸溶性製剤にしたり，プロドラッグ化したりするが，このようなことが不可能な場合は，注射剤などの経口投与以外の方法で投与されることになる．

A 胃酸による分解

ベンジルペニシリンやエリスロマイシンは胃酸で分解されやすい．ベンジルペニシリンの安定化では，6-アミノペニシラン酸を化学修飾して耐酸性のベンジルペニシリンベンザチンやフェノキシメチルペニシリンとしたものがある．エリスロマイシンはエリスロマイシンエチルコハク酸エステルなどのプロドラッグにすることで胃酸に対する安定性を増加させている．プロトンポンプ阻害薬のランソプラゾール，オメプラゾール，ラベプラゾールも胃酸によって分解を受ける．特にラベプラゾールの分解半減期は，pH 2 で 14.4 秒，pH 7 でも 0.5 時間と非常に分解しやすい．これらは腸溶性製剤にすることで胃酸での分解を回避するように製剤設計されている．

B 消化酵素による分解

インスリンなどのペプチド性医薬品は，ペプチダーゼによって消化されてしまう．大腸の腸内細菌によって分解を受けるアゾポリマーでコーティングした大腸デリバリー製剤や経肺，経鼻，経皮投与製剤が研究されている．

C 初回通過効果

消化管上皮細胞には CYP，エステラーゼやアミダーゼなどの加水分解酵素，硫酸抱合酵素，グルクロン酸抱合酵素などが存在する．薬物は消化管上皮細胞を通過する際にこれらの酵素によって代謝を受けると，バイオアベイラビリティが低下する．

経口投与された薬物は，消化管と肝臓で初回通過効果を受ける．バイオアベイラビリティは，これらの初回通過効果を回避して，循環血中に到達した投与量に対する割合である．図 2.28 に示すように，投与した薬物のうち消化管腔から消化管組織への移行した薬物の割合を F_a，消化管組織に移行した薬物のうち代謝を受けなかった薬物の割合を F_g，消化管上皮細胞で代謝を受

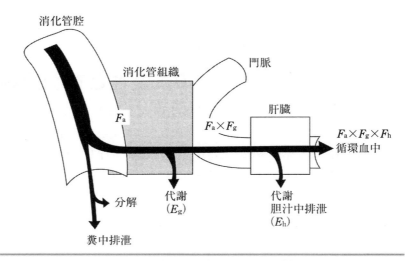

図 2.28 ◆ 薬物吸収における初回通過効果

表 2.5 ◆ 初回通過効果を大きく受ける薬物

小腸上皮細胞	イソプレナリン,シクロスポリン,ミダゾラム,レボドパ, Ca拮抗薬(ニフェジピン,ニカルジピン,ジルチアゼム,ベラパミル)
肝臓	ニトログリセリン,リドカイン,プロプラノロール,サリチルアミド,イミプラミン,エストラジオール,テストステロン

けずに門脈に流入した薬物のうち肝臓で代謝を受けなかった薬物の割合を F_h とすると,バイオアベイラビリティ F は,次式で表される.

$$F = F_a \times F_g \times F_h \tag{2.25}$$

E_g は消化管上皮細胞で代謝を受けた割合であり,E_h は肝臓で代謝を受けた割合である(図2.28).表2.5に小腸上皮細胞および肝臓で主に初回通過効果を大きく受ける薬物を示す.

2.3 消化管以外の部位からの吸収

消化管は，薬物投与の簡便性から最も汎用されている吸収部位である．しかし，様々な要因が吸収に影響を及ぼすため，薬物によっては十分な治療効果が得られない場合もある．そのため，消化管に代わる吸収部位として，皮下や筋肉，皮膚，鼻や口腔などの粘膜が用いられている．これらの部位は，元々は局所疾患の治療を目的とした薬物投与部位であったが，いずれも消化管や肝臓での初回通過効果を避けられるという利点があり，全身作用を目的とした吸収部位として臨床応用されている．

2.3.1 注射部位からの吸収

注射 injections は，薬物を体内に迅速かつ最も的確に投与できる薬物投与法であり，薬物は注射剤として投与される．注射部位は，静脈内 intravenous（i.v.），筋肉内 intramuscular（i.m.）や

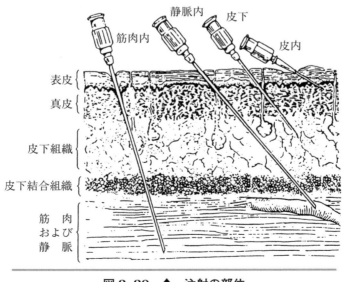

図 2.29 ◆ 注射の部位

皮下 subcutaneous（s.c.）が薬物治療上において一般的である（図2.29）．また，特殊な例ではあるが，動脈内 intraarterial（i.a.），皮内 intracutaneous（i.c.），関節腔内 intraarticular, 脊髄腔内 intrathecal や腹腔内 intraperitoneal（i.p.）に注射がなされることもある．静脈内投与では，血管内に薬物が直接投与されるため，吸収過程は存在しない．これに対して，筋肉内および皮下への投与では，注射部位から血管内への薬物の移行，すなわち吸収過程が存在し，注射部位からの薬物の吸収速度を制御することで薬効の持続化や超速効化が可能となる．

A 吸収経路

　筋肉内や皮下に投与された薬物は，一時的に投与部位の液だまり（デポ）に滞留し，そこから組織内を拡散して毛細血管や毛細リンパ管に入る．投与部位近傍には毛細血管や毛細リンパ管が密に分布しているため，通常，この過程は速やかに進行し，投与された薬物はほぼ完全に血液中へ移行する．したがって，筋肉内や皮下投与後の薬効発現は速やかである．また，毛細血管壁は多孔性であり，比較的大きな分子でも透過できるが，一般に分子量が5000を超えると毛細血管壁を透過できない．この場合には，より大きな孔を有するリンパ管中に移行し，リンパ液を介して最終的に血流に到達する．しかし，この場合は，リンパ液の流速が遅いために，投与部位からの吸収は緩徐かつ持続的に進行する．

B 吸収に影響する要因

　筋肉内や皮下投与後の薬物の吸収速度は，投与部位近傍の血流速度の影響を受けやすい．血流速度が薬物の血管内への移行速度よりも十分に大きい場合は，血流速度は吸収速度に影響しない．一方，血流速度が血管内への移行速度よりも小さい場合には，吸収速度は血流速度によって変化する血流律速となる．筋肉内投与では，注射部位を揉みほぐすと一時的に血流速度が増大するため，血流律速となる薬物の吸収速度が増大する．逆に，血管収縮作用のある薬物（ステロイドやエピネフリンなど）を併用すると血流速度が低下し，吸収速度が低下する．血流速度の他に，注射剤のpH, 浸透圧, 容量, 粘度や溶剤の種類なども吸収速度に影響する要因となる．フェニトイン, フェニルブタゾンやジアゼパムのように筋肉内のタンパク質と強く結合する薬物では，毛細血管への移行が遅延し，吸収速度は経口投与よりもむしろ低下する．

C 吸収の制御

　一般に，筋肉内や皮下に投与された薬物の吸収は速く，薬効が速やかに発現することは上述の通りであるが，投与部位での薬物の溶解や拡散速度を制御して吸収を遅延させ，薬効の持続化を図った注射剤が臨床で用いられている．油性注射剤では，投与部位のデポの消失が遅いため，こ

こから薬物が組織中を徐々に透過・拡散し，吸収が緩徐に持続する．油性注射剤の例としては，テストステロンエナント酸エステルの油性注射剤（エナルモンデポー®）があり，1回の筋肉内投与で1～4週間にわたり薬効が持続し，男子性腺機能不全や男子不妊症の治療に用いられる．また，水性懸濁注射剤では，投与後にデポ内で固体薬物が徐々に溶解し，固体薬物が完全に溶解し終わるまでは吸収が一定速度で進行するため，薬効が持続化する．メチルプレドニゾロン酢酸エステルの水性懸濁注射剤（デポ・メドロール®）は，1～2週に1回の筋肉内投与で持続的な薬効が得られる．

　薬物の中には，体内からの消失が速いため頻回投与が必要なもの，投与直後の血中濃度が高くなりすぎると副作用が発現する危険性が高いもの，薬効を持続させるためには一定の血中濃度を長時間維持することが必要なものも少なくない．このような薬物の有効性を高めるために，徐放機能を有する注射剤が開発されている．リュープリン®は，生体分解性高分子である乳酸-グリコール酸共重合体からなるマイクロスフェアにLH-RHアゴニストであるリュープロレリン酢酸塩を分散させた徐放性注射剤であり，前立腺がん，閉経前乳がん，子宮内膜症や中枢性思春期早発症の治療に用いられる（図2.30）．1回の皮下注射で1～3か月にわたり薬物を一定速度で徐々に放出して吸収を制御し，血中濃度を一定に保つことで性ホルモン分泌を持続的に抑制する（図2.31, 2.32）．

　インスリンは糖尿病の治療に用いられるタンパク質性薬物であり，消化管からの吸収性に乏しいため，皮下投与される．また，インスリンは安定化剤である亜鉛を中心にインスリン分子が6個集まった六量体の構造をとっており，皮下投与されると六量体が3つの二量体に解離し，さらに二量体が単量体に解離してから吸収されるため，食後血糖をコントロールするためには食事の30分前に注射する必要がある（図2.33）．このような不便さを解決する手段として，インスリン分子内のアミノ酸配列を人工的に変更した超速効型や持効型のインスリンアナログが開発されている．超速効型であるインスリンリスプロとインスリンアスパルトは，いずれも二量体を形成

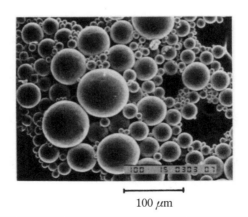

100 μm

図2.30 ◆ リュープリンの電子顕微鏡写真

(Okada, H., *et al.* (1988) *J. Pharmacol. Exp. Ther.*, **244** (2), 744-750 より引用)

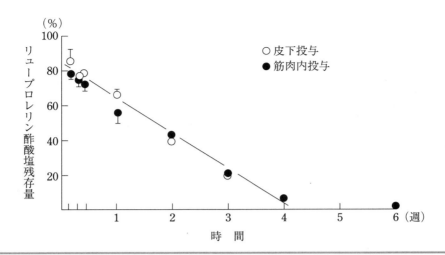

図 2.31 ◆ リュープリンをラットの皮下あるいは筋肉内に投与したときの薬物放出性
（リュープリン®添付文書（武田薬品工業株式会社）より引用）

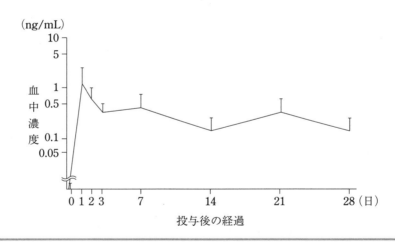

図 2.32 ◆ リュープリンを前立腺癌患者に皮下投与したときの血中薬物濃度の推移
（リュープリン®添付文書（武田薬品工業株式会社）より引用）

しないように設計されたインスリンアナログである．そのため，投与部位で六量体から単量体へ速やかに解離し，速効型であるインスリンに比べて吸収が速く，投与30分後にはすでに最高血中濃度に到達する（図 2.34）．超速効型インスリンアナログは薬効の発現が速やかであるため，食直前の投与により食後血糖をコントロールすることができる．一方，持効型であるインスリングラルギンは，中性付近のpHにおいて溶解性が低下するように設計されたインスリンアナログである．インスリングラルギンは注射剤（pH 4）の状態では溶解しているが，投与部位（pH 7.4）で微細な析出物を形成する．この析出物からインスリングラルギンが徐々に溶解し，六量

2. 薬物の吸収

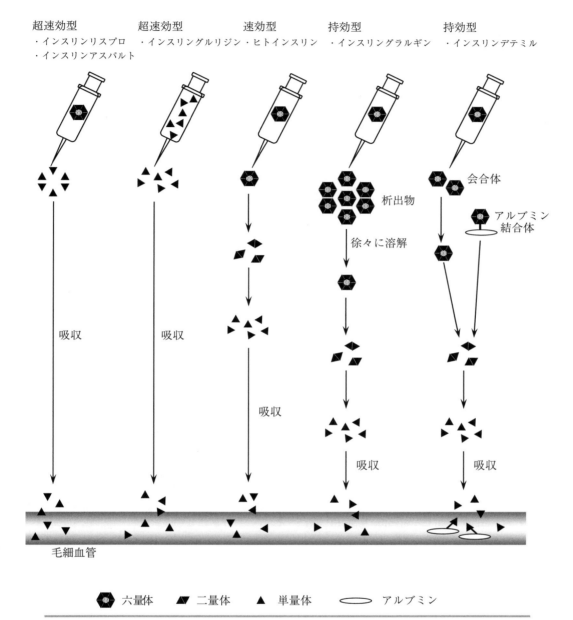

図 2.33 ◆ インスリンとそのアナログの吸収

(丁野純男（2013）新発想製剤学，p.190，京都廣川書店より引用)

体，二量体，単量体となって緩徐かつ持続的に吸収されるため，24 時間にわたりほぼ一定の血中濃度が得られ，1 日 1 回の投与で血糖値を終日コントロールできる．

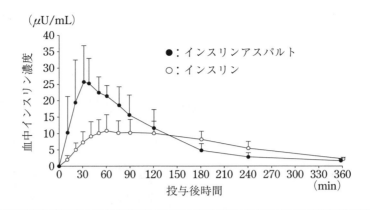

図 2.34 ◆ インスリンアスパルトを健康成人男子に皮下投与したときの血中薬物濃度の推移
（ノボラピッド®添付文書（ノボノルディスクファーマ）より引用）

2.3.2 経皮吸収

　皮膚は，外来物質を生体内に侵入させないための物理的障壁であることから，消化管吸収に比べると薬物の吸収性は低く，水溶性薬物はほとんど吸収されない．そのため，薬物の皮膚適用は，皮膚の殺菌，傷の治療，皮膚や筋肉の炎症など局所治療を目的とすることに限定されていたが，近年では，持続的な全身作用を目的とする薬物の適用部位として利用されるようになった．ニトログリセリン，ツロブテロール，ニコチンやエストラジオールなどの経皮吸収型製剤が経皮治療システム transdermal therapeutic system（TTS）として上市されている．

A 皮膚の構造と薬物の透過

　皮膚は，表皮，真皮および皮下組織の3層からなり，汗腺や毛穴などの付属器官が存在している（図 2.35）．表皮は，重層扁平上皮であり，死細胞からなる最外部の角質層（厚さ 10～15 μm）とその下層にある生きた表皮に分けられる．角質層は，薬物の皮膚透過に対するバリアーの役割を果たしており，角質層の透過が皮膚透過過程の律速となる．真皮の上部には，毛細血管が密に走行しており，表皮を透過した薬物がここで全身循環系に速やかに吸収される．汗腺や毛穴などの付属器官については，薬物の拡散係数が角質層に比べて大きいが，皮膚の有効表面積に占める割合が 0.1％程度と小さく，これらの器官の薬物吸収への寄与は少ない．

　薬物の皮膚透過性は，適用部位や皮膚の状態などにより変化する．土踏まず，くるぶし，掌は，

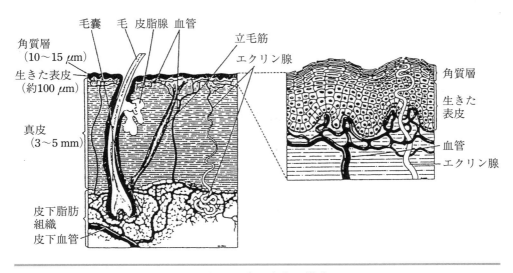

図 2.35 ◆ 皮膚の構造
(Flynn, G. L. (1979) in Modern Pharmaceutics (Banker, G. S., Rhodes, C. T. eds), Marcel Dekker, New York, 263-327 より引用)

角質層が厚い（400〜600 μm）ため透過性が極めて低く，適用部位によって吸収性が大きく異なる．擦過傷などによりバリアーである角質層が損傷を受けると薬物の透過性が増大する．また，角質層の水分含量は通常 10〜30% に保たれているが，この水分含量を高め，角質層の水和度を高めることにより薬物の皮膚透過性が顕著に増大する．適用部位をフィルムなどで覆って密封し，汗の蒸散を抑えることで，角質層を水和させることができる．これを密封療法 occlusive dressing therapy（ODT）といい，ODT によりサリチル酸グリコールの角質層透過が約 10 倍も増大することが知られている．

皮膚中にはエステラーゼなどの代謝酵素が存在し，薬物によっては皮膚透過の過程で代謝を受けることがある．ベタメタゾン吉草酸エステルなどの角質層透過の改善を目的としたプロドラッグは，皮膚中の患部で代謝を受けて活性体となって作用し，ヒドロコルチゾン酪酸エステルプロピオン酸エステルなどのアンテドラッグは，皮膚や筋肉などで作用したのち，代謝を受けて低活性体となって全身循環系に吸収されるので，全身性の副作用が回避される．

B 経皮吸収の機構

薬物を皮膚から徐々に吸収させることで全身作用の持続化を目的とする製剤として，経皮吸収型製剤があり，腰，上腕，腹，背中などに貼付して用いられる（図 2.36 および表 2.6）．経皮吸収型製剤を皮膚に貼付すると，薬物は皮膚を受動拡散により透過する．製剤貼付ののち，一定時間が経過して定常状態に達したときの薬物の皮膚透過速度 J は，透過の律速段階である角質層で

の受動拡散の速度により決定づけられ，次式で表される．

$$J = \frac{D \cdot K}{h} \cdot C = P \cdot C$$

ここで，J は定常状態での薬物の単位面積当たりの皮膚透過速度，K は製剤中の基剤と角質層との間の薬物の分配係数，D は角質層中での薬物の拡散係数，h は角質層の厚さ，C は製剤中の基剤に溶解した薬物の濃度（溶解度）である．P は透過係数と呼ばれる定数であり，薬物の透過性を表す尺度である．P の値が大きいほど薬物の透過性が高いことを意味する．

　薬物の皮膚透過速度，すなわち経皮吸収速度は，消化管吸収速度に比べて遅いが，分子量が小さく（=D が大きい），適度な脂溶性を有した（=K が大きい）薬物であれば，経皮吸収には有利となる．一般に，分子量300以下，分配係数1～3程度の薬物の経皮吸収はおおむね良好である．薬物の経皮吸収速度は，製剤中の薬物濃度が飽和状態（C=一定）である期間においては一定であり，血中濃度が一定に保たれるので，薬効が長時間にわたり持続する（図2.37）．また，経皮吸収型製剤では，製剤学的工夫により，薬物の放出速度を制御して吸収速度を調節することが可能であり，放出速度が極めて遅い場合は放出過程が吸収の律速となることもある．

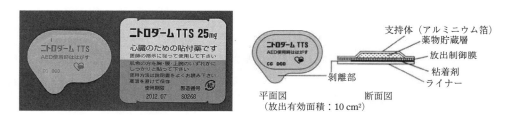

図2.36 ◆ 経皮吸収型製剤

（ニトロダームTTS®，ノバルティスファーマ株式会社）

表2.6 ◆ 本邦で上市されている経皮吸収型製剤

薬　物	商品名	適　応
エストラジオール	エストラーナテープ®	閉経後骨粗鬆症
ニトログリセリン	ニトロダームTTS®	狭心症発作の予防
ニコチン	ニコチネルTTS®	禁煙補助
フェンタニル	デュロテップMTパッチ®	がん性疼痛
ツロブテロール	ホクナリンテープ®	気管支喘息発作の予防
硝酸イソソルビド	フランドルテープS®	狭心症発作の予防
リバスチグミン	イクセロンパッチ®	アルツハイマー型認知症における認知症症状の進行抑制
ロチゴチン	ニュープロパッチ®	パーキンソン病
ブプレノルフィン	ノルスパンテープ®	変形性関節症や腰痛症による慢性疼痛
ビソプロロール	ビソノテープ®	本態性高血圧症
オキシブチニン	ネオキシテープ®	排尿障害

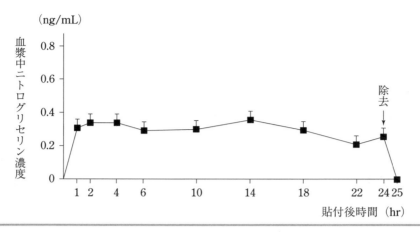

図 2.37 ◆ ニトロダーム TTS を健康成人に 24 時間貼付したときの血漿中ニトログリセリン濃度の推移
(ニトロダーム TTS® 添付文書（ノバルティスファーマ株式会社）より引用)

2.3.3 鼻からの吸収

　薬物の鼻腔への適用は，かつてはアレルギー性鼻炎などの局所治療を目的とするものであった．しかし，鼻粘膜の下には脈管系が発達しているため，鼻粘膜は全身作用を目的とする薬物の吸収部位として有利である．近年では，鼻粘膜が全身作用を目的とするペプチド性薬物などの投与部位として利用され，デスモプレシン，ナファレリン，ブセレリンやスマトリプタンなどの点鼻液剤が上市されている．

A　鼻腔と鼻粘膜の構造

　鼻腔は，頭蓋底部と口腔上部の間に存在する空間をいい，鼻中隔により 2 つの鼻孔に仕切られ，また，鼻甲介により上，中，下の 3 つの鼻道に分かれている（図 2.38）．鼻粘膜は，鼻前庭，呼吸部と嗅部からなり，薬物の鼻粘膜吸収は，呼吸部で行われる．呼吸部粘膜は多列繊毛上皮からなり，粘膜直下には毛細血管が密に分布しているため，薬物吸収に有利な組織学的特徴を有している．

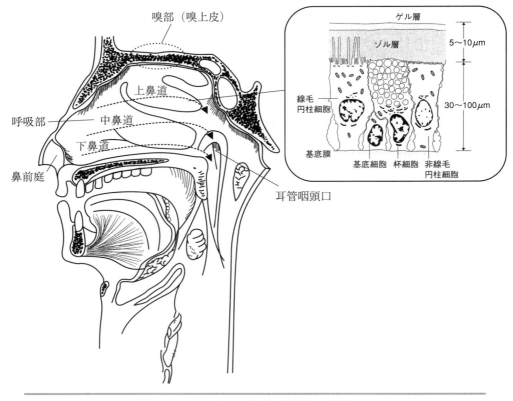

図 2.38 ◆ 鼻腔と鼻粘膜の構造

B 鼻粘膜からの吸収

薬物の鼻粘膜吸収は受動拡散によるものであり，脂溶性の高い薬物の吸収は良好である．また，鼻粘膜は他の吸収部位に比べてイオン型薬物や水溶性薬物のバリアー能が低く，消化管からほとんど吸収されないペプチド性薬物であっても，分子量が1000程度であれば比較的良好な吸収（注射投与時の数%〜10%程度）を示す．鼻腔内に投与された薬物は，一般に鼻粘膜から速やかに全身循環系に吸収されるため，速効性が期待できる．スマトリプタン（オクタノール/水分配係数：−0.73）は水溶性薬物であるが，その点鼻液剤（イミグラン®）が片頭痛治療に用いられている．錠剤の経口投与に比べ，速やかに血中濃度が上昇するため，錠剤よりも速効性に優れている（図2.39）．鼻粘膜に適用されるペプチド性薬物としては，中枢性尿崩症治療薬であるデスモプレシン（分子量1183），子宮内膜症治療薬であるブセレリン（分子量1299）とナファレリン（分子量1322）があり，これらの点鼻液剤が臨床で用いられている．

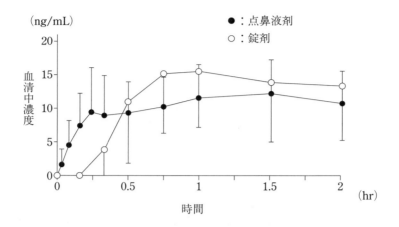

図 2.39 ◆ スマトリプタンの点鼻液剤および錠剤を健康成人に投与した血清中薬物濃度の推移
（イミグラン®添付文書（グラクソ・スミスクライン株式会社）より引用）

2.3.4 口腔からの吸収

　口腔粘膜は，重層扁平上皮からなり，消化管よりもむしろ皮膚に近い構造であるが，上皮の大部分は薄く角質化されていないため，薬物は受動拡散により毛細血管を介して速やかに全身循環系に吸収される．そのため，口腔粘膜は，薬物の全身作用を目的とした吸収部位として用いられ，舌下錠，口腔用スプレー剤，バッカル錠やガム剤が臨床応用されている．

　舌下錠は，舌下に入れると速やかに崩壊・溶解し，薬物が舌下の毛細血管から吸収され，速やかに薬効を発現する．具体例としては，ニトログリセリン舌下錠があり，狭心症発作の寛解に用いられる．ニトログリセリンは肝代謝により失活するので，経口投与しても薬効が発揮されない．そのため，ニトログリセリン舌下錠は，肝初回通過効果を回避することと速効性を得ることの両方を目的としている．また，フェンタニル舌下錠ががん性疼痛の治療に用いられている．

　口腔用スプレー剤は，口腔内に噴霧すると，薬物が粘膜下の毛細血管から吸収され，速やかに薬効を発現する．ニトログリセリンと硝酸イソソルビドの口腔用スプレー剤があり，いずれも狭心症発作の寛解に用いられる．口腔用スプレー剤は溶液であり，舌下錠にみられる崩壊・溶出過程がないため，舌下錠より吸収速度が大きく，より速効性が高い（図 2.40）．

　バッカル錠は，臼歯と頬の間に適用すると，薬物が徐々に溶解・放出する．放出した薬物は頬・歯槽粘膜から比較的速やかに吸収されるが，溶解・放出過程が吸収の律速となるため，緩徐かつ持続的な吸収となり，薬効が持続する．そのため，薬物を速やかに吸収させる舌下錠とは性質が異なる．フェンタニルのバッカル錠ががん性疼痛の治療に用いられている．

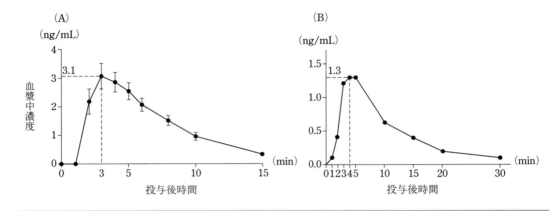

図 2.40 ◆ ニトログリセリンの口腔内スプレー剤（A）と舌下錠（B）を健康成人男子に投与したときの血漿中薬物濃度の推移

（ミオコール®スプレー添付文書（トーアエイヨー株式会社）およびニトロペン®添付文書（日本化薬株式会社）より引用）

ガム剤は，イオン交換樹脂に吸着させた薬物がガムベースに練り込まれており，咀嚼により薬物が徐々に放出し，口腔粘膜から吸収される．ニコチンのガム剤が禁煙補助に用いられている．

2.3.5 肺からの吸収

呼吸器は，咽頭から気管，気管支，細気管支を経て肺胞へと連なる．薬物の呼吸器への適用は，抗アレルギー薬や気管支拡張薬などによる局所治療が一般的である．これらの薬物を気管支や細気管支に送り届ける製剤としては，吸入液剤，吸入エアゾール剤および吸入粉末剤がある．近年，消化管から吸収されないタンパク性医薬品などの高分子に対して，肺胞が高い透過性を有することが明らかになった．今後，肺胞が全身作用を目的とした薬物の吸収部位として臨床的に応用されることが期待されている．

肺胞は，血液中と空気中のガス交換を行う場であり，肺胞上皮細胞が肺胞表面の粘液層と毛細血管を隔てている（図2.41）．肺胞上皮細胞は，厚さ $0.2\,\mu m$ の薄膜状のⅠ型細胞が95％を占め，立方状のⅡ型細胞が5％ほど存在する．肺胞からの薬物吸収には，主にⅠ型肺胞上皮細胞が関与している．Ⅰ型肺胞上皮細胞を隔てて肺胞表面から毛細血管までの距離はわずか $0.5\sim1\,\mu m$ であり，これは小腸絨毛表面から毛細血管までの距離（$40\,\mu m$）や皮膚表面から毛細血管までの距離（$100\,\mu m$）に比べて極めて短い．肺胞の数は3億〜5億個，総表面積は約 $200\,m^2$ にもなり，小腸粘膜の絨毛を考慮した総表面積に匹敵するほど広い．吸収表面から毛細血管までの距離が短いことに加え，表面積が広いことは，肺胞が新たな薬物吸収部位として有用であることを示して

2. 薬物の吸収

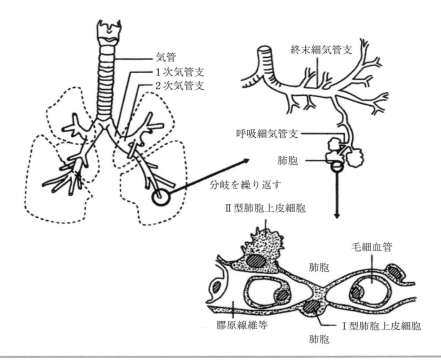

図 2.41 ◆ 肺の構造
(ミクス薬学シリーズ ⑥ 生物薬剤学 (2003), エルゼビア・ジャパンより引用して一部改変)

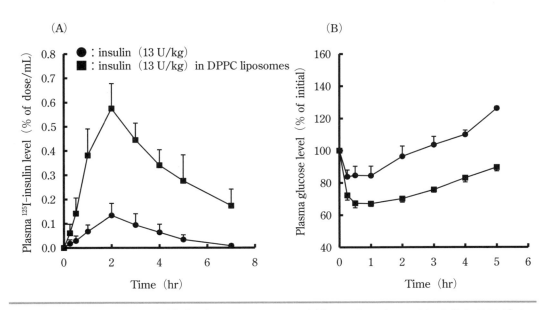

図 2.42 ◆ インスリンとジパルミトイルホスファチジルコリン (DPPC) からなるリポソームをラットに肺投与したときの血中インスリン濃度 (A) と血糖値 (B) の推移
(Chono, S., et al. (2009) *J. Control. Rel.*, **137**, 104-109 より引用して一部改変)

いる.

　吸入により薬物粒子を肺胞まで到達させて吸収させるには，0.5〜3 μm 程度の粒子径が望ましい．粒子径が 3〜10 μm の粒子は，肺胞に到達する前に気管や気管支に沈着し，0.5 μm よりも小さい粒子は，肺胞まで到達するものの，呼気に混じって体外に排出される．薬物の肺胞からの吸収は，主として受動拡散によるものであり，脂溶性の高い薬物は毛細血管を介して速やかに全身循環系に吸収される．また，水溶性薬物や高分子薬物の吸収も比較的良好であり，分子量が 5800 のインスリンであっても消化管に比べて吸収されやすい．しかしながら，高分子薬物の吸収は必ずしも十分とはいえず，吸収を促進する何らかの手段が必要とされている（図 2.42）．

2.3.6 その他の部位からの吸収

　目，耳や腟なども薬物の投与部位である．点眼剤，点耳剤や腟錠などは局所作用を目的とするものであるが，薬物によっては，投与部位から吸収される可能性がある．例えば，点眼された薬物は，結膜から全身循環系に吸収されることがあり，また，薬物が涙液とともに鼻涙管を流れ落ち，鼻粘膜から吸収されることがある．このような全身への吸収は，副作用発現の原因となりうる．緑内障治療薬であるチモロールの点眼剤を目に投与したのち，心拍数の減少や最大努力性呼気 1 秒率の減少などの副作用が生じやすい．これはチモロールが全身循環系に吸収されるためであり，点眼後に閉眼して目頭付近の涙嚢を圧迫することで副作用を回避することができる．

練習問題

正誤問題

以下の記述の正誤について答えよ．

1. 薬物は主として小腸から吸収されるが，胃，大腸，直腸からも吸収される．（　　）
2. 微絨毛は小腸上皮細胞の管腔側の頂側膜 apical membrane にのみ存在し，側底膜 basolateral membrane にはない．（　　）
3. 薬物の小腸からの吸収が pH 分配仮説に従うとき，弱酸性薬物の pK_a が大きいほど吸収はよい．（　　）
4. 小腸からの吸収が pH 分配仮説に従わない理由の1つに，非撹拌水層の存在がある．（　　）
5. 直腸中部や下部から吸収された薬物は，肝初回通過効果を受けない．（　　）
6. リンパ吸収された薬物は，肝初回通過効果を受けない．（　　）
7. プロパンテリン臭化物は，胃内容排出速度（GER）を低下させ，メトクロプラミド塩酸塩は GER を増加させる．（　　）
8. インドメタシンのプロドラッグであるインドメタシンファルネシルは，胆汁酸によって可溶化され，吸収量が増加する．（　　）
9. クロラムフェニコールパルミチン酸エステル結晶の懸濁液を経口投与すると，安定形の結晶は準安定形の結晶よりも高い血中薬物濃度を示す．（　　）
10. アンピシリンの水和物は無水物に比べて水に対する溶解度が大きく，経口投与すると無水物に比べて吸収がよい．（　　）
11. 筋肉内に投与した薬物がリンパ系，血管系のどちらに吸収されるかは分子量に依存し，その境界の分子量は約 30,000 である．（　　）
12. 汗腺や毛穴などの付属器官では，薬物の拡散係数は大きいが，薬物の経皮吸収への寄与は少ない．（　　）
13. 薬物を口腔粘膜から吸収させることにより，肝初回通過効果を回避できる．（　　）
14. ニトログリセリン錠を舌下へ投与すると，速やかな吸収と薬効発現を期待できる．（　　）
15. ペプチド性薬物のデスモプレシンは，全身作用を目的に経皮吸収型製剤として用いられる．（　　）
16. 薬物粒子を肺胞に効率よく沈着させて吸収させるためには，粒子径を 0.5 μm 以下にする必要がある．（　　）

CBT問題・必須問題

問1 弱酸性薬物の単純拡散による消化管吸収に及ぼす管腔内pHの影響として正しい記述はどれか．1つ選べ．ただし，薬物は全て溶解しているものとする．
1. pHが低下すると分子形分率が低下し，吸収が増加する．
2. pHが低下すると分子形分率が低下し，吸収が減少する．
3. pHが低下すると分子形分率が上昇し，吸収が増加する．
4. pHが低下すると分子形分率が上昇し，吸収が減少する．
5. pHの変化によって，吸収は変化しない． (100回)

問2 Henderson-Hasselbalchの式から導かれる弱酸性薬物の分子形分率（β）の式はどれか．1つ選べ．

1. $\beta = \dfrac{1}{1 - 10^{pK_a - pH}}$

2. $\beta = \dfrac{1}{1 - 10^{pH - pK_a}}$

3. $\beta = \dfrac{1}{1 + 10^{pH + pK_a}}$

4. $\beta = \dfrac{1}{1 + 10^{pH - pK_a}}$

5. $\beta = \dfrac{1}{1 + 10^{pK_a - pH}}$

問3 薬物の溶解速度を速めるための方法として，誤っている記述はどれか．1つ選べ．
1. 薬物を微粉化する．
2. 結晶多形のうち安定形を用いる．
3. 無晶形を用いる．
4. 水和物よりも無水物を用いる．
5. 共沈物をつくる．

問4 胃内容排出速度を速くする薬物はどれか．1つ選べ．
1. メトクロプラミド
2. モルヒネ
3. プロパンテリン
4. イミプラミン
5. アトロピン

問5　肝初回通過効果を受ける可能性がある薬物吸収部位はどれか．1つ選べ．
1. 口腔
2. 小腸
3. 鼻腔
4. 肺
5. 皮膚

問6　速やかな吸収を目的として口腔粘膜に投与される薬物はどれか．1つ選べ．
1. リュープロレリン
2. ツロブテロール
3. ナファレリン
4. インスリン
5. 硝酸イソソルビド

問7　薬物の経皮吸収の実質的障壁はどれか．1つ選べ．
1. 角質層
2. 真皮
3. 生きた表皮
4. 皮下組織
5. 毛穴

理論問題

問1 薬物の腸管吸収の律速過程には，薬物の腸管粘膜表面までの拡散過程と粘膜の透過過程を考える必要がある．図は脂溶性の異なるいくつかの薬物の経口投与後の吸収率と n-オクタノール/水（pH 7）分配係数（D）の関係を示したものである．なお，図中の薬物はいずれも，肝臓および消化管での代謝は無視できるものとする．以下の記述のうち，正しいのはどれか．2つ選べ．

1. 図の曲線で表されるA群の薬物（●で示されている）の吸収の律速過程は，log D の値によらず，膜透過過程のみで説明できる．
2. A群の薬物において，log D が0以下では，膜透過過程が吸収の律速過程となる．
3. A群の薬物において，log D が1以上では，輸送担体が飽和するために，吸収率が頭打ちとなる．
4. A群の曲線から下側に外れるB群の薬物（○で示されている）に，シクロスポリンあるいはベラパミル塩酸塩を同時に経口投与すると，これらの薬物の吸収率が曲線に近づくことから，これらの薬物の吸収率には，腸管腔内へ排泄する担体輸送が影響している．

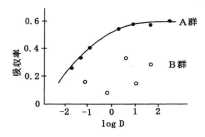

(84回改)

問2 薬物の経口吸収動態についての記述のうち，正しいのはどれか．2つ選べ．

1. インドメタシンファルネシルは，高脂肪食を摂取した後に服用すると，脂肪成分と結合するため，吸収量が減少する．
2. リファンピシンの反復投与により，小腸上皮細胞のP-糖タンパク質の発現が誘導され，ジゴキシンの吸収量が増大する．
3. リボフラビンは，十二指腸付近のトランスポーターにより吸収されるので，プロパンテリン臭化物の併用により吸収量が増大する．
4. セファレキシンの吸収は，ペプチドトランスポーターPEPT1を介した Na^+ との共輸送により行われる．
5. グリセオフルビンは，その粒子径が小さいほど有効表面積が大きく，溶解が速いため，吸収速度が大きい．

(99回)

問 3 薬物吸収に関する記述のうち，正しいのはどれか．2つ選べ．
1. 鼻粘膜は，全身作用を目的としたペプチド性薬物の投与部位として利用されている．
2. 吸入されたステロイドは，その大部分が全身循環血に吸収され治療効果を示す．
3. ニトログリセリンの経皮吸収型製剤は，胸の近傍に貼付しなければならない．
4. ウィテプゾールを基剤とする坐剤は，体温で基剤が融解し主薬が吸収される．

(97 回)

問 4 薬物の経皮吸収に関する記述のうち，正しいのはどれか．2つ選べ．
1. 表皮の最も外側は角質層とよばれ，薬物の皮膚透過のバリアーとなる．
2. 汗腺や毛穴などの付属器官は有効面積が小さいので，薬物吸収への寄与は少ない．
3. 経皮投与では薬物の肝初回通過効果を回避できない．
4. 皮膚組織には代謝酵素が存在しないため，角質層透過改善を目的としたプロドラッグ化は有効ではない．
5. 皮膚をフィルムで密封すると角質層が水和し，薬物の皮膚透過性は低くなる．

(98 回改)

問 5 薬物の吸収に関する記述のうち，正しいのはどれか．2つ選べ．
1. 口腔粘膜から吸収される薬物は，肝初回通過効果を回避できるが，小腸と比較して口腔の粘膜が非常に厚いため，速やかな吸収が期待できない．
2. 肺からの薬物吸収は，一般に，Ⅰ型肺胞上皮細胞を介した受動拡散によるものである．
3. 皮膚の角質層の厚さには部位差があることから，薬物の経皮吸収も部位により大きく異なることがある．
4. 鼻粘膜は，主に吸収を担う多列繊毛上皮細胞が密に密着していることから，バリアー機能が高く，一般に薬物吸収は不良である．

(100 回改)

Chapter 3 薬物の体内分布

到達目標

1. 薬物が結合する代表的な血漿タンパク質を挙げ，タンパク結合の強い薬物を列挙できる．
2. 薬物の組織移行性（分布容積）と血漿タンパク結合ならびに組織結合との関係を，定量的に説明できる．
3. 薬物のタンパク結合および結合阻害の測定・解析方法を説明できる．
4. 血液-組織関門の構造・機能と，薬物の脳や胎児等への移行について説明できる．
5. 薬物のリンパおよび乳汁中への移行について説明できる．
6. 薬物の分布過程における相互作用について説明できる．（**7**章）

キーワード

血漿タンパク質/タンパク結合/薬物の組織移行性/分布容積/タンパク結合阻害/血液脳関門/血液胎盤関門/リンパへの移行/乳汁中への移行/分布過程における相互作用

投与部位から吸収されて循環血液中に到達した薬物は，血流に乗って臓器や組織に運ばれる．各組織に達した薬物は，毛細血管壁を透過し，組織間隙に存在する組織間液 interstitial fluid を経て，組織内へ移行する．このような薬物が循環血液中から組織へ可逆的に移行する現象を分布 distribution という（非可逆的な移行は消失として取り扱う）．作用部位への薬物の分布は薬効発現と極めて密接な関係が存在する．また同時に，薬効発現と無関係な組織への分布も生じる．薬物の組織蓄積性や副作用発現などという医薬品の開発にとっては重要な安全性の問題にも関連する．薬物の分布は多様性に満ちており，分布現象を理解し，分布特性を把握することは，薬物の作用，体内蓄積性，副作用発現の可能性を予測し，薬物を安全かつ有効に使用する上で極めて重要である．

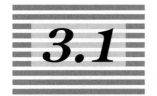

組織分布を支配する要因

薬物の組織への分布は，薬物の物理化学的性質（分子量，pK_a，脂溶性等）だけではなく，組織における ① 血流速度，② 毛細血管透過性，③ 血液中で血漿タンパク質 plasma protein や血球等の血液成分と結合，④ 細胞膜透過性，⑤ 細胞内成分との結合，⑥ 薬物の取り込み機構等多くの要因によって決まる．図 3.1 に組織分布の過程を示した．血液中で血球や血漿タンパク質等

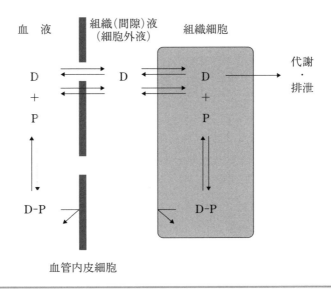

図 3.1 ◆ 薬物の組織分布過程
D：非結合形薬物，P：タンパク質，D-P：結合形薬物

の血液成分と結合していない，非結合形（遊離形）の薬物のみが末梢の毛細血管を透過して組織間液に分布し，その後細胞膜を透過して細胞内に分布する．ここでいう毛細血管とは細動脈と細静脈との間を連結する微小血管のことである．

3.1.1 組織の循環血流量

　循環血液中の薬物は，左心室から血流により各臓器へ運搬され，毛細血管を透過して各組織分布していく．低分子量の薬物は拡散する速度がかなり速いので，流入する速度（単位組織質量当たりの血液量）が薬物の分布速度や分布量を決める要因となる．表3.1にヒト臓器内の血流速度と臓器の大きさを示す．腎臓，肝臓，肺，脳は，血流速度は高く，また脈管系に富んでおり，薬物の分布は極めて早く平衡が成り立つと考えられる．これに対して，筋肉や皮膚は中程度の値を示し，脂肪や骨，結合組織などはさらに分布が遅いことが理解できる．筋肉は運動時と安静時で，血流速度が大きく変化する．

　図3.2はチオペンタールをイヌに静注後の経時的臓器中濃度変化を測定したものである．チオペンタールは一連のバルビタール誘導体の中で最も脂溶性が高く，脳へ速やかに分布し効果を発

表3.1 ◆ ヒト組織の血流量

組織	組織重量の体重に対する割合（％）	供給される血液量の心拍出量に対する割合（％）	血流量（mL/100 g 組織/min）
血液	8.0		5.4
循環の速い臓器			
腎臓	0.4	24	450
肝臓	2		
肝動脈		5	20
門脈		20	75
門脈に流れ込む血管が分布する内臓	2	20	75
心臓（基礎量）	0.4	4	70
脳	2	15	55
循環の中程度の臓器			
皮膚	7	5	5
筋肉	40	15	3
循環の遅い臓器			
結合組織	7	1	1
脂肪組織	15	2	1
骨組織	17		0.2

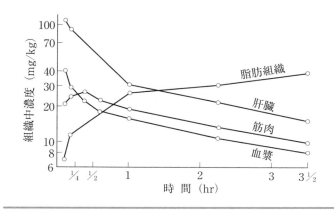

図 3.2 ◆ チオペンタール 25 mg/kg 静注後のイヌ組織中のチオペンタール濃度

(B. B. Brodie, *et al.* (1952) *J. Pharmacol. Exp. Ther.* **105**, 421)

揮することが知られている．また脈管系に富む肝臓にチオペンタールは極めて速やかに分布し最大値に達した後，急速に減少する．一方，脈管系に乏しい脂肪組織への分布は遅く，時間の経過とともに次第に増加していく．図 3.2 には示されないが，6 時間で最大に達し，最終的にはチオペンタールの大部分は脂肪組織中に蓄積される．チオペンタールの作用時間が短いのは，いったん脳へ分布した薬物が再び血流により運び去られ，筋肉や脂肪組織へ蓄積されるためである．したがってチオペンタールの大量投与や連続投与は極めて危険で，用法が導入麻酔に限られている．

3.1.2 薬物の組織内拡散速度

　多孔性の毛細血管を，水分子，電解質分子は自由に透過し，また分子量が 500 ～ 600 以下の薬物分子は比較的自由に透過し，組織間液に到達する．脂溶性薬物の場合は細孔透過のほかに，内皮細胞膜を透過するが，両経路とも総じて薬物の拡散速度の大きさは同程度である．分子量が大きくなると分子の透過性は減少し，分子量約 66,500，平均半径 36 Å のアルブミン albumin 程度の高分子になると透過することができない．

　毛細血管の血管壁の構造は臓器によって異なり，連続内皮 continuous endothelium，有窓内皮 fenestrated endothelium，および不連続内皮 discontinuous endothelium の 3 種類に分類される（図 3.3）．

　一般的なものは連続内皮と呼ばれるもので，筋肉，皮膚，肺あるいは皮下組織や粘膜組織など多くの組織に存在している．連続内皮は血管内皮細胞が比較的密に接合しているが，先に述べた

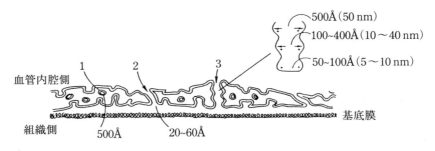
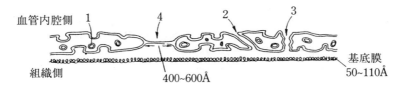
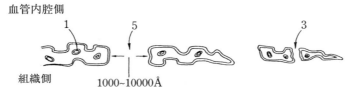

図3.3 ◆ 臓器間における毛細血管壁の構造の違い
1. ピノサイトーシス小胞，2. 細胞間隙，3. 細胞を貫く通路，
4. フェネストラ（窓），5. 不連続内皮の開口部
(A. Taylor, D. Granger (1983) *Fed. Proc.* **42**, 2440-2445)

ように高分子以外の水溶性分子は細胞間隙や細孔を透過し，脂溶性分子は内皮細胞膜を透過する．後で詳しく述べるが，脳の毛細血管は連続内皮をもつが，内皮細胞同士が密着結合 tight junction によって連結しているため薬物は細胞間隙をほとんど透過できない．

有窓内皮をもつ毛細血管は，腎臓や小腸粘膜などに存在している．血管内皮細胞が部分的に極めて薄くなっており，40〜60 nm の円形の窓（フェネストラ fenestra）が存在する．フェネストラには，薄膜 diaphragm と呼ばれる膜を形成している場合がある．この薄膜中には小孔が存在するが，低分子物質は透過するが，高分子物質の透過は悪い．薄膜のないフェネストラの場合には，高分子物質の透過もできると考えられる．

不連続内皮をもつ毛細血管は限られており，肝臓（肝臓の類洞 sinusoid），脾臓，骨髄にのみ存在する．この血管内皮細胞は基底膜を欠いており，血管壁には大きな開口部があるので，低分子物質だけではなく高分子物質も透過できる．したがって，タンパク結合した薬物もこの毛細血

管を透過できる．

　毛細血管壁を透過し，組織間液の薬物分子が組織細胞内へ移行するには，その細胞を覆う細胞膜を透過しなくてはならない．通常，この過程は単純拡散によるため，脂溶性の高い薬物は細胞を透過しやすい．弱電解質である薬物は，pH 分配仮説に従い，分子形のみが細胞膜を通過できる．

3.1.3 分布容積

　普通成人では，体重約 60％が水，すなわち体液である．体液は細胞の内外に存在し，それぞれ細胞内液 intracellular fluid，細胞外液 extracellular fluid と呼ばれる．細胞外液はさらに，血液（血漿）やリンパ液など脈管内液と，組織間隙に存在する組織間液に分けられる．図 3.4 にヒトの各種体液容積を示す．

　吸収や静注によって循環血液中に流入した薬物は，血流によって種々の組織に運ばれて分布し，血漿，組織間液と組織細胞内液に存在する．この分布の程度を表す尺度に分布容積 Vd, volume of distribution がある．

　すなわち，Vd は，薬物が体内に均等に分布していると仮定したときの，薬物が溶解している体液の容量で，体内にある全薬物量 X と血漿-組織間に平衡が成立したとみなされる血中薬物濃度 C_p とすると，式（3.1）で計算される．

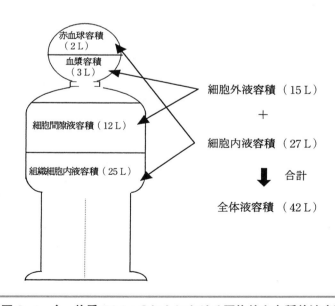

図 3.4　◆　体重 70 kg のヒトにおける平均的な各種体液容積

$$Vd = \frac{X}{C_p} \tag{3.1}$$

実際の血液容積 V_p，組織に分布した薬物量 X_t から，式（3.1）は式（3.2）となる

$$Vd = V_p + \frac{X_t}{C_p} \tag{3.2}$$

ここで，X_t は実際の組織容積 V_t と組織中の薬物濃度 C_t の積で表すことができる．

$$Vd = V_p + V_t \cdot \frac{C_t}{C_p} \tag{3.3}$$

定常状態において，非結合形薬物は血中と組織中で等しいと仮定した場合 $f_p \cdot C_p = f_t \cdot C_t$ から式（3.4）が成立する．ここで f_p と f_t はそれぞれ血漿中と組織中における非結合形薬物の割合である．

$$\frac{C_t}{C_p} = \frac{f_p}{f_t} \tag{3.4}$$

この関係から式（3.3）は式（3.5）となる．

$$Vd = V_p + V_t \cdot \frac{f_p}{f_t} \tag{3.5}$$

したがって，Vd の変動要因は，V_p, V_t, f_p, f_t が挙げられる．なかでも，血漿タンパク質や組

表3.2 ◆ 分布容積（Vd）の大きさに基づく薬物の分類

薬物名	分布容積	体内分布における特徴
エバンスブルー インドシアニングリーン ジクロフェナク	$Vd ≒$ 血漿容積 （約 3〜3.5 L）*	血漿タンパク質との結合性が強く，ほとんど血漿中にのみ存在する．
ジクマロール バルプロ酸 フェニルブタゾン フェニトイン イヌリン	$Vd ≒$ 総細胞外液量 血漿 + 細胞間液 （約 12〜14 L）*	血漿中から細胞外スペースへと分布するが，細胞膜の透過性が低い．
アンチピリン カフェイン エタノール	$Vd ≒$ 全体液量 （約 42 L）*	細胞膜の透過性が高く，細胞内を含めて全体液中へと分布する．
チオペンタール フェノキシベンザミン プロプラノロール イミプラミン ノルトリプチリン ジゴキシン	$Vd >$ 全体液量	細胞内結合性が高く，組織中に蓄積的に分布する．

*健康成人男子（体重 70 kg）における値を示す．

織タンパク質の結合の度合が Vd に影響し，大きく4つに分類することができる（表3.2）．

血漿タンパク質との結合がきわめて強く，100％であるとすると薬物の組織内の容積は計算上0となり，分布容積 Vd は血漿容積に等しくなる．

① エバンスブルーは体内で代謝がなく，血漿アルブミンと強くに結合し，ほとんど血漿中のみに存在するため，その Vd は血漿容積3〜3.5 Lを示すことになる．

② イヌリンは細胞膜も透過せず，血漿および組織間液（細胞外液）中にのみ存在し，その Vd は細胞外容積 約12〜14 Lに相当する．

③ これに対してアンチピリンやカフェインは，血漿タンパク質とほとんど結合せず細胞膜透過性が高く，体液中に均一に分布するため，Vd は総体液量 約42 Lに等しい．

④ 薬物が細胞内，細胞外のみでなく，細胞内結合が高く，組織内に蓄積し場合，例えば，ジゴキシンは生体膜に存在する Na^+, K^--ATPアーゼに特異的結合するためその Vd は480 Lと著しく高くなる．またイミプラミン（Vd 600 L），キニジン（Vd 162 L），プロプラノロール（Vd 234 L）などの塩基性薬物は細胞膜成分のリン脂質と結合するためそれぞれ大きな分布容積を示す．

3.1.4 血漿タンパク結合

体内に取り込まれた薬物は，血流により運ばれ各組織に分布するが，それ以前に血液成分と相互作用を及ぼし合う．血液は図3.5に示すように，通常血球を含む有形成分（全容量の45％）と血漿に分けられる．薬物によっては赤血球，白血球と相互作用を行い分布するものもあるが，最も重要なのは血漿タンパク質との相互作用である．図3.1に示すように，血球にも血漿タンパク質にも結合していない非結合形薬物のみが自由に血管外に移行できる．

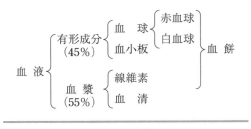

図3.5 ◆ 血液の成分

A　血漿タンパク質

血漿タンパク質は血液1 dL中に7〜8 g含有されており，血漿中には表3.3に示すような各

表3.3 ◆ ヒト血漿タンパク質の種類とその組成

	等電点 (pI)	血漿中総タンパク質に対する割合 (%)	分子量
アルブミン	4.9	55	66,500
α グロブリン	5.1	14	200,000〜300,000
β グロブリン	5.6	13	90,000〜130,000
γ グロブリン	6.0	11	156,000〜300,000
フィブリノゲン	5.5	6.5	400,000
α_1-酸性糖タンパク質	2.7	0.1	44,100

表3.4 ◆ ヒトの血漿アルブミン分子上の薬物結合部位

Site I (ワルファリンサイト)	Site II (ジアゼパムサイト)	Site III (ジギトキシンサイト)
ワルファリン	ベンゾジアゼピン類	ジギトキシン
アザプロパゾン	エタクリン酸	ジゴキシン
フロセミド	フルルビプロフェン	アセチルジギトキシン
アセノクマリン	イブプロフェン	
フェニルブタゾン	フルフェナム酸	
オキシフェンブタゾン	クロロフェノキシイソ酪酸	
スルフィンピラゾン	クロキサシリン	
インドメタシン	ジクロキサシリン	
ジクマロール		
フェニトイン		
スルファジメトキシン		
スルファメチゾール		
クロルプロパミド		
トルブタミド		

種のタンパク質が存在する．アルブミンは血漿中で最も多く存在するタンパク質で（約55％，4〜5g/dL），薬物の多くはアルブミンに結合する．生体内物質ならびに酸性・塩基性両薬物は非特異的にアルブミンに結合するが，特に酸性薬物と結合する．その結合能は大きく，薬物の生体内運命に対して極めて重大な影響を及ぼしている．ヒト血漿アルブミンには，現在のところ大きく3つに分類される結合部位が知られており，それぞれ代表的薬物名を冠しワルファリンサイト（Site I），ジアゼパムサイト（Site II），ジギトキシンサイト（Site III）と呼ばれている．薬物が結合する場合には表3.4に例示するように，いずれかの結合部位と親和性を示すと考えられている．

また，α_1-酸性糖タンパク質 α_1-acid glycoprotein（AGP：分子量44,100）は血漿中にわずか0.1％（アルブミンの60分の1）しか存在しないが，一部の薬物，特にリドカイン，プロプラノロール，イミプラミン等の塩基性薬物が強く結合する．グロブリンは，血漿中に約3.5％存在

表 3.5 ◆ 薬物のタンパク結合の変動要因

非結合形の増加
1. 血漿タンパク質（アルブミン，α_1-酸性糖タンパク質）濃度の低下
   肝硬変症，ネフローゼ等
2. 血漿タンパク質（アルブミン，α_1-酸性糖タンパク質）結合能の低下
   タンパク結合能の高い内因性物質，代謝物の濃度の増加
   （ビリルビン，遊離脂肪酸等）
3. 薬物相互作用

非結合形の減少
1. α_1-酸性糖タンパク質の濃度の増加
   炎症，火傷，外科手術，癌，心不全

し，コレステロール，脂溶性ビタミン，副腎皮質ホルモン等の限られた物質が結合する．病態時には，これら血漿タンパク質の濃度が変動することが知られており，その結果，薬物の血漿タンパク結合が変動し，動態が変動することがある（表3.5）．

薬物の血漿タンパク結合の性質を要約すると次のようになる．① 主に血漿アルブミンとの結合による．② 結合には，水素結合，疎水的相互作用，静電的相互作用のほかファン・デル・ワールス力が関与する．③ 結合は可逆的な平衡反応である．④ 結合部位は数が限られていて，薬物の結合量には限界がある．⑤ 同じ結合部位に異なる薬物が結合するとき競合的置換が起こり，異なる結合部位に結合するとき非競合的置換が起こることがある．

B 薬物分布に及ぼす血漿タンパク結合の影響

図3.6には血漿中の薬物の非結合形分率を示す．薬物の分子量が500〜600以下であれば組織の末梢毛細血管壁の細孔を通過することができるが，タンパク質のように分子量の大きな分子は通過しない．したがって，タンパク結合した薬物分子は分子量が大きくなるので末梢毛細血管を通過しにくい．非結合形薬物のみが自由に組織や作用部位の細胞膜中を移行でき，作用点と反応でき，代謝や排泄を受ける．しかしながら，タンパク結合は可逆的な平衡関係あるので，薬物の作用部位に到達するのを妨げるのではなく，その速度を抑えることになる．タンパク結合によって，尿中への排泄が遅くなり，薬物は持続性をもつことになる．したがって，タンパク結合率の大小はもとより，高投与量による飽和や，併用薬物による結合阻害が，薬物の分布，消失，薬効に影響を与える．

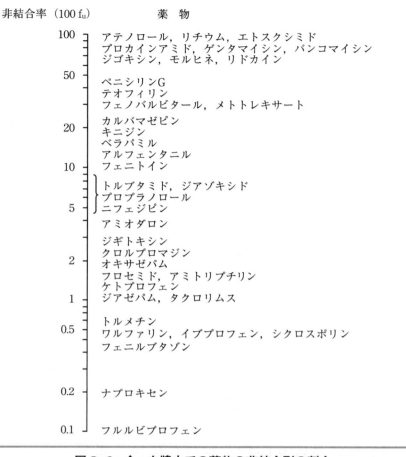

図 3.6 ◆ 血漿中での薬物の非結合形の割合

C タンパク結合の解析

　血漿タンパク質と薬物分子の結合は質量作用の法則に従う可逆反応である．簡略化して 1 個のタンパク分子上に結合部位が 1 個だけ存在したとした場合，式 (3.6) が成り立つ．

$$[P_\mathrm{f}] + [D_\mathrm{f}] \xrightleftharpoons{K} [PD] \tag{3.6}$$

　　　$[P_\mathrm{f}]$：遊離形タンパク質濃度　　　$[D_\mathrm{f}]$：非結合形薬物濃度　　　$[PD]$：結合形薬物濃度
　　　K：結合定数 binding constant あるいは会合定数 association constant

活動度を考慮しない場合，式 (3.7) で定義される．

$$K = \frac{[PD]}{[P_\mathrm{f}][D_\mathrm{f}]} \tag{3.7}$$

タンパク質総濃度を $[P]$ とすると，式（3.8）が成り立つ．

$$[P] = [P_f] + [PD], \quad [P_f] = [P] - [PD] \tag{3.8}$$

ここで式（3.8）を式（3.7）に代入すると，式（3.9）が得られる．

$$[PD] = \frac{K[D_f][P]}{1 + K[D_f]} \tag{3.9}$$

全タンパク質当たりの結合形薬物濃度 $[PD]$ の場合，またはタンパク質1モル当たりに結合している薬物のモル数を r とすると，式（3.10）が定義される．

$$r = \frac{[PD]}{[P]} = \frac{K[D_f]}{1 + K[D_f]} \tag{3.10}$$

ここで，1個のタンパク分子上に，同種の n 個の結合部位があるとすると，式（3.10）を n 倍とすれば式（3.11）が得られる．

$$r = \frac{[PD]}{[P]} = \frac{nK[D_f]}{1 + K[D_f]} \tag{3.11}$$

式（3.11）はタンパク結合に関する基本的な式で，ラングミュア式 Langmuir equation と呼ばれる．

タンパク結合のパラメータ，n と K を求めるには，種々の薬物濃度 $[D_f]$ においてそのタンパク1モル当たりの結合モル数を測定し r を求め，横軸に $[D_f]$，縦軸に r をとってプロットすると r に飽和のある曲線が得られる（図3.7）．これは直接プロット direct plot またはラングミュアプロット Langmuir plot と呼ばれ，式（3.11）によって解析される．

タンパク結合の測定は，透析膜を用いた平衡透析法，限外ろ過法，および超遠心などにより行われる．タンパク結合率は，平衡透析法では，薬物のような低分子物質は自由に通すがアルブミンのような高分子量のタンパク質，薬物を結合したタンパク質も通さない半透膜（セロハン膜）を用いて行う．図3.8のように透析膜のバッグを用い，タンパク質溶液 $[P]$ とある濃度の薬物

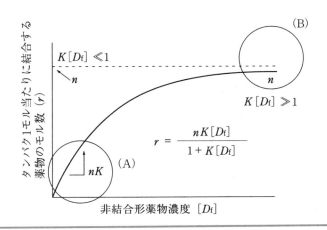

図3.7 ◆ Direct plot（結合部位が1種類の場合）

溶液 [D] を入れて，一定温度で平衡状態になるまで振とうする．すると，透析膜のバッグ内の薬物濃度は [D_f] ＋ [PD] となり，外液の薬物濃度は [D_f] である．各々の薬物濃度を定量することによって非結合形薬物濃度 [D_f] と結合形薬物濃度 [PD] を求めることができる．

　限外ろ過法は簡便性，迅速性にすぐれている（図3.9）．限外ろ過法ではタンパク質を含む薬物溶液を限外ろ過膜の上に置き，アングル型の遠心分離機で遠心すると，ろ液には非結合形薬物のみがろ過される．このろ液中の薬物濃度が非結合形薬物 [D_f] に等しい．

　臨床用量で得られる血漿中薬物濃度の低い範囲，すなわち [D_f] が小さく $1 \gg K$ [D_f] のときには，式 (3.7) は $r \fallingdotseq nK$ [D_f] となり，傾きは nK となる．すなわち，タンパク質1モルに結合している薬物のモル数は [D_f] に比例している（図3.7の (A) の部分）．血漿中薬物濃度が高くなると，薬物のタンパク結合が飽和状態となる．すなわち K [D_f] $\gg 1$ のとき，式 (3.7)

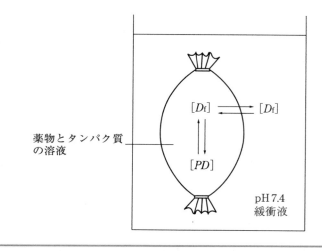

図3.8 ◆ 平衡透析法

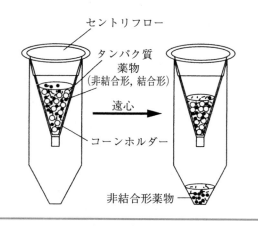

図3.9 ◆ 限外ろ過法

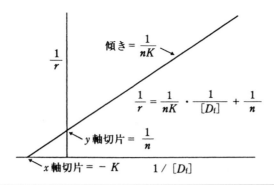

図 3.10 ◆ Double reciprocal plot（結合部位が 1 種類の場合）

は $r ≒ n$ となり，r は限りなく n の値に近づく（図 3.7 (B) の部分）．薬物のタンパク結合が強いとき，(A) の部分の傾きが急になり大きい K 値を示す．しかしこの図から n と K を求めるのは困難である．

そこで，n と K を求めるために次のような工夫がなされている．すなわち式 (3.11) の両辺の逆数をとれば，式 (3.12) が得られる．

$$\frac{1}{r} = \frac{1}{nK} \cdot \frac{1}{[D_f]} + \frac{1}{n} \tag{3.12}$$

図 3.10 に示すように，$1/r$ を $1/[D_f]$ に対してプロットしたものを逆数プロット double reciprocal plot という．この場合，直線関係が得られ，切片と傾きから n と K を求めることができる．

また，式 (3.11) を変形すると，次の式 (3.13) が得られる．

$$\frac{r}{[D_f]} = nK - Kr \tag{3.13}$$

$r/[D_f]$ を r に対してプロットしたものをスキャッチャードプロット Scatchard plot（図 3.11）

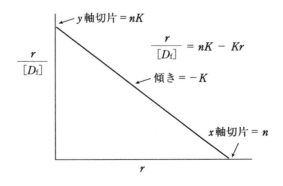

図 3.11 ◆ Scatchard plot（結合部位が 1 種類の場合）

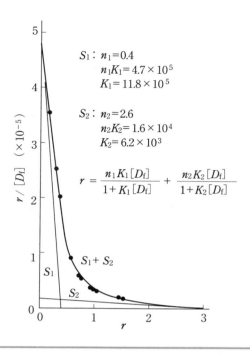

図 3.12 ◆ タンパク分子上の結合部位が 2 種類ある場合の Scatchard plot

と呼び，傾きと x 軸切片から K と n をそれぞれ求めることができる．

性質の異なる n 種の結合が存在する場合，r は式（3.14）で表される．

$$r = \sum_{i=1}^{n} \frac{n_i K_i [D_f]}{1 + K_i [D_f]} \tag{3.14}$$

n_i：i 番目の結合部位の数
K_i：i 番目の結合部位と結合する際の結合定数

図 3.12 は高親和性の S_1 と低親和性の S_2 の 2 種類の結合部位が存在する場合の Scatchard plot である（ただし，曲線 $S_1 + S_2$ は，同一ベクトル上の S_1 と S_2 の和である）．

薬物のタンパク結合はタンパク質濃度はもちろんのこと，薬物の血漿中濃度にも依存しており，通常薬物濃度が上昇するとその結合率は減少する．結合率を β とすれば，式（3.15）が成立する．

$$\beta = \frac{[PD]}{[PD] + [D_f]} \tag{3.15}$$

式（3.15）を変換し，次にタンパク質と薬物は（1：1）で結合すると仮定すれば式（3.16）が成立する．

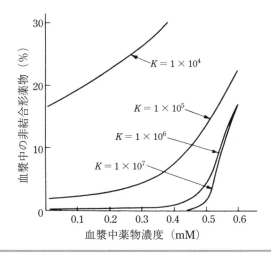

図3.13 ◆ 種々のタンパク結合性をもつ薬物の血漿中における挙動
(B. K. Martin (1965) *Nature* **207**, 274)

$$\beta = \frac{[P]}{[P]+(1/K)+[D_f]} \tag{3.16}$$

また，非結合率を α とすると式 (3.16) は式 (3.17) となる．

$$\alpha = 1 - \beta = \frac{(1/K)+[D_f]}{[P]+(1/K)+[D_f]} \tag{3.17}$$

ここで血漿アルブミン濃度として $[P] = 5 \times 10^{-4}$ M (3.45 g/dL) を式 (3.13) に代入し，1×10^4，1×10^5，1×10^6，1×10^7 M^{-1} の結合定数 (K) を有する薬物について任意の非結合形薬物濃度 $[D_f]$ における α の値を計算することができる．図3.13はこのシミュレーションの結果をグラフにしたものである．図3.13から明らかなようにタンパク結合性が極めて高い薬物 ($K = 1 \times 10^7$ M^{-1}) では，血漿中全薬物濃度が 0.5 mM を超えると α の値が急激に増加し始めることがわかる．これは前にも述べたようにタンパク結合部位の飽和によるもので，結合性の高い薬物では効果がないからといって不用意に投与量を増加していくと，あるところで突然非結合形が急増し，急性毒性の危険性があることを指摘している．

D タンパク結合の置換

薬物とアルブミンの結合特異性が低く，多くの薬物がアルブミン分子上の共通の部位を占有する．したがって，同じ部位に結合する薬物が共存する場合，結合部位から他の薬物を追い出そうとする競合的置換が起こる．図3.14 (a) の逆数プロットに示すのは，ワルファリンの結合に対するフェニルブタゾンの競合的阻害 competitive inhibition である．ワルファリンとフェニルブタゾンはアルブミン分子上の同一の部位に結合し競合すると考えられる．この場合の逆数プロット

(a) 競合阻害　　　　　　　　　　　　(b) 非競合阻害

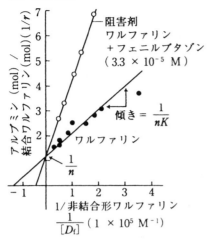
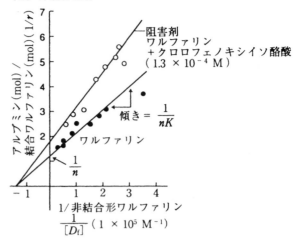

図3.14 ◆ ワルファリンとヒト血漿アルブミンとの結合に及ぼすフェニルブタゾン (a) およびクロロフェノキシイソ酪酸 (b) の影響
(H. M. Solomon, J. J. Schrogie (1967) *Biochem. Phamacol.* **16**, 1219)

は，直線の傾きが大きくなり，結合定数 K が低下して，切片の結合点の数 n は変わらない．

一方，ワルファリンの結合に対するクロロフェノキシイソ酪酸の阻害は，非競合的阻害 noncompetitive inhibition と呼ばれ，図3.14 (b) のような逆数プロットを示す．クロロフェノキシイソ酪酸は，ワルファリンとはアルブミン分子上の異なる部位に結合すると考えられ，その影響でワルファリンの結合に対する親和性が低下する．非競合的阻害では，薬物と併用薬物は同一の結合部位に結合しないが，それぞれの結合に対して互いに影響を及ぼし合う．この場合の逆数プロットは，y軸切片が大きくなり，結合点の数 n が減少する．

3.2 薬物のリンパ管系移行

　ほとんどの薬物は吸収部位から血液循環を介して組織に分布するが，極めて脂溶性が高い薬物や高分子薬物の一部はリンパ管系へ移行する．通常，血流速度はリンパ液の流速より200〜500倍も速いため，薬物の輸送には血液循環の寄与が圧倒的に大きいが，リンパ管系への薬物移行も，① 薬物を感染症，炎症，がん転移などのリンパ管系への移行，またはその周辺の病巣への移行，② 肝通過効果を回避する経路として重要である．

3.2.1 リンパ管系の構造と循環

　リンパ管は，末梢組織の毛細リンパ管から発し，毛細リンパ管が集合したリンパ節を経た後，さらに太いリンパ管を経て胸管リンパまたは右リンパ本幹を経て静脈に繋がっている．そのため，リンパ系に移行した薬物は，静脈へ移行し血液循環する（図3.15）．毛細リンパ管の形は不規則で，毛細血管の3～5倍も太い．毛細リンパ管は1層の内皮細胞に囲まれた管であり，細孔があり5 nm程度の大きい物質も通過できる．これは血管系がどの組織においても動脈と静脈が行きわたり，絶えず全身を再循環することができるのとは対照的である．ヒトにおいては1日に循環するリンパ液流量の総量は約1～2 Lであり，血液循環量 7,000 L/day と比較すると著しく小さい．

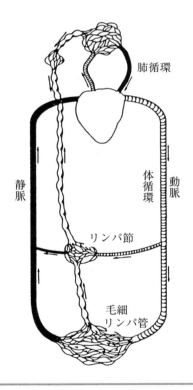

図3.15 ◆ ほ乳動物における血液およびリンパ液循環
（J. M. Yoffey & F. C. Courtice（1970）*Lymphatics, Lymph and Lymphoid Tissue*, p.5, Academic Press）

3.2.2 投与経路とリンパ管系移行

A 組織からのリンパ管系移行

図 3.16 は各投与経路による移行方向の関係を示したものである．① 静脈内注射の場合，投与薬物の全量が血液中に入った後，組織間隙に入り，次にリンパ管内へ移行する．この場合，血液とリンパ液の濃度比は一般的に 1 を超えることはない．② 皮下注射または筋肉内注射により組織間隙に投与された場合には，薬物は分子量が 5,000 付近を境としてリンパ移行の程度が異なる．分子量が約 5,000 以下の低分子薬物は組織間隙液から毛細血管へ移行するが，5,000 以上の薬物は毛細血管を透過しないため，リンパ管へ移行する．

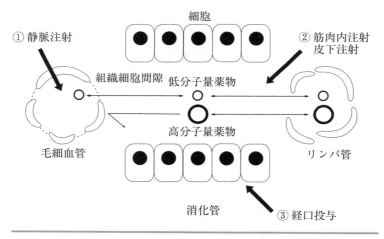

図 3.16 ◆ 投与経路とリンパ管系移行

B 消化管からのリンパ管系移行

経口や直腸投与された薬物は上皮細胞を通過したのち血管系とリンパ管系へ移行するが，一般的には流速の差からほとんどが血管系に移行する．リンパ管系移行するものとしては，極めて脂溶性が高い薬物であり，上皮細胞中で合成されたキロミクロンに分布し，側底膜から細胞外へ放出されリンパ管へ移行する．リンパ管へ移行するものとして，キロミクロンの一部となる C10

以上の長鎖脂肪酸のトリグリセリド，ビタミンA，コレステロールのほかインドメタシンファルネシルが知られている（2.1.5 リンパ吸収を参照）．

3.3 脳移行

　脳は膨大な数の神経細胞が集まった組織である．循環血液中の薬物が脳へ移行する経路には，① 直接的に血液から脳実質組織へ移行する経路と，② 血液から脳脊髄液 cerebrospinal fluid（CSF）に移行し，脳脊髄液から間接的に脳へ移行する2つの経路がある．それぞれの間には，血液脳関門 blood-brain barrier（BBB）と血液脳脊髄液関門 blood-cerebrospinal fluid barrier（BCSFB）と脊髄液-脳関門 cerebrospinal fluid-brain barrier（CSFBB）の障壁がある（図3.17，3.18，3.19）．これらの関門は単に物質の透過を制限する障壁として機能しているだけではなく，中枢神経系のホメオスタシス維持に必要な栄養物質を積極的に取り込み，一方老廃物や脳にとって毒物となるような薬物を排出する重要な役割を担っている．

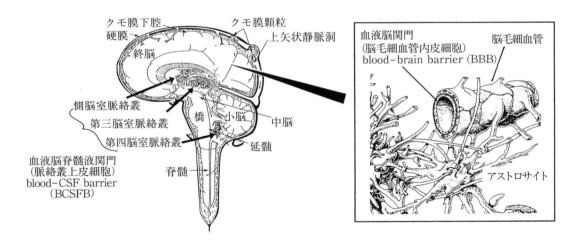

図3.17 ◆ 脳の断面と血液脳関門および血液脳脊髄液関門
（W. F. Ganong ed.（1987）*Review of Medical Physiology*, pp. 504-522, APPLETON & LANGE）

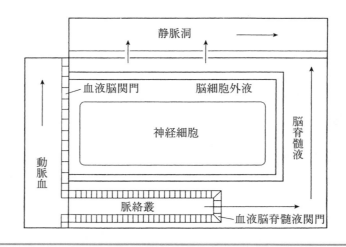

図 3.18 ◆ 血液脳関門，血液脳脊髄液関門の模式図

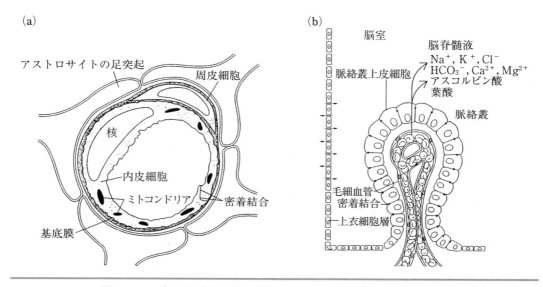

図 3.19 ◆ 脳毛細血管の断面図（a）と脈絡叢の模式図（b）
(G. W. Goldstein & A. L. Bets (1986) *Sci. Am.* **255**, 74 ; R. Spector & C. E. Johanson (1989) *Sci. Am.* **261**, 48)

3.3.1 血液脳関門の構造

　BBB の実体は脳毛細血管内皮細胞であり，全脳の約 1％ を占める．ヒトでは全長約 650 km，表面積は約 12 m² にも及ぶ．この血管は末梢の血管系とは大きく異なり，内皮細胞どうしは密着

結合 tight junction で接合している（図 3.19）．薬物が脳内で薬理効果を示すためには，BBB である内皮細胞膜を透過し，脳実質内に入る必要がある．また，血漿タンパク質に結合した薬物はここを通過できず，脳実質内に入ることができない．

3.3.2 薬物の脳移行機構

BBBを介した薬物の透過機構として，受動拡散，担体輸送，能動的排出，トランスサイトーシスなどが知られている．

A 受動拡散

受動拡散でBBBを透過する場合，薬物の脂溶性と分子量に依存する．薬物の透過速度（$P \cdot S$（mL/min・g brain），P：薬物の単位面積当たりの透過速度，S：BBB の表面積）と n-オクタノール/水分配係数（K）を分子量（MW）の平方根で除した（$K/\sqrt{MW}$）との間では図 3.20（a）に示すような相関関係があり，関係式（式 3.18）が得られる．ここで P は薬物の単位面積当たりの透過速度，S は BBB の表面積である．

$$\log(PS) = -0.70 + 0.45 \log\left(\frac{K}{\sqrt{MW}}\right) \tag{3.18}$$

この式から，薬物の脂溶性が高いほど，また分子量が小さいほど，受動拡散による脳内移行速度は大きいことがわかる．

B 取り込みに働く担体輸送

図 3.20（b）に示すように直線の上部に分布する物質は，脳内の神経活動を営むための栄養物質である．BBB には輸送担体が発現しているが（図 3.21），この輸送担体による輸送は物質が水溶性であっても効率よく BBB を透過する．例えば，血液中の D-グルコースを運ぶヘキソース輸送系として Na$^+$ 非依存的な GLUT-1（SLC2A1）が発現している．他に L-乳酸，ピルビン酸などを運ぶモノカルボン酸輸送系 MCT-1（SLC16A1）はプロトンの勾配を利用する二次性能動輸送系である．一部のアミノ酸はこの輸送系によって脳内に輸送される．別に，アミノ酸輸送系としては，分子量の大きい中性アミノ酸を Na$^+$ 非依存的に輸送する LAT1 輸送系（L システム），塩基性アミノ酸を輸送する y$^+$ 輸送系，分子量の小さい中性アミノ酸を輸送する A システムが知られている．パーキンソン病治療薬であるレボドパは LAT1 輸送系によって脳内に輸送された後，ドパミンに変換されて薬理効果を発揮する．その他，バクロフェン，メルファランなどは中性ア

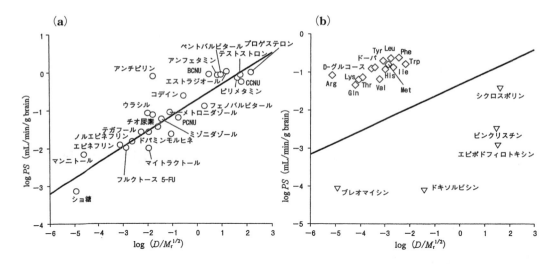

図 3.20 ◆ 血液脳関門透過性（*PS*）と *n*-オクタノール/水分配係数（*D*）/分子量の平方根の関係

（寺崎哲也，細谷健一（1999）薬事新報 **2050**, 331-337 を一部改変）

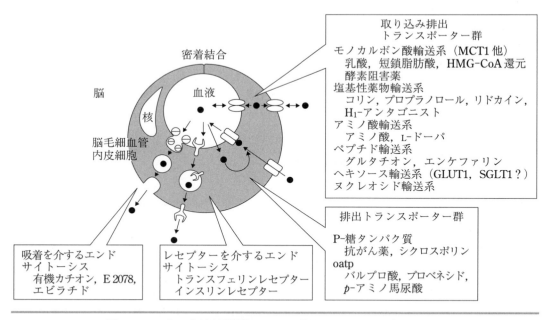

図 3.21 ◆ 血液脳関門における薬物のトランスポーター群

（辻　彰（2000）薬物動態 **15**, 112）

ミノ酸輸送系（LAT1）に認識される．

C 排出に働く能動輸送

図3.20（b）に示すように直線の下部に分布する薬物のBBBの透過性は，その脂溶性から予測されるよりも低い．これらの薬物の脳内移行には，P-糖タンパク質（P-GP）など脳毛細血管の管腔側細胞膜に発現しているATP依存的な一次性能動輸送系（排出トランスポーター群）が関与し，内皮細胞内に移行した薬物を速やかに循環血液中に排出している．この輸送系に認識される薬物にアドリアマイシン，ビンクリスチン，シクロスポリン，ドキソルビシン，キニジンなどがあり，いずれも見かけ上脳移行性が低い．

D タンパク質を運ぶ輸送系

インスリンやトランスフェリンなどのタンパク質やペプチドは，BBBに発現している受容体を介して脳内にトランスサイトーシスされる（図3.21）．また，血液中で正に荷電しているペプチドは血管内皮細胞表面の負電荷との静電的結合を介して脳内にトランスサイトーシスされる．前者を受容体介在型トランスサイトーシス，後者をadsorptive-mediatedトランスサイトーシスと呼ぶ．

3.3.3 血液脳脊髄液関門を介した薬物の脳移行

BCSFBの実体は脈絡叢 choroid plexus 上皮細胞である（図3.18, 3.19）．脈絡叢は毛細血管と小血管からできており，一層の脈絡叢上皮細胞で覆われている．この脈絡叢上皮細胞同士はtight junctionで接合している（図3.19）．BCSFBの場合，血液と脳脊髄液との間の物質の交換を制限しているのは血管ではなく，脈絡叢上皮細胞層である．ヒトの脳脊髄液は脈絡叢で1日当たり約140 mL産生され，0.8 mL/minの速度で分泌され，脳室，延髄，脊髄，クモ膜腔を循環した後，上矢状静脈洞から血液へと戻る（図3.18）．

BCSFBの表面積はBBBに比べ約1/5,000倍と小さく，基本的には薬物の脳移行はBBBに支配されている．脳内に取り込まれた薬物は再びBBBを透過して循環血液中へと戻るか，脳実質内を拡散して脳脊髄液へと移行した後，BCSFBを介して循環血中に戻る．

脈絡叢の生理的機能として必須物質の取り込みと不要になった神経伝達物質や代謝等を血液に排出する役割の両面がある．例えば，アスコルビン酸，デオキシリボヌクレオシド，葉酸，チミジンを血液から脳脊髄液へ能動的に取り込む輸送系が発現している．

また，シメチジン，キニジン等の有機カチオン系薬物の脳脊髄液から血液へ排出する有機カチオン輸送系，ベンジルペニシリン，β-ラクタム系抗生物質，キノロン系抗菌薬等の有機アニオン系薬物の脳脊髄液から血液へ排出する有機アニオン輸送系が発現している．また，BBB に発現している P-糖タンパク質や MRP も脈絡叢上皮細胞に発現し，BCSFB を介した排出に働く輸送に関わっている．

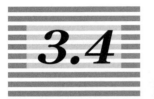

3.4 胎児への移行

妊娠中に母体に投与された薬物は妊娠子宮内で母体循環から胎盤 placenta を通して胎児 cyema, fetus に移行する．胎盤は，妊娠後 13 週位で胎盤機能は完成し，妊娠 8 か月頃まで発育する．特に妊娠初期は，器官発生，器官形成の期間であり，細胞分裂が活発であるため胎児に毒性が発生しやすく，注意が必要である．胎盤では母体血と胎児血は直接混合することなく物質透過の関門として働き，その関門を血液胎盤関門 blood-placental barrier と呼んでいる．

3.4.1 血液胎盤関門の構造

胎盤の構造を図 3.22 に示す．胎盤間腔は，子宮内膜（母体）動脈から流れ込む母体血で満たされており，その中にトロホブラスト層からなる絨毛が突起している．母体血液と接触できる絨

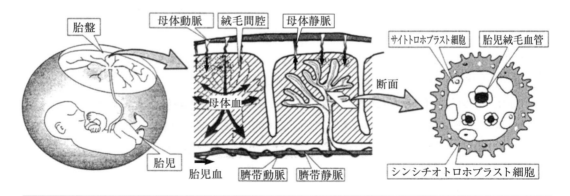

図 3.22 ◆ 胎盤の構造の模式図

毛全面積は約 11 m² にも達する．この絨毛の間質中に胎児血が流れる胎児絨毛血管が分布しており，薬物は母体血から絨毛表皮のシンシチオトロホブラスト細胞（合胞体性栄養膜細胞）と，それに接するサイトトロホブラスト細胞（細胞性栄養膜細胞），基底膜，絨毛間腔から胎児毛細血管内皮細胞を経て胎児血へと移行する．シンシチオトロホブラスト細胞は，サイトトロホブラスト細胞が分化したものであり，このような層構造が血液胎盤関門を構成し，薬物の透過を制限している．しかし，この関門のバリアー能は，以前に考えられていたほど厳格なものではない（血液脳関門ほど高くはない）．この関門は胎児との間での栄養物質や各種内因性物質の交換を調節する役目のほか，性腺刺激ホルモン，エストロゲン，プロゲステロンの合成や代謝を行っている．また，薬物代謝酵素 CYP1A1，CYP1A2，CYP2E1，CYP3A4 などの発現も確認されている．

3.4.2 胎盤の物質輸送機構

多くの薬物の胎盤透過は，pH 分配仮説に従った受動拡散によって行われ，小腸から吸収されやすい薬物の多くは母体血液から胎児に移行する．例えば，脂溶性吸入麻酔薬，ステロイド類，チオペンタール，リドカイン，プロカイン，ワルファリン等は速やかに胎盤を通過する．一方，タンパク結合した薬物は，血液胎盤関門を透過しない．また，水溶性薬物，四級アンモニウム化合物（プロパンテリン，ネオスチグミン），分子量 1,000 以上の高分子薬物は透過しにくい．

また，薬物の中には担体輸送系を介して胎児側へ輸送されるものもある．抗てんかん薬のバルプロ酸は，母体血液中ではほとんどがイオン形として存在するが，胎児への移行が高いため，担体輸送系の関与が示唆されている．一方，胎盤関門にも P-糖タンパク質などの排出輸送担体が発現していることが確認されており，抗がん剤のビンクリスチン，タキソールやモルヒネが P-糖タンパク質により排出され，母体から胎児への移行を阻んでいる．

3.5 乳汁中への移行

母乳（乳汁）は乳児にとって欠くことのできない栄養源である．分娩後，プロラクチン，オキシトシンの関与によって小葉細胞から乳管への乳汁分泌が盛んになる．乳児は 1 日 500〜800 mL 程度（約 150 mL/kg）の母乳を摂取する．乳児は腎おける排泄や肝における代謝が未発達であり，母体に投与された薬物が母乳を介して乳児へ移行することに十分に注意する必要がある．

3.5.1 薬物の乳汁中への移行機構

　乳汁は乳腺上皮細胞で血液からつくられる．血液と乳汁は，乳腺上皮細胞層によって隔てられており，血液中の薬物は，毛細血管から乳腺上皮細胞層の細胞膜を通過する経路と細胞間隙を通過する経路があるが，主に細胞膜を経て乳汁中へ移行する（図3.23）．この際の薬物移行の障壁となるのは乳腺上皮細胞層であり，乳腺上皮細胞層透過は受動拡散によるものと考えられており，pH分配仮説に従う．したがって，脂溶性が高く，弱電解質の薬物においては分子形分率が高いほど乳汁中への移行が大きくなる．また乳汁のpHは6.4～7.2で，血漿のpH 7.4より低いので，塩基性薬物は酸性薬物に比べて乳汁中で濃縮されやすい．

　高分子薬物はほとんど乳汁中へ移行することはない．したがってタンパク結合率の高い薬物の乳汁中への移行は低い．また，有機アニオントランスポーターと類似した輸送系やABCトランスポーターの1つであるBCRPによる能動的分泌の寄与もあると考えられている．また，ニトロフラントイン，シプロフロキサシン，アシクロビルなどの薬物が乳汁中に能動輸送されることが明らかとなっている．

　薬物の乳汁中への移行性指標としては，乳汁中と母体血漿中の薬物濃度比をとったM/P比（milk/plasma concentration ratio）が使われる．M/P比＞1の医薬品は母乳に移行しやすいことを表している．M/P比＞1の医薬品には，エリスロマイシン，バルプロ酸，アテノロール，シメチジン，ドキソルビシンなどが知られている．

　また，母乳から乳児へ薬物が負荷される総量は式（3.19）で算出される．

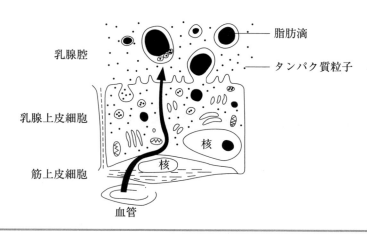

図3.23　◆　乳汁中への薬物移行

乳児への薬物負荷総量 ＝ ［授乳時の平均血漿中薬物濃度］ × ［M/P 比］
　　　　　　　　　　　× ［哺乳量］　　　　　　　　　　　　　　(3.19)

乳児の1日当たりの哺乳量は 500 〜 800 mL 程度（約 150 mL/kg）とされているので，乳児への薬物負荷総量は概算できるが，負荷総量のうちどの程度乳児に吸収されるかわかっていない．

そこで，乳児に対するリスク判定の指標に，乳児の体重当たりの投与量が母体の体重当たりの投与量の何％に相当するかを表した乳児相対摂取量 relative infant dose（RID）がある．RID は式（3.20）で計算することができる．

$$\text{RID}\,(\%) = \frac{[乳児の体重当たりの投与量\,(\text{mg/kg/day})]}{[母体の体重当たりの投与量\,(\text{mg/kg/day})]} \times 100 \qquad (3.20)$$

RID は低値のほうが好ましく，RID ≦ 10 ％であれば安全であり，RID ＜ 1 ％であればまず問題となることはない．RID が 10 ％を超える薬物として，アミオダロン（43 ％），リチウム（56 ％），フェノバルビタール（23 ％），イソニアジド（13 ％），メトロニダゾール（12 ％）などが挙げられる．

練 習 問 題

正誤問題

以下の記述の正誤について答えよ．

1. 皮膚，筋肉，脂肪などの組織では，組織単位質量当たりの血流量が小さいため，一般に血液から組織への薬物移行性が遅い．（97 回）
2. 組織結合率が同じ場合，血漿タンパク結合率が低い薬物に比べ高い薬物の分布容積は大きい．（97 回）
3. 分布容積 Vd の変動要因として薬物の血漿タンパク結合，組織結合，組織容積および血漿容積がある．（84 回）
4. チオペンタールは血漿タンパク質との結合が強く，ほとんど血漿中に分布し，その分布容積 Vd は血漿容量にほぼ等しい．（84 回）
5. アンチピリンは細胞膜の透過性が高く，細胞内を含めて全体液中に均等に分布し，その分布容積 Vd は全体液量にほぼ等しい．（84 回）
6. α_1-酸性糖タンパク質は，主に酸性薬物と強く結合する．（88 回）
7. ジアゼパムは，アルブミン分子上の結合部位のサイトⅡに結合する．（94 回）
8. 一般に血漿タンパク質と薬物との結合および解離反応は，極めて速い可逆反応である．
9. 薬物 A のタンパク結合が薬物 B によって競合的に阻害される場合，薬物 A の結合定数は薬物 B が存在しない場合に比べて小さくなるが，タンパク質 1 分子当たりの結合部位数は変化しない．
10. リンパ管の内皮細胞では，その間隙が大きく開いているところがあるため，血管に比べて分子量の大きな物質が透過しやすい．（91 回）
11. 脳毛細管血管内皮細胞に存在する P-糖タンパク質は，一部の薬物の脳内移行を妨げている．（98 回）
12. 脈絡叢は脳脊髄液を産生する部位であるが，β-ラクタム抗生物質などの薬物は脈絡叢を介した能動輸送により，脳脊髄液に移行する．
13. 脈絡叢では上皮細胞どうしが強固に結合し，血液脳脊髄液関門を形成している．（97 回）
14. ワルファリンやデキサメタゾンは，母体と胎児の間に血液胎盤関門が存在するため，胎児の循環血液中へ移行しない．
15. 母乳の pH は血漿の pH より酸性側にあり，塩基性薬物は母乳中に移行しやすい．

CBT問題・必須問題

問1 薬物の分布平衡になるのが最も遅い臓器・組織はどれか．1つ選べ．
1. 腎臓　　2. 肝臓　　3. 筋肉　　4. 皮膚　　5. 脂肪組織

問2 血漿容積にほぼ等しい分布容積 Vd をもつ薬物はどれか．1つ選べ．
1. インドシアニングリーン　　2. チオペンタール　　3. ジゴキシン
4. フェニトイン　　5. アンチピリン

問3 血漿タンパク質に結合した薬物が透過できる毛細血管内皮をもつ臓器はどれか．1つ選べ．
1. 筋肉　　2. 皮膚　　3. 肺　　4. 腎臓　　5. 骨髄

問4 アルブミンに最も結合しやすいのはどれか．1つ選べ．
1. イヌリン　　2. ゲンタマイシン　　3. ワルファリン　　4. クレアチニン
5. リチウム

問5 血漿中アルブミンについて正しいのはどれか．1つ選べ．
1. 主に塩基性薬物と結合する．
2. 血漿タンパク質の約50％を占める．
3. 分子量が約44,100である．
4. アルブミン濃度はネフローゼ症候群で増加する．
5. アルブミン濃度は肝障害で増加する．

問6 薬物の乳汁中移行について，正しいものはどれか．1つ選べ．
1. 乳汁を用いたTDMは，現在まだ行われていない．
2. 母体血漿中から乳汁へ移行しやすい薬物の脂溶性は低い．
3. 弱塩基性薬物のほうが弱酸性薬物より乳汁中へ移行しやすい．
4. 乳汁-血漿中薬物濃度比（M/P比）が高い薬物にイブプロフェンがある．
5. 乳汁中にはタンパク質が豊富であるので，ワルファリンの乳汁移行率は高い．

理論問題

問1 薬物の組織移行に関する記述のうち，正しいのはどれか．2つ選べ．
1. 皮膚，筋肉，脂肪などの組織では，組織単位重量当たりの血流量が小さいために，一般に血液から組織への薬物移行が遅い．
2. 脈絡叢では上皮細胞どうしが強固に結合し，血液脳脊髄液関門を形成している．
3. 分子量5,000以下の薬物は，筋肉内投与後，リンパ系に選択的に移行する．
4. 組織結合率が同じ場合，血漿タンパク結合率が低い薬物に比べ高い薬物の分布容積は大きい．

(97回)

問2 薬物のリンパ系への移行に関する記述のうち，正しいのはどれか．2つ選べ．
1. リンパ液の流速は血流速度の数百分の一と遅いが，リンパ系を介する薬物の組織分布は血管系を介するものとほぼ等しい．
2. リンパ系に移行した薬物がもとのリンパ液中に戻り，循環を繰り返す可能性は低い．
3. 筋肉内に投与した薬物がリンパ系，血管系のどちらに吸収されるかは分子量に依存し，その境界の分子量は約30,000である．
4. 消化管からリンパ系を介して吸収された薬物は，肝初回通過効果を受けない．

(96回)

問3 薬物の生体内移行に関する記述のうち，誤っているのはどれか．1つ選べ．
1. 一部の薬物の母体から胎児への移行は，胎盤関門により制限されている．
2. 脈絡叢には，ベンジルペニシリンを脳脊髄液から血液中へ排出する機構が存在する．
3. エバンスブルーは，血漿中のアルブミンとほとんど完全に結合するため，その分布容積は血漿容積とほぼ等しくなる．
4. 肝臓の毛細血管壁の構造は，有窓内皮に分類される．

(95回)

問4 ある薬物のアルブミンに対する結合定数を，半透膜の袋を用いた平衡透析法により測定した．袋の内液中のアルブミンの濃度を2.4 mmol/L，外液中の薬物初濃度を1.0 mmol/Lとし，平衡状態に達したときの外液中の薬物濃度を測定したところ，0.3 mmol/Lであった．薬物の結合定数 K（L/mmol）として，最も近い値はどれか．1つ選べ．ただし，アルブミン1分子当たりの薬物の結合部位数を1とする．また，内液及び外液の容積は同じで，薬物もアルブミンも容器や膜には吸着しないものとする．

1. 0.05　　2. 0.1　　3. 0.3　　4. 0.5　　5. 0.7

(90回)

問5 図中の破線は，薬物Aと血漿タンパク質との結合実験の結果から得られたScatchardプロットである．この薬物AのScatchardプロットは，競合阻害を示す薬物Bの共存により実線で示す直線となった．最も適切な図はどれか．1つ選べ．ただし，図中の r は血漿タンパク質1モル当たりに結合している薬物のモル数を，C_f は非結合形薬物濃度を表す．

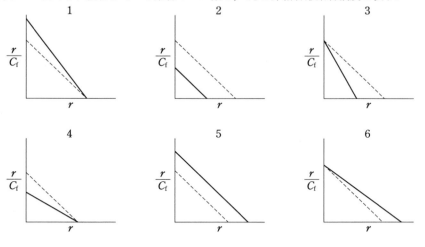

(93回)

問6 図は分子量400〜600の薬物の血液脳関門透過速度と n-オクタノール/水分配係数の関係を示したものである．図中の薬物に関する記述について，正しいのはどれか．2つ選べ．ただし，B群の薬物は血液脳関門透過速度と分配係数との間に，図に示す直線関係がみられた．

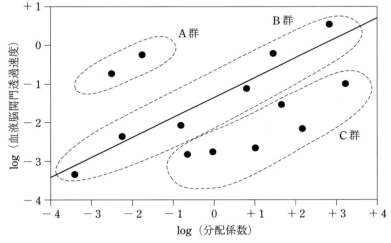

1. A群の薬物は，毛細血管内皮細胞から血中へ能動的に排出される可能性が高い．
2. B群の薬物は，受動拡散によって血液脳関門を透過する可能性が高い．
3. C群の薬物は，輸送系に認識されて血液脳関門を透過する可能性が高い．
4. A群に属する薬物には，レボドパがある．

(92回)

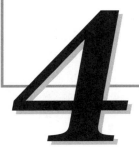

Chapter 4 薬物の代謝

到達目標

1. 代表的な薬物代謝酵素を列挙し，その代謝反応が起こる組織ならびに細胞内小器官，反応様式について説明できる．
2. 薬物代謝の第Ⅰ相反応（酸化・還元・加水分解），第Ⅱ相反応（抱合）について，例を挙げて説明できる．
3. 代表的な薬物代謝酵素（分子種）により代謝される薬物を列挙できる．
4. プロドラッグと活性代謝物について，例を挙げて説明できる．
5. 薬物代謝酵素の阻害および誘導のメカニズムと，それらに関連して起こる相互作用について，例を挙げ，説明できる．

キーワード

第Ⅰ相反応，第Ⅱ相反応，第Ⅲ相反応，酸化，還元，加水分解，抱合，シトクロム P450，CYP，酵素誘導，酵素阻害，遺伝的多型，SNP

薬物は病気を治療するうえで欠かせないものであるが，生体にとっては不必要な物質（異物）である．生体には取り込まれた異物を化学的に修飾して体外に排泄しやすくする多数の酵素系が備わっている．酵素の働きによって異物が体内で受ける生化学反応を特に，薬物代謝という．薬物の代謝経路や代謝にかかわる酵素を知ることは医薬品の開発において重要である．また，医薬品の適正使用においては，さまざまな要因による代謝の変動を把握することが重要である．

4.1 薬物代謝と薬効

4.1.1 薬物代謝

ペニシリンやセフェム系抗菌剤のように水溶性の薬物は未変化体で腎臓から尿中に排泄されやすいが，多くの薬物は一般に脂溶性が高く，そのままでは尿や胆汁中などに排泄されにくい．それゆえ，生体は薬物を体外に排泄しやすくするため，代謝によって薬物をより水溶性化（極性化）の方向へ導こうとする．

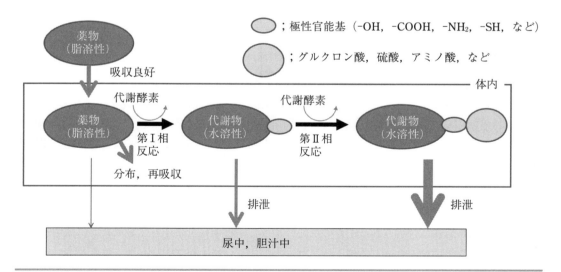

図4.1 ◆ 薬物代謝による薬物の水溶性化（極性化）
代謝により，一般に薬物は水溶性を増すように化学反応を受けると同時に薬効を失う．

4.1.2 薬物代謝が薬効に及ぼす影響

薬効（R）は，薬物に対する受容体の感受性（S）と受容体部位での薬物濃度（C）によって決定する．

$$R = f(S, C)$$

薬物代謝によって化学的修飾を受けた結果，化学構造や物理化学的性質が変化し，受容体との親和性は通常低下する．その結果，感受性（S）は低下もしくは消失し，活性は減弱するか消失する．一方，作用部位の薬物濃度（C）は血中濃度に比例するが，血中からの薬物消失に代謝は大きく関わっている．薬物の代謝に関わる酵素の発現量には個体差があり，そのため薬物動態に差が生じ，薬効の個体差の原因となっている．また，併用薬によって酵素の働きが促進されたり，抑制されたりすることにより血中濃度が変動し，結果的に薬効が変化する．

代謝は多くの薬物に対して主要な消失経路であり，一般に異物の不活性化による解毒反応と理解されてきた．しかし，モルヒネのように代謝により薬理活性が増大したり，アセトアミノフェンのように毒性の原因となる反応性中間体を生成（代謝的活性化）する例が数多く知られるようになり，薬物代謝は必ずしも解毒機構というわけではなく，生体内変化として認識されるようになった．

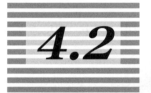

4.2 薬物代謝の様式

薬物の代謝反応は，第Ⅰ相反応と第Ⅱ相反応に大別できる．図 4.1 に示すように，第Ⅰ相反応（酸化，還元，加水分解反応）によって薬物は -OH 基，-COOH 基，-NH$_2$ 基などの官能基が導入あるいは露出され，極性が高まる．このため第Ⅰ相反応はしばしば「官能基導入反応」と呼ばれる．つづく第Ⅱ相反応は「抱合反応」と呼ばれ，グルクロン酸，硫酸，アミノ酸などの水溶性分子が極性官能基に付加される．この反応によって薬物は完全に極性化を果たし，尿中あるいは胆汁を経て糞中に排泄される．例えば，フェニトインは第Ⅰ相反応を経て，第Ⅱ相反応に進む典型的な薬物で，芳香環の p 位が水酸化を受けた 5-p-ヒドロキシ-5-フェニルフェニルヒダントイン（HPPH）とそのグルクロン酸抱合体 glucuronide（グルクロニド）が尿中に排泄される．また，p-キノンは還元を受けてヒドロキノンとなり，さらに硫酸抱合体となる．極性官能基を

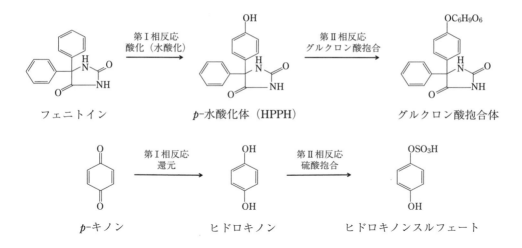

有する薬物では直接，第Ⅱ相反応を受けることも少なくない．

4.2.1 第Ⅰ相反応

A 酸化

　酸化反応は薬物代謝の中で最も主要な反応である．酸化反応には鎖状アルキル基の酸化，芳香環の水酸化，脱アルキル化，エポキシ化，ヘテロ原子の酸化など多様な反応が知られている．その他，アルコール，アルデヒド，アミンなどの酸化もある．

(1) アルキル基の水酸化，芳香環 α 位炭素の水酸化

　脂肪族やアルキル基側鎖は酸化を受けやすく，末端メチル基（ω 位置）とそれに隣接するメチレン基（ω-1 位置）が酸化され，それぞれ第一級アルコールおよび第二級アルコールを生成する．第一級アルコールはアルデヒドを経てカルボン酸に酸化され，さらにグルクロン酸抱合を受けることが多い．第二級アルコールはケトンに酸化される．
　非ステロイド系抗炎症薬イブプロフェンはイソブチル基が ω 酸化と ω-1 酸化の両方を受ける．

表 4.1 主な酸化反応様式

官能基と反応	反応様式	薬物例
アルキル基の水酸化	R–CH₂CH₂CH₃ → R–CH₂CH₂CH₂OH / R–CH₂CHCH₃ (OH) ; R–C₆H₄–CH₃ → R–C₆H₄–CH₂OH	イブプロフェン バルプロ酸 チオペンタール トルブタミド
脂肪族環, 芳香族環の水酸化	シクロヘキサン → シクロヘキサノール ; R–C₆H₅ → R–C₆H₄–OH	ブロムヘキシン フェニトイン フェニルブタゾン プロプラノロール
脂肪族および芳香環二重結合のエポキシ化	>C=C< → >C(–O–)C<	カルバマゼピン
N-, O- および S-アルキル基の脱アルキル化	–OCH₂R → –OH + R–CHO ; –NHCH₂R → –NH₂ + R–CHO ; –SH₂–R → –SH + R–CHO	コデイン フェナセチン イミプラミン ジアゼパム 6-メチルチオプリン
N 原子の酸化	–NH₂ → –NHOH, >NH → >NOH, >N → >N–O	スルファニルアミド イミプラミン
S 原子の脱硫化	>C=S → >C=O, >P=S → >P=O	チオペンタール パラチオン
S 原子の酸化	R–S–R′ → R–S(=O)–R′	クロルプロマジン
アルコールとアルデヒドの酸化	–CH₂OH → –CHO → –COOH	
アミンの酸化的脱アミノ化	–CH₂NH₂ → –CHO + –NH₃	アンフェタミン

イブプロフェン → ω酸化 / ω-1酸化 生成物

短鎖アルキル基が芳香環や二重結合に結合している薬物では,α酸化によりベンジル位もしくはアリル位の水酸化が起こりやすい.血糖降下薬トルブタミドではα酸化により側鎖メチル基の水酸化が起こる.

トルブタミド（構造式）→ ベンジル位α酸化 → ヒドロキシメチル体 → カルボン酸体

（2）脂肪族環，芳香族環の水酸化

　環状アルカンや芳香環は水酸化を受ける．芳香環への水酸基の導入は直接水酸化される場合と後述するエポキシ体 epoxide（エポキシド）経由の2つが考えられている．前述したフェニトインはフェニル基のp位水酸化を受ける（p.129）．脂肪族複素環を有するベンゾジアゼピン系薬ジアゼパムでは，尿中の約10％はメチレン部の水酸化体のオキサゼパム，10％はN-脱メチル体（デスメチルジアゼパム），33％はオキサゼパムのグルクロン酸抱合体である．

ジアゼパム → N-脱メチル化 CYP2C19 → デスメチルジアゼパム（活性体） → 水酸化 CYP3A4 → オキサゼパム（活性体）

（3）脂肪族および芳香環二重結合のエポキシ化

　脂肪族および芳香族の二重結合が酸化されて反応性に富む含酸素3員環エポキシドを生成する．芳香環のエポキシドはしばしば生体成分のタンパク質やDNAと共有結合し毒性を示す．抗てんかん薬カルバマゼピンの主代謝物はカルバマゼピン-10,11-エポキシドである．

カルバマゼピン → エポキシ化 → カルバマゼピン-10,11-エポキシド

（4）N-アルキル基，O-アルキル基，S-アルキル基の脱アルキル化

　イミプラミンのジメチルアミノ基のようにN-アルキル基を有する塩基性医薬品は少なくない．

これらは酸化的脱アルキル化を受けて対応する二級アミンや一級アミンになる．また，芳香環にメトキシ基やエトキシ基を有する医薬品はフェノールを生成する．例えば，鎮咳薬のコデインは O-脱アルキル化反応によってモルヒネに代謝される．同様に S-アルキル基も脱アルキル化により -SH 基に代謝される．

イミプラミン　　　→（N-脱メチル化）→　　デスメチルイミプラミン（活性代謝物）

コデイン　　　→（O-脱メチル化）→　　モルヒネ（鎮痛活性）

（5）N 原子，S 原子の酸化

アミン類は脱アルキル化を受けやすいが，N 原子や S 原子自身へも酸素が導入される．スルファニルアミドのような一級アミンおよび二級アミンは N-ヒドロキシルアミン体，また，三級アミンは N-オキシド体になる（表 4.1）．クロルプロマジンのフェノチアジン環の S 原子は S-オキシドになる．

クロルプロマジン　→（N-脱メチル化）→　N-モノ脱メチル体　→（N-脱メチル化）→　N-ジ脱メチル体

↓ S 原子の酸化　　　　　　↘ N 原子の酸化

スルホキシド　→　スルホン体　　　　N-オキシド

B 還元

ニトロ基やアゾ基を含む窒素化合物あるいはエポキシド, N-オキシド, S-オキシドやアルデヒド, ケトンのような酸素化合物は還元反応によって代謝される. 還元反応は種々の電子供与体がかかわっており, 反応様式も多様である.

表 4.2 主な還元反応様式

官能基	反応様式	薬物例
アゾ基	$R-N=N-R' \longrightarrow R-NH_2 + R'-NH_2$	プロントジル
ニトロ基	$-NO_2 \longrightarrow -NO \longrightarrow -NHOH \longrightarrow -NH_2$	クロラムフェニコール ニトラゼパム クロナゼパム
アルデヒド	$-CHO \longrightarrow -CH_2OH$	抱水クロラール
ケトン	$>C=O \longrightarrow >CHOH$	アセトヘキサミド ロキソプロフェン
キノン	O=⬡=O $\longrightarrow$ HO-⬡-OH	キノン類

ニトロ基はニトロソ体, ヒドロキシルアミン体を経て, アミンに代謝されるが, 反応性の高いヒドロキシルアミンが反応中間体として生成するので毒性(メトヘモグロビン形成)に注意する必要がある. 芳香族ニトロ化合物のニトラゼパムやクロナゼパムは還元されて, いずれも 7-アミノ体に代謝される.

ニトラゼパム: R=H
クロナゼパム: R=Cl

7-アミノ体

7-アセチルアミノ体

アゾ化合物は還元されて開裂し, 2分子の一級アミンを生成する. 潰瘍性大腸炎治療薬のサラゾスルファピリジン(サラゾピリン)は, 腸内細菌によりスルファピリジンと 5-アミノサリチル酸を生成する. 経口血糖降下薬アセトヘキサミドも還元されて, 活性代謝物ヒドロキシヘキサミドを生成する. この代謝物は排泄が遅いため, 薬効が持続する.

[構造式: サラゾスルファピリジン]

還元 → [構造式: 5-アミノサリチル酸（活性代謝物）] + [構造式: スルファピリジン]

[構造式: アセトヘキサミド] 還元 → [構造式: S-(−)-1-ヒドロキシヘキサミド]

[構造式: ロキソプロフェン] 還元 → [構造式: trans-アルコール体（活性代謝物）]

C 加水分解

　加水分解反応は脂溶性薬物の極性を増加させる重要な反応の一つである．加水分解を受ける薬物の構造はエステル，酸アミド，エポキシド，β-ラクタム化合物，ペプチドなどであり，生体内での代謝により生成した抱合体も一部加水分解反応を受ける．

　カルボン酸エステルおよびカルボン酸アミドは加水分解によって，それぞれカルボン酸とアルコール（フェノール）およびカルボン酸とアミドを生成する．エステル型局所麻酔薬であるプロカインは速やかに加水分解され不活性なp-アミノ安息香酸に代謝されるが，プロカインのエステル部が酸アミドに変換されたプロカインアミド（抗不整脈薬）では緩やかに加水分解を受けるため作用時間が長くなる．また，β-ラクタム系抗生物質のアミド結合も加水分解によって代謝され，薬理活性を失う．

[構造式: プロカイン → p-アミノ安息香酸]

[構造式: プロカインアミド → p-アミノ安息香酸]

表4.3 主な加水分解反応様式

官能基	反応様式	薬物例
エステル	$-COOR \longrightarrow -COOH + ROH$	アスピリン プロカイン メピリジン
酸アミド	$-CONHR \longrightarrow -COOH + RNH_2$	プロカインアミド クロラムフェニコール
エポキシ体	$\diagup C=C\diagdown \longrightarrow -\underset{OH}{\overset{OH}{C}}-\underset{}{C}-$	カルバマゼピン-10,11-エポキシド(代謝物) ディルドリン
グルクロニド	(糖構造) $-XR \longrightarrow RXH +$ (糖-OH) (X = N, O)	
ペプチド	$RSCH_2-\underset{NH_2}{\underset{|}{CH}}-CONHCH_2COOH \longrightarrow RSCH_2-\underset{NH_2}{\underset{|}{CH}}-COOH + H_2C-COOH \atop NH_2$	

多環系芳香族炭化水素のアレーンオキシドやスチレンなどのオレフィン類のエポキシドなど酸化反応によって生成した毒性の強いエポキシドは,加水分解を受けて1,2-グリコールとなる.

加水分解を受けると一般には薬理活性が消失するが,以下に示すプロドラッグ prodrug は加水分解によって薬効が発現することを利用したものである.吸収性の改善や粘膜障害性を回避する目的で,エステル結合やアミド結合によって化学修飾されたプロドラッグは,血中,肝臓,小腸などで速やかに加水分解されて,親薬物に変換する.構造式中の点線は加水分解位置を示す.

インドメタシンファルネシル

アンピシリンフタリジル

イリノテカン

テモカプリル   カンデサルタンシレキセチル

4.2.2 第Ⅱ相反応

　第Ⅱ相反応は，薬物や第Ⅰ相代謝物の官能基に極性生体内成分が縮合する反応で，抱合反応と呼ばれる．抱合反応は薬物をより極性化し，体外に排泄されやすくする反応機構である．

　薬物や第Ⅰ相代謝物がグルクロン酸抱合やグルタチオン抱合を受けると肝細胞の毛細胆管側膜に存在するABCトランスポーターによって胆管側に移行されやすくなり，胆汁中に排泄される．抱合代謝物の胆汁排泄を特に**第Ⅲ相反応**と呼ぶことがある．

A　グルクロン酸抱合

　第Ⅱ相代謝のなかで最も重要なもので，薬物の水酸基，カルボキシ基，アミノ基，チオール基にグルクロン酸を転移させる．水酸基とグルクロン酸のアルデヒド基がグルコシド結合したエーテル型グルクロン酸抱合体（*O*-グルクロニド）（クロラムフェニコール，モルヒネ，アセトアミノフェンなど），カルボキシ基とエステル結合したエステル型グルクロニド（アシルグルクロニド）（インドメタシン，イブプロフェン，ジクロフェナクなど）のほか，*N*-グルクロニド（メプロバメートなど），*C*-グルクロニド（フェニルブタゾン）やまれに*S*-グルクロニドを生成する．生成したグルクロニドはβ型の配位をとる．グルクロン酸抱合体は，高い水溶性を示し，分子量が大きくなり，肝細胞の毛細胆管側膜に存在するMRP2によって胆汁中に排泄されやすくなる．図中の矢印は抱合位置を示す．

　モルヒネは主に3位フェノール性水酸基と6位のアルコール性水酸基がグルクロン酸抱合される．3位のグルクロナイドは鎮痛活性が消失するが，6位のグルクロニドはモルヒネの40倍の強い活性を有する活性代謝物となる．また，非ステロイド系抗炎症剤にみられるようにカルボキシ基を有する薬物では，グルクロン酸抱合によって不安定なエステル（アシルグルクロニド）が形成され，タンパク質や核酸のような生体高分子と結合し有害な副作用を招く可能性がある．

クロラムフェニコール　インドメタシン　モルヒネ

フェニルブタゾン　メプロバメート

B　硫酸抱合

硫酸抱合は，グルクロン酸抱合について生体内で多くみられる抱合反応である．薬物の水酸基やアミノ基などに対して，硫酸エステル化する．イソプロテレノール，トログリタゾンなど，この代謝によってフェノール性またはアルコール性水酸基の硫酸エステル代謝物となる．一般に硫酸転移酵素の K_m 値はグルクロン酸転移酵素より低いので，アセトアミノフェンのように両抱合代謝を受ける薬物では低用量では硫酸抱合が優先する．一方，投与量が高くなると硫酸抱合の飽和ならびに補酵素の枯渇のため，グルクロン酸抱合体形成の割合が多くなる．

アセトアミノフェン

C　アセチル抱合

芳香族一級アミン，ヒドラジン基，スルホンアミドを有する薬物に対して，アミノ基にアセチル基を転移（アセチル化）する．イソニアジドやプロカインアミド，スルファメトキサゾールはアミノ基を有し，アセチル抱合を受ける．N-アセチル化あるいはメチル化は他の代謝反応とは異なり，代謝された代謝物は親薬物よりも脂溶性が増加する．

D　グルタチオン抱合

　活性ハロゲンやニトロ基をもつ芳香族化合物，エポキシド，α, β-不飽和ケトンなどの親電子性基は，細胞内還元物質であるグルタチオン（5-L-グルタミル-L-システイニルグリシン，GSH）のスルフヒドリル（チオール）基を求核的に置換または付加されてグルタチオン抱合体となる．ブスルファン，エタクリン酸，チオテパ，ベンゾ[a]ピレンエポキシドなどが本反応を受ける．グルタチオン抱合体は第Ⅲ相反応として胆汁中に排泄されるか，あるいは腎でさらにシステイン抱合を受け，最終的にメルカプツール酸（N-アセチルシステイン）抱合体として尿中に排泄される．

E　アミノ酸抱合

　カルボキシル基はアミノ酸抱合によってグリシン，グルタミン，タウリン，オルニチン，グルタミン酸などのアミノ酸とアミド結合した抱合体として排泄される．ヒトをはじめ多くの動物のアミノ酸抱合ではグリシン抱合が一般的である．サリチル酸，イブプロフェン，メトトレキサートなどがアミノ酸抱合を受ける．この代謝は，他の抱合反応とは異なり基質が活性化される必要があり，2段階の反応により行われる．すなわち，中鎖脂肪酸 CoA 合成酵素に属する酸：CoA リガーゼによるアシル CoA チオエステル合成と，それに続くアシル CoA：アミノ酸 N-アシル転移酵素によるアシル転移反応である．

F　メチル化

　フェノール性およびアルコール性水酸基，チオール基，ならびにアミノ基はメチル化を受け，それぞれ O-メチル（イソプロテレノール），S-メチル（6-メルカプトプリン），N-メチル体を生成する．メチオニンが ATP によって活性化された S-アデノシルメチオニン中のメチル基が転移する．

イソプロテノール　O-メチル化 →

6-メルカプトプリン → 6-チオ尿酸
S-メチル化 → 6-メチルチオプリン

4.3 薬物代謝酵素

薬物代謝は肝臓のほか，小腸，腎臓，肺，血漿，脾臓，皮膚，胎盤など種々の臓器で行われるが，肝臓が最も主要な代謝臓器である．一般に小腸，腎および肺などの代謝活性は肝臓の 10 〜 20％程度にすぎない．

4.3.1 酵素の細胞内局在

細胞は，核，ミトコンドリア，リソソーム，小胞体，ゴルジ体などの小器官（オルガネラ）から成る．

薬物代謝に最も重要な役割を果たしているのは小胞体と呼ばれるオルガネラである．脂溶性薬物の酸化やグルクロン酸抱合に関与する膜結合酵素を多く含有し，P450 酸化系による代謝物を効率よく抱合化する．小胞体は細胞内で網目構造をとる筒管状または袋状の連続した膜で，そのまま取り出すことはできない．細胞をホモジナイズして高速で遠心分離することにより粒子状に断片化したミクロソーム分画として得られる．また，細胞質は可溶性画分として得られ，グルクロン酸抱合以外の主要な転移酵素がここに含まれる．

表 4.4 代謝酵素の細胞内局在

反応	代謝酵素	細胞画分
酸化	シトクロム P450（P450, CYP）	ミクロソーム
	フラビン含有モノオキシゲナーゼ（FMO）	
	アルデヒド酸化酵素	
	アルコール脱水素酵素（ADH）	可溶性画分
	アルデヒド脱水素酵素（ALDH）	ミトコンドリア
	モノアミン酸化酵素（MAO）	
還元	アルデヒド還元酵素	可溶性画分
加水分解	エステラーゼ	ミクロソーム，可溶性画分
	エポキシドヒドロラーゼ	
	カルボキシルエステラーゼ（CES）	ミクロソーム
	ペプチダーゼ	リソソーム
抱合	グルクロン酸転移酵素（UGT）	ミクロソーム
	硫酸転移酵素（SULT）	可溶性画分
	グルタチオン S-転移酵素（GST）	
	カテコール O-メチル転移酵素（COMT）	
	N-アセチル転移酵素（NAT）	可溶性画分，ミトコンドリア
	アミノ酸抱合酵素	

4.3.2 薬物代謝酵素

A 酸化系酵素

（1）シトクロム P450（P450, CYP）

酸化反応は主に肝ミクロソームに多量に局在するヘムタンパク質であるシトクロム P450 cytochrome P450（P450, CYP）と呼ばれる一群の酵素によって行われる．P450 はステロイドホルモン，胆汁酸や脂肪酸の内因性物質の生合成や代謝に関与しているが，薬物などの異物の代謝酵素として最も重要な酵素であり，医薬品の 75 ～ 85％は P450 によって代謝される．上述したように薬物の酸化には様々な反応様式が存在するが，基本的には次式のような一原子酸素添加反応であり，NADPH と分子状酸素を必要とする（図 4.2）．

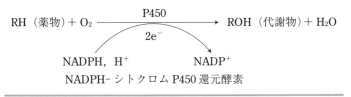

図 4.2 ◆ P450 による酸化様式

a. シトクロム P450 依存モノオキシゲナーゼ系

P450 依存モノオキシゲナーゼ系は小胞体の脂質二重層領域に埋め込まれた P450 と 3 種のタンパク質から成り，NADPH を電子供与体とする電子伝達系と NADH を電子供与体とする電子伝達系の双方と共役している．シトクロム P450 による酸化反応に 2 つの電子が必要であるが，1 つめの電子は実線で示すように NADPH から NADPH-シトクロム P450 還元酵素（フラビンアデニンジヌクレオチド（FAD）とフラビンモノヌクレオチド（FMN）を 1 分子ずつ含む膜結合型フラビン酵素，fp_2）を介して伝達され，P450 の Fe^{3+} を Fe^{2+} に還元する．2 つめの電子は点線で示すように NADPH 経路または NADH から NADH-シトクロム b_5 還元酵素（FAD を 1 分子含む膜結合型フラビン酵素，fp_1）およびシトクロム b_5（膜結合型ヘム酵素）経由で伝達され，酸素分子を活性化する．NADPH-シトクロム P450 還元酵素 1 分子のまわりに約 10 〜 20 分子の P450 と 5 〜 10 分子のシトクロム b_5 が存在しているといわれ，効率よく電子が供給される（図

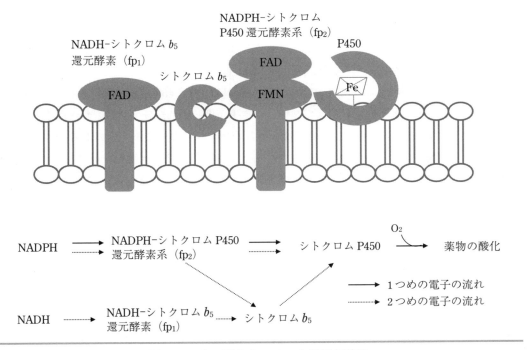

図 4.3 ◆ 肝ミクロソーム電子伝達系

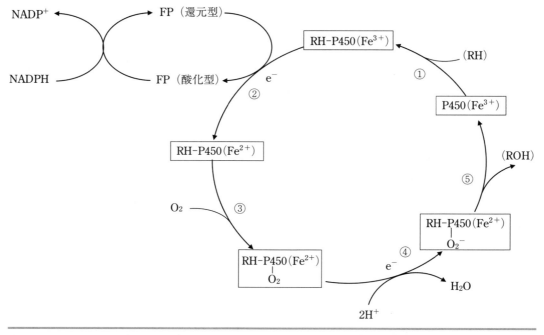

図 4.4 ◆ シトクロム P450 による薬物の酸化機構
RH；薬物，ROH；酸化代謝物，FP；フラビンタンパク質

4.3）．

　P450 による薬物酸化反応は図 4.4 に示すような過程で行われる．すなわち，① 酸化型 P450（Fe^{3+}）と薬物 RH が結合して複合体が生成する．② NADPH から NADPH-P450 還元酵素を介して 1 個目の電子が P450 に与えられ，還元型 P450（Fe^{2+}）となる．③ 還元型 P450 は，分子状酸素と結合して複合体を形成する．④ NADPH から NADPH-P450 還元酵素，あるいは NADPH や NADH からシトクロム b_5 を経由して 2 個目の電子が供給され，分子状酸素が活性化され，きわめて反応性に富む複合体となる．⑤ 活性化された複合体は非常に不安定であるため分子状酸素（O_2^-）が開裂し，2 個の酸素原子のうち 1 個は基質薬物に導入され代謝物 ROH となり，もう 1 個の酸素は還元され H_2O となる．この時点で酸化型 P450 が再生され，反応経路は ① にもどる．

b. P450 分子種の分類と命名法

　P450 は分子内にプロトヘムを有する分子量が約 50,000 のタンパク質で，アポタンパクの一次構造が異なる多数の分子種 isoform が存在する．そのため，P450 は 480 種以上の分子種の総称でスーパーファミリー super family を形成している．各分子種は機能とは関係なく，タンパク質一次構造（アミノ酸配列）の相同性に基づいて分類されている．各分子種の名前は「CYP」の文字の後に群を「数字」，亜群を「アルファベット」で続け，最後に動物種に関係なく発見された

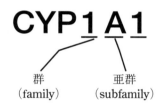

図 4.5 ◆ シトクロム P450 の命名法

例えば，CYP2C9 と CYP2C19 は同じ CYP2C 亜群に属し，それぞれ 2C 亜群の中で 9 番めと 19 番めに発見されたことを示し，各分子種内のアミノ酸配列の相同性は 55％を超える．一方，CYP2C9 と CYP2D6 とは同じ群であるが，相同性は 40％を超えるが，55％未満であるため別の亜群に属している．
P450 の遺伝子産物であるタンパク質を表す場合は「CYP1A1」と表記するが，遺伝子を示す場合は「*CYP1A1*」のように斜体で表記する．マウスから得られたものは「*Cyp1a-1*」と小文字で書く．

順に「数字」が付けられる．すなわち，相同性が 40％以上のものを同じ群 gene family（ファミリー，例えば，CYP1，CYP2，など）に分類し，相同性が 55％以上のものは亜群 subfamily（サブファミリー，例えば，CYP2A，CYP2B，CYP2C，など）として区別する．これら亜群には特定の分子種（アイソフォーム）を区別するために数字がつけられている．

P450 分子種のうち，異物代謝に関与する P450 分子種は CYP1，CYP2 および CYP3 と，アラキドン酸および脂肪酸代謝に関与する CYP4 の一部の 4 種のファミリーである．ヒトでは現在 8 種のサブファミリーに属する 17 種の P450 分子種が主に薬物代謝に関係している．図 4.6 に示すように，ヒト肝に存在する P450 分子種の発現量比は，CYP3A サブファミリー（主に CYP3A4）＞ CYP2C サブファミリー＞ CYP1A2 ＞ CYP2E1 ＞ CYP2A6 ＞ CYP2D6 ＞ CYP2B6 の順である．なかでも，医薬品の代謝に最も重要な役割を果たしているのは，CYP1A2，CYP2C9，CYP2C19，CYP2D6，CYP3A4 の 5 つの分子種である．特に，CYP3A4 は臨床で使用される薬物の約半分の代謝に関与している．また，CYP2D6 は含量としては多くないものの，この分子種により代謝される医薬品は約 25％にのぼる．これは，CYP2D6 の K_m 値が小さく，薬物に対する親

表 4.5　ヒトの主なシトクロム P450 分子種

群 (family)	シトクロム P450 (CYP) 分子種			
	CYP1	CYP2	CYP3	CYP4
亜　群 (subfamily)	1A	2A, 2B, 2C, 2D, 2E	3A	4A
分　子　種 (isoforms)	1A1, 1A2	2A6 2B6 2C8, 2C9, 2C10, 2C18, 2C19 2D6 2E1	3A3, 3A4, 3A5, 3A7	4A9, 4A11

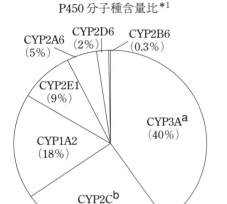
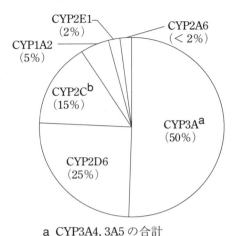

a CYP3A3, 3A4, 3A5, 3A7 の合計
b CYP2C8, 2C9, 2C10, 2C18, 2C19 の合計

a CYP3A4, 3A5 の合計
b CYP2C8, 2C9, 2C18, 2C19 の合計

図4.6 ◆ ヒト肝ミクロソームのP450分子種含量と市販医薬品に対する代謝の寄与
*1 免疫化学的定量法

和性が高いことに起因している．

　薬物代謝に関与するP450分子種は基質特異性がそれぞれ異なるが，その基質特異性が非常に低く，1つの分子種が数多くの薬物を代謝したり，同じ医薬品の異なる位置を別の分子種が酸化する．また，複数のP450分子種が，同一化合物の同じ位置を触媒するなど様々である．例えば，抗がん剤のシクロホスファミドはCYP3A4によって，4位の水酸化とN-脱アルキル化の両方の反応を受ける．また，プロプラノロールでは，CYP2D6によって4位の水酸化を受け，CYP1A2とCYP2C19が同じ脱イソプロピル化反応を行う．

　同一のサブファミリーに属するP450どうしは，わずかなタンパク構造の違いが著しい代謝活性の差異をもたらすため必ずしも同じ機能，基質特異性を有しているわけではない．しかし例外もあるが，一部の分子種では基質となる薬物の構造にある種の共通性が見いだされている．例えば，CYP1Aは平面構造もしくは多環系芳香族炭化水素，CYP2C9は強い水素結合もしくはイオン結合能を有する中性もしくは酸性化合物，CYP2D6は生理的pHで塩基（カチオン）となるアリルアルカリアミン類を基質としやすい．

　P450は，基質特異性が弱いので薬物を含む様々な化学物質によって活性が阻害される．逆に，薬物や環境化学物質によって酵素の産生が増進し（酵素誘導），活性が上昇する．また，遺伝的多型によって活性が大きく変動し，薬効や副作用の大きな個体差の原因の1つとなっている．さらに，小腸には主にCYP3A4が多く発現しており，薬物の経口投与後の初回通過効果に大きく寄与している．

　表4.6に代表的なP450分子種の基質となる薬物と組織分布を示した．

表 4.6 P450 の基質となる代表的な医薬品例

P450 分子種	薬物	備考
CYP1A2	イミプラミン（N-脱メチル化） カフェイン（N-脱メチル化） テオフィリン（N-脱メチル化） フェナセチン（O-脱エチル化） プロプラノロール（N-脱イソプロピル化） (R)-ワルファリン（6-水酸化）	肝のみに存在． 遺伝的多型． 喫煙，焦げた肉，アブラナ科の野菜（ブロッコリーなど），オメプラゾール，ランソプラゾールで誘導される．
CYP2A6	アセトアミノフェン（3-水酸化） クマリン（7-水酸化） テガフール（N-脱テトラヒドロフラン） フェナセチン（O-脱エチル化）	肝，肺に存在． 遺伝的多型． バルビツール酸類，デキサメタゾン，リファンピシンで誘導される．
CYP2C9	イブプロフェン（側鎖 2-水酸化） ジクロフェナク，フルルビプロフェン（4′-水酸化） Δ^9-テトラヒドロカンナビノール（11-メチル水酸化） トルブタミド（p-メチル水酸化） フェニトイン（4′-水酸化） ヘキソバルビタール（3′-水酸化） メフェナム酸（4′-メチル水酸化） (S)-ワルファリン（7-水酸化）	肝，消化管，咽頭，肺に存在． 遺伝的多型． CYP2C サブファミリーの 65％． バルビツール酸類，リファンピシンで誘導される．
CYP2C19	アミトリプチリン（10-水酸化） イミプラミン（N-脱メチル化） オメプラゾール，ランソプラゾール（5-メチル水酸化） ジアゼパム（N-脱メチル化） プロプラノロール（N-脱イソプロピル化） ヘキソバルビタール（3′-水酸化） (S)-メフェニトイン（4′-水酸化）	肝，消化管，咽頭，肺に存在． 遺伝的多型． CYP2C サブファミリーの 1.5％であるが，高い生理活性．
CYP2D6	アミトリプチリン（10-水酸化） イミプラミン（2-水酸化） エンカイニド（O-脱メチル化） クロミプラミン（2-水酸化，8-水酸化） コデイン（O-脱メチル化） スパルテイン（Δ^2, Δ^5-水酸化） チオリダジン（S-酸化） チモロール（O-脱アルキル化） デキストロメトルファン（O-脱メチル化） デシプラミン（2-水酸化） ノルトリプチリン（10-水酸化） ハロペリドール（脱アルキル化） ブプラノロール（1′-水酸化） フルフェナジン（S-酸化）	肝，消化管，腎に存在． 遺伝的多型． 誘導されない．

表 4.6 続き

P450 分子種	薬　物	備　考
（CYP2D6 続き）	フレカイニド（O-脱アルキル化） プロパフェノン（水酸化） プロプラノロール（4-水酸化） ペルフェナジン（S-酸化） メトプロロール（α-水酸化）	
CYP2E1	アセトアミノフェン（活性化） エタノール（酸化） クロルゾキサゾン（6-水酸化） p-ニトロフェノール（水酸化） ハロタン（脱ハロゲン化）	肝，肺，胎盤に存在．エタノール，イソニアジドで誘導される．
CYP3A4	アセトアミノフェン（酸化） イトラコナゾール イミプラミン（N-脱メチル化） エリスロマイシン（N-脱メチル化） カルバマゼピン（エポキシ化） キニジン（3-水酸化） クラリスロマイシン（N-脱メチル化） ケトコナゾール，ミコナゾール（酸化） ジアゼパム（3-水酸化） シクロスポリン（水酸化） ジルチアゼム（N-脱メチル化） タモキシフェン（N-脱メチル化，4-水酸化） ダプソン（N-水酸化） テストステロン（6β-水酸化） Δ^9-テトラヒドロカンナビノール（8β-水酸化） テルフェナジン（N-脱アルキル化，水酸化） トリアゾラム（1'-水酸化，4-水酸化） ニフェジピン（酸化） ベラパミル（N-脱メチル化） ミダゾラム（1'-水酸化，4-水酸化） リドカイン（N-脱エチル化）	肝，消化管，胎盤，子宮，腎，肺に存在．消化管全CYPの約70%．バルビツール酸類，カルバマゼピン，フェニトイン，リファンピシン，トロレアンドマイシンで誘導される．グレープフルーツジュースで阻害される．

（2）フラビン含有モノオキシゲナーゼ

　P450以外には，窒素およびイオウ原子などのヘテロ化合物の酸化を触媒するフラビン含有モノオキシゲナーゼ flavin-containing monooxygenase（FMO）があり，アミノ酸の相同性によりFMO1～FMO5までの5種の分子種が存在する．この酵素は電子供与体として，シトクロムP450とは別のNADPHと分子状酸素の存在下で基質を酸化し，酸素1個を基質に導入する．P450とは基質特異性が異なり，一般に二級および三級アミンのような塩基性の強いN原子の酸化，求核性の強いチオール，スルフィド，チオアミドのような含硫化合物のS原子の酸化を触

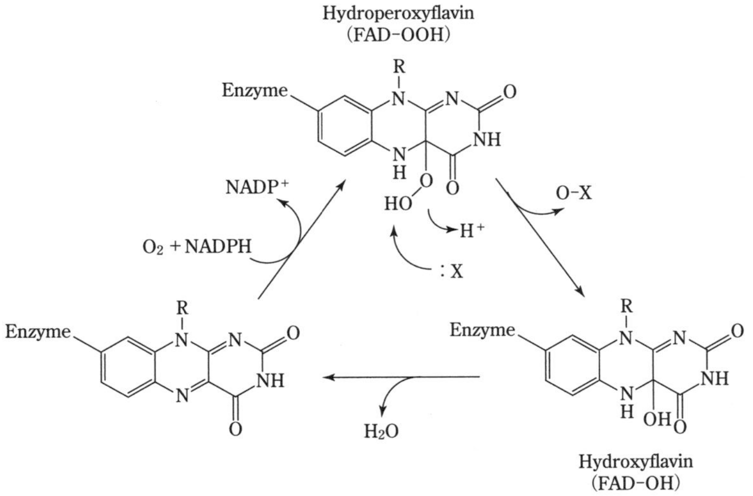

図 4.7 ◆ FMO による酸化機構
X = N, S, P

媒する酵素として重要である．しかし，P450 に比較して肝での薬物代謝としての量的な寄与は限られている．また，FMO は P450 とは異なりフェノバルビタールや 3-メチルコラントレンなどで誘導されない．

クロルプロマジンのスルフィドは FMO によって代謝され，スルホキシド体を経て，スルホン体を生成する（p.132）．

（3）ミクロソーム以外の酸化酵素

ミクロソーム以外の酸化酵素として**アルコール脱水素酵素（ADH）**および**アルデヒド脱水素酵素（ALDH）**がある．ADH は肝，腎，肺の上清画分に存在し，NAD^+ を補酵素として異物アルコール類をアルデヒドまたはケトンに代謝する．エタノールの代謝には CYP2E1 も関与しているが，ADH はエタノール代謝の律速酵素である．一方，ALDH は肝，腎，副腎，生殖腺の可溶性画分のほか，ミクロソームやミトコンドリアにも存在する．NAD または NADP を補酵素として，芳香族および脂肪族アルデヒド基を対応するカルボン酸に酸化する．ミトコンドリアに存在する ALDH2 は小分子アルデヒドの代謝に関与し，エタノールから生成するアセトアルデヒドを代謝する．日本人を含む東洋人の 40 ～ 45% は代謝活性の欠損した ALDH2 を有するため，飲酒によりアセトアルデヒドが体内に溜まり悪酔いしやすい．

チラミンやドパミンの代謝に関与する**モノアミン酸化酵素（MAO）**はミトコンドリア外膜に局在するフラビン酵素で，FAD を補酵素とする．生体内生理活性アミンの神経伝達物質を酸化的に脱アミノ化し，アルデヒドとアンモニアを生成する．

その他，ヒポキサンチンをキサンチンを経て尿酸に代謝するキサンチン酸化酵素は 6-メルカ

プトプリンの代謝に関与している.

B 還元酵素

(1) NAD(P)H-キノン還元酵素 (DT-ジアホラーゼ)

種々のキノン類やアゾ色素,芳香族ニトロ化合物などの還元を触媒するフラビン酵素で,FADを補欠分子とする.主に肝の可溶性画分に存在する.

(2) P450

P450は酸化酵素であるが,嫌気性条件下ではニトロ基からアミンへの還元,アゾ基から一級アミンへの還元,エポキシドやN-オキシドの脱酸素,ならびにハロゲン含有化合物の還元的脱ハロゲンを触媒する.

(3) カルボニル還元酵素 (ケトン還元酵素)

アルド-ケト還元酵素群の1つで,ケトンを還元してアルコールにする可溶性画分に存在する酵素である.S-ワルファリンはCYP2C9による酸化を受けるのに対して,R-ワルファリンはカルボニル還元酵素により還元されて,11R-ヒドロキシR-ワルファリンを生成する.また,ロキソプロフェンも本酵素により立体選択的還元を受けて活性代謝物である$trans$-アルコール体となる(p134).

C 加水分解酵素

(1) カルボキシエステラーゼ (CES)

CESは肝に多く発現するが,小腸をはじめ,血漿,腎,肺,脳など多くの臓器に発現している.ヒトにおいてCES1～CES5までの分子種が存在するが,肝,脳に発現するCES1と,小腸に発現するCES2が薬物代謝に大きく関与している.前述したように多くのプロドラッグの代謝的活性化にCESが働いている.

(2) エポキシド水解酵素 (エポキシドヒドロラーゼ, EH)

ミクロソームに存在するエポキシド水解酵素 (mEH) と可溶性画分に存在するエポキシド水解酵素 (cEH) は基質特異性とアミノ酸配列が大きく異なる.カルバマゼピンの主代謝物カルバマゼピン-10, 11-エポキシド (p.131) はmEHによってカルバマゼピン-10, 11-ジオールに代謝される.

D 抱合酵素

(1) グルクロン酸転移酵素 (UDP-グルクロノシルトランスフェラーゼ, UGT)

最も重要な抱合代謝を行う UGT は主として肝小胞体に存在するが, 腎, 小腸, 肺, 皮膚など広く存在する. UGT によって代謝される薬物は P450 についで多く, 薬物代謝への寄与は大きい. ウリジン-5′-二リン酸-α-D-グルクロン酸 (UDPGA) を補酵素とする.

UGT には多数の分子種が存在しており, UGT1 と UGT2 (UGT2A と UGT2B の亜群) の 2 つの群に分類されている. P450 同様に, リファンピシン, フェノバルビタール, フェニトインなどによって酵素誘導を受ける.

(2) 硫酸転移酵素 (スルホトランスフェラーゼ, SULT)

SULTは肝以外に腎，消化管などの組織の細胞質に存在する．基質の異なる多数の分子種が存在し現在SULT1〜6のファミリーに分類されている．3′-ホスホアデノシン-5′-ホスホ硫酸（PAPS）を補酵素として必要とする．フェノールスルホトランスフェラーゼ（SULT1A, 1B）はフェノール基を有する多くの薬物の硫酸抱合に関与する．また，ヒドロキシステロイドスルホトランスフェラーゼ（SULT2）は一級および二級アルコール性水酸基を有する薬物の硫酸抱合に関与する．UGTとは異なり，SULTは薬物によってほとんど誘導されない．

（3）アセチル転移酵素（N-アセチルトランスフェラーゼ，NAT）

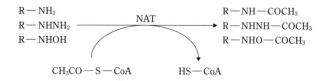

アセチルCoAを補酵素として，アミノ基をアセチル化する．NATには2種のアイソザイム（NAT1, NAT2）が存在し，NAT1は肝をはじめ，腎，小腸，皮膚などの可溶性画分に存在するが，NAT2は主に肝に発現している．抗結核薬イソニアジドやサルファ剤スルファメトキサゾールのアセチル化はNAT2が関与している．後述する遺伝的多型が古くから知られている酵素である．

（4）グルタチオンS-転移酵素（グルタチオンS-トランスフェラーゼ，GST）

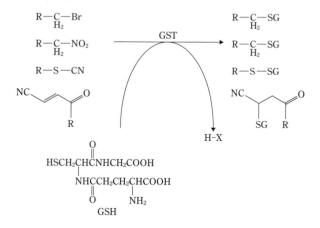

GSTはグルタチオン（GSH）を補酵素としてエポキシド，ハロゲン化物，ニトロ基，α, β-不飽和アルデヒドなどを有する化合物をグルタチオン抱合体とする第Ⅱ相反応に欠かせない役割を有している．GSTには基質特異性が異なる多数のアイソザイムが存在し，様々な親電子性化合物を代謝して，酸化的毒性あるいは酸化的ストレスから細胞を防御している．

(5) その他の第Ⅱ相反応酵素

カテコールアミンやヒスタミンなどをメチル化するメチル基転移酵素には反応によって異なる酵素が関与する．いずれの酵素も，S-アデノシル-L-メチオニンを補酵素とする．ノルエピネフリンやエピネフリンにようにカテコール構造を有する薬物はカテコール O-メチル転移酵素（COMT）で O-メチル化される．6-メルカプトプリンやアザチオプリンはチオプリン S-メチル転移酵素（TPMT）によって S-メチル化反応を受ける．COMT や TPMT には遺伝的多型が存在する．

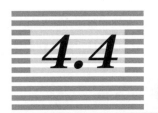

4.4 薬物代謝の変動様式

代謝活性や代謝経路の変化は薬効や副作用発現ならびに薬効持続時間に大きく影響する．薬物代謝の変動は，種差，性差，遺伝的要因，年齢差，栄養状態，疾病の有無など内的要因のほかに，環境化学物質の侵入や薬の併用，飲酒，喫煙，食事，環境的因子などの外的要因によっても生ずる．

4.4.1 内的変動要因

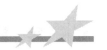

A 種差

酵素の種類や発現量が種によって大きく異なるため，質的（代謝経路）にも量的（代謝速度）にも明瞭な種差が認められる．一般にラットのような実験動物の代謝速度はヒトよりも大きい．ヒトでは代謝の個体差の変動が実験動物に比較して大きい．旧大陸サル，特にアカゲザルの代謝はヒトに最も似ているといわれており，遺伝子レベルでもサルがヒトに最も近い．代謝における種差は，治験薬の安全性評価を行う場合や，動物実験から得られた体内動態の結果をヒトへ外挿する場合において重要な意味をもつ．

種差は第Ⅰ相反応および第Ⅱ相反応の両方で認められる．例えば，CYP1A1，1A2，2E1 はラットとヒト間でよく保存されているが，他の CYP 分子種は両種間で発現が大きく異なる．小腸の β-グルクロニダーゼ活性や血漿中エステラーゼ活性はヒトに比較してラットで著しく高い．

さらに，一級アミンの N-アセチル化がイヌやモルモットでは欠損しているなど，種特異的な代謝経路の違いも認められる．アンフェタミンは，ラットでは芳香環の水酸化が行われる．また，モルモット，ウサギでは脱アミノ化が行われ，ヒトでは脱アミノ化体と未変化体が尿中に排泄される．

B 性差

ラットでは一般に代謝能は雄のほうが雌よりも高い．一方，ヒトにおいては薬物代謝に明らかな性差が認められることは少ない．しかし，CYP3A は性ステロイドやコルチコイドの代謝にも関与しており，その発現に性ホルモンの支配を受けていると考えられ，女性のほうが CYP3A4 の活性は 40〜50％高い．逆に，CYP1A2 や 2C19 ならびにグルクロン酸抱合活性では女性のほうが低いと報告されているが，いずれの場合も差異は大きくない．

C 年齢

P450 活性はヒトでは胎児ではほとんど発現しておらず，新生児から幼児・小児期にかけて速やかに増加し，幼児・小児期の代謝能力は成人を上回ることが多い．その後，成人になるにつれ減少し，高齢者ではさらに減少する．図 4.8 は主に CYP1A2 により代謝されるテオフィリンクリアランスと CYP3A4 により代謝されるジアゼパムの半減期に対する年齢の影響を示したものであるが，高齢者では代謝活性の減少や肝血流量の減少により代謝能は低下する．一方，グルクロン酸抱合能は新生児期にはきわめて低く，グルクロン酸抱合により代謝されるクロラムフェニ

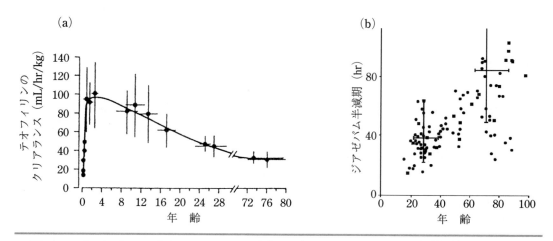

図 4.8 ◆ テオフィリンクリアランス（a）とジアゼパム半減期に及ぼす加齢の影響（b）
((a) 千葉寛（1991）日児誌 **95**，1738，(b) Rowland, M. & Tozer, T. N.（2010）Clinical Pharmacokinetics and Pharmacodynamics 4th Ed., p.387, Lippincott Williams & Wilkins)

コールの消失が遅延する結果，グレイ症候群を引き起こす．その後，乳児・小児期でほぼ成人と同程度の活性となる．

P450以外の薬物代謝酵素は一般に加齢により大きな変化を示さないことが多く，例えば主にグルクロン酸抱合やアセチル化によって消失する薬物のクリアランスは加齢による顕著な低下は認められない．

D 病　態

栄養状態や病態がP450分子種レベルに影響することが知られている．また，ヒトにおいて，糖尿病患者でP450活性が上昇していることが報告されている．薬物の代謝は主に肝臓で行われることから，肝疾患は薬物の代謝に影響しやすい．しかし，急性肝炎や慢性ウイルス性肝炎では代謝活性への影響は少なく，肝硬変，肝不全や肝がんのような慢性もしくは重篤な肝臓病で一般

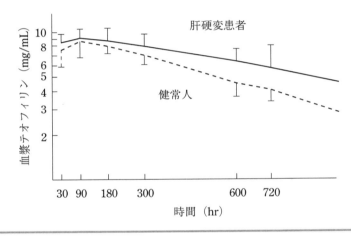

図4.9 ◆ テオフィリンの血中濃度推移に及ぼす肝硬変の影響
(Coli, A. et al. (1988) Clin. Pharmacol. Ther., **44**, 642)

表4.7　肝疾患における薬物代謝酵素の変動

CYP酵素	変　動	それ以外の活性	変　動
CYP1A2	大きく低下	グルクロン酸抱合	不変（わずかな低下）
CYP2A6	低下	硫酸抱合	不変
CYP2C9	わずかに低下（ほぼ不変）	アセチル抱合	不変（わずかな低下）
CYP2C19	大きく低下	グルタチオン抱合	不変
CYP2D6	わずかに低下（ほぼ不変）	アルコール酸化	不変
CYP2E1	低下		
CYP3A4	低下		

（加藤隆一ら編，薬物代謝学，p.151，東京化学同人から引用）

に代謝活性（肝固有クリアランス）が減弱し，薬物の消失が遅延する（図4.9）．一方，グルクロン酸抱合代謝など CYP 以外の代謝酵素については，肝疾患の影響は軽微であり，ジアゼパムとは異なりグルクロン酸抱合が主な代謝経路であるオキサゼパムでは肝疾患の影響はほとんど認められない（表4.7）．

近年，腎不全患者において肝臓および小腸の薬物代謝酵素（CYP2C19, 2E1, 2D6, 3A4）が低下することが報告されている．この原因は尿毒症にともなう種々の物質が代謝酵素活性に影響するためと考えられる．

E 遺伝的因子

薬物代謝酵素は，遺伝子から転写，翻訳されて酵素タンパク質として発現する．したがって，その遺伝的な欠損や変異があると正常な機能を示さない酵素タンパク質が発現する．これが薬物代謝能における個人差や人種差の原因となる．変異型の対立遺伝子は往々にして年齢，性，病態，併用薬などの要因をはるかに超える影響を示す．

通常，薬物投与後の血中濃度の個体差に基づく分布パターンは単峰性である．しかし，N-アセチル転移酵素のうち，NAT2 によって N-アセチル化されるイソニアジドの血漿中濃度の分布は図4.10のような二峰性となる．これは，集団内に NAT2 活性の高い個体群（rapid acetylator, RA）と，低い個体群（slow acetylator, SA）が存在することを示している．NAT2 の遺伝的多型には人種差が存在する．白人では SA が 50〜60% 存在するのに対して，日本人では約 10% が

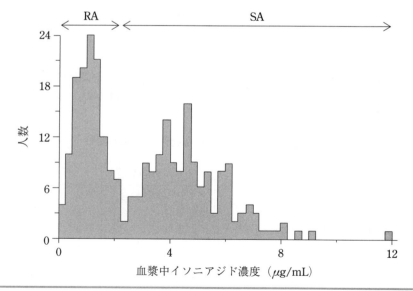

図4.10 ◆ イソニアジドの血漿中濃度にみられる個人差
9.7 mg/kg 経口投与後6時間目の血漿中濃度．

SAである．SA群ではイソニアジドの血中濃度が上昇し，多発性神経炎の副作用が発症しやすい．

このように，特定の集団において1%以上の頻度で遺伝子型（genotype，ゲノタイプ）の変異がみられ，それが原因で遺伝形質（表現型，phenotype，フェノタイプ）が複数存在する場合，その形質に遺伝的多型性があるという．この場合，酵素活性が正常な群をEM（extensive metabolizer），酵素活性が著しく低い群をPM（poor metabolizer）と呼ぶ．また，EMとPMの中間の酵素活性を示す群をIM（intermediate metabolizer）と呼ぶことがある．遺伝子の異常のなかで一塩基の変異によるものを一塩基多型 single nucleotide polymorphisms（SNP）と呼ぶ．代謝酵素の変異遺伝子は，遺伝子名の右肩に*を付け，野生型を1として，発見された変異型に順に番号を付ける（*CYP2D6*1*, *CYP2D6*2* など）．例えば，*CYP2D6* の場合，*CYP2D6*3*, **4*,

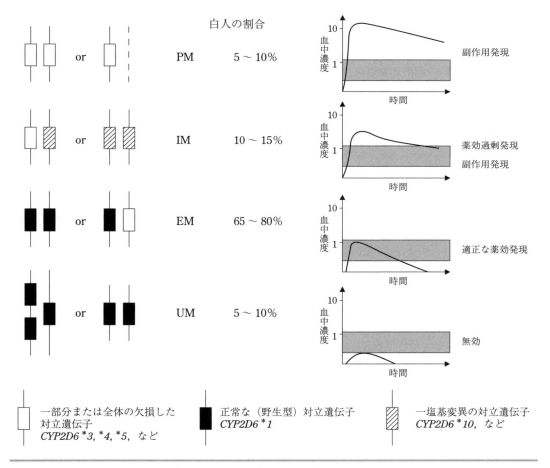

図4.11 ◆ CYP2D6の遺伝型と表現型の関係と血中濃度への影響

PM；poor metabolizer, IM；intermediate metabolizer, EM；extensive metabolizer, UM；ultra rapid metabolizer

(Zanger, U. M. *et al.* (2004) *Naunyn-Schmiedeberg's Arch. Pharmacol.* **369**, 23 をもとに改変)

*5 はスプライス異常により正常に酵素が生成されない．また CYP2D6*10 はアミノ酸置換のため不安定な酵素を生成し，活性が減少する．そのため CYP2D6*4 をホモ接合体として有する個体は CYP2D6 が産生されない．ただし，ゲノタイプの変異により必ずしもフェノタイプが変化するとは限らないし，また，フェノタイプは同一であってもゲノタイプが異なることがある．

通常，薬物の常用量は EM 群の薬物動態に合わせて定められるため，薬物代謝能が低い PM 群にとって常用量は過剰量となり，薬効の過剰な発現や副作用が生じる危険が高い．

CYP2D6 の PM は人種差が認められ，白人では 7～10％ と多く，日本人では 0.7％ と少ない（日本人は IM の割合が 35％）．CYP2D6 の遺伝子多型は降圧剤デブリソキンの 4 位水酸化や抗てんかん薬メフェニトインの N-脱メチル化においてよく知られている．例えば，CYP2D6 の PM では，デブリソキンの服用により強い起立性低血圧を生じるが，この患者ではデブリソキンの代謝が行われないため尿中に代謝物がほとんど排泄されない．

三環系抗うつ薬イミプラミンは主に CYP2C19 と一部 CYP1A2 によって N-脱メチル化を受け，活性代謝物のデシプラミンを生成する．イミプラミン自身およびデシプラミンは CYP2D6 によって芳香環の 2 位の水酸化を受ける．そのため，CYP2D6 の PM ではデシプラミンの血中濃度が上昇し，EM の約 10 倍の AUC を示し，心毒性の危険が高まる（図 4.12）．また，麻薬性鎮痛薬コデインは CYP2D6 によって活性代謝物モルヒネとなるため，CYP2D6 の PM では薬効発現が減弱する．

CYP2C19 の遺伝的多型にも人種差が認められ，日本人（PM 約 20％）のほうが白人（PM 2～5％）よりも PM の割合がはるかに多い．CYP2C19 の PM ではプロトンポンプ阻害薬のオメプラゾールやランソプラゾールおよび抗不安薬のジアゼパムなどの血中濃度が上昇する．

CYP2C9 の PM では抗凝固剤 (S)-ワルファリン，抗てんかん薬フェニトイン，血糖降下薬トルブタミド，非ステロイド系抗炎症薬の血中濃度の上昇が考えられる．ジヒドロピリミジン脱水素酵素（DPD）の PM では，5-FU の代謝が行われず，抗がん剤の毒性増加が認められる．また，日本人ではアルデヒド脱水素酵素（ALDH2）の PM の割合が多く，飲酒により顔面紅潮や悪心

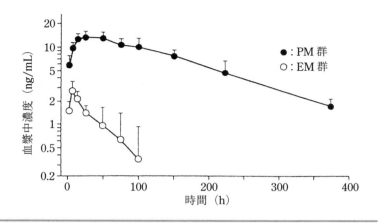

図 4.12 ◆ CYP2D6 の PM と EM における血漿中デシプラミン濃度の変化
(E. Koyama *et al.*（1994）*J. Pharmacol. Exp. Ther.* **271**, 860)

が発現しやすい．

第Ⅱ相反応に関与する代謝酵素では，前述した *N*-アセチル転移酵素（NAT2）のほかに，UDP-グルクロン酸転移酵素（UGT1A1）の遺伝子多型では，イリノテカンによる造血毒性との関連が指摘されている．さらに，メチル化酵素のチオプリン *S*-メチル転移酵素（TPMT）の PM が存在し，メルカプトプリンやアザチオプリンの血中濃度上昇による造血毒性の増加がみられる．また，カテコール *O*-メチル転移酵素（COMT）の PM では，レボドパの血中濃度上昇による抗パーキンソン病効果の増強が生ずる．

4.4.2 外的変動要因

薬物代謝酵素に影響する外的因子として，併用薬物，飲食物，環境中の化学物質などがある．また，温度，気圧，音などの環境因子が酵素活性を変動させることが動物実験において確かめられている．

薬物を含む化学物質の中には，代謝酵素量の増加や代謝阻害を引き起こすものが少なくない．喫煙は CYP1A1/2 の誘導を起こすことが知られている．その結果，喫煙者におけるプロプラノロールやテオフィリンの血中濃度は非喫煙者に比較して明らかに低値を示す．また，焦げた焼肉（多環系芳香族炭化水素，PAH）も同様に CYP1A1/2 を誘導する．また，グレープフルーツジュース中のフラノクマリン類が CYP3A4 を阻害することはよく知られている．

A 酵素誘導

　薬物を投与することによって，代謝酵素量が増加し，薬物代謝が促進することがある．このような現象を酵素誘導 enzyme induction と呼び，酵素誘導を起こす化合物を誘導剤 inducer という．酵素誘導は治療濃度範囲の狭い薬物において特に問題となる．すなわち，代謝により消失が亢進し血中濃度が低下することによって，結果的に著しい治療効果の低下につながる．逆に，毒性代謝物が生成するときには，酵素誘導は毒性の増強につながる．

　誘導剤は多数存在するが，一般に脂溶性で，半減期が長く，肝臓に蓄積しやすいものが多い．なかでもバルビツール酸類，フェニトインやカルバマゼピンなどの抗けいれん薬，リファンピシンがよく知られている（表4.8）．

表 4.8　P450 誘導剤

CYP 分子種	誘導剤
CYP1A1/2	オメプラゾール，ランソプラゾール
CYP2A6	バルビツール酸類，抗けいれん薬，デキサメタゾン，リファンピシン
CYP2B6	抗けいれん薬，リファンピシン
CYP2C8, 9, 19	バルビツール酸類，抗けいれん薬，リファンピシン
CYP2E1	エタノール，イソニアジド
CYP3A4	バルビツール酸類，抗けいれん薬，デキサメタゾン，リファンピシン

CYP2D6, 3A5, 4A9, 4A11 は誘導されない．

　酵素誘導は，①酵素遺伝子からmRNAへの転写，②mRNAまたは酵素タンパク質の安定化，および③mRNAから酵素タンパク質への翻訳，のいずれかが促進されることによって薬物代謝酵素タンパク質の合成が増加することによる．P450の誘導の多くは①の転写が活性化されることによる．また，小胞体のP450の誘導と同時に，UDP-グルクロン酸転移酵素，エポキシヒドラーゼ，グルタチオンS-転移酵素などが同時に誘導を受けることが多い．

　P450の分子種や薬物の種類によって誘導機構は異なる．CYP1Aは芳香族炭化水素受容体 aryl hydrocarbon receptor（AhR）が，CYP2A6，2Bおよび2Cでは常在性アンドロスタン受容体 constitutive androstane receptor（CAR）と呼ばれる核内受容体がいずれも関与している（表4.9）．また，CYP3Aはプレグナン X 受容体（PXR）と呼ばれる核内受容体が重要な役割を果たしていることが明らかにされている（図4.13）．また，CYP2E1の場合は②の酵素タンパク質の安定化の結果，酵素タンパク質の分解が抑制されて活性が上昇する．それゆえ，P450は様々な外来異物によって誘導を受けるが，誘導される分子種は誘導剤によって異なる．

4. 薬物の代謝

表 4.9　AhR, CAR, PXR を介して誘導される薬物代謝酵素およびトランスポーター

受容体	第Ⅰ相反応	第Ⅱ相反応	トランスポーター
AhR	CYP1A1, 1A2, 1B1, ALDH	UGT1A1, GSTA2, SULT1A1	BCRP
CAR	CYP2A, CYP2B, CYP2C, CYP3A	UGT1A1, SULT1A1	OATP2, MRP2, MRP3
PXR	CYP2B, CYP2C, CYP3A	UGT1A1, GSTA2, SULT2A1	MDR1, MRP2, OATP, OCT1

CAR：CYP2B6 ＞ CYP2C ＞ CYP3A4
PXR：CYP3A4 ＞ CYP2B6 ＞ CYP2C

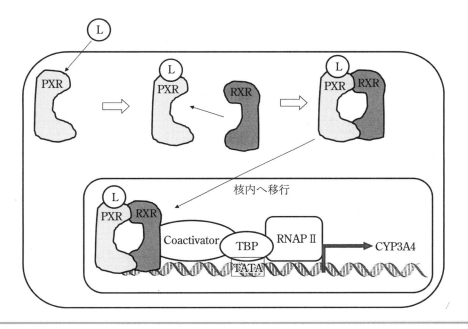

図 4.13　◆　PXR による CYP3A4 誘導機構
誘導剤 (L) が細胞内に侵入すると，核内受容体の PXR と結合する．これは，さらに RXR とのヘテロ二量体を形成し，核内に移行し，CYP3A4 遺伝子の上流の結合部位に結合し，RNA ポリメラーゼ (RNAPⅡ) による転写を活性化する．TBP：TATA box binding protein.

B　酵素阻害

2 種以上の薬物を併用した場合に，代謝酵素，特にシトクロム P450 の基質特異性が低いため，一方の薬物の代謝が他方の薬物により阻害される場合がある．その結果，血中濃度の上昇や半減期の延長が起こり，薬効の増強や副作用が増加する．臨床上重大な問題が生じる相互作用には酵

表 4.10　P450 の代謝阻害剤

阻害される CYP 分子種	阻害剤	阻害を受ける薬物
CYP1A2	キノロン系抗菌剤（エノキサシン，ノルフロキサシン，シプロフロキサシン） フルボキサミン	テオフィリン チザニジン
CYP2C9	サルファ剤（スルファメトキサゾール，スルファフェナゾール） イソニアジド フェニルブタゾン	フェニトイン ワルファリン トルブタミド
CYP2C19	オメプラゾール ハロペリドール アミオダロン	ジアゼパム フェニトイン
CYP2D6	シメチジン キニジン プロパフェノン	メトプロロール プロプラノロール イミプラン ノルトリプチリン
CYP3A4	シメチジン アゾール系抗真菌剤（イトラコナゾール，ケトコナゾール） マクロライド系抗菌剤（エリスロマイシン，クラリスロマイシン） HIV プロテアーゼ阻害剤（インジナビル，サキナビル，リトナビル） エチニルエストラジオール	トリアゾラム ミダゾラム ニフェジピン ジルチアゼム シクロスポリン カルバマゼピン

素阻害が原因である場合が少なくない．表 4.10 には P450 の代謝阻害例を示した．

代謝阻害の機構には，可逆的で阻害剤がなくなると阻害効果が消失するものと，非可逆的で併用薬中止後も阻害は持続するものがある．第 II 相反応における阻害の一般的な機構は補酵素の枯渇である場合が多い．

（1）可逆的酵素阻害

薬物代謝酵素は基質特異性が低いため，1 つの酵素が複数の薬物の代謝に関与する．同じ酵素で代謝される薬物が併用された場合，1 つの酵素の競合的阻害が起こる（図 4.14 ①）．臨床的に最も多く見られる阻害である．この場合，親和性の高い（K_m 値の低い）薬物が親和性の低い（K_m 値が高い）薬物の代謝を阻害し，後者の血中濃度が上昇する．

また，イミダゾール環を有するシメチジンやケトコナゾールおよびトリアゾール環を有するイトラコナゾールのような薬物では，P450のヘム鉄に結合し，分子状酸素のヘム鉄への結合を妨げることによって代謝を阻害する（図4.14②）．

（2）不可逆的酵素阻害

14員環のマクロライド系抗菌薬のエリスロマイシンは，CYP3A4によってN-脱メチル化を受ける．このとき生成する脱メチル体がアミノ基の窒素を介してヘム鉄とニトロソアルカンという共有結合体を形成し，CYPを不活性化する（図4.14③）．このように代謝物による阻害を代謝機構依存的阻害 mechanism based inhibition（MBI）と呼ぶ．MBIでは，阻害薬が消失しても阻害作用は持続する．また，クロラムフェニコールの活性代謝物はP450のアポタンパク質部分のリシン残基と共有結合してCYPを不活性化する．

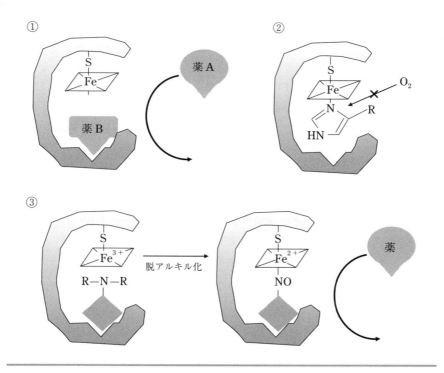

図4.14 ◆ P450の阻害様式
① CYPのアポタンパク部分の基質結合部位を競合的に阻害．
② イミダゾール環，トリアゾール環，ベンズイミダゾール環を有する薬物によるヘム鉄への配位．
③ CYPによって代謝された代謝物がヘム鉄に共有結合して安定な複合体を形成（mechanism based inhibition）．

練習問題

正誤問題

以下の記述の正誤について答えよ.

1. フラビン含有モノオキシゲナーゼ（FMO）もシトクロム P450 と同様に脂肪族や芳香族の水酸化に関与する.（　）
2. ジアゼパムの脱メチル化反応は，酸化反応の一種である.（　）
3. コデインは CYP1A2 によって脱メチル化を受けて，モルヒネに代謝される.（　）
4. シトクロム P450 は嫌気性条件下で，ニトロ基のアミンへの還元を触媒する.（　）
5. 薬物の N-脱エチル化反応によってアセトアルデヒドが生成する.（　）
6. シトクロム P450 は薬物 1 分子に酸素原子 1 分子を付加するために 2 個の電子を必要とする.（　）
7. 硫酸転移酵素はフェノバルビタールによって誘導される.（　）
8. イトラコナゾールのアゾール基は P450 のヘム鉄に配位結合して，活性を阻害する.（　）
9. ジスルフィラムはアルデヒド脱水素酵素（アルデヒドデヒドロゲナーゼ）を阻害する.（　）
10. 小児ではテオフィリンのクリアランスは成人のそれに比較して小さい.（　）

CBT 問題・必須問題

問1　グルクロン酸抱合反応に関する記述のうち，誤っているのはどれか. 1 つ選べ.

1. UDP-グルクロン酸転移酵素により触媒される.
2. シトクロム P450 による酸化的代謝物にのみ起こる.
3. UDP-グルクロン酸が必要である.
4. 薬物のフェノール性水酸基にも起こる.
5. 主に細胞のミクロソーム画分に活性がある.

（100 回）

4. 薬物の代謝

問2 薬物代謝に関する記述のうち，正しいのはどれか <u>2つ選べ</u>．
1. シトクロム P450（CYP）による酸化的代謝と比較して，抱合代謝やアルコールの酸化は肝疾患による影響を受けにくい．
2. 高齢者では，CYP による酸化的代謝とグルクロン酸抱合代謝が同程度に低下する．
3. 喫煙は CYP1A2 の誘導を引き起こし，トリアゾラムの血中濃度を低下させる．
4. CYP の遺伝子多型では，代謝活性が上昇する場合や低下する場合がある．

(100 回)

問3 種々のシトクロム P450 分子種の発現を誘導する代表的な薬物はどれか．1つ選べ．
1. イトラコナゾール　　2. エリスロマイシン　　3. セファレキシン
4. シメチジン　　5. フェノバルビタール

(98 回)

問4 モルヒネに関する記述のうち，<u>誤っている</u>のはどれか．1つ選べ．
1. CYP2D6 によるコデインの代謝物である．
2. 6位水酸基のグルクロン酸抱合体は鎮痛作用を示す．
3. 塩酸塩水和物は錠剤あるいは注射剤に用いられる．
4. 経皮吸収型製剤が汎用されている．

(96 回)

理論問題

問1 シトクロム P450（CYP）に関する記述のうち，正しいのはどれか．<u>2つ選べ</u>．
1. ヒト肝組織中の存在量が最も多い分子種は CYP2D6 である．
2. エタノールの生体内での酸化反応に関与する．
3. グルクロン酸抱合反応を担う主な酵素である．
4. 遺伝的要因により CYP2C19 の代謝活性が低い人の割合は，白人と比較して日本人の方が少ない．
5. セントジョーンズワート（セイヨウオトギリソウ）を含む健康食品の摂取で，CYP3A4 の誘導が起こる．

(97 回)

問2　薬物代謝酵素の遺伝的多型に関する記述のうち，正しいのはどれか．2つ選べ．
1. 代謝酵素の遺伝的多型によって親薬物の血中濃度時間曲線下面積（AUC）は変化するが，代謝物のAUCは変化しない．
2. N-アセチル転移酵素には遺伝的多型が存在し，日本人では約10％がイソニアジドのアセチル化が速い群に属する．
3. CYP2C19には遺伝的多型と関係した人種差があり，オメプラゾールのpoor metabolizer（PM）は，白人種と比べて日本人では出現率が高い．
4. CYP2D6の遺伝的多型が関与するイミプラミンのPMでは，活性代謝物の生成が増大する．

(95回)

問3　薬物代謝に関する記述のうち，正しいものはどれか．2つ選べ．
1. シトクロムP450（CYP）は主にミトコンドリア内で分子状酸素を活性化し，酸素原子を基質である薬物に導入する酸化反応を触媒する．
2. リファンピシンによるCYP3A4の誘導にはPregnane X receptor（PXR）と呼ばれる核内レセプターが関与している．
3. イリノテカン塩酸塩はカルボキシエステラーゼによって加水分解を受け，活性代謝物SN-38を生成する．
4. インドメタシンの代謝クリアランスは，乳児期から小児期にかけて最も高くなり，その後成人になるにつれてクリアランスは低下する．

問4　薬物の第Ⅱ相代謝に関する記述のうち，正しいものはどれか．2つ選べ．
1. 薬物のグルクロン酸抱合の結果，極性が高まるが，分子量が約200増加することにより，胆汁排泄はされにくくなる．
2. 硫酸抱合は，主に薬物分子のスルフヒドリル基（-SH）に3′-ホスホアデノシン-5′-ホスホ硫酸と硫酸転移酵素によって硫酸を結合させる反応である．
3. アセチル抱合には，遺伝子多型が存在し，日本人に比べて白人ではアセチル化能の低いヒト（slow acetylator）の割合が多い．
4. 肝細胞内で生成されたグルタチオン抱合体は，毛細胆管膜に存在するトランスポーターによって胆汁中に排泄されるか，メルカプツール酸の形で尿中に排泄される．

Chapter 5 薬物の排泄

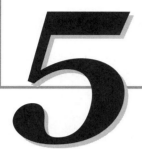

到達目標

1. 薬物の尿中排泄機構について説明できる．
2. 腎クリアランスと，糸球体ろ過，分泌，再吸収の関係を定量的に説明できる．
3. 代表的な腎排泄型薬物を列挙できる．
4. 薬物の胆汁中排泄と腸肝循環について説明できる．
5. 薬物の排泄過程における相互作用について例を挙げ，説明できる．

キーワード

糸球体ろ過/尿細管分泌/尿細管再吸収/有機アニオン輸送系/有機カチオン輸送系/P-糖タンパク質/Henderson-Hasselbalch の式/腎血漿流量/腎抽出率/AUC/クリアランス比/GFR/イヌリン/クレアチニン/Cockcroft-Gault の式/ろ過率/類洞（シヌソイド）/ディッセ Disse 腔/肝細胞血管側膜/肝実質細胞/受動輸送/能動輸送/輸送担体/毛細胆管側膜/トランスポーター/分子量/種差/胆汁うっ滞/胆汁排泄/消化管吸収/肝内取込み/消化管内代謝/腸内細菌/耳下腺/顎下腺/舌下腺/唾液腺/乳汁中排泄血漿中薬物濃度/分子形分率/分泌/乳児への移行

5. 薬物の排泄

　体内に入った薬物の消失 elimination は，排泄 excretion と代謝 metabolism により起こる．薬物の排泄経路として尿，胆汁，唾液，汗，涙液，乳汁，消化管液，呼気などがあるが，なかでも尿中排泄（腎排泄），次いで胆汁排泄が主要な経路である．体内からの薬物消失が単一の経路で起こることはまれであり，代謝と腎排泄，代謝と胆汁排泄，あるいは代謝と腎排泄および胆汁排泄などのように複数の経路が関与する．薬物の排泄には①脂溶性や分子量，荷電状態，血漿タンパク結合率などの物理化学的性質，②腎や肝などの細胞膜上に存在するトランスポーターの発現や機能，および③血流速度，尿量，胆汁流量など生体側の生理解剖学的な特性など，種々の因子が密接に影響する．さらに，年齢や病気，遺伝子多型あるいは併用薬などによっても，薬物の排泄は変化する可能性がある．

　薬物の消失経路やその機構および各消失経路の寄与率などを知ることは，薬物間相互作用の予測や回避，病態時の薬物動態変動の予測や投与設計，あるいは治療薬物の選択などを行う上で極めて重要である．消失経路の寄与率は，組織抽出率，排泄速度定数，投与量に対する排泄率（％），あるいはクリアランスなどによって定量的に表現される．一例として腎抽出率による分類を表5.1に示した．腎抽出率とは血中に溶存している薬物が腎臓を1回通過した場合に除去される割合のことである．括弧内の数値は各薬物の尿中排泄率を示したものであるが，腎抽出率と尿中排泄率の大小順位は必ずしも一致しない．また，尿中排泄率の低い薬物は比較的脂溶性の薬物であり，肝臓に移行して代謝・排泄されるものが多い．

　本章では薬物の排泄について，腎排泄の機構，腎クリアランスの概念，胆汁排泄の機構，腸肝循環，および，その他の排泄経路について述べる．

表5.1 ◆ 代表的な薬物の腎抽出率

腎 抽 出 率		
低（＜0.3）	中（0.3〜0.7）	高（＞0.7）
アモキシシリン（30〜70）	アミロライド（30〜70）	グルクロン酸抱合体（多数）
アテノロール（＞70）	シメチジン（30〜70）	馬尿酸（＞70）
セファゾリン（＞70）	セファロチン（30〜70）	ペニシリン（数種）（＞70）
シプロフロキサシン（30〜70）	ラニチジン（30〜70）	硫酸抱合体
ジゴキシン（30〜70）		
フロセミド（30〜70）		
ゲンタマイシン（＞70）		
リチウム（＞70）		
テトラサイクリン（30〜70）		

括弧の中の数値は未変化体の尿中排泄率（％）を示す．
（腎抽出率：辻　彰編（1997）ローランド・トーザー医療薬学　臨床薬物動態学，廣川書店．尿中排泄率：Hardman, Joel G., Limbird, Lee E., Molinoff, Perry B., Ruddon, Raymond W. & Gilman, Alfred Goodman（1996）Goodman & Gilman's The Pharmacological Basis of Therapeutics, 9th Ed., McGraw-Hill）

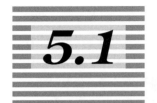

5.1 腎排泄

腎臓 kidney は脊柱の両側の腹腔後壁に位置し，片腎約 150 g 程度のそら豆状の 1 対の臓器である．腎臓は体内の老廃物の除去や，電解質や水の排泄調節による体液の量，pH，浸透圧，組成の保持，レニン産生による血圧の維持，あるいはビタミン D_3 の活性化など生体の様々な恒常性維持を担っている．腎の最小単位ネフロン nephron は腎小体 renal corpuscle と尿細管 renal tubule からなり，腎臓 1 個当たり約 100 万～120 万個存在する．腎小体はさらに毛細血管の束である糸球体 glomerulus と，それを包むボーマン嚢 Bowman capsule からなっている．腎とネフロンの構造を図 5.1 に示す．

腎動脈は腎門から実質内に入り，葉間動脈，弓状動脈，小葉間動脈へと分枝し，皮質周辺で輸入細動脈として糸球体に至る．成人における腎血流量は心拍出量の 20～25％に相当する

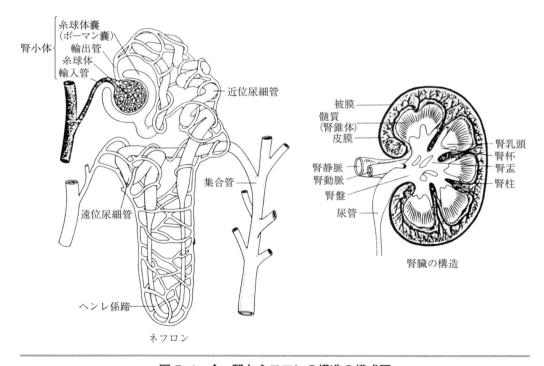

図 5.1 ◆ 腎とネフロンの構造の模式図
（中野昭一編（1979）図説・からだの仕組と働き，p.104，医歯薬出版）

1.2 L/min で，糸球体で血流量の約 10 %（血漿流量の約 20 %）がろ過され，原尿となる．糸球体でろ過されなかった血液は輸出細動脈血となって毛細血管網（尿細管周囲毛細血管）を形成し，尿細管を形成する近位尿細管 proximal tubule，ヘンレ係蹄（ヘンレループ loop of Henle），遠位尿細管 distal tubule，および集合管 collecting tubule へ流れる．

　正常な成人の場合，糸球体で生成された原尿の 80 ～ 90 %は，近位尿細管で，残りは遠位尿細管で再吸収され，最終的に原尿の約 1 %に相当する 1.5 ～ 2 L が尿量になる．また，尿量が 400 mL/日以下を乏尿，100 mL/日以下を無尿，2.5 L/日以上を多尿という．乏尿・無尿は急性ないし慢性の腎不全で，腎血流量の低下，腎実質の障害，上部尿路の閉塞などによって惹起され，速やかな治療が必要である．多尿の場合は，尿量を調節するバソプレシンの異常による尿崩症，糖尿病，心因性多尿などが疑われる．近位尿細管においては毛細血管中の血液に溶存している薬物や代謝物など不要成分が能動的に管腔側に排泄される．また，糸球体でろ過された無機イオンやグルコース，アミノ酸，ビタミン類，タンパク質など必要成分は能動的に血中に回収され，再び小葉間静脈，弓状静脈，葉間静脈を経て，腎静脈へ流れ全身循環血に戻る．集合管に残った水分や老廃物は，腎盂，尿管を経て膀胱 urinary bladder に溜まる．

5.1.1 糸球体ろ過

　糸球体は，成人で，直径 200 ～ 250 μm の球体である．輸入細動脈から糸球体に運ばれた血液成分の一部は，ろ過され原尿となる．糸球体の毛細血管壁は，血管内皮細胞，基底膜，および多数の足突起をもつ上皮細胞からなっており，これら障壁を通過した血漿成分から原尿ができる．糸球体ろ過の模式図を図 5.2 に示した．糸球体ろ過の駆動力は，A の毛細血管内圧（75 mmHg）と B の毛細血管内膠質浸透圧（30 mmHg），および C のボーマン嚢内圧（10 mmHg）の差

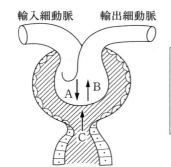

図 5.2 ◆ 糸球体ろ過機構の模式図

(A − (B + C)) からなる有効ろ過圧約 35 mmHg の限外ろ過である．この有効ろ過圧は，輸入細動脈側（入口）で最大であり，ろ過が進むにつれ血漿中タンパク濃度，すなわち膠質浸透圧が上昇し，有効ろ過圧が 0 になった時点でろ過は停止する．正常時の糸球体ろ過速度 glomerular filtration rate（GFR）は毎分 100 〜 120 mL 程度であり，この数値は腎機能を評価する数値として臨床的にも重要である．

　毛細血管内皮細胞は有窓の内皮構造であり，70 〜 100 nm の孔（窓）を多数有し，血球など大きな物質の通過を制限する．糸球体基底膜には小孔があり，4 nm 以上の物質透過を制限する．さらに，血管内皮細胞と糸球体基底膜は陰性に荷電しており，アルブミンなど負電荷物質の透過に影響する．糸球体上皮細胞（足細胞）は間隙が 20 〜 40 nm のスリットを形成し，その間隙から原尿がろ過される（図 5.3）．これらの構造により，血漿成分中に存在する有効分子半径 2 nm 以下の物質は，電荷の状態に関わらず毛細血管の小孔や障壁をほぼ自由に通過しろ過される．しかし分子半径 4 nm 以上になるとろ過はほとんどされない．分子半径 2 〜 4 nm の間でのろ過効率は陽性荷電物質＞中性≫陰性荷電の順となる．糸球体の基底膜は他のほとんどの基底膜同様，主にラミニン，IV 型コラーゲン，ナイドジェン，および陰性に帯電するヘパラン硫酸プロテオグリカンからなっており，陰性荷電物質がろ過されにくいのは，電気的反発を受けるためである．分子量約 5,000 のイヌリンを含め，それより小分子の大部分の薬物では，血漿中タンパク質に結合していない限り，荷電の状態に関わらず糸球体でろ過される．一方，分子量 69,000 のアルブミンや分子量 42,000 の α_1-酸性糖タンパク質のような高分子物質はろ過されず，これら高分子タンパク質に結合している薬物もろ過されない．なお，通常，腎臓は血圧の変化や血流量の変化に対し自己調整能を有しており，一定の血流量を維持する．

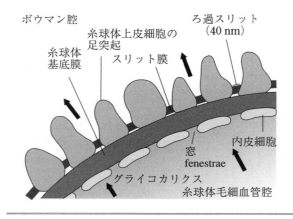

図 5.3 ◆ 糸球体毛細血管壁

5.1.2 尿細管分泌

フェノールスルホンフタレイン（PSP）テストは，PSP 溶液を静脈内に投与後，一定時間までの尿中 PSP 量を測定することにより近位尿細管における分泌機能を評価するものである．PSP は非常に速やかに尿中に排泄される化合物であり，成人における PSP 尿中排泄率の正常値は，投与 15 分後で 25～50%（平均 35%）である．この速やかな尿中排泄は糸球体ろ過（全体の約 4～6%）に加え，約 90% が尿細管分泌 renal secretion により近位尿細管により排泄されるためである．また，PSP 投与のうち 2～3% は胆汁中に排泄される．尿細管分泌は，近位尿細管上皮細胞を介して血液中に溶存している生体に不要なものを直接尿細管に排泄する機構で，薬物のより迅速な体外排泄を可能にする．

図 5.4 に降圧利尿薬フロセミドの腎排泄に及ぼす血漿中タンパク結合率の影響を示した．フロセミドの分泌は糸球体ろ過同様，薬物の非結合形分率に相関することが示されている．

尿細管分泌は血液中の物質を近位尿細管上皮細胞に取り込む過程と，細胞内の物質を尿細管中へと汲み出す 2 つの過程に分けられる．物質の移行はそれぞれ側底膜および刷子縁膜上に存在するトランスポーターを介して行われる（図 5.5）．また，輸送系としては有機酸を輸送する有機アニオン輸送系と有機塩基を輸送する有機カチオン輸送系に大別される．PSP やフロセミドは

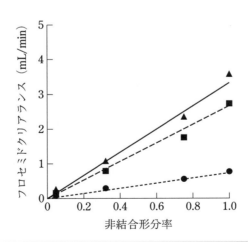

図 5.4 ◆ 単離腎におけるフロセミドの糸球体ろ過および尿細管分泌に及ぼす非結合形分率の影響
●：糸球体ろ過，■：尿細管分泌，▲：腎クリアランス

（M. Rowland & T. N. Tozer, ed.（1994）Clinical Pharmacokinetics Concepts and Applications, 3rd ed., p.173, Lippincott Williams & Wilkins）

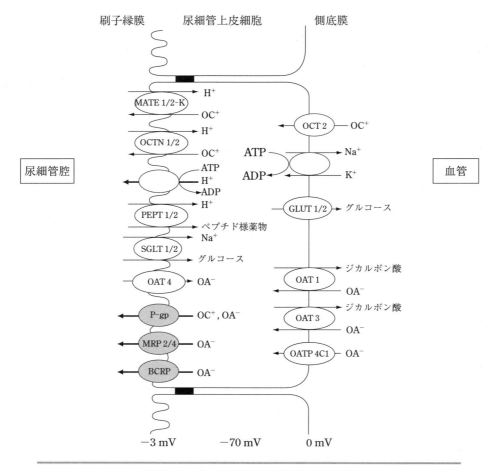

図 5.5 ◆ 尿細管分泌機構の模式図

BCRP：breast cancer resistance protein, GLUT：glucose transporter, MATE：multidrug and toxin extrusion protein, MRP：multidrug resistance associated protein, OAT：organic anion transporter, OATP：organic anion transporting polypeptide, OCT：organic cation transporter, OCTN：organic cation/carnitine transporter, PEPT：oligopeptide transporter, SGLT：sodium glucose cotransporter, OA⁻：有機アニオン薬物, OC⁺：有機カチオン薬物, ◯：SLCトランスポーター, ◯：ABCトランスポーター.

(Kusuhara H, Sugiyama Y. (2009) *Drug Metab. Pharmacokinet.* 24(1), 37-52)

有機アニオン輸送系により分泌される．この他，刷子縁膜にはATP依存性の能動輸送体であるABCトランスポーターが発現しており，消化管同様，基質となる化合物の膜輸送に関与する．

A 有機アニオン輸送系 anion transport mechanism

血液中に溶存する有機酸は，細胞内の内因性ジカルボン酸（主に α-ケトグルタル酸）との交換輸送により，近位尿細管上皮細胞の側底膜に発現する OAT1 や OAT3（有機アニオン/ジカル

ボン酸交換輸送）を介して，上皮細胞内に能動的に取り込まれる．側底膜にはその他，Na$^+$非依存性の OATP4C1（OATP-R）や，細胞内外の双方向に輸送する OAT2 も発現している．OATP4C1 はジゴキシン，メトトレキサート，ウアバイン，甲状腺ホルモンなどを輸送し，OAT2 はエリスロマイシン，ジクロフェナク，5-フルオロウラシルなどを輸送する．細胞内に取り込まれた有機酸は，刷子縁膜上の有機アニオン/アニオン交換輸送体や膜電位依存性の有機アニオントランスポーターを介して管腔中へと排出される．尿細管で分泌される有機酸を表 5.2 に示した．これら有機アニオン輸送系の競合的阻害剤として，プロベネシド，p-アミノ馬尿酸，およびアスピリンなどのサリチル酸誘導体が知られている．これらの化合物を併用投与することにより，多くの $β$-ラクタム抗生物質やメトトレキサート（制がん剤，免疫抑制剤あるいは抗リウマチ剤として用いられる）などの体内滞留性が持続する．現在，カルバペネム系抗生物質であるパニペネムの注射剤（カルベニン®）には有機アニオントランスポーター阻害剤のベタミプロン（N-ベンジル-$β$-アラニン）が配合されている．ベタミプロンはパニペネムの腎皮質取込みを抑制し，腎毒性を軽減する働きを有している．

表 5.2 ◆ 有機アニオン輸送系によって分泌される化合物

内因性物質	薬 物
胆汁酸	フェノールスルホンフタレイン
脂肪酸	p-アミノ馬尿酸
馬尿酸	サリチル酸
尿酸	p-アミノサリチル酸
シュウ酸	プロベネシド
ヒドロキシインドール酢酸	アセタゾラミド
プロスタグランジン	アンピシリン
	フロセミド
	インドメタシン
	ヨードピラセット
	セファレキシン

B 有機カチオン輸送系 cation transport mechanism

血液中に溶存する有機塩基は，細胞内負の膜電位差（−70 mV）を駆動力として，側底膜の有機カチオントランスポーターの OCT2 を介して細胞内に取り込まれる．細胞内に取り込まれた有機塩基は，pH 勾配を駆動力とした H$^+$/有機カチオン逆輸送系により管腔中へと排出される．これらの輸送系で分泌される有機塩基を表 5.3 に示した．この有機カチオントランスポーターファミリーとして，最近，腎臓の近位尿細管刷子縁膜と副腎に特に強く発現する MATE (multidrug and toxin extrusion) 1 や，腎特異的に発現する MATE2-K が同定された．MATE1 や MATE2-K は，表 5.3 中のシメチジン（消化性潰瘍治療薬）やプロカインアミド（抗不整脈薬）

以外にも，メトホルミン（糖尿病治療薬）やセファレキシン（抗生物質），テトラエチルアンモニウム，および酸性化合物のアシクロビル（抗ウイルス薬）やエストロン硫酸などを基質として認識する．MATE の競合的阻害剤としては，キニジン（抗不整脈薬）やシメチジン（消化性潰瘍治療薬），キノロン系抗菌薬が知られている．その他，プロトン交換型輸送系の OCTN1（有機カチオン/エルゴチオネイントランスポーター）やナトリウム依存型輸送系の OCTN2（有機カチオン/カルニチントランスポーター）が種々の有機カチオン化合物の輸送に関与する．

表 5.3 ◆ 有機カチオン輸送系によって分泌される化合物

内因性物質	薬　物
アセチルコリン	アトロピン
コリン	シメチジン
クレアチニン	ヘキサメトニウム
ヒスタミン	モルヒネ
セロトニン	テトラエチルアンモニウム
ドパミン	ネオスチグミン
N-メチルニコチンアミド	プロカインアミド
	トラゾリン

C ABC トランスポーター ABC transporter

　近位尿細管上皮細胞の刷子縁膜には，ABC トランスポーターの P-糖タンパク質（MDR1），MRP2，MRP4，および BCRP が発現している．これらのトランスポーターは，基質となる物質の尿細管から上皮細胞内への再吸収を低減するとともに，上皮細胞内に侵入した種々基質物質の管腔への分泌を促進する．P-糖タンパク質は化学構造や薬理作用も異なる比較的脂溶性の中性，塩基性および酸性の薬物を基質とする．例えば，心不全治療薬のジゴキシン，免疫抑制剤であるシクロスポリンやタクロリムス，抗がん剤のイリノテカン，ドキソルビシン，ビンブラスチン，抗アレルギー薬のフェキソフェナジンやエバスチン，酸性薬物でコレステロール低下作用を有するセリバスタチンなどである．ヒトにおいて，ジゴキシンはその投与量の約 60% が未変化体として尿中に排泄される．P-糖タンパク質の基質で，かつ阻害剤ともなるキニジン（抗不整脈薬）やベラパミル（狭心症治療薬，抗不整脈薬），およびシクロスポリンなどを併用投与すると，ジゴキシンの尿細管分泌は抑制され，血中からの消失は遅延する．MRP2 や MRP4 は，水溶性で酸性あるいは中性のビリルビンやエストラジオールのグルクロン酸抱合体，プロスタグランジン（血管拡張薬），あるいはプラバスタチン（高脂血症治療薬）などの尿細管分泌に関与する．BCRP は，酸性あるいは中性のイリノテカン（抗悪性腫瘍薬）やシプロフロキサシン（抗菌薬），リボフラビン，尿酸および各種薬物の硫酸抱合体などの尿細管分泌に関与する．

5.1.3 尿細管再吸収

　糸球体ろ過あるいは尿細管分泌により尿細管に排泄された物質の一部は再び全身循環血に吸収される．既に述べたように，糸球体でろ過された水の99％程度は再吸収される．この水の再吸収は，原尿中のナトリウムが能動的に再吸収され，その結果生じた浸透圧の勾配に従って受動的に起こる．糸球体でろ過された化合物でかつ生体に必要な多くの水溶性低分子化合物は，ナトリウム同様，近位尿細管上皮細胞の刷子縁膜に発現する多種多様のSLCトランスポーターによって再吸収される．一方，生体膜を透過しうる脂溶性を有する薬物は，非特異的な受動拡散によって尿細管から再吸収される．近位尿細管で水や塩類が再吸収されると，原尿中の薬物濃度は上昇し，血液との間にはpHの差が生じる．この尿細管から血中へと向う薬物の濃度勾配を駆動力とし，薬物は近位尿細管や遠位尿細管から脂溶性に依存した受動拡散により再吸収される．

A 能動輸送による再吸収

　生体に必要なグルコースやアミノ酸，核酸，塩類，アスコルビン酸などは近位尿細管で能動的に再吸収される．例えば血糖値が正常な場合，1日に約180gのグルコースが糸球体でろ過される．原尿中にろ過されたグルコースの約90％は腎の近位尿細管の上流部位に特異的に発現しNa^+と共役して輸送するSGLT2によって近位尿細管上皮細胞内へと再吸収され，残りの約10％は，近位尿細管の下流部位において，消化管をはじめ骨格筋や心筋などにも広く発現している

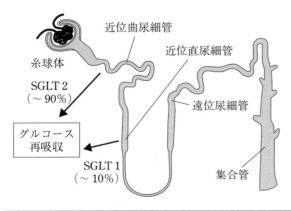
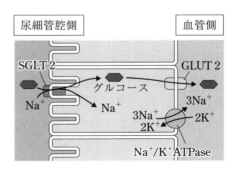

図5.6 ◆ グルコースの再吸収機構

SGLT1によって再吸収される．原尿中のほぼ100％のグルコースが再吸収され，通常，尿へのグルコース排泄は認められない．また，上皮細胞内に取り込まれたグルコースは，濃度勾配を駆動力として，側底膜に発現する促進拡散型のグルコース輸送体，GLUT1やGLUT2によって，血管側に輸送される（図5.6）．一方，糖尿病のように血糖値が高い場合（通常180〜200 mg/dL程度以上），グルコース輸送能は飽和し，過剰なグルコースは尿中に排泄される．

現在，糖尿病治療薬として，数種のSGLT2阻害剤が臨床に用いられている．SGLT2阻害剤は，腎尿細管内皮細胞刷子縁膜に特異的に発現しているSGLT2の機能を抑制することによりグルコースの再吸収を抑制するものであり，インスリン分泌能の低下やインスリン抵抗性に関わりなく，グルコースの尿排泄を促進し，血糖値を低下させることができる．なお，SGLT2阻害剤の服用は，多尿による脱水をきたす可能性があり，腎機能が低下している患者や高齢者らへの慎重投与および適度な水分補給など，注意が必要である．

ジカルボン酸との交換輸送を行う有機アニオントランスポーターOAT4は内因性物質のPGE$_2$やPGF$_{2\alpha}$，エストロン硫酸などに加え，抗生物質のテトラサイクリンや抗ウイルス薬AZT，利尿薬のブメタニドなどの再吸収に関与する．タンパク質の中間消化産物のジペプチドやトリペプチドなど小分子ペプチドは，ペプチドトランスポーターにより輸送される．ペプチドトランスポーターであるPEPT1やPEPT2は，管腔側酸性のH$^+$勾配を駆動力（管腔側pH＜細胞内pH）とする．小分子ペプチドだけでなく，セファレキシンやセフラジンなどの経口用β-ラクタム抗生物質，抗がん剤のベスタチン，抗ウイルス薬のバラシクロビルやオセルタミビル，ACE阻害剤のエナラプリルなどを再吸収させる．さらに近位尿細管上皮細胞にはメガリンmegalinなど受容体を介在するエンドサイトーシスの機構が発現しており，ゲンタマイシンやアミカシンなどのアミノ配糖体系抗生物質の細胞内取込みによる腎障害を引き起こす．また，ビタミンD結合タンパク質などの種々タンパク質の回収に関与すると考えられている．

B 受動拡散による再吸収

尿細管上皮細胞の刷子縁膜に発現する各種SLCトランスポーターにより輸送されない多くの一般薬物は，脂溶性に依存した受動拡散により再吸収される．弱電解質薬物の場合，見かけの脂溶性はHenderson-Hasselbalchの式に従い，薬物の分子形分率に伴い変動する．尿細管中で分子形が多いとき，再吸収は多くなり尿排泄は低下する．弱酸を例にとると，分子形分率βは薬物のpK_aと尿細管内液のpH（pH$_1$）より$\beta = 1/(1 + 10^{(pH_1 - pK_a)})$となり，血液のpHをpH$_2$とすると，平衡に達したときの尿中全薬物濃度（$U$）と血漿中全薬物濃度（$C$）の比は，式（5.1）で示される．

$$\frac{U}{C} = \frac{1 + 10^{(pH_1 - pK_a)}}{1 + 10^{(pH_2 - pK_a)}} \tag{5.1}$$

図5.7はヒトにおけるサリチル酸（pK_a = 3.0）の尿中排泄と尿pHの関係を示したものであ

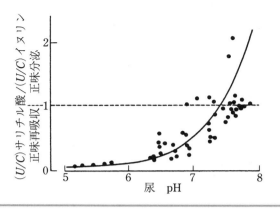

図 5.7 ◆ サリチル酸の排泄と尿 pH の関係
(A. B. Gutman, *et al.* (1955) *J. Clin. Invest.* **34**, 711)

る．縦軸はサリチル酸の U/C をイヌリンの U/C 値で割ったものである．次項で述べるように，イヌリンは腎でろ過されるが，分泌も再吸収もされないことから，イヌリンの U/C 値は尿細管からの水の再吸収によってのみ変化する．したがって縦軸の値は水分の移動によるサリチル酸の尿中濃度変化を補正したものとなっている．血液の pH は一定であるから，尿細管内の pH（pH_1）によってサリチル酸の U/C 値は変化する．サリチル酸のように弱酸性薬物の場合，尿細管内 pH が低ければ分子形分率は増大し，尿細管再吸収が大きくなって尿中排泄量は減少する．一方，尿細管内 pH が高くなると分子形分率は低下し，再吸収率は小さくなり尿中排泄量は増加する．また，弱塩基性薬物では尿 pH が塩基側に傾くと分子形分率が増加するために，尿細管再吸収が増加するために尿中排泄量は減少する．弱塩基性薬物の pK_a は小さいほど，分子形分率は高くなり再吸収は大きくなる．

尿の pH は，併用薬物によって変動することがある（表 5.4）．図 5.8 に，弱塩基性薬物のメタンフェタミン（$pK_a = 10$）の尿中排泄に及ぼす尿 pH の影響を示した．通常，メタンフェタミンを経口的に服用した場合，投与後 16 hr までに投与量の約 16% が未変化体として排泄される．しかし炭酸水素ナトリウムを服用し，尿が塩基性（pH 8 付近）になった場合，尿細管腔中のメタンフェタミンの分子形分率は上昇し，大部分は再吸収される．その結果，尿に排泄されるメタ

表 5.4 ◆ 尿の pH を変動させる薬物

	薬物名
尿 pH をアルカリ性側に傾ける薬物	炭酸水素ナトリウム，炭酸水素カリウム，炭酸カルシウム，酸化マグネシウム，アセタゾラミド，チアジド系利尿薬，酢酸ナトリウム，クエン酸ナトリウム等
尿 pH を酸性側に傾ける薬物	アスコルビン酸，サリチル酸誘導体，塩化アンモニウム，塩化カルシウム，アルギニン塩酸塩，メチオニン等

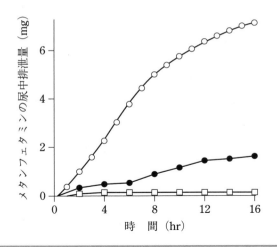

図5.8 ◆ メタンフェタミンの尿中排泄に及ぼす尿pHの影響
●：正常尿（pH調整なし），□：アルカリ尿，pH 7.8 ～ 8.2，○：酸性尿，pH 4.9 ～ 5.3．
(M. Rowland & T. N. Tozer, ed. (1994) Clinical Pharmacokinetics Concepts and Applications, 3rd ed., p.175, Lippincott Williams & Wilkins：原著 A.H. Beckett, M. Rowland (1965) *Nature* **206**, 1260-1261)

ンフェタミンは投与量の1～2％のみとなる．一方，塩化アンモニウムを服用し，尿が酸性化（pH 5 付近）した場合，メタンフェタミンの再吸収率は低下し，投与量の70～80％が尿中に排泄される．

　薬物の再吸収率は，尿細管内のpH以外に，尿流速（尿量）にも影響される．一般に尿流速が速いほど，薬物の再吸収は低下する．この機構として，尿流速が速い場合，薬物と尿細管の接触時間が短縮するとともに，原尿の濃縮度が低下するため，血液側と尿細管側の薬物濃度差が減少するためと考えられる．例えば，フェノバルビタール中毒時には尿流速を速めるために利尿薬を用い，尿を塩基性にして酸性薬物であるフェノバルビタールの再吸収を抑え，尿中排泄を促進させる．

5.1.4 腎クリアランス

　ネフロンにおける排泄には，糸球体ろ過，尿細管分泌，および尿細管再吸収の3つの過程がある．能動輸送による尿細管分泌と再吸収は近位尿細管で行われ，受動拡散による再吸収は近位尿細管と遠位尿細管で行われる．これらより，薬物の腎排泄パターンは，(A) 糸球体ろ過のみ，(B) 糸球体ろ過と再吸収，(C) 糸球体ろ過と尿細管分泌，(D) 糸球体ろ過，尿細管分泌および再吸収の4タイプに分類される（図5.9）．(A) はイヌリンやクレアチニンなど，(B) はブドウ

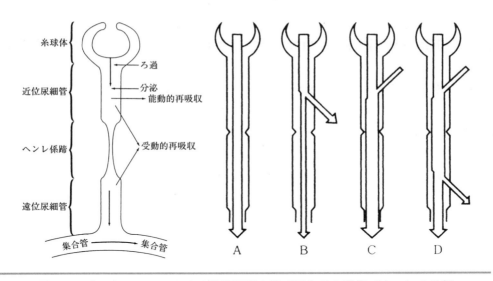

図 5.9 ◆ ネフロンにおける薬物移行の模式図とその移行パターンの分類
(辻 彰編 (1997) ローランド・トーザー医療薬学 臨床薬物動態学, p.150, 廣川書店)

糖, アミノ酸, 種々の無機イオン, スルファニルアミドなど, (C) はp-アミノ馬尿酸, p-アミノサリチル酸, ジゴキシン, PSP, アンピシリン (ペニシリン系抗生物質) など, (D) はサリチル酸やスルフイソキサゾール (サルファ剤), セファレキシン (セファロスポリン系抗生物質) など多くの物質がこれに該当する. 一例として, サルファ剤4種の腎排泄パターンを示した (図5.10). 類縁の薬物間でも, 糸球体ろ過, 分泌, 再吸収の寄与率は大きく異なることがわかる.

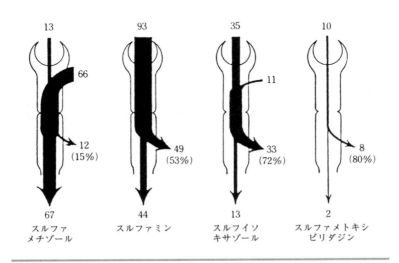

図 5.10 ◆ サルファ剤のネフロン中での挙動
(T. Arita, *et al.* (1969) *Chem. Pharm. Bull.* **17**, 2526)

A 糸球体ろ過速度 glomerular filtration rate（*GFR*）の求め方

糸球体ろ過速度 *GFR* とは，単位時間当たりに腎全体の糸球体でろ過される血漿流量を示す値である．イヌリンやクレアチニンのように，血漿中でタンパク質と結合せず，糸球体ろ過のみを受け，尿細管分泌も再吸収もされない物質では，その腎クリアランスは *GFR* に等しくなる．

イヌリンの腎クリアランス，すなわち *GFR* は，式（5.2）に示すように，イヌリンの尿中排泄速度 $U_{\text{inulin}} \cdot V$ をイヌリンの血漿中濃度 C_{inulin} で除した値である．

$$GFR = \frac{U_{\text{inulin}} \cdot V}{C_{\text{inulin}}} \tag{5.2}$$

ここで，U_{inulin} はイヌリンの尿中濃度，V は単位時間当たりの尿量である．ただし，臨床現場において，患者ごとにイヌリンを静脈内投与あるいは点滴投与し，その血漿中濃度や尿中濃度を測定するには，かなりの労力を要する．このことから臨床現場では，イヌリンクリアランス（*GFR*）の算出に代わり，以下に示すように，より簡単な *GFR* 推定法が用いられる．

（1）クレアチニンによる算出法

クレアチニン（分子量 113.12）は内因性の筋肉代謝の最終産物であり，イヌリンのように投与する必要はなく，通常，血中濃度も短時間では変動せずほぼ一定値を示す．血漿タンパクと結合せず，大部分は糸球体ろ過によって排泄され，尿細管分泌も再吸収もされない．ただし，クレアチニンの生成量は，筋肉量に関係することから，年齢や体重，性差に影響される．

クレアチニンクリアランス法（尿中排泄）：クレアチニンの血清中濃度 S_{cr} と尿中排泄速度（クレアチニンの尿中濃度 U_{cr} と単位時間当たりの尿量 V の積）からクレアチニンクリアランス CL_{cr} を式（5.3）に従い算出し，この値を *GFR* の指標とする．

$$CL_{\text{cr}} = \frac{U_{\text{cr}} \cdot V}{S_{\text{cr}}} \tag{5.3}$$

Cockcroft-Gault の式：血清中クレアチニン濃度 S_{cr}（mg/dL）と年齢（yr），体重（kg）のみから CL_{cr}（mL/min）を算出し，その値を *GFR*（mL/min）として推定する方法である．下記のCockcroft-Gault の式（5.4）に従い算出する．

$$CL_{\text{cr}} = \frac{A \cdot (140 - 年齢) \cdot 体重}{72 \cdot S_{\text{cr}}} \tag{5.4}$$

男性 $A = 1$，女性 $A = 0.85$

糸球体ろ過量推定値（*eGFR*）：日本腎臓学会の「CKD（慢性腎臓病）診療ガイド」では，腎機能の重症度（病期）評価に，糸球体ろ過量推定値（estimated GFR, *eGFR*）が用いられている．S_{cr}（mg/dL）と年齢のみから *GFR*（mL/min/1.73 m^2）を推定する以下の式（5.5）は日本人向けの計算式である．

$$eGFR = A \cdot (194 \times S_{cr}^{-1.094} \times 年齢^{-0.287}) \tag{5.5}$$

男性 $A = 1$,　女性 $A = 0.739$

通常，S_{cr} の値は，年齢や体重のみならず，筋ジストロフィーなど疾患によっても影響される．したがって，S_{cr} から CL_{cr} を推定する Cockcroft-Gault の式や $eGFR$ の方法は厳密な意味では正確ではないが，臨床的には十分に利用価値の高い方法である．

（2）血清シスタチン C による算出法

臨床において GFR を正確にかつ簡便に予測する方法として，近年，内因性のシスタチン C cystatin C の有用性が注目されている．シスタチン C は体内のすべての有核細胞から生成される比較的低分子（13 kD）の塩基性血清タンパク質であり，尿細管からの分泌はなく，糸球体ろ過のみによって排泄される．糸球体ろ過後，近位尿細管上皮細胞に発現しているメガリン megalin に結合し，メガリン介在性のエンドサイトーシスにより再吸収されるが，上皮細胞内で代謝を受け，血中に戻ることはない．メガリンとは，LDL（low-density lipoprotein）レセプターファミリーに属する分子量 600 kD のエンドサイトーシス受容体であり，腎近位尿細管上皮細胞の管腔側に高発現している．カルシウムやビタミン結合タンパク質，アポリポプロテイン，シトクローム c，アミノグリコシド系抗生物質など，多種多様の物質を受容体介在性エンドサイトーシス機構によって細胞内に取り込む．血清シスタチン C 濃度は，年齢・性別・筋肉量などの腎前性因子の影響を受けにくく，糸球体ろ過量（GFR）を反映する指標として，内因性クレアチニンクリアランスに代わりうる腎機能マーカーとして注目されている．2012 年「CKD 診療ガイド 2012」のなかで日本人のデータを用いた下記の GFR（mL/min/1.73 m^2）推算式が公表された．

$$GFR = (A \times 104 \times シスタチン C^{1.019} \times 0.996^{年齢}) - 8$$

男性 $A = 1$,　女性 $A = 0.929$

その他，腎機能の指標に用いられる検査法として，血中尿素窒素 blood urea nitrogen（BUN）がある．体内のタンパク質はアンモニア（NH_3）に分解され，アンモニアはさらに肝臓で尿素（H_2NCONH_2）に代謝される．尿素窒素とは，血液中の尿素に含まれる窒素（N）量（mg/dL）である．尿素は糸球体でろ過され，約 50 ％ が再吸収，残りは尿中に排泄されるが，腎機能が低下した場合，BUN は上昇する．なお，BUN は，腎機能に加え，タンパク質摂取量や肝機能（タンパク質代謝量），脱水などにも影響される．通常男性の BUN 基準値は 8.0 ～ 22.0 mg/dL であり，女性は，男性より 10 ～ 20 ％ 低値である．腎機能低下に伴い，BUN と血清 Cr がともに上昇し，BUN/血清 Cr 比 ≒ 10 となる傾向がある．

通常成人 GFR は 100 ～ 120 mL/min であり，腎血漿流量 Q を 660 mL/min（ヘマトクリット値 0.45）とすると，血液が腎臓を通過する間に血漿の約 20％ が糸球体でろ過されることになる．これをろ過率 filtration fraction（FF）といい，式（5.6）により算出される．

$$FF = \frac{GFR}{Q} \tag{5.6}$$

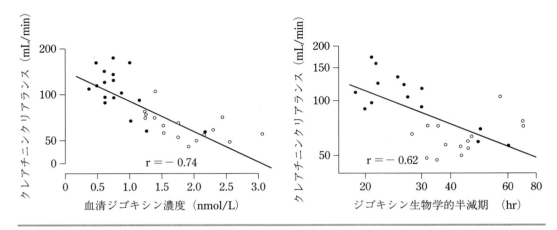

図 5.11 ◆ 甲状腺機能変動時のクレアチニンクリアランスとジゴキシンの血漿中濃度（左図）と生物学的半減期（右図）の関係
●：甲状腺機能亢進症患者，○：甲状腺機能減退症患者
（M. S. Croxson & H. K. Ibbertson (1975) *Br. Med. J.* **3**, 566-568）

　尿中に排泄される多くの薬物にとって CL_{cr}，すなわち GFR の変動は臨床上重要な問題となる．図 5.11 に，強心配糖体ジゴキシンの体内動態に及ぼす GFR の影響について示した．経口投与されたジゴキシンの代謝率は吸収量の 30% 程度であり，残りの大部分は糸球体ろ過により未変化体のまま尿中に排泄される．甲状腺機能亢進時，GFR は高くなりジゴキシンの尿中排泄速度は上昇する．その結果，定常状態における血清中ジゴキシン濃度は低下し，生物学的半減期も短くなる．逆に甲状腺機能低下時には GFR は低下し，それにより血清中ジゴキシン濃度は上昇し，生物学的半減期は長くなる．

B 薬物の腎クリアランス renal clearance の求め方

　腎クリアランス CL_r とは，腎臓が血漿中から種々の物質を除去する能力を示す特性値であり，物質量の変化速度をその時の入口側（動脈血漿中）物質濃度で割ることによって算出される比例定数である．単位時間当たり，どれだけの容積の血漿からその物質が除去（クリア）されたかを表す．単位は容積/時間であり，多くは mL/min で示される．なお，腎以外のクリアランス，例えば肝クリアランスや全身クリアランスは血液の容積で表すことが多い．一方，イヌリンクリアランス（GFR）やクレアチニンクリアランスを含め腎臓に関わるクリアランスの多くは血漿の容積となっていることに留意したい．

　図 5.12 に腎クリアランスの算出法を示した．腎クリアランスは，血液側の薬物濃度の変化，あるいは尿に排泄された薬物側の変化の両面から算出される．血液側から見た場合，ある薬物の腎動脈血漿中濃度を C_{in}，その血漿流量速度を Q_r，腎静脈血漿中の薬物濃度を C_{out} とすると，単

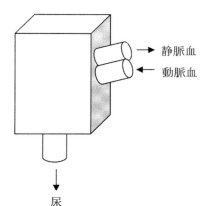

血漿中薬物濃度の変化に基づく算出法

$$CL_r = \frac{Q_r \cdot (C_{in} - C_{out})}{C_{in}}$$

Q_r：腎血漿流量，C_{in}：腎動脈血漿中の薬物濃度，C_{out}：腎静脈血漿中の薬物濃度

尿中への薬物排泄量に基づく算出法

$$CL_r = \frac{U \cdot V}{C_{in}} = \frac{X_u^\infty}{AUC}$$

U：尿中薬物（未変化体）濃度，V：単位時間当たりの尿量，X_u^∞：総排泄量，AUC：血漿中濃度時間-曲線下面積

図 5.12 ◆ 腎クリアランスの算出法

位時間当たりに腎に運ばれた薬物量は $Q_r \cdot C_{in}$，排泄されずに残った薬物量は $Q_r \cdot C_{out}$ となり，腎における薬物量の変化速度 dX/dt は式（5.7）で示される．

$$dX/dt = U \cdot V = Q_r \cdot C_{in} - Q_r \cdot C_{out} = Q_r (C_{in} - C_{out}) \tag{5.7}$$

CL_r は薬物量の変化速度とその時の入口側濃度 C_{in} より，式（5.8）に従い算出される．

$$CL_r = \frac{dX/dt}{C_{in}} = \frac{Q_r(C_{in} - C_{out})}{C_{in}} = Q_r \cdot E_r \tag{5.8}$$

ここで，$(C_{in} - C_{out})/C_{in}$ を腎抽出率 renal extraction ratio（E_r）という．

p-アミノ馬尿酸は糸球体ろ過と尿細管分泌によって排泄される薬物であるが，血中濃度が 60 mg/dL 以下の時は，腎臓を 1 回通過するだけで 90% 以上が血液から除去される（表 5.1 参照）．すなわち，p-アミノ馬尿酸の E_r は 0.9 以上で，$CL_r \fallingdotseq Q_r$ となり，その腎クリアランス値は腎血漿流量 renal plasma flow（RPF）にほぼ相当する．成人における p-アミノ馬尿酸の腎クリアランス値と腎血漿流量の正常値は両者とも 500～650 mL/min である．

次に尿中に排泄された薬物側から腎クリアランス CL_r について考えてみよう．排泄された薬物量の変化速度は単位時間当たりの尿中薬物排泄量 $U \cdot V$ として表され，その時の入口側濃度としては通常，採尿中間時間の血漿中薬物濃度 C_p を用いる．クリアランスという概念に基づいた場合，厳密には，C_p は腎動脈血漿中の薬物濃度を用いるべきである．しかしながら，腎から除去されない多くの薬物では末梢静脈血中と動脈血中の薬物濃度は等しいことから，臨床では，採尿中間時間の末梢静脈の血漿中薬物濃度が C_p として用いられる．また，薬物投与後の $U \cdot V$ を無限大時間まで積分（すなわち累積）すると総尿中排泄量 X_u^∞ となり，C_p を無限大時間まで積分すると血漿中濃度-時間曲線下面積 area under curve（AUC）になる．このように CL_r は，$U \cdot V$ と X_u^∞ の両パラメーターから算出することが可能である（式 5.9）．

$$CL_r = \frac{U \cdot V}{C_p} = \frac{X_u^\infty}{AUC_{0 \to \infty}} \tag{5.9}$$

通常，GFRが変動するとCL_rは変化する．そこで式（5.10）に示すように，CL_rをGFRで補正したクリアランス比 clearance ratio（CR）が用いられる．CRをさらに糸球体ろ過の対象となる血漿中非結合形薬物の分率fで補正するタンパク結合補正クリアランス比（CR_f）は式（5.11）で表される．

$$CR = \frac{CL_r}{GFR} = \frac{U \cdot V}{C_p \cdot GFR} \tag{5.10}$$

$$CR_f = \frac{CL_r}{GFR \cdot f} = \frac{U \cdot V}{C_p \cdot f \cdot GFR} \tag{5.11}$$

C 薬物の腎排泄過程の解析

前述のように，多くの薬物の腎排泄には，糸球体ろ過，尿細管分泌，および尿細管再吸収の3つが関与する．薬物の糸球体ろ過とは，血漿中でタンパク質に結合していない薬物（血漿中薬物濃度C_pと血漿中非結合形分率fとの積）が糸球体でろ過されることであり，薬物の糸球体ろ過速度は式（5.12）で，また，糸球体ろ過クリアランスは，式（5.13）で表される．

$$薬物の糸球体ろ過速度 = C_p \cdot f \cdot GFR \tag{5.12}$$

$$薬物の糸球体ろ過クリアランス = f \cdot GFR \tag{5.13}$$

さらに，薬物の尿細管分泌速度をS，尿細管再吸収速度をAとおいた場合，薬物の腎排泄速度$U \cdot V$は式（5.14）で表され，腎排泄クリアランスCL_rは式（5.15）で表される．

$$U \cdot V = C_p \cdot f \cdot GFR + S - A \tag{5.14}$$

$$CL_r = (C_p \cdot f \cdot GFR + S - A)/C_p \tag{5.15}$$

なお，式（5.14）は，尿細管再吸収率Rを用い，しばしば式（5.16）のようにも示される．

$$U \cdot V = (C_p \cdot f \cdot GFR + S) \cdot (1 - R) \tag{5.16}$$

ただし，$R = A/(C_p \cdot f \cdot GFR + S)$

同様に，非結合形薬物のみの腎排泄クリアランス$CL_{r,f}$は式（5.17）で，また，GFRに対する非結合形薬物のみの腎排泄クリアランスの比CR_fは式（5.18）で，それぞれ表される．

$$CL_{r,f} = \frac{U \cdot V}{C_p \cdot f} \tag{5.17}$$

$$CR_f = \frac{U \cdot V}{C_p \cdot f \cdot GFR} = \frac{C_p \cdot f \cdot GFR + S - A}{C_p \cdot f \cdot GFR} = 1 + \frac{S - A}{C_p \cdot f \cdot GFR} \tag{5.18}$$

したがって，$CR_f > 1$のときは，$S - A > 0$であり，分泌＞再吸収である．また$CR_f < 1$のときは，再吸収＞分泌である．$CR_f = 1$のときは，分泌も再吸収もないか，あるいは分泌＝再吸収のいずれかである．

D 血漿中濃度と腎クリアランスの関係

図5.13は，イヌリン，グルコース，およびp-アミノ馬尿酸の血漿中濃度と腎クリアランスの関係を示したものである．糸球体ろ過のみで排泄されるイヌリンのクリアランスは，血漿中濃度に影響されず一定の値を示す．クレアチニンも同様である．一方，糸球体ろ過を受けた後，能動的に再吸収されるグルコースでは，血漿中濃度が低い時はほぼ完全に再吸収され尿中排泄は認められないが，血漿中グルコース濃度が高くなるにつれ，再吸収率は低下し，尿中に排泄される．すなわち，グルコースの血漿中濃度が高くなると腎クリアランスは増加し，再吸収が完全に飽和した後は，グルコースのクリアランス値はほぼGFRに近い値となる．アミノ酸やNa^+，Cl^-なども同様である．また，糸球体ろ過と能動的な尿細管分泌により排泄されるp-アミノ馬尿酸では，血漿中濃度が高くなると分泌が飽和し，腎クリアランスは低下する．p-アミノサリチル酸やジゴキシンもこのような血漿中濃度依存性を示す．

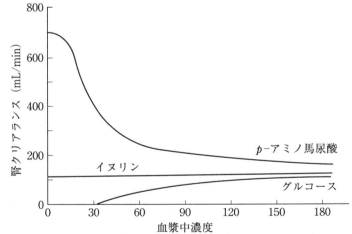

図5.13 ◆ ヒトにおける腎クリアランスと血漿中濃度の関係
(V. L. Schuster & D.W. Seldin (1985) The kidney : Physiology and Pathology ed. D. W. Seldin and G. Giebisch, p. 380, Raven Press, New York)

5.1.5 薬物による腎障害と血液透析

成人の腎臓1個の重量は約150gで肝臓（1,200〜1,500g）の約10分の1である．すなわち

腎臓を2つ合わせても体重の0.5％程度の小さな臓器である．一方，腎臓に流れ込む血液量は心拍出量の20～25％に相当する1.2 L/minで，肝血流量（1.5 L/min）の約70～75％に相当する．このように腎には常に大量の血液が送り込まれており，血中の薬物にも曝されることになる．さらに，腎の血管や尿細管および尿細管上皮細胞周辺では薬物の移行や濃縮がくり返されており，腎臓は薬物の毒性を受けやすい臓器である．

　薬物によって惹起される腎障害は，1) 中毒性（用量依存性）腎障害，2) 免疫機構を介して生じる腎障害，および3) 過敏性（アレルギー性）腎障害に分類される．

　1) は薬物の1回の投与量が多いか，あるいは長期的に使用した際に起こる障害で，ゲンタマイシンなどアミノ配糖体系抗生物質，セファロスポリン系抗生物質，非ステロイド系消炎鎮痛剤（NSAIDs），免疫抑制剤のシクロスポリン，制がん剤のメトトレキサートなどが知られている．

　2) は薬剤がハプテン（不完全抗原），あるいは抗原として働き，その結果生じる抗原抗体複合物が腎糸球体に沈着して腎炎を惹起するものである．薬物として，金製剤，プロベネシド（痛風・高尿酸血症薬），D-ペニシラミン（抗リウマチ薬，金属解毒薬）などが知られている．

　3) は薬物がハプテンとして働きアレルギー反応を起こすものである．病理組織学的には急性尿細管間質性腎炎で，間質の浮腫や尿細管基底膜近傍，あるいは上皮細胞間などへの単球等の浸潤を伴う．薬物として，ペニシリン系抗生物質，セファロスポリン系抗生物質，NSAIDs，サイアザイド系利尿薬などが知られている．原則としてどのような薬物でも腎障害を惹起する可能性がある．薬物療法を行う際には，腎障害の初期徴候に注意を払い，徴候が現れた場合は該当する薬物の投与を中止するなど，適切な対応が要求される．

　腎機能が極度に低下した場合，体内に蓄積する老廃物を除去するためにも何らかの血液浄化が必須である．血液浄化法は間欠法 intermittent method と持続法 continuous method に大別され，それぞれに血液透析 hemodialysis，血液ろ過 hemofiltration などの方法が含まれる．その他，間欠法には血液灌流法，血漿交換法や血漿吸着法がある．持続法には腹腔内に透析液を注入し，血中の不要な老廃物や水分を透析液に移行させ，その液を体外に排出する持続的携行式腹膜透析法 CAPD などがある．これら血液透析法や血液ろ過法，腹膜透析法は，腎臓の働きを代行するものであり，薬物療法中の患者においては，不要な老廃物に加え血液中に溶存している薬物も同時に除去されることになる．

　図5.14に血液透析法の概略と透析中の薬物移行を模式的に示した．透析とは，半透膜を介して，拡散の原理で血液中の不要物質を透析液中に排出する方法である．高溶質透過性で，高透水性，および機械的強度が高く，生体適合性の高い透析膜が用いられる．透析性に影響を及ぼす薬物の物性として，薬物の溶解性（一般に難溶性薬物は透析しにくい），タンパク結合性（非結合形が透析される），分子量（従来は分子量約3,000までの領域の物質を除去していたが，最近では分子量30,000位まで除去できる膜が使用されている），および薬物の分布容積などがあげられる．組織に多く分布する薬物は，血中に存在する割合は低く，そのため透析効率は低くなる．特に，組織と強く結合する薬物の血液透析による除去は困難である．

5. 薬物の排泄

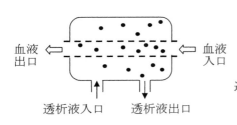

血液(漿)中薬物濃度に基づく透析クリアランス(CL_{HD})算出

$$CL_{HD} = \frac{Qb_{in} \cdot Cb_{in} - Qb_{out} \cdot Cb_{out}}{Cb_{in}}$$

Qb_{in}：入口側の血液(漿)流速度
Cb_{in}：入口側血液(漿)中薬物濃度
Qb_{out}：出口側の血液(漿)流速度
Cb_{out}：出口側血液(漿)中薬物濃度

透析された薬物量に基づく透析クリアランス(CL_{HD})算出

$$CL_{HD} = \frac{QD_{out} \cdot CD_{out}}{Cb_{in}} = \frac{X_{HD}^{\infty}}{AUC_b}$$

QD_{out}：透析液の出口側流速
CD_{out}：出口透析液中の薬物濃度
X_{HD}^{∞}：総透析薬物量
AUC_b：血液(漿)中薬物濃度-時間曲線下面積

● ：薬物
--- ：半透膜

図5.14 ◆ 血液透析法の模式図

血液透析とは患者の低下したクリアランス能を補うために新たに人工の腎臓を付与するものである．透析装置1つ当たりのクリアランス能 CL_{HD} は，腎クリアランスと同様，血液側の薬物量の変化速度から算出する方法と，透析された薬物量の変化速度から算出する方法がある．計算法や計算式は腎クリアランスの算出法と全く同様である（式（5.7），式（5.8）参照）．その他，血漿中の薬物濃度の変化から，透析装置のクリアランス能を算出する方法がある．透析中の全クリアランス値は，その患者固有の全身クリアランス値と血液透析のクリアランス値を足した値である．透析により，体内からの薬物消失は亢進し血漿中濃度は低下する．

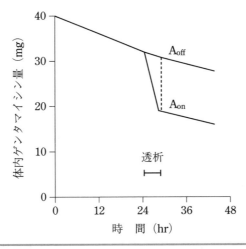

図5.15 ◆ 体内からのゲンタマイシン消失に及ぼす血液透析（4時間）の影響
A_{off}：透析なし，A_{on}：透析あり，点線：補充量＝A_{off}－A_{on}
(M. Rowland & T. N. Tozer ed. (1994) Clinical Pharmacokinetics Concepts and Applications, 3rd ed., p.450, Lippincott Williams & Wilkins)

図5.15に，ゲンタマイシンの体内薬物量に及ぼす血液透析の影響を示した．4時間の透析により，体内ゲンタマイシン量の約4割が除去された．ゲンタマイシンなどのアミノ配糖体系抗生物質以外にも，セファロスポリンやペニシリン系抗生物質，制がん剤の5-FUやメトトレキサート，睡眠薬のペントバルビタールや気管支拡張薬のテオフィリンなど多くの薬物が血液透析によって比較的容易に除去される．血液浄化が施される患者においては，腎障害時と同様，クリアランスの変動を考慮した薬物投与設計が要求される．なお，これら血液浄化法は，毒性が強く臓器障害を起こし，かつ腎臓などから排泄されにくい薬物などの中毒治療法としても有効である．

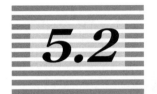

5.2　胆汁中排泄と腸肝循環

　肝臓は体内で一番大きな臓器でありその重量は成人男性で約1,000〜1,300 g，女性で約900〜1,100 gもある．肝臓内を流れる血液は毎分約1,500 mLといわれ，その3/4は門脈から，そして1/4は肝動脈から供給される．その肝臓は体内にある物質の代謝および貯蔵器官であるばかりでなく，胆汁 bile の生成，分泌の役割を果たしている．その胆汁を通じて多くの物質を腸管内に排泄している．胆汁排泄 biliary excretion は腎排泄 renal excretion とともに薬物の重要な排泄経路である．薬物の胆汁排泄は，尿中排泄に比べ高度に濃縮された排泄を示すこと，またある胆汁中に排泄された薬物の中には，十二指腸へ分泌され小腸から再吸収され，再び肝臓へもどる腸肝循環 enterohepatic circulation を形成する特徴がある．したがって，胆汁中排泄は薬物の体内動態に大きな影響を与える要因である．

5.2.1　肝臓の構造と胆汁生成

　肝臓は，小葉と呼ばれる1〜2 mmの多角形の構造が集まってできている．小葉の中心には中心静脈が縦に存在し，そのまわりには肝実質細胞，毛細胆管，毛細血管が放射状に集まった構造をしている（図5.16）．
　門脈と肝動脈は肝小葉で合流し，洞様毛細管（類洞）sinusoid を流れ中心静脈へと注いでいる．肝臓の実質組織である約50万個の肝小葉から成り立っており，それぞれの肝小葉は約50万個の肝細胞（総肝細胞数2500億個）から成り立っている．胆汁は肝細胞にある分泌顆粒で生成され，毛細胆管側膜 bile canalicular membrane を介して毛細胆管へ分泌される．この胆汁は毛細胆

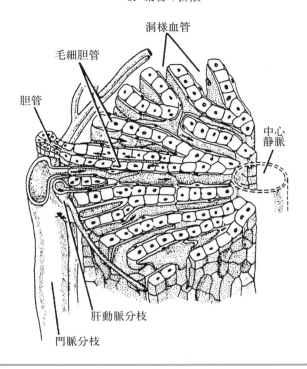

図 5.16 ◆ 肝小葉における肝細胞の板状配列，洞様血管および胆管の組合せ
（松田幸次郎ら（訳）（1989）医科生理学展望，p.473，丸善より引用）

管が集合している胆管に流出し，総胆管を経ていったん胆嚢 gallbladder に貯えられる．そこで水が吸収され約 10 倍に濃縮されて，必要に応じ総胆管から十二指腸に排泄される．ヒトでの胆汁分泌量は 1 日当たり 700～1,200 mL であるが，その量は摂取した食物の種類により影響を受ける，タンパク質に富む食物を摂取すると胆汁分泌は増加し，脂肪食を摂取するとやや増加し，炭水化物では何ら影響は認められない．

ヒトの胆汁の組成を表 5.5 に示す．胆汁は，界面活性作用をもつ胆汁酸，リン脂質，コレステ

表 5.5 ◆ ヒトの胆汁の組成（g/100 mL）

成　分	肝臓中胆汁	胆嚢中胆汁
総無機イオン（Na^+，K^+，Cl^-，HCO_3^-，Ca^{2+}，Fe^{2+} など）	0.6～0.9	0.5～1.1
脂肪酸	0.1～0.14	0.9～1.6
cholesterol	0.004～0.21	0.01～1.3
リン脂質（主にレシチン）	0.1～0.6	1.0～5.8
総胆汁酸塩	0.7～1.4	1.0～9.2
ムチン，タンパク質，bilirubin glucuronide など アルカリホスファターゼ，（アミラーゼ），その他の酵素	0.2～1.2	1.0～4.0

（G. A. D. Haslewood（1967）Bile salts, pp. 59, Barnes & Noble, Co. Ltd., London より引用）

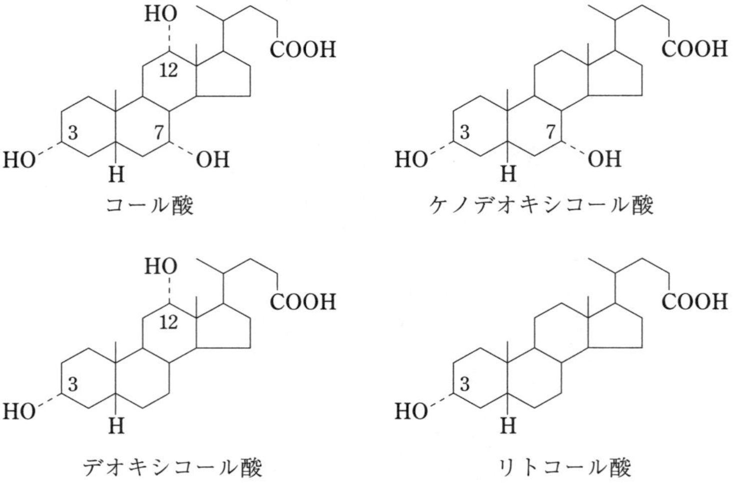

コール酸　　　　　　　　　　ケノデオキシコール酸

デオキシコール酸　　　　　　リトコール酸

図 5.17 ◆ 主要な胆汁酸

ロール，タンパク質，ビリルビンなどを含む茶褐色の液体である．胆汁酸は，界面活性作用で脂質を分散させ，リパーゼの作用を受けやすくし，脂質の吸収の補助を担う．ヒトの胆汁酸にはコール酸，リトコール酸，ケノデオキシコール酸とデオキシコール酸の4種が知られている．

　このうち，コール酸とケノデオキシコール酸がコレステロールから肝臓で合成される一次胆汁酸である．これらは胆汁と共に十二指腸に分泌された後，腸内細菌による脱抱合と7位の水酸基の還元を受け，二次胆汁酸であるデオキシコール酸，リトコール酸ができる．

5.2.2 薬物の肝移行過程

　薬物の血液から肝臓中への移行過程を図 5.18 に示した．栄養物質を含んだ門脈血（約 75 %）と酸素を含んだ肝動脈血（約 25 %）は混合され，この血液により肝臓に運ばれた薬物は，肝細胞を取り巻く類洞と呼ばれる毛細血管へ入り，その内皮細胞のフェネストラ fenestra を通りディッセ腔 Disse space と呼ばれる細胞間液 interstitial fluid へ入る．類洞は，他の組織における毛細血管と同様の径 50 nm ほどのフェネストラと，径 1～3 μm 程の大きなフェネストラのある基底膜をもたない不連続内皮細胞に取り囲まれており，血漿タンパク質に結合した薬物も容易にディッセ腔に入ることができる．通常の薬物は血漿とディッセ腔内の細胞間液との間には平衡が成立していると考えられる．次いで，ディッセ腔から肝細胞膜 sinusoidal plasma membrane を通って肝実質細胞 hepatocyte, liver parenchymal cell 内へ取り込まれる．肝実質細胞は肝臓全体の 70 % を占め，残りの 30 % の細胞は非実質細胞 liver non-parenchymal cell と呼ばれている．非実

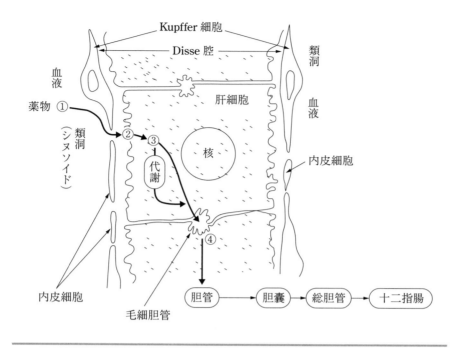

図 5.18 ◆ 薬物の胆汁への移行

質細胞はクッパー細胞 Kupffer cell や伊東細胞 fat strong cell などであり，ディッセ腔に存在する．クッパー細胞は肝マクロファージとも呼ばれ，活発な貪食能により細菌や微粒子などの除去を行っている．

肝実質細胞への薬物の取り込み機構は，薬物の化学的構造や物理化学的性質によって異なっており，低分子薬物は受動輸送と能動輸送，高分子薬物や微粒子は，エンドサイトーシスの機構により細胞内に取り込まれる．肝類洞側膜には，輸送担体 transporter が発現しており SLC (solute carrier) スーパーファミリーと自身が ATP 結合領域を有している ABC (ATP binding cassette) スーパーファミリーに大別される（図 5.19）．

輸送担体を大きく分けると，有機アニオンを認識するものと有機カチオンを認識するものに分類される．有機アニオンを基質とする輸送担体には，organic anion transporting polypeptide (OATP) ファミリー，有機カチオンを基質とする輸送担体には，organic cation transporter (OCT) ファミリーが知られており，ラットとヒトでクローニングされている．OATP ファミリーには，OATP1B1, OATP1B3, OATP2B1 があり，種々の薬物の肝細胞への取り込みに関与している．OATP1B1 においては，抱合型ビリルビン，抱合型ステロイド，プロスタグランジン E_2，HMG-CoA 還元阻害剤のプラバスタチンなどが基質となる．OATP1B3 においてはジゴキシン，OATP2B1 においては肝機能検査試薬であるスルホブロモフタレイン (SBP) などが基質となる．OCT ファミリーは低分子量のカチオンの輸送に関与しており，OCT1 がテトラエチルアンモニウム，ビグアナイド系糖尿病薬であるメトホルミンなどが基質となる．

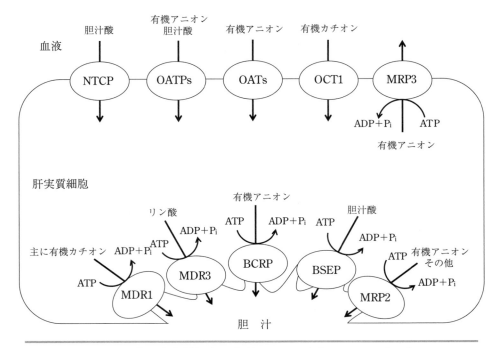

図 5.19 ◆ 肝実質細胞に発現している主なトランスポーター

NTCP ： Na⁺/taurocholate cotransporting polypeptide
OATP ： organic anion transporting polypeptide
OAT ： organic anion transporter
OCT1 ： organic cation transporter 1
MRP3 ： multidrug resistance associated protein 3
MDR1 ： multidrug resistance 1 （P-gp）
MDR3 ： multidrug resistance 3
BCRP ： brest cancer resistance protein
BSEP ： bile salt export pump
MRP2 ： multidrug resistance associated protein 2

　それらとは別に，Na⁺/taurocholate cotransporting polypeptide（NTCP）が肝類洞側膜に局在しており，Na⁺との共輸送により胆汁酸を二次性能動輸送で輸送する．またインスリンやインターフェロンなどの比較的高分子量の生理活性物質は，受容体介在性エンドサイトーシスと呼ばれる機構により細胞内に取り込まれる．肝類洞側膜から肝細胞へ取り込まれる薬物の多くは，血中で99％以上血漿タンパク質と結合しているにもかかわらず，効率よく肝に取り込まれる．

5.2.3 薬物の胆汁中への移行

肝細胞に取り込まれた薬物が胆汁中に排泄されるためには，毛細胆管側膜を通過する必要がある．胆汁中に排泄される薬物の多くは肝細胞内で代謝されており，一定以上の分子量をもち，両親媒性の薬物（分子内に，親水基と親油基の両方をもつ薬物）である．

薬物の胆汁中排泄は，胆汁中の濃度 B と血漿中の濃度 P の比により 2 つに分類される．$B/P \leqq 1$ には受動輸送，$B/P > 1$ には能動輸送による排泄機構が考えられる．$B/P \leqq 1$ には大部分の極性のある非電解質または多くの高脂溶性弱電解質が入る．グルコース，マンニトール，ショ糖，イヌリン，コレステロール，アルブミン，尿素，エチルアンモニウムなどである．

$B/P > 1$ には解離性の有機化合物で，アニオン性，カチオン性，両性化合物があり，また一

表 5.6 ◆ 胆汁中に能動的に分泌される薬物

分　類	化合物	胆汁中での形
有機アニオン系 （抱合代謝物）	p-アミノ馬尿酸（PAH）	未変化体とアセチル体
	アンピシリン	未変化体と代謝物
	グリココール酸	—
	クロロチアジド	未変化体
	サクシニルスルファチアゾール	未変化体
	スルファジメトキシン	グルクロン酸抱合体
	スルホブロモフタレイン（SBP）	主にグルタチオン抱合体
	タウロコール酸	—
	チロキシン	グルクロン酸抱合体
	ビリルビン	未変化体とグルクロン酸抱合体 (diglucuronide)
	フェノールフタレイン	グルクロン酸抱合体
	フルオレセイン	未変化体とグルクロン酸抱合体
	ブロモフェノールブルー（BPB）	未変化体
	ペニシリン G	未変化体と代謝物
有機カチオン系	イミプラミン	未変化体と代謝物
	エリスロマイシン	未変化体と脱 N-メチル体
	キニジン	未変化体
	ツボクラリン	未変化体と代謝物
	プロカインアミドエトブロミド	—
		未変化体とアセチル化体
両性有機化合物	インドシアニングリーン	未変化体
	テトラサイクリン	未変化体
非イオン性有機化合物	ウアバイン	未変化体
	ラナトシド A	未変化体

部の非電解質も含まれる（表 5.6）．化合物の胆汁中の濃度 B/肝細胞中の濃度の比が 100～1000 と高い値をもち，著しく濃縮されて胆汁中に排泄される場合がある．胆管腔側細胞膜に局在する ABC スーパーファミリーに属する担体が濃縮的な胆汁中排泄に介在する．

有機アニオン性薬物の輸送には multidrug resistance associate protein（MRP）ファミリーの MRP2（別名 cMOAT）が関与し，グルクロン酸抱合体，グルタチオン抱合体や胆汁酸抱合体を輸送する．一方，タウロコール酸などの抱合型胆汁酸トランスポーター bile salt export pump（BSEP）の存在も確認されているが，MRP とは異なるものである．

有機カチオンや中性薬物の担体としては MDR（多剤耐性 multidrug resistance）ファミリーの MDR1（P-糖タンパク質）が知られており，非常に幅広い基質認識性を示す．MDR3 はリン脂質であるホスファチジルコリンを基質とするトランスポーターである．

5.2.4 胆汁中排泄を支配する要因

先に述べたように，胆汁中排泄への毛細胆管側膜のトランスポーターの関与は大きい．また胆汁中排泄の支配要因として，薬物の物性に基づくものには，分子量，極性，解離定数，脂溶性，置換基などがあり，生体側に基づくものには，種差，代謝，タンパク結合，病態，老化などがある．

薬物の物性に由来するものでは，分子量が重要な因子となる．脂溶性の薬物ではまず肝ミクロソームの薬物代謝酵素により水酸化され，次にグルクロン酸または硫酸で抱合代謝を受けて分子量が大きくなると胆汁中へ排泄されやすくなる．胆汁中に排泄されるために必要な分子量は動物種により異なっている．ラットおよびイヌでは 350 ± 50，ウサギおよびヒトでは 500 ± 50 以上の分子量が必要であり，これ以下の分子量では胆汁中に排泄されにくい．また分子量があまり大きくなると排泄されにくくなる．しかし，胆汁中排泄と薬物の分子量の関係の詳細は解明されていない．

さらに，グルクロン酸などの抱合代謝を受けることは毛細胆管側膜の輸送担体の基質となりやすく胆汁排泄されやすくなる．生体由来の要因として種差があげられる．例えば，腎機能検査薬であるフェノールスルホンフタレイン（PSP）は，ヒトでは腎のみから排泄されるが，ラットでは 40 ％近くが胆汁中へ排泄される．また強心配糖体にも種差が報告されている．これは，代謝そのものの種差が原因となることが多い．肝障害の影響に関しては，肝細胞障害よりも遺伝子変異に伴う胆汁うっ滞を生じる障害性のほうが強く排出低下をもたらす．

5.2.5 腸肝循環

胆汁を経て小腸管腔に排泄された薬物および代謝物は腸管から再び吸収されることがあり，この過程を薬物の腸肝循環 enterohepatic circulation という（図 5.20）．

胆汁により小腸管腔に排泄された脂溶性の薬物は，そのままの形で小腸上部で再吸収される．一方，水溶性の高いグルクロン酸抱合代謝薬物は，小腸下部において腸内細菌由来の β-グルクロニダーゼにより加水分解を受ける．脱抱合をした薬物は再吸収され腸肝循環を繰り返す．このような腸肝循環を受ける薬物においては，経口投与後の血中濃度が 2 相性のピークを示す場合がある．また，腸肝循環を受けやすい薬物は，長時間にわたり体内に滞留する可能性があるので，

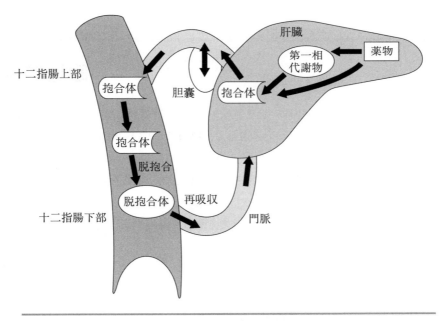

図 5.20 ◆ 薬物の腸肝循環の模式図

表 5.7 ◆ 腸肝循環を受けやすい薬物

ジギトキシン	ジゴキシン	バルプロ酸
クロルプロマジン	インドメタシン	クロラムフェニコール
グルテチミド	モルヒネ	メタドン
スピロノラクトン	オキサゼパム	ジエチルスチルベストロール
ジクロフェナク	ジフェニルヒダントイン	アンフェタミンなど
アドリアマイシン	ワルファリン	

薬物投与に十分な配慮が必要である．腸肝循環を受けやすい薬物を表5.7に示した．

5.3 その他の排泄経路

投与された薬物の多くは，尿中もしくは胆汁中に排泄されるが，それ以外に，唾液中，涙液中，呼気中などに排泄されることがある．薬物の唾液および涙液への排泄のされやすさは，薬物のpK_a，親油性，タンパク結合率などである程度説明できる．いずれも排泄経路としての寄与は小さいが，血中濃度に替わる治療モニタリングの方法として期待されている．

5.3.1 唾液中排泄

唾液は，大唾液腺（顎下腺，耳下腺，舌下腺）および口腔内粘膜に存在する小唾液腺から分泌され，1日当たり1～1.5 Lが口腔中に分泌される．唾液の99.2～99.5％は水分である．唾液は口腔内を湿潤に保ち，口腔粘膜の保護や洗浄，殺菌，抗菌，排泄などの作用をもち，唾液α-アミラーゼによるデンプンをマルトース（麦芽糖）へと分解する消化機能をもつ．

単純拡散で唾液中に排泄される薬物については，pH分配仮説が成り立ち，また非結合形薬物のみが唾液腺の上皮細胞を透過できるという考え方から，唾液中薬物濃度と血漿中薬物濃度の比(S/P)を表す式(5.19)，(5.20)が提唱されている．

$$\text{酸性薬物} \quad \frac{S}{P} = \frac{1 + 10^{(\mathrm{pH_s} - pK_a)}}{1 + 10^{(\mathrm{pH_p} - pK_a)}} \times \frac{f_p}{f_s} \tag{5.19}$$

$$\text{塩基性薬物} \quad \frac{S}{P} = \frac{1 + 10^{(pK_a - \mathrm{pH_s})}}{1 + 10^{(pK_a - \mathrm{pH_p})}} \times \frac{f_p}{f_s} \tag{5.20}$$

ここで，$\mathrm{pH_p}$, $\mathrm{pH_s}$は唾液および血漿のpHを，f_p, f_sは唾液中および血漿中での非結合形分率を表す．

図5.21は，この提唱の基になったトルブタミドをヒトに静注した後の唾液中濃度と血漿中濃度を同時に測定した結果を示す．

トルブタミドは2-コンパートメントモデルに従う薬物であるが，分布相，消失相に着目すると，血漿中濃度，唾液中濃度ともに，時間に対する濃度のプロットが同じ傾きで推移していることがわかる．しかし，トルブタミドの唾液中濃度（S）血漿中濃度（P）の値には大きな違いが

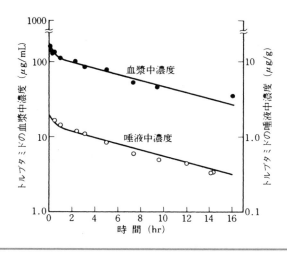

図 5.21 ◆ トルブタミド静注後の血漿中，唾液中濃度
(S. B. Matin, *et al.* (1974) *Clin. Pharmacol. Ther.* **16**, 1052)

表 5.8 ◆ ヒトにおける薬物の血漿中濃度に対する唾液中濃度の比（S/P）

薬物	S/P	pK_a	f_p
クロルプロパミド	0.009	4.8	0.2
トルブタミド	0.012	5.4	0.09
スルファメトキサゾール	0.07	5.6	0.35
フェニトイン	0.08	8.3	0.13
アモバルビタール	0.36	7.95	0.42
フェノバルビタール	0.41	7.2	0.60
テオフィリン	0.52	0.7	0.41
ジゴキシン	0.78	—	0.77
アンチピリン	0.92	1.4	0.92
アミノピリン	0.95	5.0	0.85
イソニアジド	1.02	10.77	1.0
トリメトプリム	1.26	7.3	0.6
リチウム	2.85	—	—

あり S/P 比は 0.012 であった．トルブタミドの血漿中，唾液中の非結合形薬物濃度の全薬物濃度に対する割合をそれぞれ f_p, f_s とおくと，血漿中-唾液中で中間平衡になるのは非結合形薬物であるので式（5.20）が成立する．別の実験による測定で，血漿中のトルブタミド非結合形薬物の割合（f_p）は 0.09 であることがわかっている．また唾液中のタンパク質濃度は，血漿中に比べると約 1/20 ～ 1/40 とかなり低い．そのため唾液中では全薬物が非結合形として存在すると近似することができ，したがってトルブタミドの f_s は 1 とおいて差し支えない．その他に唾液の pH は通常 6.5，またトルブタミドの pK_a は 5.4 であるので，これらの値を式（5.20）に代入して

計算すると，S/P 値は 0.012 となり，実測値の S/P 値 0.012 よく一致していることがわかる．表 5.8 は他の代表的な薬物の S/P 値をまとめたものである．

フェニトインやクロルプロパミドでは，トルブタミドと同じく血漿中でのタンパク結合率が高い（f_P が小さい）影響を受けており，唾液中の全薬物濃度は血漿中の非結合形薬物濃度にほぼ相当することがわかる．血漿中でのタンパク非結合率が高い（血漿タンパク質とはほとんど結合しないから，f_P は大きい）アンチピリン，アミノピリン，イソニアジドでは，唾液中と血漿中の全薬物濃度はほぼ等しい．リチウム（表 5.8 で S/P が 1 を超えている）などは能動的に唾液中に排泄される．これらのことは，唾液中薬物濃度から血漿中薬物濃度を推定できる可能性を示している．唾液は試料採取に痛みが伴わないので，血液採取を必要としない TDM（therapeutic drug monitoring）への応用が期待されている．

薬物の唾液中への排泄率は一般には低い．クエン酸刺激により強制的に唾液を分泌・回収しているので，平常時の唾液中クリアランスはこの表の値より低いと考えられるが，フェノバルビタールやリチウムでは高い値を示している．

5.3.2 涙液中排泄

涙液は涙腺内の毛細血管から得た血液から血球を除き，液体成分のみを取り出したものである．1 日当たり 2 ～ 3 mL が涙腺から分泌され，その 98 % は水分で一般的に pH 7.5 ～ 8.0 の弱アルカリ性の液体である．涙液にはタンパク質（アルブミンやグロブリン，リゾチームなど），リン酸塩などが含まれる．涙腺から分泌された涙液は目の表面を通過したあと涙点に入り，涙小管・涙嚢・鼻を経て，喉から再吸収される．涙は油層・涙液層・ムチン層の 3 層から構成され，眼球の表面を保護している．その 3 層を合わせた厚さは約 7 μm である．涙液にはリゾチームという抗菌成分が含まれ，リゾチームは細菌の細胞壁（ペプチドグリカン）を分解する作用をもつ．

涙液中排泄についても唾液中排泄の S/P 比と同じ考え方で，涙液/血漿中濃度（T/P）比を定義できる．近年，TDM が定められている代表的な薬物であるテオフィリンの涙液中濃度と血漿中非結合形濃度，および CSF 中濃度との相関性が報告されている（図 5.22）．

これより涙液中薬物濃度より CSF 中薬物濃度が予測可能であることが示されている．また，アスピリンの経口投与後にその代謝物であるサリチル酸血中濃度と涙液中濃度を調べ，それらの間には投与量依存的に比較的良好な比例関係が認められることが報告されている．

非侵襲的に採取できる涙液中薬物濃度が血中濃度の代替えとして用いることができることは示されてきたが，大量の涙液が必要とされることや刺激による涙液採取が患者に負担がかかることなどから，まだ TDM に応用されるには至っていない．

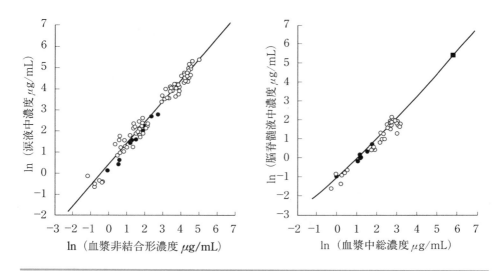

図 5.22 ◆ テオフィリンの血漿中濃度と涙液中および脳脊髄液中濃度との関係
○モルモット，■ラット，●患者
（佐藤ら（2000）薬物動態 15（2），189-195）

5.3.3 呼気中排泄

　肺は生体が生命を維持するために必要な酸素を体外から取り入れ，一方体内で生じた炭酸ガスを体外に放出する機能をもつ．肺は約 5 ～ 6 億個の肺胞からなりその大きさは半径が 250 ～ 300 μm であり総肺呼吸面積は 100 m^2 になる．これに加え，肺は薬物の吸収部位または排泄臓器としても機能する．医薬品研究の薬物動態試験においては尿・糞中排泄量と体内分布量からでは物質収支が合わない場合，呼気排泄が検討される．

　吸入麻酔薬であるエチルエーテル，ハロタン，亜酸化窒素など揮発性の高い薬物は，肺から吸収され肺胞膜を通って血液に移行し，また血液から肺胞膜を経て呼気中に排泄される．近年，吸入麻酔薬の吸収と排泄においてそれぞれの速度と薬物の血液/ガス分配係数との関係が報告されている．

　表 5.9 に，薬物の血液/ガス分配係数を示す．一般に血液への分配率が高いほど肺胞から速く吸収される．また麻酔薬吸入を停止すると分配率が小さいほど速く呼気中へ排泄される．

　これらの吸入麻酔薬の他，アミノピリン，エチレングリコール，ウレタン，クマリンなど代謝過程で二酸化炭素となり呼気中に排泄される薬物もある．エリスロマイシンは，代謝産物の一部が呼気中に排泄されるため，肝臓の代謝酵素活性評価に使用される．^{14}C-エリスロマイシンは，CYP3A4 によって脱メチル化され，最終的には二酸化炭素となり呼気に排泄される．呼気中の放

表5.9 ◆ 血液/ガス分配係数

麻酔薬	血液/ガス
デスフルラン	0.45
セボフルラン	0.65
イソフルラン	1.4
ハロタン	2.5
亜酸化窒素	0.47

(Anet, 基礎から学ぶ麻酔科学ノート吸入麻酔薬のPharmacokinetics 安田信彦より引用)

射活性を測定することでCYP3A4の活性を評価することができる.

また,呼気を用いた胃潰瘍の検査法がある.^{13}C-尿素を経口投与するとピロリ菌によって代謝され,$^{13}CO_2$ガスとなり血液中に吸収された後,肺から排泄される.呼気中$^{13}CO_2$ガス濃度を測定することで胃内ピロリ菌の有無を判定することができる.

練習問題

正誤問題

以下の記述の正誤について答えよ.

1. 糸球体で限外ろ過された原尿のうち, およそ99％の水は尿として排泄される. (　　)
2. β-ラクタム系抗生物質の血漿中からの消失は, プロベネシドの尿細管再吸収の亢進により, 抑制される. (　　)
3. 遠位尿細管では, Na⁺の再吸収とK⁺の排泄が行われる. (　　)
4. バソプレシンは, 集合管における水の再吸収を促進する. (　　)
5. 患者の血漿クレアチニン濃度が1.0 mg/dL, 24時間採取した尿の総量が1.8 L, 尿中クレアチニン濃度が0.60 mg/mLの時, この患者のクレアチニンクリアランスは75 mL/minである. (　　)
6. パラアミノ馬尿酸ナトリウムは腎臓の尿細管で能動的に再吸収されることを利用した腎機能検査薬である. (　　)
7. ジゴキシンの血中濃度が, キニジンとの併用によって低下するのは, 尿細管のP-糖タンパク質の競合に由来する. (　　)
8. インドシアニングリーンやスルホブロモフタレインナトリウムは, 胆汁中へ特異的に排泄されることを利用した肝機能検査薬である. (　　)
9. 薬物は, 一般に肝臓でグルクロン酸やグリシンなどの抱合を受けると, 分子量が大きくなり, 胆汁中に排泄されやすくなる. (　　)
10. 腎排泄が主たる消失経路の薬物について, 静脈内投与量を増加した時に血中消失半減期が長くなった. 最も可能性の高い原因は, 腎尿細管分泌過程の飽和である. ただし, この薬物の腎クリアランスは低投与量では, 糸球体ろ過速度より大きい. (　　)
11. 肝代謝が主たる消失経路の薬物について, 静脈内投与量を増加したときに血中消失半減期が短くなった. 最も可能性の高い原因は, 肝代謝過程の飽和である. ただし, 薬物の投与量を増加しても肝血流速度は一定である. (　　)
12. 肝代謝が主たる消失経路の薬物について, 2倍量の薬物を経口投与したとき, 血中濃度-時間曲線下面積 (AUC) は1.5倍であった. 最も可能性の高い原因は, 肝代謝過程の飽和である. ただし, この薬物のタンパク結合率は一定である. (　　)
13. 一般にヒトでは, 糸球体ろ過速度 (GFR) の指標としてクレアチニンの腎クリアランスが用いられる. (　　)
14. 組織クリアランス値は, その組織の血流速度より大きくならない. (　　)
15. イヌリンの血漿中濃度が増加すれば糸球体ろ過速度 (GFR) も増加する. (　　)

16. 全身からの薬物消失速度は，全身クリアランスと循環血中の薬物濃度の積に等しい．（　）
17. 成人男子の糸球体ろ過速度（GFR）の正常値は 100～120 mL/min，腎血漿流量（RPF）は 600～660 mL/min，ろ過率（FF）は 0.2 程度である．（　）
18. ヒトでの胆汁分泌量は 1 日 700～1200 mL であるが，その分泌量は摂取した食物の種類により影響を受けない．（　）
19. 胆汁中に排泄されるために必要な分子量は動物により異なっており，ヒトでは 300 以下の分子量の薬物が排泄される．（　）
20. 胆汁酸塩の肝実質細胞への取込みや胆汁中への移行にはエンドサイトーシス機構が関与する．（　）
21. メトトレキサートは，胆管側膜に存在する MRP2（multidrug resistance associated protein 2）により胆汁中に排泄される．（　）
22. Dubin-Johnson 症候群の病因は cMOAT/MRP2 の遺伝子欠損によるものであり，高ビリルビン血症を呈する．（　）
23. 薬物の唾液への排泄のされやすさは，薬物の pK_a のみに依存する．（　）
24. エリスロマイシンは，代謝産物の一部が呼気中に排泄されるため，肝臓の代謝酵素活性評価に使用される．（　）

CBT 問題・必須問題

[問 1]　尿中排泄率の最も高い薬物はどれか．1 つ選べ．
1. アモキシシリン
2. ゲンタマイシン
3. ジゴキシン
4. シメチジン
5. テトラサイクリン

[問 2]　薬物の糸球体ろ過クリアランスを示す式はどれか．1 つ選べ．なお，糸球体ろ過速度を GFR，分泌速度を S，再吸収率を R，薬物の腎排泄速度を $U \cdot V$，薬物の血漿中濃度を C_p，タンパク非結合率を f とおく．
1. $U \cdot V/GFR$
2. GFR/C_p
3. $C_p \cdot f \cdot GFR$
4. $f \cdot GFR$
5. $(C_p \cdot f \cdot GFR + S)(1 - R)$

問3　糸球体ろ過，尿細管分泌，尿細管再吸収のうち，腎排泄パターンとして，糸球体ろ過と尿細管分泌が関与する化合物はどれか．1つ選べ．

1. クレアチニン
2. ブドウ糖
3. アミノ酸
4. p-アミノ馬尿酸
5. サリチル酸

問4　胆汁に排泄されやすい薬物はどれか．

1. プロプラノロール
2. ゲンタマイシン
3. インドシアニングリーン
4. イヌリン
5. リドカイン

問5　腸肝循環を最も受けやすい薬物はどれか．1つ選べ．

1. アンチピリン
2. ゲンタマイシン
3. ジゴキシン
4. セファレキシン
5. フェニトイン

理論問題

問1 ある患者の臨床検査値および薬物投与後の定常状態における血漿中薬物濃度などについて、次のデータが得られている．

腎糸球体ろ過速度	$GFR = 20$ mL/min
血漿中薬物濃度	$P = 10$ μg/mL
尿中薬物濃度	$U = 200$ μg/mL
毎分の尿量	$V = 2.0$ mL/min
尿細管での薬物の再吸収率	$R = 20\%$

ただし，この薬物は血漿タンパク質には結合しない．

この薬物の尿細管における毎分の分泌量（μg/min）として正しいものはどれか．1つ選べ．

1. 100 2. 200 3. 300 4. 400 5. 500

(84 回)

問2 薬物の腎排泄に関する記述のうち，正しいのはどれか．2つ選べ．

1. アミノ酸やブドウ糖などの栄養成分は，糸球体ろ過されない．
2. サリチル酸の尿細管再吸収速度は，尿のpHが高いほど速くなる．
3. ジゴキシンは，近位尿細管でP-糖タンパク質によって分泌される．
4. イヌリンの尿中排泄速度は，血中濃度によらず一定である．
5. p-アミノ馬尿酸の腎クリアランスは，血中濃度が高いほど小さくなる．

(95 回)

問3 次図はヒトにおける物質A，B，Cの定常状態時の血漿中濃度と腎クリアランスの関係を示している．図中のA，B，Cに該当する物質名の正しい組合せはどれか．1つ選べ．

	A	B	C
1	グルコース	イヌリン	パラアミノ馬尿酸
2	イヌリン	グルコース	パラアミノ馬尿酸
3	グルコース	パラアミノ馬尿酸	イヌリン
4	パラアミノ馬尿酸	グルコース	イヌリン
5	パラアミノ馬尿酸	イヌリン	グルコース

(81 回)

5. 薬物の排泄

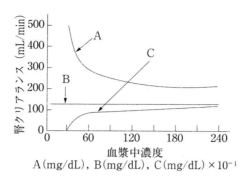

A (mg/dL), B (mg/dL), C (mg/dL)×10⁻¹

問 4　このグラフのうち，薬物の血漿中濃度に対する尿中排泄速度（dXu/dt）及び腎クリアランス（CLr）の関係が正しく示されているのはどれか．2つ選べ．

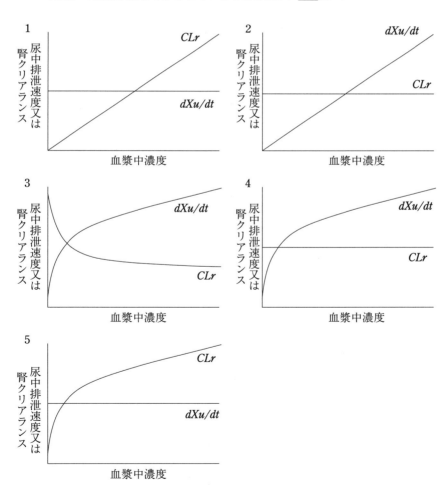

(98回)

問5　薬物の胆汁中排泄に関する記述のうち，正しいのはどれか．2つ選べ．
1．肝細胞の胆管側膜に存在するトランスポーターの多くは，促進拡散により薬物を胆汁中に排泄する．
2．プラバスタチンは，胆管側膜に存在するMRP2（Multidrug resistance-associated protein 2）により胆汁中に排泄される．
3．胆汁は肝細胞から毛細胆管内に分泌された後，総胆管を経て十二指腸内に分泌される．
4．グルクロン酸抱合体として胆汁中に排泄された薬物は，腸肝循環する際には腸内細菌の酵素による分解を受け，極性が増大している．

(95回)

問6　薬物の肝臓への分布及び胆汁中排泄に関する記述のうち，正しいのはどれか．2つ選べ．
1．肝実質細胞の血管側膜には種々の輸送担体が発現し，多くのアニオン性薬物やカチオン性薬物の肝取り込みに関与している．
2．肝実質細胞から毛細胆管への薬物輸送機構は，多くの場合，薬物の濃度勾配を利用した単純拡散である．
3．分子量の小さい薬物ほど，胆汁中へ排泄されやすい．
4．血中においてアルブミンに結合している薬物もDisse腔に入り，肝実質細胞の近傍に到達することができる．
5．肝臓において抱合代謝を受け，胆汁中に排泄された薬物は，一般に分子量が大きく親水性が高いので，すべて糞便中へ排泄される．

(99回)

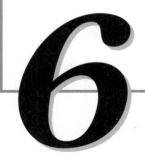

Chapter 6 薬動学による薬物動態の解析

到達目標

1. 線形コンパートメントモデルと，関連する薬物動態パラメータ（全身クリアランス，分布容積，消失半減期，生物学的利用能など）の概念を説明できる．
2. 線形 1-コンパートメントモデルに基づいた解析ができる（急速静注・経口投与［単回および反復投与］，定速静注）．（知識，技能）
3. 体内動態が非線形性を示す薬物の例を挙げ，非線形モデルに基づいた解析ができる．（知識，技能）
4. モーメント解析の意味と，関連するパラメータの計算法について説明できる．
5. 組織クリアランス（肝，腎）および固有クリアランスの意味と，それらの関係について，数式を使って説明できる．
6. 薬物動態学-薬力学解析（PK-PD 解析）について概説できる．

キーワード

線形 1-コンパートメントモデル/静脈内投与/点滴/繰り返し投与/線形 2-コンパートメントモデル/ラプラス変換/生理学的モデル/アニマルスケールアップ/ハイブリッドモデル/非線形コンパートメントモデル/モーメント解析/デコンボリューション/ファーマコダイナミクス/バイオアベイラビリティ

6.1 コンパートメントモデル

薬物速度論（ファーマコキネティクス pharmacokinetics）は吸収，分布，代謝，排泄による薬物の体内での動きを経時的に扱う学問である．ここでは，薬物が均一に分布する区画を想定し，これをコンパートメントと呼んでいる．コンパートメント間の薬物分子の移行速度や消失速度が一次速度過程に従うとき，これを線形コンパートメントモデルと呼ぶ．また，一次速度過程に従わないものは非線形モデルと称して，線形モデルと区別している．

6.1.1　1-コンパートメントモデル

1-コンパートメントモデルは体内での薬物の動きを表す最も簡単な数式モデルである．しかし，薬物の投与計画を考える際に極めて重要な基本的概念を与えてくれるばかりでなく，その考え方は多様性に富む臨床上の諸問題を解決するのに役立っている．

このモデルでは体を1つのコンパートメントとみなして薬物の動きを考える．これは極めて抽象的な仮定で，実際にこのような区画が解剖学的に存在するものではない．このモデルに適合する薬物は，コンパートメント内に入ると同時に，血液と組織との間で極めて速やかに分布平衡に達する．勿論，薬物はさまざまな濃度で各組織に分布するが，これらの濃度は極めて速い分布平衡のために同じように変化し，薬物はあたかも1つの均一な器の中にあるように見えるのである．

A　静脈内投与

（1）モデルから式の導出

図6.1に示すのは1-コンパートメントモデルにおける静脈内投与の模式図である．体内コンパートメント内へ注入された薬物は瞬間的に分布し，一次速度過程に従って体内コンパートメントから消失する．注射後，ある時間 t における体内コンパートメント中の薬物の消失速度（dX/dt）は式（6.1）で表される．

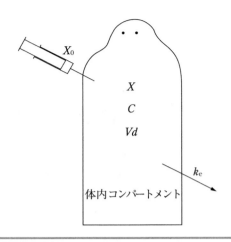

図 6.1 ◆ 1-コンパートメントモデル（その1）
X_0 ：薬物投与量
X ：体内コンパートメント中の薬物量
C ：血中薬物濃度
Vd ：体内コンパートメントの分布容積
k_e ：消失速度定数

$$\frac{dX}{dt} = -k_e X \tag{6.1}$$

体内コンパートメント中の薬物量 X の経時的変化は図6.2で示される．ある時間 t においてこの曲線に接線を引いたとき，その傾きが dX/dt となる．さて，この微分方程式を解くには，まず式（6.1）を次のように変形して，

$$\frac{1}{X} dX = -k_e dt \tag{6.2}$$

両辺を積分すると，

$$\int \frac{1}{X} dX = -k_e \int dt \tag{6.3}$$

$\int 1/X \, dX = \ln X$ であるから，

$$\ln X = -k_e t + A \quad (A は積分定数) \tag{6.4}$$

となる．初期条件すなわち，時間 $t = 0$ のときは投与した薬物すべてが体内コンパートメント中に存在するから $X = X_0$ で，これを式（6.4）に代入すると $A = \ln X_0$ となり，式（6.1）の解として式（6.5）が得られる．

$$\ln X = -k_e t + \ln X_0 \tag{6.5}$$

これを指数関数になおすと，

$$X = X_0 e^{-k_e t} \tag{6.6}$$

となり，投与後時間 t における体内薬物量は t の指数関数によって表される．

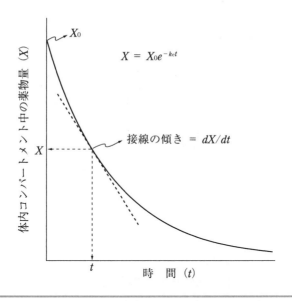

図 6.2 ◆ 一次速度過程における体内薬物量の減少

体内コンパートメントにおける C は血中薬物濃度のことで，コンパートメント中に存在する薬物量 X をその容積 Vd で割った値となる．

$$C = \frac{X}{Vd} \tag{6.7}$$

式 (6.6) を Vd で割ると，

$$C = \frac{X_0}{Vd} e^{-k_e t} \tag{6.8}$$

ここで薬物投与直後，すなわち $t = 0$ における血中薬物濃度を C_0 とすると，

$$C_0 = \frac{X_0}{Vd} \tag{6.9}$$

$$C = C_0 e^{-k_e t} \tag{6.10}$$

対数になおすと，

$$\ln C = -k_e t + \ln C_0 \tag{6.11}$$

$$\log C = -\frac{k_e}{2.303} t + \log C_0 \tag{6.12}$$

ここで分布容積 Vd と消失速度定数 k_e は，薬物投与を受ける生体に固有の値でいずれも定数である．これに対して血中濃度 C と時間 t は変数で，C は t の関数 ($C = f(t)$) として表される．したがって速度論的パラメータである Vd と k_e がわかれば，任意の投与量 X_0 に対して図 6.3 に示すように，血中薬物濃度の時間的推移を計算により予測することが可能となる．

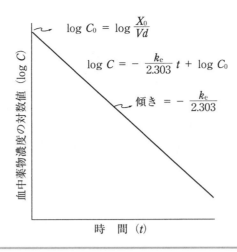

図6.3 ◆ 1-コンパートメントモデルにおける静脈内投与後の薬物血中濃度

(2) 消失速度定数

消失速度定数 k_e は一次速度式 (6.1) の両辺を結ぶ比例定数で, 単位は min^{-1} や hr^{-1} など時間の逆数となる. 薬物の消失にはコンパートメント外への排泄, すなわち尿中排泄や胆汁排泄などのほかに, 代謝による変化も含まれる (図6.4). そこでコンパートメント中の薬物の消失速度は,

$$\frac{dX}{dt} = -k_u X - k_m X - k_b X - \cdots = -(k_u + k_m + k_b + \cdots)X \tag{6.13}$$

で表される. ここで k_u は尿中排泄速度定数, k_m は代謝速度定数, k_b は胆汁排泄速度定数を表す. 消失速度定数は個々の速度定数の和として表すことができる (式 (6.14)).

$$k_e = k_u + k_m + k_b + \cdots \tag{6.14}$$

消失速度定数から計算される重要なパラメータに生物学的半減期 ($t_{1/2}$) がある. 血中薬物濃度が半分になるのに要する時間を意味するが, 図6.5に示すように, どこから測り始めてもその値は一定となる. ある時間 t_1 における血中薬物濃度を C_1 とすると, $t_{1/2}$ 時間後には $(1/2) \cdot C_1$ となる. 式 (6.10) を用いて表すと,

$$C_1 = C_0 e^{-k_e t_1} \tag{6.15}$$

$$\frac{1}{2} C_1 = C_0 e^{-k_e (t_1 + t_{1/2})} \tag{6.16}$$

式 (6.15) を式 (6.16) で割ると,

$$2 = e^{k_e t_{1/2}} \tag{6.17}$$

両辺の自然対数をとり整理すると, 消失速度と生物学的半減期を関係づける重要な式 (6.18)

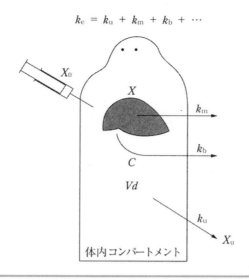

図 6.4 ◆ 1-コンパートメントモデル（その2）

X_0：薬物投与量
X：体内コンパートメント中の薬物量
C：血中薬物濃度
Vd：体内コンパートメントの分布容積

k_e：消失速度定数
k_u：尿中排泄速度定数
k_m：代謝速度定数
k_b：胆汁排泄速度定数
X_u：尿中累積排泄量

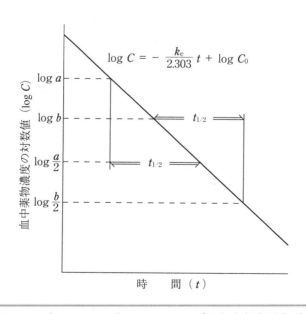

図 6.5 ◆ 1-コンパートメントモデルと生物学的半減期

が得られる.

$$t_{1/2} = \frac{\ln 2}{k_e} = \frac{0.693}{k_e} \tag{6.18}$$

(3) 分布容積

1-コンパートメントモデルでは生体を均一な1つの箱と考える必要はない．実際に肝臓，腎臓，心臓，筋肉，脂肪など種々の臓器における薬物濃度が等しいことはまれである．しかし，循環血液との間で速やかな平衡関係が成り立てば，これらの臓器を全部1つにして処理することができる．分布容積はこのような概念の上に成り立った定数で，式（6.19）により表される．

$$Vd = \frac{X}{C} \tag{6.19}$$

図6.6のAのように，投与した薬物が循環血液中にのみ留まれば分布容積は小さなものとなる（体重の約5%）．Bは薬物が体内に均一に分布する場合で，分布容積は総体液量（体重の約60%）に等しくなる．Cは組織移行性の高い薬物の例で，循環血液中の薬物濃度が低くなるので，式（6.19）からも明らかなように分布容積は大きな値となり，薬物によっては1000Lを超える場合もでてくる．

(4) 全身クリアランス

消失速度定数 k_e，あるいは生物学的半減期 $t_{1/2}$ は薬物が体内から消失していく速さを知る目安である．ここにもう1つ重要なパラメータが存在する．それは全身クリアランス total clearance（CL_{tot}）で式（6.20）により与えられる．

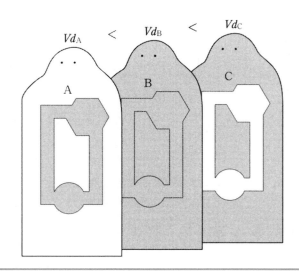

図6.6 ◆ 1-コンパートメントモデルにおける分布容積（Vd）の概念

6. 薬動学による薬物動態の解析

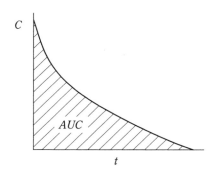

図 6.7 ◆ 血中薬物濃度-時間曲線下面積

$$CL_{tot} = \frac{X_0}{\int_0^\infty C\,dt} = \frac{X_0}{AUC} \tag{6.20}$$

ここで AUC は図 6.7 に示す血中薬物濃度-時間曲線下面積である．式 (6.8) より，

$$\int_0^\infty C\,dt = \int_0^\infty \frac{X_0}{Vd} e^{-k_e t}\,dt = \frac{X_0}{k_e Vd} \tag{6.21}$$

式 (6.20) へ代入すると，

$$CL_{tot} = k_e Vd \tag{6.22}$$

全身クリアランスの単位は容積/時間で，L/hr や mL/min などで表される．また，全身クリアランスは腎クリアランス CL_r や肝クリアランス CL_h など体内のクリアランスの総和として求められる．

$$CL_{tot} = CL_r + CL_h + \cdots\cdots \tag{6.23}$$

演習1 ◆ アンピシリン 600 mg を成人に静脈内注射し，下記のような時間-血漿中濃度プロファイルを得た．

表 6.1

t (hr)	血漿中濃度 (μg/mL)
1	37.0
2	21.5
3	12.5
5	4.5

問 1 消失速度定数 k_e を求めよ．

（解）データを横軸に時間 t，片対数の縦軸に血漿中濃度 C をとると図 6.8 が得られる．直線をあてはめ，線上にある 2 点を選ぶ．ここでは $(t, C) = (0, 61.8), (4.25, 6.60)$ を選んだ．式 (6.12) より

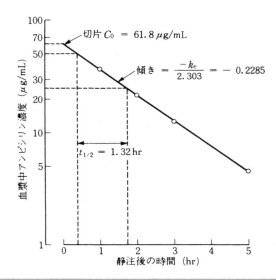

図6.8 ◆ アンピシリン600 mg静注後のヒト血漿中濃度

$$\text{傾き} = -\frac{k_e}{2.303} = \frac{\log 6.60 - \log 61.8}{4.25} = -0.2286$$

$$\therefore k_e = 0.526 \; (\text{hr}^{-1})$$

が得られる．単位は時間の逆数，ここでは hr^{-1} となることに注意していただきたい．

問2 生物学的半減期 ($t_{1/2}$) を求めよ．

(解) 式 (6.18) から

$$t_{1/2} = \frac{0.693}{k_e} = 1.32 \, (\text{hr})$$

単位は hr である．

問3 分布容積 Vd を求めよ．

(解) 図6.8の y 軸切片に注目してみよう．$C_0 = 61.8 \, \mu\text{g/mL}$ である．式 (6.9) を変形すると

$$Vd = \frac{X_0}{C_0}$$

が得られる．ここで投与量 $X_0 = 600$ mg，$C_0 = 61.8$ mg/L（μg/mL を換算）を代入すると，

$$Vd = \frac{600}{61.8} = 9.7 \, (\text{L})$$

が得られる．ここでは Vd の単位は L である．Vd の値は比較的小さく，この薬物はあまり組織内へ分布せず脈管系に留まっていることがわかる．

（5）尿排泄データの解析

健康な被験者はまだしも，患者にとって頻繁に採血することは肉体的に大きな負担になる．そこで尿道カテーテル等による採尿を行い，薬物の尿中排泄速度から消失速度定数を算出する方法が用いられる．

図 6.4 のモデルにおいて尿中へ排泄される速度（dX_u/dt）は，

$$\frac{dX_u}{dt} = k_u X \tag{6.24}$$

式（6.24）に式（6.6）を代入し，両辺の対数をとると，

$$\frac{dX_u}{dt} = k_u X_0 e^{-k_e t} \tag{6.25}$$

$$\log\left(\frac{dX_u}{dt}\right) = -\frac{k_e}{2.303} t + \log k_u X_0 \tag{6.26}$$

時間 t に対して $\log(dX_u/dt)$ または $\log(\Delta X_u/\Delta t)$ をプロットすれば，直線の傾きから消失速度定数を，そして切片からは尿中排泄速度定数を求めることができる．

演習 2 ◆ 表 6.2 はある薬物 100 mg 静注後の尿排泄データである．

表 6.2

時間（hr）	尿量（mL）	尿中薬物濃度（μg/mL）
0～1	200	1.85
1～3	150	2.86
3～5	300	0.70
5～9	700	0.20

問 1 消失速度定数 k_e と尿中排泄速度定数 k_u を求めよ．

（解）まず尿中排泄速度（$\Delta X_u/\Delta t$）を計算して表 6.3 にまとめる．これをもとに縦軸に $\log(\Delta X_u/\Delta t)$，横軸に中間点 t をとってプロットすると図 6.9 が得られる．

表 6.3

中間点（hr）	尿中排泄速度（mg/hr）
0.5	0.370
2.0	0.215
4.0	0.105
7.0	0.035

式（6.26）では排泄速度は微分値 dX_u/dt を用いているが，実際には一定時間における平均速度 $\Delta X_u/\Delta t$ を用いて次式が得られる．

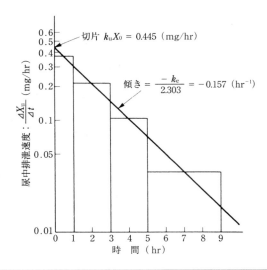

図 6.9 ◆ 尿排泄データから消失速度の算出

$$\log\left(\frac{\Delta X_u}{\Delta t}\right) = -\frac{k_e}{2.303}t + \log k_u X_0$$

図から求めた直線の傾きは

$$傾き = -\frac{k_e}{2.303} = -0.157$$

$$\therefore\ k_e = 0.362\ (hr^{-1})$$

が求まる．k_u の値は切片より

$$k_u X_0 = 0.445$$

$X_0 = 100\ (mg)$ を代入すると

$$k_u = 0.0045\ (hr^{-1})$$

が得られる．

問 2 代謝率を求めよ．

(解) 腎排泄以外による消失をすべて代謝によるものとすると

$$k_m = k_e - k_u = 0.362 - 0.0045$$
$$= 0.358\ (hr^{-1})$$

代謝率 $= k_m/k_e \times 100 = 98.9\%$

これより尿中へ排泄される未変化体はわずかで，投与された薬物はそのほとんどが代謝により体内コンパートメントから消失することがわかる．

尿中排泄速度にばらつきがあると正確な消失速度定数を推定するのがむずかしくなる．そこでその欠点を補う方法としてシグマ・マイナス法 sigma-minus method が考案された．式 (6.25)

の両辺を $t = 0$ から t まで積分すると，

$$\int_0^t \frac{dX_\mathrm{u}}{dt} dt = \int_0^t k_\mathrm{u} X_0 e^{-k_e t} dt \tag{6.27}$$

$$\int_0^{X_\mathrm{u}} dX_\mathrm{u} = \left[-\frac{k_\mathrm{u}}{k_\mathrm{e}} X_0 e^{-k_e t} \right]_0^t \tag{6.28}$$

$$X_\mathrm{u} = \frac{k_\mathrm{u}}{k_\mathrm{e}} X_0 (1 - e^{-k_e t}) \tag{6.29}$$

ここで $\lim_{t \to \infty} X_\mathrm{u} = X_\mathrm{u}^\infty$ とすると，

$$X_\mathrm{u}^\infty = \frac{k_\mathrm{u}}{k_\mathrm{e}} X_0 \tag{6.30}$$

式（6.30）を式（6.29）に代入すると，

$$X_\mathrm{u} = X_\mathrm{u}^\infty (1 - e^{-k_e t}) \tag{6.31}$$

$$X_\mathrm{u}^\infty - X_\mathrm{u} = X_\mathrm{u}^\infty e^{-k_e t} \tag{6.32}$$

両辺の対数をとると，

$$\log(X_\mathrm{u}^\infty - X_\mathrm{u}) = -\frac{k_\mathrm{e}}{2.303} t + \log X_\mathrm{u}^\infty \tag{6.33}$$

が得られる．尿中総排泄量 X_u^∞ から時間 t における尿中排泄量 X_u を差し引き，対数をとったものを縦軸に，時間 t を横軸にとると得られる直線の傾きから k_e の値を求めることができる．X_u^∞ の値を求めるには尿中にもはや薬物が排泄されなくなるまで，通常半減期の7倍程度まで採尿を続ける必要がある．この方法では半減期が長い薬物の場合には不向きである．また全尿を採取する必要がある．

演習3 ◆ ある薬物 150 mg を患者に静脈内投与した．尿はすべて尿道カテーテルにより投与後36時間後まで採取した．この薬物は代謝と腎排泄により体内から消失していくが，尿中未代謝物のみを定量した．その結果を表に示す．これより消失速度定数 k_e，生物学的半減期 $t_{1/2}$，尿中排泄速度定数 k_u，代謝速度定数 k_m を求めよ．

表 6.4

時間（hr）	尿中累積排泄量（mg）	$X_u^\infty - X_u$ (mg)
0	0	100
1	18	82
2	33	67
3	45	55
4	55	45
5	64	36
6	70	30
8	80	20
10	87	13
12	91	9
14	94	6
16	96	4
18	97	3
20	98	2
24	100	——
30	100	——
36	100	——

（解）尿中累積排泄量 X_u と時間 t のプロットを図 6.10 に，そして $\log(X_u^\infty - X_u)$ と t のプロット（シグマ・マイナスプロット）を図 6.11 に示す．図 6.11 から得られる直線の傾き $= -k_e/2.303 = 0.0874$ であるから，

消失速度定数，$k_e = 0.201$（hr^{-1}）

生物学的半減期，$t_{1/2} = 0.693/k_e = 3.4$（hr）

式（6.30）より

$$X_u^\infty = \frac{k_u}{k_e} X_0$$

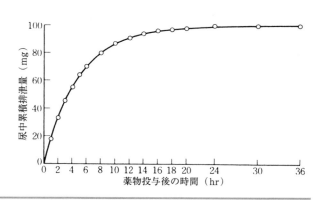

図 6.10 ◆ 尿中累積排泄量-時間曲線

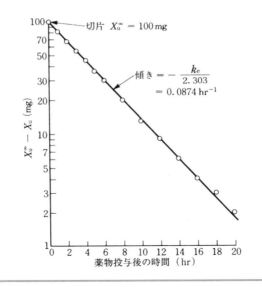

図 6.11 ◆ シグマ・マイナスプロット

$$X_u^\infty = 100\,\text{mg},\ X_0 = 150\,\text{mg},\ k_e = 0.201\,\text{hr}^{-1}$$

を代入すると

尿中排泄速度定数, $k_u = \dfrac{0.201 \times 100}{150} = 0.134\,(\text{hr}^{-1})$

代謝速度定数, $k_m = k_e - k_u = 0.067\,(\text{hr}^{-1})$

B 経口投与

　静脈内注射においては，投与された薬物は直ちに体内コンパートメント中に分布するので，薬物の消失過程だけを考えればよかった．ここでは多少複雑になるが，薬物療法において最も一般的な経口投与の速度論について述べる．このモデルは経口投与のみならず，直腸内投与や筋肉内注射，皮下注射など，薬物がみかけ上一次速度過程に従って吸収される場合，いずれにも適用することができる．

（1）モデルから式の導出

　図 6.12 に示すのは，1-コンパートメントモデルにおける経口投与の模式図である．体内コンパートメント中に存在する薬物量 X の変化は，一次速度過程により薬物がコンパートメント内へ入る速度から，コンパートメント外へ流出する速度を差し引いたものになるから，

$$\frac{dX}{dt} = k_a X_a - k_e X \tag{6.34}$$

ここで k_a は吸収速度定数，k_e は消失速度定数，X_a は吸収部位（消化管）における薬物量である．

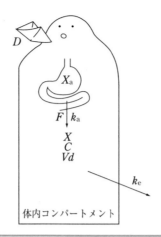

図 6.12 ◆ 1-コンパートメントモデルにおける経口投与

D ：薬物投与量　　　　X_a ：吸収部位における薬物量
F ：吸収率　　　　　　X ：体内コンパートメント中の薬物量
k_a ：吸収速度定数　　　C ：薬物血中濃度
k_e ：消失速度定数　　　Vd ：体内コンパートメントの分布容積

また薬物が消化管から吸収される速度は，

$$\frac{dX_a}{dt} = - k_a X_a \tag{6.35}$$

ここで式 (6.34)，式 (6.35) の連立微分方程式を解かねばならない．まず式 (6.35) を積分する．$t = 0$ のとき $X_a = FD$ であるから，

$$X_a = FDe^{-k_a t} \tag{6.36}$$

ここで F は吸収率，D は薬物投与量である．式 (6.36) を式 (6.34) に代入して

$$\frac{dX}{dt} + k_e X = k_a FDe^{-k_a t} \tag{6.37}$$

両辺に $e^{k_e t}$ をかけると，

$$\frac{dX}{dt} e^{k_e t} + k_e X e^{k_e t} = k_a FDe^{-(k_a - k_e)t} \tag{6.38}$$

式 (6.38) は，

$$\frac{d}{dt}(Xe^{k_e t}) = k_a FDe^{-(k_a - k_e)t} \tag{6.39}$$

なぜなら式 (6.39) の左辺は，

$$\frac{d}{dt}(Xe^{k_e t}) = \frac{dX}{dt} e^{k_e t} + k_e X e^{k_e t} \tag{6.40}$$

ここで式 (6.39) を積分すると，

$$Xe^{k_e t} = -\frac{k_a FD}{k_a - k_e} e^{-(k_a - k_e)t} + A' \tag{6.41}$$

A' は積分定数

式 (6.41) の両辺を $e^{k_e t}$ でわると,

$$X = -\frac{k_a FD}{k_a - k_e} e^{-k_a t} + A' e^{-k_e t} \tag{6.42}$$

式 (6.42) に初期条件である $t = 0$, $X = 0$ を代入すると,

$$A' = \frac{k_a FD}{k_a - k_e} \tag{6.43}$$

式 (6.43) を式 (6.42) に代入して, 時間 t における体内コンパートメント中の薬物量 X を表す式 (6.44) が得られる.

$$X = \frac{k_a FD}{k_a - k_e}(e^{-k_e t} - e^{-k_a t}) \tag{6.44}$$

血中薬物濃度は,

$$C = \frac{k_a FD}{Vd(k_a - k_e)}(e^{-k_e t} - e^{-k_a t}) \tag{6.45}$$

式 (6.45) で明らかなように, 血中薬物濃度は消失過程と吸収過程を表す 2 つの指数項から成り立っている.

血中薬物濃度 C は 0 から増加を始め, 吸収速度と消失速度が等しくなったとき最大（ピーク）となる. 図 6.13 に消失速度定数を一定（$k_e = 0.15\,\mathrm{hr}^{-1}$）とし, 吸収速度定数を 3 通り（$k_a = 8.0, 0.8, 0.1\,\mathrm{hr}^{-1}$）に変化させたときの血中濃度-時間曲線を示す. 同量の薬物を投与しても吸収が速いと, すなわち吸収速度が大きいと最高血中濃度は高くなり, しかも最高値に到達する時間も短くなる.

（2）消失速度定数と吸収速度定数

薬物の消化管からの吸収は速やかで, 通常 $k_a \gg k_e$ の関係が成り立つ. したがって薬物投与後, ある一定の時間が経過すると $e^{-k_a t} \simeq 0$ となり, 式 (6.45) は式 (6.46) のように簡略化される.

$$C = \frac{k_a FD}{Vd(k_a - k_e)} e^{-k_e t} \tag{6.46}$$

式 (6.46) の両辺を対数になおすと,

$$\ln C = \ln \frac{k_a FD}{Vd(k_a - k_e)} - k_e t \tag{6.47}$$

式 (6.47) は図 6.14 に示すように, 大方の吸収が終了したスロープの部分の血中濃度を表すが, その直線の傾きから消失速度定数 k_e を求めることができる.

もし $k_a < k_e$ の場合は, 図 6.13 で示した $k_a = 0.1\,\mathrm{hr}^{-1}$, $k_e = 0.15\,\mathrm{hr}^{-1}$ の組合せで見られるよ

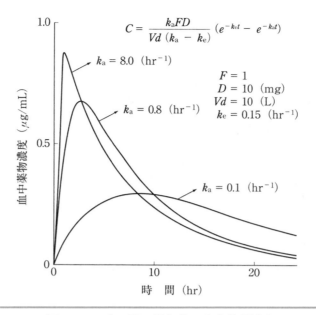

図 6.13 ◆ 経口投与後の血中薬物濃度

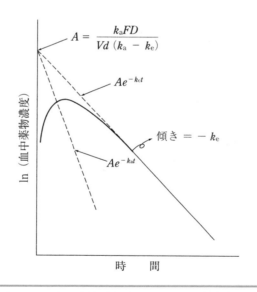

図 6.14 ◆ 残余法による吸収速度定数の算出

うな血中濃度-時間曲線が得られる．そして図6.14で示す末端の直線は吸収過程を表すことになり，その傾きからは吸収速度定数 k_a が求められる．このように吸収と消失が逆転したものをフリップ-フロップ現象 flip-flop phenomenon と呼び，薬物の消失が極めて速いか，薬物が製剤中からゆっくりと放出されるときなどに観察される．ここではこのような特殊な例は除き，$k_a \gg k_e$ の仮定が成り立つ一般的な場合についてのみ述べる．

吸収速度定数は残余法（method of residuals あるいは分割法 stripping method ともいう）により求める．

まず式（6.45）を次のように表す．

$$C = Ae^{-k_e t} - Ae^{-k_a t} \tag{6.48}$$

$$A = \frac{k_a FD}{Vd(k_a - k_e)} \tag{6.49}$$

ここで A は式（6.49）で表される．図6.14で示すように，血中濃度曲線の末端は消失過程のみを示していると考えてさしつかえないので，この直線を延長して $t=0$ まで外挿する．式（6.50）で示すように吸収過程を表す直線は，この外挿した直線から実際の血中濃度を差し引くことにより求められる．

$$Ae^{-k_a t} = Ae^{-k_e t} - C \tag{6.50}$$

（3）分布容積

静脈内投与の場合には，$t=0$ のときの y 軸切片 C_0 を求め分布容積 Vd を計算した．経口投与の場合には図6.14に示すように，切片 A は $k_a FD/Vd(k_a - k_e)$ に等しい（式（6.49））．したがって k_a, k_e, そして F の値がわかれば式（6.51）により Vd を計算することができる．

$$Vd = \frac{k_a FD}{A(k_a - k_e)} \tag{6.51}$$

Vd は血中薬物濃度曲線と横軸で囲まれた面積（AUC）からも計算することができる．式（6.45）を t に関して 0 から ∞ まで積分すると

$$\int_0^\infty C dt = \frac{k_a FD}{Vd(k_a - k_e)}\left(\frac{1}{k_e} - \frac{1}{k_a}\right)$$

$$= \frac{FD}{Vd k_e} \tag{6.52}$$

したがって式（6.52）より Vd は式（6.53）で求められる．

$$Vd = \frac{FD}{k_e AUC} \tag{6.53}$$

（4）最高血中濃度 C_{max} と最高血中濃度に到達する時間 t_{max}

式（6.45）を時間 t で微分すると，

$$\frac{dC}{dt} = \frac{k_a FD}{Vd(k_a - k_e)}(k_a e^{-k_a t} - k_e e^{-k_e t}) \tag{6.54}$$

血中薬物濃度が時間 t_{max} においてピークに達したとき，その増加は 0 となるから $dC/dt = 0$ となり式（6.54）は，

$$k_a e^{-k_a t_{max}} - k_e e^{-k_e t_{max}} = 0 \tag{6.55}$$

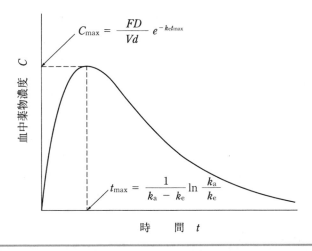

図 6.15 ◆ 最高血中濃度 C_{max} と最高血中濃度に到達する時間 t_{max}

$$\frac{k_a}{k_e} = \frac{e^{-k_e t_{max}}}{e^{-k_a t_{max}}} \tag{6.56}$$

両辺の対数をとり t_{max} について解くと,

$$t_{max} = \frac{1}{k_a - k_e} \ln \frac{k_a}{k_e} \tag{6.57}$$

最高血中濃度は式 (6.45) に t_{max} を代入して,

$$C_{max} = \frac{k_a FD}{Vd(k_a - k_e)} (e^{-k_e t_{max}} - e^{-k_a t_{max}}) \tag{6.58}$$

式 (6.56) より,

$$e^{-k_a t_{max}} = \frac{k_e}{k_a} e^{-k_e t_{max}} \tag{6.59}$$

式 (6.58) に式 (6.59) を代入して,

$$C_{max} = \frac{k_a FD}{Vd(k_a - k_e)} \left(\frac{k_a - k_e}{k_a}\right) e^{-k_e t_{max}} \tag{6.60}$$

式 (6.60) を整理し式 (6.57) に代入すると,

$$C_{max} = \frac{FD}{Vd} e^{-k_e t_{max}}$$

$$= \frac{FD}{Vd} \left(\frac{k_a}{k_e}\right)^{\frac{k_e}{k_e - k_a}} \tag{6.61}$$

(5) Wagner-Nelson 法

　消化管からの薬物の吸収過程は製剤からの薬物の放出に始まり,消化管膜透過までの多くの過

程から成り立っている．薬物の吸収は 1 つの速度過程が律速になるという単純なものでなく，いくつかの過程が複雑に絡み合って吸収に関与していることが多い．したがって吸収過程に速度式を適用する曲線あてはめ法にはかなり限界があるものと思われる．吸収過程にいずれのモデルもあてはめず，体循環血中に入った薬物について線形コンパートメントモデルを適用する Wagner-Nelson 法は残余法よりは合理的な方法であるといえる．

$$\left[\frac{dX_a}{dt}\right] \longrightarrow \boxed{\begin{array}{c} Vd \\ \dot{X} \end{array}} \xrightarrow{k_e}$$

経口投与された薬物の 0 時間から t 時間までの吸収量を X_t，t 時間における体内残存量を X，また t 時間までに代謝あるいは尿中に排泄された量をそれぞれ X_m，X_u とすれば，X_t は

$$X_t = X + (X_m + X_u) \tag{6.62}$$

となる．式 (6.62) を微分すれば

$$\frac{dX_t}{dt} = \frac{dX}{dt} + \frac{d(X_m + X_u)}{dt} \tag{6.63}$$

ここで薬物の分布容積を Vd とすれば $X = Vd \cdot C$ であるから

$$\frac{d(X_m + X_u)}{dt} = Vd \cdot k_e \cdot C \tag{6.64}$$

$$\frac{dX_t}{dt} = Vd \frac{dC}{dt} + Vd \cdot k_e \cdot C \tag{6.65}$$

式 (6.65) を積分すれば

$$X_t = Vd \cdot C_t + k_e \cdot Vd \int_0^t C \cdot dt \tag{6.66}$$

この式 (6.66) を一般に Wagner-Nelson 式と呼んでいる．薬物の吸収が完了した時点 $t = \infty$ において $C_t = 0$ となるので式 (6.66) は

$$X_\infty = k_e \cdot Vd \int_0^\infty C \cdot dt \tag{6.67}$$

となる．$\int_0^\infty C \cdot dt$ は薬物投与後無限時間までの AUC であり，これは吸収量（$X_\infty = F \cdot D$）に比例する．

血中濃度を測定した各時間までの吸収率（％）は式 (6.68) で表される．

$$\text{absorbed}(\%) = \frac{C_t + k_e \int_0^t C \cdot dt}{k_e \int_0^\infty C \cdot dt} \times 100 \tag{6.68}$$

さらに各時間における吸収率（％）と 100（％）の差を求めた値の対数値を縦軸に，横軸に時間をとり結果が直線となれば，その勾配から吸収速度定数（k_a）を推定することができる．

演習 4 ◆　ある薬物 1 g を体重 55 kg の患者に経口投与後，その血漿中薬物濃度を経時的に測定し，

表に示す結果を得た．この薬物の体内動態は 1-コンパートメントモデルに従うものとして以下の問に答えよ．

表 6.5

時間（hr）	血漿中薬物濃度 C (μg/mL)	C' (μg/mL)	C'' (μg/mL)
0.5	15.1	58.2	43.1
1.0	22.6	50.1	27.5
1.5	25.5	43.2	17.7
2.0	25.9	37.2	11.3
2.5	24.8	32.0	7.2
3.0	22.9	27.5	4.6
4.0	18.5	20.4	1.9
5.0	14.3	15.1	0.8
7.0	8.14	8.32	0.18
10.0	3.35	3.39	0.04
15.0	0.750	—	—
20.0	0.167	—	—

問 1 表を完成し，吸収速度定数 k_a，消失速度定数 k_a，消失速度定数 k_e，消失過程における半減期 $t_{1/2}$ を求めよ．

（解）まず図 6.16 に示すように血漿中濃度を片対数グラフにプロットする．吸収がほぼ終了すると消失過程は直線となるので，以下の式で表される．

$$\log C' = -\frac{k_e}{2.303} t + \log\left(\frac{FD}{Vd} \cdot \frac{k_a}{k_a - k_e}\right)$$

ここで C' は消失過程の血漿中濃度である．最後の 2 組のデータ $(t, C) = (15.0, 0.750)$，$(20.0, 0.167)$ を用いて傾きと切片を求めると以下の式で表される．

$$\log C' = -0.130 \cdot t + 1.83$$

消失速度定数 k_e と生物学的半減期 $t_{1/2}$ は，

$$-\frac{k_e}{2.303} = -0.130$$

$$k_e = 0.30 \ (\text{hr}^{-1})$$

$$t_{1/2} = 2.3 \ (\text{hr})$$

次に残余法により吸収速度定数 k_a を求める．表 6.5 に示すように $C'' = C' - C$ を計算し，時間 t に対してプロットする．すると図 6.16 に示すように直線となり，次式の傾きから k_a が求められる．

$$\log C'' = -\frac{k_a}{2.303} t + \log\left(\frac{FD}{Vd} \cdot \frac{k_a}{k_a - k_e}\right)$$

ここで $(t, C'') = (0.5, 43.1)$，$(2.0, 11.3)$ を用いて傾きを計算する．

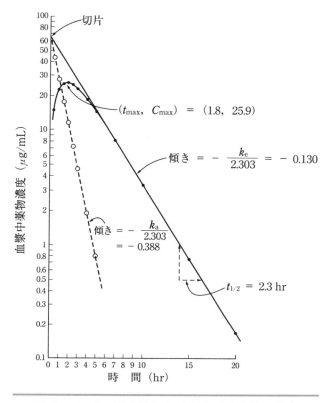

図 6.16 ◆ 残余法による吸収速度定数の算出

$$-\frac{k_a}{2.303} = \frac{\log 11.3 - \log 43.1}{2.0 - 0.5} = -0.388$$

$$k_a = 0.89 \; (\text{hr}^{-1})$$

問 2 薬物投与後 96 hr までの尿をプールし，分析したところ，もとの薬物に換算して 900 mg を回収することができた．分布容積 Vd を求めよ．

（解）尿中に 900 mg が回収されたことから，$F = 0.9$ となる．消失過程の直線式の切片より，$\log\left(\dfrac{FD}{Vd} \cdot \dfrac{k_a}{k_a - k_e}\right) = 1.83$

$$Vd = \frac{0.9 \times 1000}{67.6} \cdot \frac{0.89}{0.89 - 0.30} = 20.1 \; (\text{L})$$

問 3 最高血漿中濃度 C_{max} とその到達時間 t_{max} を求めよ．

（解）
$$\begin{aligned}
C_{max} &= \frac{FD}{Vd}\left(\frac{k_a}{k_e}\right)^{\frac{k_e}{k_e - k_a}} \\
&= \frac{0.9 \times 1000}{20}\left(\frac{0.89}{0.30}\right)^{\frac{0.30}{0.30 - 0.89}}
\end{aligned}$$

$$= 25.9 \ (\mu g/mL)$$

$$t_{max} = \frac{\ln\left(\dfrac{k_a}{k_e}\right)}{k_a - k_e}$$

$$= \frac{\ln\left(\dfrac{0.89}{0.30}\right)}{0.89 - 0.30} = 1.8 \ (hr)$$

C 点滴

　薬物の静脈内投与には急速静注のみでなく，ゆっくりと時間をかけて静脈内へ注入する方法がある．これは点滴静注あるいは定速静注 intravenous infusion と呼ばれる方法で，抗生物質など生体内半減期の短い薬物の有効血中濃度を一定に保ち，治療効果を上げる目的で行われる．

(1) モデルからの導出

　図 6.17 に示すのは 1-コンパートメントモデルにおける点滴静注の模式図である．薬物量 X_0 を k_0 の速度で投与すると，体内コンパートメント中に存在する薬物量 X の変化は，

$$\frac{dX}{dt} = k_0 - k_e X \tag{6.69}$$

ここで薬物注入速度 k_0 は 0 次過程の速度定数で，dX/dt と同じ単位をもっている．この微分方程式を次のようにして解く．まず式 (6.69) を変形して，

$$\frac{dX}{dt} + k_e X = k_0 \tag{6.70}$$

両辺に $e^{k_e t}$ をかけると，

$$\frac{dX}{dt} e^{k_e t} + k_e X e^{k_e t} = k_0 e^{k_e t} \tag{6.71}$$

式 (6.71) は式 (6.72) となる．

$$\frac{d}{dt}(X e^{k_e t}) = k_0 e^{k_e t} \tag{6.72}$$

なぜなら，

$$\frac{d}{dt}(X e^{k_e t}) = \frac{dX}{dt} e^{k_e t} + k_e X e^{k_e t} \tag{6.73}$$

式 (6.72) の両辺を積分すると，

$$X e^{k_e t} = \frac{k_0}{k_e} e^{k_e t} + A \tag{6.74}$$

ここで A は積分定数である．式 (6.74) の両辺を $e^{k_e t}$ でわると，

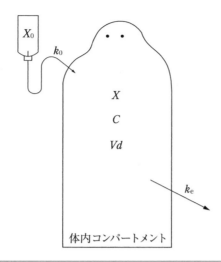

図 6.17 ◆ 1-コンパートメントモデルにおける点滴静注

X_0 ：薬物投与量
k_0 ：薬物注入速度
X ：体内コンパートメント中の薬物量
C ：薬物血中濃度
Vd ：体内コンパートメントの分布容積
k_e ：消失速度定数

$$X = \frac{k_0}{k_e} + Ae^{-k_e t} \tag{6.75}$$

ここで積分定数を求めるために $t = 0$ のとき $X = 0$ の初期条件を式 (6.75) に代入すると，

$$A = -\frac{k_0}{k_e} \tag{6.76}$$

式 (6.76) を式 (6.75) に代入して，

$$X = \frac{k_0}{k_e}(1 - e^{-k_e t}) \tag{6.77}$$

式 (6.77) に $X = VdC$ を代入すると，点滴静注における血中薬物濃度式 (6.78) が得られる．

$$C = \frac{k_0}{Vdk_e}(1 - e^{-k_e t}) \tag{6.78}$$

（2）定常状態

図 6.18 は点滴静注における血中薬物濃度の時間的推移を表したもので，血中濃度はある一定の値に限りなく近づいていく．時間 t を無限大にすると式 (6.78) の右辺は，

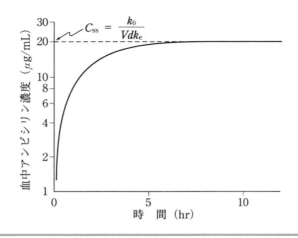

図 6.18 ◆ 点滴静注による血中アンピシリン濃度（その 1）

$$\lim_{t \to \infty} \left\{ \frac{k_0}{Vdk_e} (1 - e^{-k_e t}) \right\} = \frac{k_0}{Vdk_e} \tag{6.79}$$

$$C_{ss} = \frac{k_0}{Vdk_e} \tag{6.80}$$

ここで C_{ss} は定常状態における血中濃度で，ss は steady state の略である．一定速度 k_0 で体内コンパートメントに注入される薬物量と，体内薬物量に比例して体内から消失する薬物量が等しくなったとき，X は一定の値 X_{ss} となり定常状態が成立する．

　理論的には定速静注を始めて無限時間が経過しなければ定常状態に到達しない．いま定常状態にどのくらい近づいたかを知る目安として f_{ss} を式 (6.81) で定義する．

$$f_{ss} = \frac{C}{C_{ss}} \tag{6.81}$$

式 (6.78) と式 (6.80) より式 (6.81) は次のようになる．

$$f_{ss} = 1 - e^{-k_e t} \tag{6.82}$$

式 (6.82) から明らかなように，定常状態に近づく速さは点滴静注の速度 k_0 には関係なく，薬物の消失速度定数 k_e によって決定する．式 (6.82) に $k_e = 0.693/t_{1/2}$ を代入し，さらに $t = n \times t_{1/2}$ を代入すると，

$$f_{ss} = 1 - e^{-(0.693/t_{1/2}) n \cdot t_{1/2}} \tag{6.83}$$

$$f_{ss} = 1 - e^{-0.693 \cdot n} \tag{6.84}$$

表 6.6 に式 (6.84) を用いて求めた f_{ss} と n の関係を示す．

　$f_{ss} = 0.99$ すなわち定常状態に 99% 近づくのに生体内半減期の 6.64 倍の時間を要することがわかる．

表6.6 ◆ 定常状態に近づくのに要する時間

f_{ss}	n
0	0
0.5	1
0.9	3.32
0.99	6.64
0.999	9.97
1.0	∞

$f_{ss} = C/C_{ss}, \ n = t/t_{1/2}$

（3）消失速度定数と定常状態

いまセフォキシチン（$t_{1/2} = 0.5$ hr），テトラサイクリン（$t_{1/2} = 10$ hr）をそれぞれ100 mg/hrの速度で点滴静注したとする．定常状態における体内薬物量X_{ss}はセフォキシチンの場合，

$$X_{ss} = \frac{k_0}{k_e} = \frac{100 \times 0.5}{0.693} = 72.1 \text{（mg）} \tag{6.85}$$

テトラサイクリンの場合，

$$X_{ss} = \frac{100 \times 10}{0.693} = 1443 \text{（mg）} \tag{6.86}$$

体内薬物量が定常状態の90%に到達するのに要する時間は，セフォキシチンでは表6.6を用いて，

$$t = n \cdot t_{1/2} = 3.32 \times 0.5 = 1.66 \text{（hr）} \tag{6.87}$$

テトラサイクリンでは，

$$t = 3.32 \times 10 = 33.2 \text{（hr）} \tag{6.88}$$

図6.19で明らかなように，同じ100 mg/hrの速度で点滴しても消失速度の大きいセフォキシチンはいち早く定常状態に達するのに，消失の遅いテトラサイクリンはなかなか定常状態に達しない．反面，定常状態における体内薬物量は消失速度が小さいほど蓄積する割合が高くなり，テトラサイクリンとセフォキシチンとでは20倍もの差が生じる．

（4）点滴静注停止後の血中濃度

次に点滴静注を停止した後の血中薬物濃度の時間的推移について述べる．点滴を停止した瞬間から一次速度過程による消失のみになるので，血中濃度は式（6.89）で表される．

$$C = C_0 e^{-k_e t'} \tag{6.89}$$

ここでt'は点滴静注停止後の時間である．C_0はT時間点滴したときの血中濃度で，

$$C_0 = \frac{k_0}{Vdk_e}(1 - e^{-k_e T}) \tag{6.90}$$

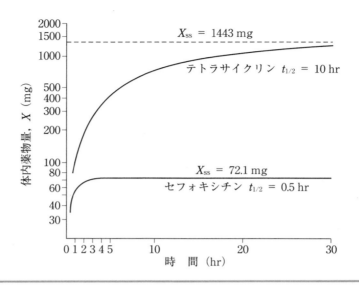

図 6.19 ◆ セフォキシチンとテトラサイクリンの点滴静注

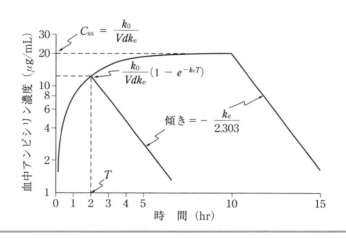

図 6.20 ◆ 点滴静注による血中アンピシリン濃度（その 2）

式 (6.90) を式 (6.89) に代入すると，

$$C = \frac{k_0}{Vdk_e}(1 - e^{-k_e T})e^{-k_e t'} \tag{6.91}$$

図 6.20 に示すように，点滴をやめた時点から式 (6.91) に従って血中薬物濃度は減少を始める．

（5）投与計画

　図 6.19 に示したように，消失半減期の長い薬物では定常状態に到達するのに長時間を要する．そこで直ちに任意の血中濃度を達成して，それを維持する方法が必要となる．それにはまず，定

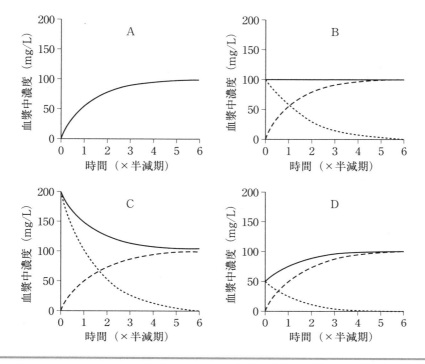

図 6.21 ◆ 急速静注と定速静注による血漿中濃度の時間的推移

モデルは $k_e = 1\ \text{hr}^{-1}$, $Vd = 10\ \text{L}$, $CL_{tot} = 10\ \text{L/hr}$ である.
A：1000 mg/hr 定速静注のみ
B：1000 mg 急速静注＋1000 mg/hr 定速静注
C：2000 mg 急速静注＋1000 mg/hr 定速静注
D：500 mg 急速静注＋1000 mg/hr 定速静注の結果を示している.

常状態における血中濃度 C_{ss} を得るために VdC_{ss} に相当する薬物量を 1 回静注し，直ちに Vdk_eC_{ss} の速度で点滴静注を開始すればよい（図 6.21B）.

これを理論的に確かめてみよう．1 回静注による血中濃度の時間的推移は，

$$C = C_{ss}e^{-k_e t} \tag{6.92}$$

点滴静注による血中濃度の時間的推移は，

$$C = C_{ss}(1 - e^{-k_e t}) \tag{6.93}$$

実際の血中濃度は式（6.92）と式（6.93）の和になるから，

$$C = C_{ss}e^{-k_e t} + C_{ss} - C_{ss}e^{-k_e t} = C_{ss} \tag{6.94}$$

したがって式（6.94）から明らかなように，確かに血中濃度 C は時間 t に関係なく定常状態 C_{ss} の値となる.

演習 5 ◆ ある薬物を患者に 1000 mg/hr で 10 hr 点滴し，その血漿中薬物濃度を経時的に測定した．点滴終了後さらに血漿中濃度の観察を続け，表 6.7 の結果を得た．これをもとにこの患者

表6.7

点滴			点滴終了後	
時間 (hr)	血中濃度 (μg/mL)	$C_{ss} - C$ (μg/mL)	時間 (hr)	血中濃度 (μg/mL)
0	0	100	0	100
1	50	50	1	50
2	75	25	2	25
3	87.5	12.5	3	12.5
4	93.75	6.25	4	6.25
5	96.88	3.12	5	3.13
6	98.44	1.56	6	1.56
7	99.22	0.78	7	0.78
8	99.61	0.39	8	0.39
9	99.80	0.20	9	0.20
10	100	—	10	0.10

の消失速度定数と分布容積を求めよ．この薬物の体内動態は1-コンパートメントモデルに従うものとして答えよ．

（解）図6.22に示すように，$C_{ss} - C$の値と点滴終了後の血中濃度をそれぞれ時間tに対して片対数グラフ上にプロットすると，いずれも直線となり同一の傾きを与える．傾きより，半減期$t_{1/2} = 1$ hr, $k_e = 0.693$ hr^{-1}であることがわかる．分布容積Vdは以下の式により求められる．

$$Vd = \frac{k_0}{k_e C_{ss}} = \frac{1000}{0.693 \times 100} = 14.4 \text{（L）}$$

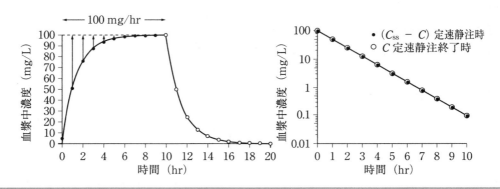

図6.22 ◆ **定速静注における血漿中濃度からパラメータを求める**

モデルは$k_0 = 1000$ mg/hr, $k_e = 0.693$ hr^{-1}, $Vd = 14.4$ L, $CL_{tot} = 10$ L/hrである．10時間定速静注をすると血漿中濃度はほぼC_{ss}に等しくなる．$(C_{ss} - C)$値と定速静注終了後のCを片対数グラフにプロットすると，いずれも直線となり，その傾きは$-k_e/2.303$となる．

演習 6 ◆ ある薬物を患者に点滴し，図 6.23 に示すような血漿中濃度を維持したい．どのように点滴をすればよいか．ただし，薬物の体内動態は 1-コンパートメントモデルに従い，患者における全身クリアランスは 12 L/hr，生物学的半減期は 2 hr とする．

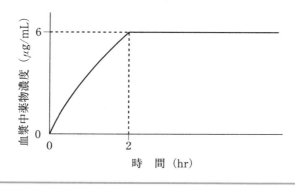

図 6.23

（解）$C_{ss} = 12\ \mu g/mL$ を達成するには 144 mg/hr で点滴すればよい．そこで，まず 144 mg/hr で点滴を開始し，半減期である 2 hr 後に C_{ss} の半分である $6\ \mu g/mL$ に到達する．ここから半分の 72 mg/hr で点滴すれば，図 6.23 に示す血漿中濃度を維持することができる．

演習 7 ◆ ある薬物 40 mg を患者に急速静注し，4 hr 後に 7 mg/hr の速度で点滴を開始した．このとき血漿中薬物濃度-時間曲線をグラフに表せ．ただし，薬物の体内動態は 1-コンパートメントモデルに従い，患者における全身クリアランスは 3.5 L/hr，生物学的半減期は 2 hr とする．

（解）全身クリアランス（CL_{tot}）は次式で表される．

$$CL_{tot} = k_e Vd = \frac{0.693}{t_{1/2}} \times Vd$$

ここで k_e は消失速度定数，$t_{1/2}$ は半減期，Vd は分布容積である．

$$Vd = \frac{2}{0.693} \times 3.5 \fallingdotseq 10\ (L)$$

薬物 40 mg を急速静注すると，

$$C_0 = \frac{X_0}{Vd} = \frac{40}{10} = 4\ (\mu g/mL)$$

ここで C_0 は $t = 0$ のときの血漿中薬物濃度，X_0 は投与量である．図 6.24 に示すように，$t = 4\ hr$ では $C = 1\ \mu g/mL$ となる．
静脈内定速注入時の血漿中濃度（C）は以下の式で表される．

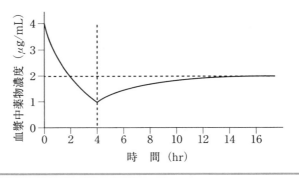

図 6.24

$$C = \frac{k_0}{CL_{tot}}(1 - e^{-k_e t})$$

$$C_{ss} = \frac{k_0}{CL_{tot}}$$

ここで k_0 は注入速度，C_{ss} は定常状態における血漿中薬物濃度である．7 mg/hr で定速注入すると，

$$C_{ss} = \frac{7}{3.5} = 2(\mu g/mL)$$

したがって図 6.24 に示すように，急速静注 4 hr 後 1 μg/mL となった血漿中濃度は，定速注入を開始すると徐々に上昇し，定常状態の 2 μg/mL にやがて到達する．

血漿中濃度は以下の式で表される．

$0 \leq t \leq 4$ hr のとき

$$C = 4e^{-0.35 \cdot t}$$

4 hr $< t$ のとき

$$C = 4e^{-0.35 \cdot t} + 2(1 - e^{-0.35(t-4)})$$
$$= 4e^{-0.35 \cdot t} + 2(1 - 4e^{-0.35 \cdot t})$$
$$= 2 - 4e^{-0.35 \cdot t}$$

D 繰り返し投与

疾病の治療にあたって1回投与はまれで，大抵の薬物は連続投与して初めてその効果が発揮される．反復投与の目的は血中薬物濃度を治療に有効なところまで引き上げ，その濃度を維持することである．薬物をある一定の間隔で投与していくと，1回目より2回目が，2回目より3回目のほうが高い血中濃度が得られる．それは前回投与した薬物がまだいくらか体内に残っているうちに次の投与が行われるからである．しかしさらに反復投与を続けると，投与量と体内から消失する薬物量が等しくなり，定常状態が成立するようになる．これは前節で述べた定速静注の場合

に類似している．本節では薬物の投与計画を立てる上で最も重要なこの反復投与について述べることにする．

（1）血中濃度

いま薬物量 X_0 を投与間隔 τ で反復静注する場合を考えよう．第1回目静注直後の体内薬物量は第1回目の最大値になるので $(X_1)_{max}$ で表すと，

$$(X_1)_{max} = X_0 \tag{6.95}$$

最大値は投与量 X_0 に等しい．1-コンパートメントモデルでは体内薬物量 X は式（6.6）により表される．時間 τ が経過した後の体内薬物量は，

$$X = X_0 e^{-k_e \tau} \tag{6.96}$$

これは第1回目投与の最小値であるので $(X_1)_{min}$ とすると，

$$(X_1)_{min} = X_0 e^{-k_e \tau} \tag{6.97}$$

次に第2回目の薬物投与を行う．体の中にはまだ $X_0 e^{-k_e \tau}$ の薬物が残っている．そこにさらに X_0 の薬物量を静注すると直ちに第2回目の最大値 $(X_2)_{max}$ に達する．

$$(X_2)_{max} = X_0 e^{-k_e \tau} + X_0 = X_0 (1 + e^{-k_e \tau}) \tag{6.98}$$

第1回目と同様に一次速度で減少するので，時間 τ が再び経過した時，第2回目の最小値 $(X_2)_{min}$ は式（6.99）で表される．

$$\begin{aligned}(X_2)_{min} &= (X_2)_{max} e^{-k_e \tau} \\ &= X_0 (1 + e^{-k_e \tau}) e^{-k_e \tau}\end{aligned} \tag{6.99}$$

これはさらに式（6.100）のように書きなおすことができる．

$$(X_2)_{min} = X_0 (e^{-k_e \tau} + e^{-2k_e \tau}) \tag{6.100}$$

第3回目の投与直後は，

$$\begin{aligned}(X_3)_{max} &= X_0 + X_0 (e^{-k_e \tau} + e^{-2k_e \tau}) \\ &= X_0 (1 + e^{-k_e \tau} + e^{-2k_e \tau})\end{aligned} \tag{6.101}$$

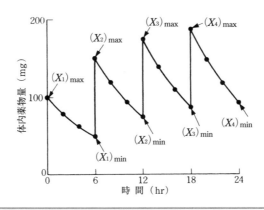

図 6.25 ◆ 1-コンパートメントモデルにおける静脈内反復投与

時間 τ が経過すると,

$$(X_3)_{\min} = X_0 (1 + e^{-k_e\tau} + e^{-2k_e\tau}) e^{-k_e\tau}$$
$$= X_0 (e^{-k_e\tau} + e^{-2k_e\tau} + e^{-3k_e\tau}) \qquad (6.102)$$

投与量 X_0 を時間 τ の間隔で n 回目を投与した直後の最大値は,

$$(X_n)_{\max} = X_0 (1 + e^{-k_e\tau} + e^{-2k_e\tau} + \cdots\cdots + e^{-(n-1)k_e\tau}) \qquad (6.103)$$

ここで等比数列の和[注]を求める方法を思い出して頂きたい. 式 (6.103) は初項を X_0, 公比を $e^{-k_e\tau}$ とする等比数列であるから,

$$(X_n)_{\max} = X_0 \left(\frac{1 - e^{-nk_e\tau}}{1 - e^{-k_e\tau}} \right) \qquad (6.104)$$

最小値は,

$$(X_n)_{\min} = (X_n)_{\max} e^{-k_e\tau}$$
$$= X_0 \left(\frac{1 - e^{-nk_e\tau}}{1 - e^{-k_e\tau}} \right) e^{-k_e\tau} \qquad (6.105)$$

n 回投与後の体内薬物量 X_n は

$$X_n = X_0 \left(\frac{1 - e^{-nk_e\tau}}{1 - e^{-k_e\tau}} \right) e^{-k_e t} \qquad (6.106)$$

で表される. n 回投与後の血中薬物濃度 C_n は

$$C_n = \frac{X_0}{Vd} \left(\frac{1 - e^{-nk_e\tau}}{1 - e^{-k_e\tau}} \right) e^{-k_e t} \qquad (6.107)$$

(2) 定常状態における平均血中濃度

反復投与を続けていくといずれは定常状態に到達する. 理論的には式 (6.107) の n を ∞ にすると,

$$C_{ss} = \frac{X_0}{Vd} \left(\frac{1}{1 - e^{-k_e\tau}} \right) e^{-k_e t} \qquad (6.108)$$

が得られる. さらに,

注) 等比数列の和

初項 a, 公比 r の等比数列の第 n 項までの和を S_n とすると,

$$S_n = a + ar + ar^2 + \cdots + ar^{n-1} \qquad ①$$

①の両辺に r をかけると,

$$rS_n = ar + ar^2 + ar^3 + \cdots + ar^n \qquad ②$$

式①から式②を引くと式③が得られる.

$$S_n (1 - r) = a (1 - r^n) \qquad ③$$

$r \neq 1$ のとき, $S_n = a (1 - r^n)/(1 - r) \qquad ④$

$r = 1$ のとき, $S_n = na \qquad ⑤$

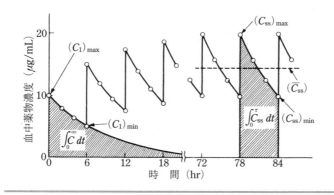

図 6.26 ◆ 静脈内反復投与による定常状態

$$(C_{ss})_{max} = \frac{X_0}{Vd}\left(\frac{1}{1-e^{-k_e\tau}}\right) \tag{6.109}$$

$$(C_{ss})_{min} = \frac{X_0}{Vd}\left(\frac{1}{1-e^{-k_e\tau}}\right)e^{-k_e\tau} \tag{6.110}$$

さて定常状態における平均血中濃度 $\overline{C}_{ss}$ は式 (6.111) で定義される.

$$\overline{C}_{ss} = \frac{\int_0^\tau C_{ss}\,dt}{\tau} \tag{6.111}$$

ここで

$$\int_0^\tau C_{ss}\,dt = \int_0^\tau \left\{\frac{X_0}{Vd}\left(\frac{1}{1-e^{-k_e\tau}}\right)e^{-k_e t}\right\}dt$$

$$= \left[-\frac{X_0}{Vdk_e}\left(\frac{1}{1-e^{-k_e\tau}}\right)e^{-k_e t}\right]_0^\tau \tag{6.112}$$

$$= \frac{X_0}{Vdk_e}$$

$$\therefore\ \overline{C}_{ss} = \frac{X_0}{Vdk_e\tau} \tag{6.113}$$

1回投与における AUC は

$$\int_0^\infty C\,dt = \frac{X_0}{Vdk_e} \tag{6.114}$$

すなわち図 6.26 中, 斜線で示すように定常状態における $t=0$ から τ までの $AUC\left(\int_0^\tau C_{ss}\,dt\right)$ は, 1回投与における $AUC\left(\int_0^\infty C\,dt\right)$ と等しいことがわかる. これより定常状態における平均血中濃度 $\overline{C}_{ss}$ は, 1回投与で得られた AUC の値を用いて式 (6.115) で求めることができる.

$$\overline{C}_{ss} = \frac{\int_0^\infty C\,dt}{\tau} \tag{6.115}$$

(3) 蓄積率

第1回投与時の平均血中濃度 $\overline{C_1}$ は,

$$\overline{C_1} = \frac{\int_0^\tau \frac{X_0}{Vd} e^{-k_e t} dt}{\tau} = \frac{X_0}{Vd k_e \tau}(1 - e^{-k_e \tau}) \tag{6.116}$$

これと定常状態における平均血中濃度 $\overline{C}_{ss}$ との比 (R) をとれば,

$$R = \frac{\overline{C}_{ss}}{\overline{C_1}} = \frac{1}{1 - e^{-k_e \tau}} \tag{6.117}$$

この R の値を蓄積率と呼び,図 6.27 に示すように,単回投与 ($\overline{C_1}$) に比べて定常状態においてはどのくらい平均血中濃度が増加するかを知る目安となる.式 (6.117) から明らかなように,消失速度定数 k_e の大きな薬物では当然のことながら体内にあまり蓄積せず,R の値も小さいものになる.また投与間隔 τ は非常に重要な因子で,間隔が短くなると蓄積率は高くなる.

式 (6.95),式 (6.97) より

$$(C_1)_{max} = \frac{X_0}{Vd} \tag{6.118}$$

$$(C_1)_{min} = \frac{X_0}{Vd} e^{-k_e \tau} \tag{6.119}$$

これと式 (6.109),(6.110) の関係より,蓄積率 (R) は式 (6.120) でも表すことができる.

$$R = \frac{(C_{ss})_{max}}{(C_1)_{max}} = \frac{(C_{ss})_{min}}{(C_1)_{min}} = \frac{1}{1 - e^{-k_e \tau}} \tag{6.120}$$

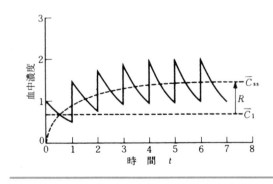

図 6.27 ◆ 静脈内反復投与と蓄積率

(4) 投与計画

図 6.26 で明らかなように,定常状態に到達するにはかなりの時間を要する.そこでそのような時間の無駄をなくするために,第1回投与から直ちに定常状態になる投与法を考えることにする.第1回目の投与量を初回量として特別に X_0^* で表す.第1回目の血中濃度の最小値は,

$$(C_1)_{\min} = \frac{X_0^*}{Vd} e^{-k_e \tau} \tag{6.121}$$

で表される．これが定常状態における濃度 $(C_{ss})_{\min}$ に等しければ，第1回目より直ちに定常状態が成立するはずであるから

$$\frac{X_0^*}{Vd} e^{-k_e \tau} = \frac{X_0}{Vd} \left(\frac{1}{1 - e^{-k_e \tau}} \right) e^{-k_e \tau} \tag{6.122}$$

これを X_0^* について解けば，

$$X_0^* = X_0 \left(\frac{1}{1 - e^{-k_e \tau}} \right) \tag{6.123}$$

したがって式（6.123）で示される初回量 X_0^* を投与し，以後時間ごとに維持量 X_0 を投与すればよいことになる．

演習8 ◆ ある薬物を患者に静注し，$k_e = 0.116\,\mathrm{hr}^{-1}$，$Vd = 10\,\mathrm{L}$ の速度論的パラメータを得た．治療の目的で毎回 100 mg を 6 hr おきに注射すると次の値はどうなるか（血中薬物濃度は図 6.26 を参照のこと）．

問1 定常状態における平均血中濃度 $\overline{C}_{ss}$ はいくらか．

（解） $\overline{C}_{ss} = \dfrac{X_0}{Vd k_e \tau} = \dfrac{100}{10 \times 0.116 \times 6} = 14.4\,(\mu\mathrm{g/mL})$

問2 蓄積率 R はいくらか．

（解） $R = \dfrac{1}{1 - e^{-k_e \tau}} = \dfrac{1}{1 - e^{-0.116 \times 6}} = 2$

問3 第1回目から定常状態を得るための初回量 X_0^* はいくらか．

（解） $X_0^* = X_0 \left(\dfrac{1}{1 - e^{-k_e \tau}} \right) = X_0 \times R = 200\,(\mathrm{mg})$

演習9 ◆ 生物学的半減期 $t_{1/2}$ が 6 hr を示す薬物を 6 hr おきに静注して，第1回目より定常状態を得るためにはどうすればよいか．

（解） $X_0^* = X_0 \left(\dfrac{1}{1 - e^{-k_e \tau}} \right)$

$\tau = t_{1/2}$

$k_e \tau = k_e \times \dfrac{0.693}{k_e} = 0.693$

$X_0^* = X_0 \left(\dfrac{1}{1 - e^{-0.693}} \right)$

$X_0^* = 2X_0$

したがって初回投与量は維持量の2倍にすればよい．実は〔演習8〕もそのようになっており，最初に維持量の2倍を投与し，半減期の間隔で反復投与するというのが最も典型的でよく用いられるパターンである．

（5）経口による繰り返し投与

1回投与における吸収速度定数 k_a，消失速度定数 k_e，最高血中濃度 C_{max}，およびその到達時間 t_{max} については吸収の速度論の項で述べた．ここでは反復投与時における蓄積率，初回投与量について述べる．

薬物の同一量を一定投与間隔で繰り返し投与すると，図6.28でもわかるように，やがて定常状態に達する．

第1回投与では

$$C_1 = \frac{FDk_a}{Vd(k_a - k_e)}(e^{-k_e\tau} - e^{-k_a\tau}) \tag{6.124}$$

であり，n 回投与後の血中濃度 C_n は静脈内投与の場合と同様に，1回目投与後 $(n-1)\tau + t$ 時間経過した血中濃度，……$(n-1)$ 回投与後 $\tau + t$ 時間経過した血中濃度および n 回投与後 t 時間経過した血中濃度の総和となる．

すなわち

$$C_n = \frac{FDk_a}{Vd(k_a - k_e)}\left[\left(\frac{1 - e^{-nk_e\tau}}{1 - e^{-k_e\tau}}\right)e^{-k_e t} - \left(\frac{1 - e^{-nk_a\tau}}{1 - e^{-k_a\tau}}\right)e^{-k_a t}\right] \tag{6.125}$$

ただし $0 \leqq t \leqq \tau$

定常状態での血中濃度 C_{ss} は

$$C_{ss} = \frac{FDk_a}{Vd(k_a - k_e)}\left(\frac{e^{-k_e t}}{1 - e^{-k_e\tau}} - \frac{e^{-k_a t}}{1 - e^{-k_a\tau}}\right) \tag{6.126}$$

となる．ここで t は最後の投与が終了してからの時間であるから，定常状態での最低血中濃度 $(C_{ss})_{min}$ は，

$$(C_{ss})_{min} = \frac{FDk_a}{Vd(k_a - k_e)}\left(\frac{e^{-k_e\tau}}{1 - e^{-k_e\tau}} - \frac{e^{-k_a\tau}}{1 - e^{-k_a\tau}}\right) \tag{6.127}$$

また定常状態での最高血中濃度 $(C_{ss})_{max}$ を求めるには，まずこれが現れる時間 $(t_{ss})_{max}$ を求める．それには式（6.126）を時間 t について微分し，その微分式を0とおけばよい．

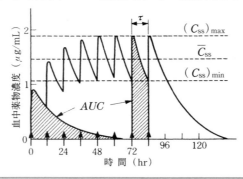

図6.28 ◆ 一定投与量の薬物を反復経口投与したときの血中濃度

$$(t_{ss})_{max} = \frac{\ln\left[\frac{k_a}{k_e} \cdot \frac{(1-e^{-k_e\tau})}{(1-e^{-k_a\tau})}\right]}{k_a - k_e} \tag{6.128}$$

式（6.128）を式（6.126）に代入し整理すると

$$(C_{ss})_{max} = \frac{FD}{Vd} \cdot \frac{(1-e^{-k_e\tau})^{\frac{\gamma}{1-\gamma}}}{(1-e^{-k_a\tau})^{\frac{1}{1-\gamma}}} \cdot \gamma^{\frac{1}{1-\gamma}} \tag{6.129}$$

として求められる．ただし $\gamma = \dfrac{k_a}{k_e}$ である．

　定常状態における平均血中濃度 $\overline{C_{ss}}$ は静脈内投与の場合と同様に，定常状態下における投与間隔間血中濃度下面積を投与間隔で除せばよいから

$$\overline{C}_{ss} = \frac{\int_0^\tau C_{ss} \cdot dt}{\tau} \tag{6.130}$$

$$= \frac{FD}{k_e Vd} \cdot \frac{1}{\tau} \tag{6.131}$$

として求めることができる．

　初回投与量 D^* は第1回目の投与後 τ 時間に $(C_{ss})_{min}$ と等しくなるように調節すればよい．すなわち第1回目の投与から定常状態にするには，式（6.124）と式（6.127）の右辺を等しいとおき整理すれば

$$D^* = \frac{D}{(1-e^{-k_e\tau})(1-e^{-k_a\tau})} \tag{6.132}$$

が得られ，経口による反復投与の際の初回投与量を合理的に定めることができる．ここで D は維持投与量である．もし投与する薬物が $k_a \gg k_e$ である場合，式（6.132）は

$$D^* = \frac{D}{1-e^{-k_e\tau}} \tag{6.133}$$

となり静脈内投与の場合と同様になる．

　また蓄積率 (R) は反復投与の場合の1回投与後の最高血中濃度 $(C_1)_{min}$ に対する定常状態下における $(C_{ss})_{max}$ の比であるから

$$R = \frac{(1-e^{-k_e\tau})^{\frac{\gamma}{1-\gamma}}}{(1-e^{-k_a\tau})^{\frac{1}{1-\gamma}}} \tag{6.134}$$

として表される．ここで $\gamma = \dfrac{k_a}{k_e}$ である．もし $k_a \gg k_e$ であれば静脈内投与の際と同様となる．

$$R = \frac{1}{1-e^{-k_e\tau}} \tag{6.135}$$

（6）間欠的点滴（点滴による繰り返し投与）

　間欠的点滴静注で定常状態に達したときの最高血中濃度 $(C_{ss})_{max}$ と最低血中濃度 $(C_{ss})_{min}$ は次

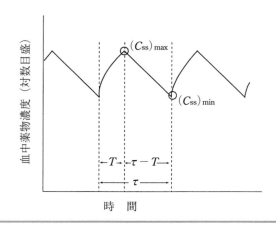

図 6.29 ◆ 間欠的点滴による定常状態の血中濃度

式で表される．

$$(C_{ss})_{max} = \frac{k_0}{k_e Vd}(1 - e^{-k_e T}) \cdot R \tag{6.136}$$

$$(C_{ss})_{min} = (C_{ss})_{max} \, e^{-k_e(\tau - T)} \tag{6.137}$$

ここで T は点滴時間，τ は投与間隔である．目的とする $(C_{ss})_{max}$ を得るためには以下に示す点滴速度 k_0 で薬物を注入すればよい．

$$k_0 = \frac{k_e Vd (C_{ss})_{max}}{(1 - e^{-k_e T}) \cdot R} \tag{6.138}$$

また，$(C_{ss})_{max}$ と $(C_{ss})_{min}$ とを一定の範囲におさめるためには以下の式に基づいて τ を決定すればよい．

$$\tau = T + \frac{1}{k_e} \cdot \ln \frac{(C_{ss})_{max}}{(C_{ss})_{min}} \tag{6.139}$$

6.1.2 2-コンパートメントモデル

A 静脈内投与

　薬物を急速静注後，その血中濃度を測定し片対数グラフ上にプロットすると，図6.30に示すように二相性の血中濃度-時間曲線が得られる場合がある．1-コンパートメントモデルでは静注後即座に分布平衡が成立するとした．しかし生体は薬物に対してさまざまな親和性をもつ組織から構成されており，薬物がいつでも一様に分布するとは限らない．脈管系に富む肝臓や腎臓では速やかな分布平衡が成立するが，骨，脂肪，結合組織など血流の乏しい部分へは分布に時間を要する．したがって薬物を静注すると，末梢組織への薬物移行により，分布相（α相）と呼ばれる急速な血中濃度の減少が観察される（図6.30）．

　図6.31に示すように2-コンパートメントモデルでは体組織を大きく2つに分類する．1つは薬物が速やかに分布する組織と，もう1つは分布平衡に達するのに少し時間のかかる組織で，前者を体循環コンパートメント central compartment，後者を末梢コンパートメント peripheral compartment と呼ぶ．

　図6.32は2-コンパートメントモデルにおける薬物の動きをそれぞれのコンパートメントについて表したものである．薬物を静注すると体循環コンパートメントからの薬物の消失と同時に，末梢コンパートメントへの薬物の分布が始まる．末梢コンパートメントに存在する薬物量は0から始まってやがて最高値に到達し，以後徐々に減少する．末梢コンパートメント中の薬物量は血中濃度-時間曲線を解析することにより求められるもので，特定の組織中薬物量を表すものでは

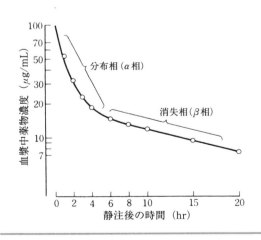

図6.30 ◆ 二相性を示す薬物血中濃度

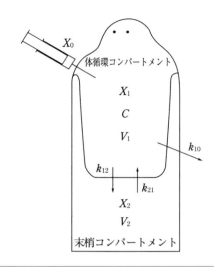

図 6.31 ◆ 2-コンパートメントモデル

X_0：薬物投与量
X_1：体循環コンパートメント内の薬物量
X_2：末梢コンパートメント内の薬物量
V_1：体循環コンパートメントの分布容積
V_2：末梢コンパートメントの分布容積
C：体循環コンパートメント中の薬物濃度
　　すなわち血中薬物濃度
k_{12}：体循環コンパートメントから末梢コンパートメントへの薬物移行速度定数
k_{21}：末梢コンパートメントから体循環コンパートメントへの薬物移行速度定数
k_{10}：薬物の消失速度定数

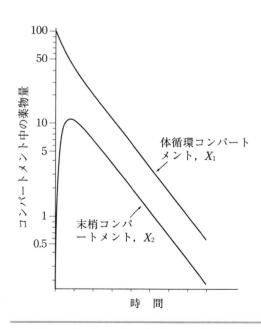

図 6.32 ◆ コンパートメント中薬物量の時間的推移

ない．静注後のある時点で体循環コンパートメントと末梢コンパートメント間の薬物の出入が等しくなり平衡状態が成立する．これ以後は図 6.30 および 6.32 に示すように一次速度過程に従って薬物は消失する．この部分を消失相（β 相）と呼ぶ．

（1）モデルから式の導出

図 6.31 に示す 2-コンパートメントモデルにおいて，コンパートメント間の薬物の移行，そしてコンパートメントからの薬物の消失はすべて 1 次速度過程に従うものとする．静注後の体循環コンパートメントにおける薬物量の推移は，コンパートメントへの流入速度から流出速度を差し引いたものとして表されるから，

$$\frac{dX_1}{dt} = k_{21} X_2 - k_{12} X_1 - k_{10} X_1 \tag{6.140}$$

また末梢コンパートメントにおける薬物量の推移は，

$$\frac{dX_2}{dt} = k_{12} X_1 - k_{21} X_2 \tag{6.141}$$

この連立 1 次微分方程式はラプラス変換を用いることにより簡単に解くことができる．その解き方は 6.1.3 において述べることにして，ここではその結果のみを示す．体循環コンパートメント中の薬物量は時間 t の関数として，

$$X_1 = \frac{X_0 (\alpha - k_{21})}{\alpha - \beta} e^{-\alpha t} + \frac{X_0 (k_{21} - \beta)}{\alpha - \beta} e^{-\beta t} \tag{6.142}$$

末梢コンパートメント中の薬物量は，

$$X_2 = \frac{X_0 k_{12}}{\beta - \alpha} e^{-\alpha t} + \frac{X_0 k_{12}}{\alpha - \beta} e^{-\beta t} \tag{6.143}$$

が得られる．体循環コンパートメント中の薬物濃度 C は式（6.144）を式（6.142）へ代入して式（6.145）で与えられる．

$$X_1 = CV_1 \tag{6.144}$$

$$C = \frac{X_0 (\alpha - k_{21})}{V_1 (\alpha - \beta)} e^{-\alpha t} + \frac{X_0 (k_{21} - \beta)}{V_1 (\alpha - \beta)} e^{-\beta t} \tag{6.145}$$

ここで α と β は，

$$\alpha + \beta = k_{12} + k_{21} + k_{10} \tag{6.146}$$

$$\alpha \beta = k_{21} k_{10} \tag{6.147}$$

という関係があり，これを解けば

$$\alpha = \frac{1}{2} \left\{ (k_{12} + k_{21} + k_{10}) + \sqrt{(k_{12} + k_{21} + k_{10})^2 - 4 k_{21} k_{10}} \right\} \tag{6.148}$$

$$\beta = \frac{1}{2} \left\{ (k_{12} + k_{21} + k_{10}) - \sqrt{(k_{12} + k_{21} + k_{10})^2 - 4 k_{21} k_{10}} \right\} \tag{6.149}$$

が得られる．式 (6.148)，式 (6.149) から明らかなように常に $\alpha > \beta$ の関係が成り立つ．

式 (6.145) はさらに式 (6.150) のように簡潔な式にまとめることができる．

$$C = Ae^{-\alpha t} + Be^{-\beta t} \tag{6.150}$$

ここで A と B は式 (6.151) および (6.152) で表される．

$$A = \frac{X_0(\alpha - k_{21})}{V_1(\alpha - \beta)} \tag{6.151}$$

$$B = \frac{X_0(k_{21} - \beta)}{V_1(\alpha - \beta)} \tag{6.152}$$

演習 10 ◆ 図 6.30 の血漿中濃度を表す薬物の速度論的パラメータは，

$X_0 = 1000$ mg

$V_1 = 10$ L

$k_{12} = 0.50$ hr^{-1}

$k_{21} = 0.20$ hr^{-1}

$k_{10} = 0.20$ hr^{-1}

であることがわかっている．薬物投与直後ならびに 2 時間後の血漿中薬物濃度を算出せよ．また，生物学的半減期はいくらか．

（解）まず式 (6.148) と式 (6.149) を用いて α と β の値を計算する．

$$\alpha = \frac{1}{2}\left\{(0.5 + 0.2 + 0.2) + \sqrt{(0.5 + 0.2 + 0.2)^2 - 4 \cdot 0.2 \cdot 0.2}\right\}$$

$$= 0.853 \text{ (hr}^{-1})$$

$$\beta = \frac{1}{2}\left\{(0.5 + 0.2 + 0.2) - \sqrt{(0.5 + 0.2 + 0.2)^2 - 4 \cdot 0.2 \cdot 0.2}\right\}$$

$$= 0.0469 \text{ (hr}^{-1})$$

式 (6.151) と式 (6.152) より A と B の値を計算する．

$$A = \frac{1000(0.853 - 0.20)}{10(0.853 - 0.0469)} = 81.0 \text{ } (\mu\text{g/mL})$$

$$B = \frac{1000(0.20 - 0.0469)}{10(0.853 - 0.0469)} = 19.0 \text{ } (\mu\text{g/mL})$$

ここで得られた値を式 (6.150) に代入すると血漿中濃度式は，

$$C = 81.0\, e^{-0.853 \cdot t} + 19.0\, e^{-0.0469 \cdot t}$$

となる．$t = 0$ を代入すると

$$C = 81.0 + 19.0 = 100 \text{ } (\mu\text{g/mL})$$

が得られる．これは式 (6.144) を使えばもっと簡単に求めることができる．すなわち，$V_1 = 10$ L，$X_1 = X_0 = 1000$ mg を代入すると，

$$C = \frac{1000}{10} = 100 \ (\text{mg/L または} \mu\text{g/mL})$$

が得られる．また血漿中濃度式に $t = 2$ を代入すると，

$$C = 81.0\,e^{-0.853 \times 2} + 19.0\,e^{-0.0469 \times 2} = 32.0 \ (\mu\text{g/mL})$$

というふうに任意の時間における血漿中薬物濃度を簡単に計算で求めることができる．

生物学的半減期は β 相の傾きから求める．したがって

$$t_{1/2} = \frac{0.693}{\beta} = 14.8 \ (\text{hr})$$

（2）残余法によるパラメータの求め方

薬物投与後の急激な血中濃度の減少が終り t の値が次第に大きくなると，$Ae^{-\alpha t}$ 項の寄与は小さくなり，近似的に式（6.153）が成り立つ．

$$C = Ae^{-\alpha t} + Be^{-\beta t} \tag{6.150}$$

$$C \fallingdotseq C_\beta = Be^{-\beta t} \tag{6.153}$$

両辺の対数をとると

$$\log C = -\frac{\beta}{2.303}t + \log B \tag{6.154}$$

図 6.33 に示すように，まず十分に時間が経過したところで β 相に直線をあてはめる．この直線は式（6.154）で表され，直線の傾きから β が，そして y 軸切片から B の値が決まる．次に α 相の血中濃度曲線からこの直線を差し引くともう 1 本の直線が得られる．式（6.150）の第 1 項から明らかなようにこの直線の傾きから α を，そして y 軸切片から A の値を求めることができる．この方法は分割法とか stripping method とも呼ばれている．

得られた A，B，α，β の値から V_1，k_{12}，k_{21}，k_{10} を計算することができる．まず $t = 0$ のとき

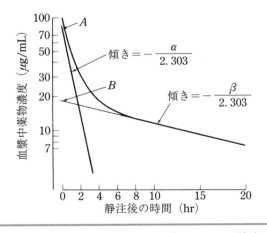

図 6.33 ◆ 残余法によるパラメータの算出

の血中薬物濃度を C_0 とすると，式 (6.150) に $t = 0$ を代入して，

$$C_0 = A + B \tag{6.155}$$

式 (6.144) より

$$X_0 = C_0 V_1 \tag{6.156}$$

これに式 (6.155) を代入すると体循環コンパートメントの分布容積 V_1 は式 (6.157) で表される．

$$V_1 = \frac{X_0}{A + B} \tag{6.157}$$

式 (6.152) に $X_0 = V_1 (A + B)$ を代入すれば

$$B = \frac{(A + B)(k_{21} - \beta)}{\alpha - \beta} \tag{6.158}$$

式 (6.158) を k_{21} について解くと式 (6.159) が得られる．

$$\therefore k_{21} = \frac{A\beta + B\alpha}{A + B} \tag{6.159}$$

式 (6.147) から式 (6.160) に変形し，式 (6.159) を代入すれば，k_{10} を求める式 (6.161) が得られる．

$$\alpha\beta = k_{21} k_{10} \tag{6.147}$$

$$k_{10} = \frac{\alpha\beta}{k_{21}} \tag{6.160}$$

$$k_{10} = \alpha\beta \frac{(A + B)}{A\beta + B\alpha} \tag{6.161}$$

式 (6.146) を k_{12} について解けば

$$\alpha + \beta = k_{12} + k_{21} + k_{10} \tag{6.146}$$

$$k_{12} = \alpha + \beta - (k_{21} + k_{10}) \tag{6.162}$$

式 (6.159)，式 (6.161) を代入すれば，k_{12} に関する式 (6.163) が得られる．

$$k_{12} = \frac{AB(\alpha - \beta)^2}{(A + B)(A\beta + B\alpha)} \tag{6.163}$$

(3) 分布容積

1-コンパートメントモデルでも述べたように，分布容積は血液中の薬物濃度と体内薬物量を関係づける大切なパラメータである．2-コンパートメントモデルでは血中濃度を測定することにより，式 (6.144) から容易に体循環コンパートメントの分布容積 V_1 を計算することができる．ところが末梢コンパートメント内の薬物量は計算できても，その濃度は実際に測定することはできない．そこで末梢コンパートメントの分布容積 V_2 を含む体全体の分布容積を推定し定義する 2，3 の考えが提出されている．

a. 定常状態における分布容積 volume of distribution at steady state（Vd_{ss}）

定常状態とは後の定速静注や反復投与の項でも述べるが，体内へ入ってくる薬物と体内から消失していく薬物の量が等しく，一定の血中濃度を保つような場合をいう．Vd_{ss} は式（6.164）で定義される．

$$Vd_{ss} = \frac{(X_1)_{ss} + (X_2)_{ss}}{C_{ss}} \tag{6.164}$$

ここで $(X_1)_{ss}$，$(X_2)_{ss}$ は定常状態における体循環および末梢コンパートメント中の薬物量，C_{ss} はその時の血中薬物濃度を表す．定常状態では各コンパートメント内の薬物量は一定なので式（6.141）より

$$\frac{dX_2}{dt} = k_{12}X_1 - k_{21}X_2 = 0 \tag{6.165}$$

これより定常状態では

$$k_{12}(X_1)_{ss} - k_{21}(X_2)_{ss} = 0 \tag{6.166}$$

の関係が得られる．また V_1，V_2 は式（6.167），（6.168）で表されるから

$$V_1 = \frac{(X_1)_{ss}}{C_{ss}} \tag{6.167}$$

$$V_2 = \frac{(X_2)_{ss}}{C_{ss}} \tag{6.168}$$

式（6.166）へ代入して式（6.170）が得られる．

$$k_{12}V_1C_{ss} - k_{21}V_2C_{ss} = 0 \tag{6.169}$$

$$V_2 = \frac{k_{12}}{k_{21}}V_1 \tag{6.170}$$

これを式（6.164）へ代入すれば，

$$Vd_{ss} = V_1 + V_2 = V_1\left(1 + \frac{k_{12}}{k_{21}}\right) \tag{6.171}$$

が得られる．

b. 外挿による分布容積 extrapolated volume of distribution（Vd_{ext}）

図 6.33 に示したように β 相を $t = 0$ へ外挿して得られる y 軸切片は B を与える．この値を用いて得られる分布容積を Vd_{ext} とする．

$$Vd_{ext} = \frac{X_0}{B} \tag{6.172}$$

c. AUC から得られる分布容積（Vd_{area}）

2-コンパートメントモデルにおける静注後の AUC は，

$$AUC = \int_0^\infty C\,dt$$
$$= \int_0^\infty \left(\frac{X_0(\alpha - k_{21})}{V_1(\alpha - \beta)} e^{-\alpha t} + \frac{X_0(k_{21} - \beta)}{V_1(\alpha - \beta)} e^{-\beta t} \right) dt \tag{6.173}$$

これを解けば

$$AUC = \frac{X_0(\alpha - k_{21})}{V_1(\alpha - \beta)} \cdot \frac{1}{\alpha} + \frac{X_0(k_{21} - \beta)}{V_1(\alpha - \beta)} \cdot \frac{1}{\beta}$$
$$= \frac{k_{21} X_0}{\alpha \beta V_1} \tag{6.174}$$

式 (6.174) に式 (6.147) を代入すると式 (6.175) が得られる.

$$AUC = \frac{k_{21} X_0}{k_{21} \cdot k_{10} V_1} = \frac{X_0}{k_{10} V_1} \tag{6.175}$$

したがって, V_1 は式 (6.176) で表されるが,

$$V_1 = \frac{X_0}{k_{10} \cdot AUC} \tag{6.176}$$

Vd_{area} はこの k_{10} の代わりに β を用いて表される値である.

$$Vd_{\text{area}} = \frac{X_0}{\beta \cdot AUC} \tag{6.177}$$

以上述べてきた分布容積の間には,

$$Vd_{\text{ext}} > Vd_{\text{area}} > Vd_{\text{ss}} > V_1 \tag{6.178}$$

の関係が常に成り立つ.

(4) 全身クリアランス

2-コンパートメントモデルにおける全身クリアランスも 1-コンパートメントモデルと同様, 式 (6.20) で定義される.

$$CL_{\text{tot}} = \frac{X_0}{\int_0^\infty C\,dt} = \frac{X_0}{AUC}$$

また, AUC は式 (6.174) より,

$$AUC = \frac{A}{\alpha} + \frac{B}{\beta} \tag{6.179}$$

式 (6.179) を式 (6.20) に代入して

$$CL_{\text{tot}} = \frac{\alpha \beta X_0}{A\beta + B\alpha} \tag{6.180}$$

式 (6.20) に式 (6.176) あるいは式 (6.177) を代入すれば,

6. 薬動学による薬物動態の解析

$$CL_{tot} = k_{10}V_1 \tag{6.181}$$
$$CL_{tot} = \beta Vd_{area} \tag{6.182}$$

が得られる.

演習 11 ◆ ある薬物 1.5 g を患者に静注した. 経時的に採血を行い, 次のような血中薬物濃度の値を得た.

表 6.8

投与後の時間（hr）	血中薬物濃度（μg/mL）
0.25	112.6
0.5	87.0
1	57.2
2	34.8
3	27.4
4	23.5
5	20.5
10	10.8
15	5.7
20	3.0

問 1 2-コンパートメントモデルに従うとして, 残余法により A, B, α, β の値を求めよ.

（解）最後の 2 組のデータ $(t, C) = (15, 5.7), (20, 3.0)$ を用いて式 (6.154) の傾き

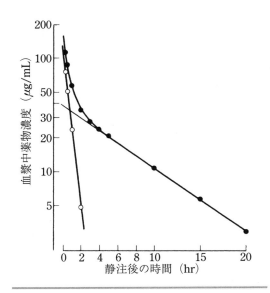

図 6.34 ◆ **残余法によるパラメータの算出**

を計算すると,

$$傾き = -\frac{\beta}{2.303} = \frac{\log 3.0 - \log 5.7}{20 - 15} = -0.05575$$

$$\therefore \beta = 0.128 \text{ (hr}^{-1}\text{)}$$

式(6.153)を用いて

$$B = 3.0/e^{-0.128 \times 20} = 38.8 \text{ (}\mu\text{g/mL)}$$

ここで式(6.153)を用いて C_β の値を計算し次の表を作る. 式(6.153)は, B, β の値を代入すれば次のようになる.

$$C_\beta = 38.8\, e^{-0.128 \cdot t}$$

t と $\log(C - C_\beta)$ をプロットすると図6.34に示すように急勾配の直線が得られる. この直線は, $\log(C - C_\beta) = -\dfrac{\alpha}{2.303}t + \log A$

で表される. これより

$\alpha = 1.57$ (hr^{-1})

$A = 111.0$ (μg/mL)

表 6.9

t	C	C_β	$C - C_\beta$
0.25	112.6	37.6	75.0
0.5	87.0	36.4	50.6
1	57.2	34.1	23.1
2	34.8	30.0	4.8
3	27.4	26.4	1.0

問2 得られた A, B, α, β の値をもとに, k_{12}, k_{21}, k_{10} の値を計算せよ.

(解)　　$A + B = 111.0 + 38.8 = 149.8$

$A\beta + B\alpha = 75.1$

$$k_{12} = \frac{AB(\alpha - \beta)^2}{(A+B)(A\beta + B\alpha)} = 0.796 \text{ (hr}^{-1}\text{)}$$

$$k_{21} = \frac{A\beta + B\alpha}{A + B} = 0.501 \text{ (hr}^{-1}\text{)}$$

$$k_{10} = \frac{\alpha\beta(A+B)}{A\beta + B\alpha} = 0.401 \text{ (hr}^{-1}\text{)}$$

問3 生物学的半減期 $t_{1/2}$ を求めよ.

(解)　$t_{1/2} = \dfrac{0.693}{\beta} = 5.42$ (hr)

問4 体循環コンパートメントの分布容積 V_1 を求めよ.

(解) 式(6.157)により

$$V_1 = \frac{X_0}{A+B} = 10.0 \text{ (L)}$$

問 5 定常状態における分布容積 Vd_{ss} を求めよ．

（解）式（6.171）により

$$Vd_{ss} = V_1\left(1 + \frac{k_{12}}{k_{21}}\right) = 25.9 \text{ (L)}$$

問 6 AUC から得られる分布容積 Vd_{area} を求めよ．

（解）式（6.177）と式（6.179）より

$$Vd_{area} = \frac{X_0}{\beta \cdot AUC} \tag{6.177}$$

$$AUC = \frac{A}{\alpha} + \frac{B}{\beta} \tag{6.179}$$

式（6.179）を式（6.177）に代入すると

$$Vd_{area} = \frac{\alpha X_0}{A\beta + B\alpha} = 31.4 \text{ (L)}$$

問 7 外挿による分布容積 Vd_{ext} を求めよ．

（解）式（6.172）により

$$Vd_{ext} = \frac{X_0}{B} = 38.7 \text{(L)}$$

ここでも確かに $Vd_{ext} > Vd_{area} > Vd_{ss} > V_1$ の関係が成り立つことがわかる．

問 8 全身クリアランスを求めよ．

（解）式（6.181）により

$$CL_{tot} = k_{10}V_1 = 4.01 \text{ (L/hr)}$$

B 経口投与

2-コンパートメントモデルにおいて経口投与後の血中濃度は式（6.183）のように3つの指数項で表される．

$$C = \frac{k_a FD(k_{21} - k_a)}{V_1(\alpha - k_a)(\beta - k_a)} e^{-k_a t} + \frac{k_a FD(k_{21} - \alpha)}{V_1(k_a - \alpha)(\beta - \alpha)} e^{-\alpha t}$$

$$+ \frac{k_a FD(k_{21} - \beta)}{V_1(k_a - \beta)(\alpha - \beta)} e^{-\beta t} \tag{6.183}$$

各指数項の係数はすべて定数であるから式（6.183）は

$$C = Ie^{-k_a t} + Ae^{-\alpha t} + Be^{-\beta t} \tag{6.184}$$

のように簡単になる．

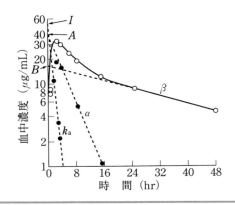

図6.35 ◆ 2-コンパートメントモデルにおけるパラメータの決定

薬物を経口投与した後, 血中濃度を対数でプロットすると図6.35のようになる. 静脈内投与において述べたように, まず末端の部分が直線になることから, その部分より β と B が求められ, 次いで残余法により α と A が求まる. さらにもう一度残余法を繰り返せば k_a と I を求めることができる.

C 点 滴

(1) 血中濃度曲線

2-コンパートメントモデルにおいて定速静注を表す式はやや複雑なものになる. 式 (6.185) は k_0 で定速静注した際の時間 t における血中薬物濃度を表す.

$$C = \frac{k_0}{V_1 k_{10}} \left(1 + \frac{\beta - k_{10}}{\alpha - \beta} e^{-\alpha t} + \frac{k_{10} - \alpha}{\alpha - \beta} e^{-\beta t} \right) \tag{6.185}$$

ここで式 (6.185) より定常状態における血中濃度 C_{ss} は,

$$C_{ss} = \frac{k_0}{V_1 k_{10}} \tag{6.186}$$

図6.36は〔演習10〕におけるパラメータを用い 200 mg/hr の速度で定速静注したときの血中薬物濃度理論曲線である.

定速静注を始めて T 時間後に注入をやめると, その時間から血中の薬物濃度は2-コンパートメントモデルに従って減少する. 注入を停止してからの時間を t' とすると,

$$C = \frac{k_0(k_{21} - \alpha)(e^{-\alpha T} - 1)}{V_1 \alpha(\alpha - \beta)} e^{-\alpha t'} + \frac{k_0(\beta - k_{21})(e^{-\beta T} - 1)}{V_1 \beta(\alpha - \beta)} e^{-\beta t'} \tag{6.187}$$

これは次のように簡略化できる.

$$C = Re^{-\alpha t'} + Se^{-\beta t'} \tag{6.188}$$

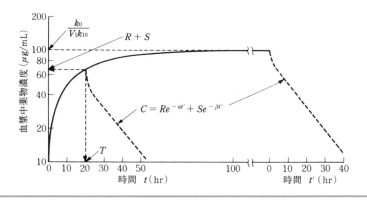

図 6.36 ◆ 静脈内定速持続投与による血漿中薬物濃度

ここで,

$$R = \frac{k_0(\alpha - k_{21})(1 - e^{-\alpha T})}{V_1 \alpha (\alpha - \beta)} \quad (6.189)$$

$$S = \frac{k_0(k_{21} - \beta)(1 - e^{-\beta T})}{V_1 \beta (\alpha - \beta)} \quad (6.190)$$

定常状態では $e^{-\alpha T}$, $e^{-\beta T}$ が 0 に近似でき,

$$R = \frac{k_0(\alpha - k_{21})}{V_1 \alpha (\alpha - \beta)} \quad (6.191)$$

$$S = \frac{k_0(k_{21} - \beta)}{V_1 \beta (\alpha - \beta)} \quad (6.192)$$

となる.

(2) 投与計画

2-コンパートメントモデルでは 1-コンパートメントモデルのときと異なり直ちに定常状態を得, この濃度を維持することはできない. 最初に X_0 を 1 回静注し, 同時に k_0 で定速静注を開始すれば, 時間 t における血中濃度 C は式 (6.145) と式 (6.185) の和で示される.

$$C = \frac{X_0(\alpha - k_{21})}{V_1(\alpha - \beta)} e^{-\alpha t} + \frac{X_0(k_{21} - \beta)}{V_1(\alpha - \beta)} e^{-\beta t}$$

$$+ \frac{k_0}{V_1 k_{10}} \left(1 + \frac{\beta - k_{10}}{\alpha - \beta} e^{-\alpha t} + \frac{k_{10} - \alpha}{\alpha - \beta} e^{-\beta t} \right) \quad (6.193)$$

整理すれば

$$C = \frac{k_0}{V_1 k_{10}} + \frac{(\alpha X_0 - k_0)(k_{10} - \beta)}{V_1 k_{10}(\alpha - \beta)} e^{-\alpha t}$$

$$+ \frac{(\beta X_0 - k_0)(\alpha - k_{10})}{V_1 k_{10}(\alpha - \beta)} e^{-\beta t} \quad (6.194)$$

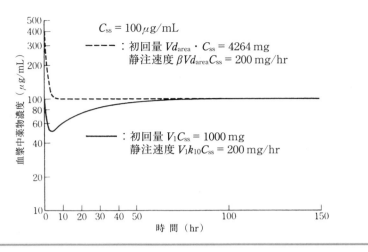

図 6.37 ◆ 2-コンパートメントモデルにおける薬物投与計画

が得られる．

さて血中濃度 C_{ss} が速やかに達成され，この濃度を維持するために初回量 $X_0 = V_1 C_{ss}$，定速静注速度 $k_0 = V_1 k_{10} C_{ss}$ を用いれば，図 6.37 の実線で描かれた血中濃度曲線を得る．目的の血中濃度は 100 μg/mL，パラメータは〔演習10〕の値を用いている．図 6.37 から明らかなように C_0 は確かに 100 μg/mL を示すが，直ちに急激な体内分布を示し血中濃度は低下する．そしてその後次第に定常状態へ接近する．

ここで式 (6.176)，式 (6.177) の関係から，

$$V_1 = \frac{X_0}{k_{10} \cdot AUC} \tag{6.176}$$

$$Vd_{area} = \frac{X_0}{\beta \cdot AUC} \tag{6.177}$$

そこで初回量 X_0 として $V_1 C_{ss}$ の代わりに $Vd_{area} \cdot C_{ss}$ を用いれば図 6.37 中，点線で描かれた血中薬物濃度曲線のような経過をたどり速やかに定常状態に達するが，4264 mg というかなり大量を投与しなければならない．しかも投与直後の血中濃度 C_0 は 426 μg/mL という高値を示すことになる．したがって 2-コンパートメントモデルの場合には，個々の薬物の治療濃度範囲や毒性発現の濃度を詳しく調べた上で，初回投与量 X_0 を $V_1 C_{ss}$ から $Vd_{area} \cdot C_{ss}$ の間に調整するのがよいとされている．

D 繰り返し投与

(1) 血中濃度

2-コンパートメントモデルにおける静脈内1回投与後の血中濃度は式 (6.145) で表される．

$$C = \frac{X_0(\alpha - k_{21})}{V_1(\alpha - \beta)}e^{-\alpha t} + \frac{X_0(k_{21} - \beta)}{V_1(\alpha - \beta)}e^{-\beta t} \tag{6.145}$$

投与間隔 τ で n 回反復投与後の血中濃度 C_n を求めるには，もとの式 (6.145) の各指数項に $\left(\dfrac{1-e^{-nk_i\tau}}{1-e^{-k_i\tau}}\right)$ の項をかけ合わせてやればよい．

ここで k_i は i 番目の指数項の速度定数を表す．そこで k_1 に α，k_2 に β を入れて式 (6.145) を書きなおすと，

$$C_n = \frac{X_0(\alpha - k_{21})}{V_1(\alpha - \beta)}\left(\frac{1-e^{-n\alpha\tau}}{1-e^{-\alpha\tau}}\right)e^{-\alpha t}$$
$$+ \frac{X_0(k_{21} - \beta)}{V_1(\alpha - \beta)}\left(\frac{1-e^{-n\beta\tau}}{1-e^{-\beta\tau}}\right)e^{-\beta t} \tag{6.195}$$

図 6.38 は〔演習 10〕のパラメータを用い，投与量 $X_0 = 1000$ mg，投与間隔 $\tau = 6$ hr で静脈内反復投与したときの血漿中薬物濃度-時間曲線である．

(2) 定常状態における平均血中濃度

式 (6.195) において n を無限大にすると定常状態における血中濃度 C_{ss} が得られる．

$$C_{ss} = \frac{X_0(\alpha - k_{21})}{V_1(\alpha - \beta)}\left(\frac{1}{1-e^{-\alpha\tau}}\right)e^{-\alpha t}$$
$$+ \frac{X_0(k_{21} - \beta)}{V_1(\alpha - \beta)}\left(\frac{1}{1-e^{-\beta\tau}}\right)e^{-\beta t} \tag{6.196}$$

式 (6.196) は次のように簡略化して表すことができる．

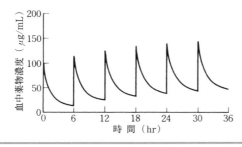

図 6.38 ◆ 2-コンパートメントモデルにおける静脈内反復投与

$$C_{ss} = Ue^{-\alpha t} + We^{-\beta t} \tag{6.197}$$

ここで

$$U = \frac{X_0(\alpha - k_{21})}{V_1(\alpha - \beta)}\left(\frac{1}{1 - e^{-\alpha\tau}}\right) \tag{6.198}$$

$$W = \frac{X_0(k_{21} - \beta)}{V_1(\alpha - \beta)}\left(\frac{1}{1 - e^{-\beta\tau}}\right) \tag{6.199}$$

定常状態における最大値 $(C_{ss})_{max}$ と最小値 $(C_{ss})_{min}$ は式 (6.200), (6.201) で表される.

$$(C_{ss})_{max} = U + W \tag{6.200}$$

$$(C_{ss})_{min} = Ue^{-\alpha\tau} + We^{-\beta\tau} \tag{6.201}$$

定常状態における平均血中濃度 $\overline{C}_{ss}$ は式 (6.111) で定義できる.

$$\overline{C}_{ss} = \frac{\int_0^\tau C_{ss}\,dt}{\tau} \tag{6.111}$$

式 (6.197) より

$$\begin{aligned}\int_0^\tau C_{ss}\,dt &= U\int_0^\tau e^{-\alpha t} + W\int_0^\tau e^{-\beta t} \\ &= \frac{U}{\alpha}(1 - e^{-\alpha\tau}) + \frac{W}{\beta}(1 - e^{-\beta\tau})\end{aligned} \tag{6.202}$$

式 (6.198), (6.199) を代入すれば

$$\begin{aligned}\int_0^\tau C_{ss}\,dt &= \frac{1}{\alpha}\frac{X_0(\alpha - k_{21})}{V_1(\alpha - \beta)} + \frac{1}{\beta}\frac{X_0(k_{21} - \beta)}{V_1(\alpha - \beta)} \\ &= \frac{A}{\alpha} + \frac{B}{\beta}\end{aligned} \tag{6.203}$$

ここで A, B は式 (6.151), (6.152) で表される定数である. また

$$\int_0^\infty C\,dt = \frac{A}{\alpha} + \frac{B}{\beta} \tag{6.204}$$

式 (6.175) より

$$\int_0^\infty C\,dt = \frac{X_0}{k_{10}V_1} \tag{6.205}$$

したがって

$$\int_0^\tau C_{ss} = \int_0^\infty C\,dt = \frac{X_0}{k_{10}V_1} \tag{6.206}$$

平均血中濃度 $\overline{C}_{ss}$ は式 (6.207) で表される.

$$\overline{C}_{ss} = \frac{X_0}{k_{10}V_1\tau} \tag{6.207}$$

(3) 蓄積率

蓄積率は式 (6.120) を用いると

$$R = \frac{(C_{ss})_{min}}{(C_1)_{min}} \tag{6.208}$$

式 (6.201) より

$$(C_{ss})_{min} = \frac{X_0(\alpha - k_{21})}{V_1(\alpha - \beta)}\left(\frac{1}{1-e^{-\alpha\tau}}\right)e^{-\alpha\tau}$$
$$+ \frac{X_0(k_{21} - \beta)}{V_1(\alpha - \beta)}\left(\frac{1}{1-e^{-\beta\tau}}\right)e^{-\beta\tau} \tag{6.209}$$

式 (6.195) に $n = 1$, $t = \tau$ を代入して

$$(C_1)_{min} = \frac{X_0(\alpha - k_{21})}{V_1(\alpha - \beta)}e^{-\alpha\tau} + \frac{X_0(k_{21} - \beta)}{V_1(\alpha - \beta)}e^{-\beta\tau} \tag{6.210}$$

式 (6.209), (6.210) を式 (6.208) へ代入して

$$R = \frac{(\alpha - k_{21})\left(\dfrac{1}{1-e^{-\alpha\tau}}\right)e^{-\alpha\tau} + (k_{21} - \beta)\left(\dfrac{1}{1-e^{-\beta\tau}}\right)e^{-\beta\tau}}{(\alpha - k_{21})e^{-\alpha\tau} + (k_{21} - \beta)e^{-\beta\tau}} \tag{6.211}$$

蓄積率は式 (6.211) の複雑な式で表される．ここで反復投与が毎回 α 相，すなわち分布が十分に完了した後に行われるならば $e^{-\alpha\tau} \simeq 0$ となり，式 (6.211) は次のような簡単な式になる．

$$R = \frac{1}{1-e^{-\beta\tau}} \tag{6.212}$$

これは1-コンパートメントモデルにおける式 (6.117) と同じで，k_e の代わりに β を用いればよいことがわかる．

(4) 投与計画

第1回目の投与から定常状態に入るためには $(C_1)_{min}$ が $(C_\infty)_{min}$ に等しくなるよう初回量 X_0^* を設定すればよい．式 (6.210) より

$$(C_1)_{min} = \frac{X_0^*(\alpha - k_{21})}{V_1(\alpha - \beta)}e^{-\alpha\tau} + \frac{X_0^*(k_{21} - \beta)}{V_1(\alpha - \beta)}e^{-\beta\tau} \tag{6.213}$$

式 (6.213) の右辺が式 (6.209) に等しいとおくと，

$$\frac{X_0^*}{V_1(\alpha - \beta)}\left[(\alpha - k_{21})e^{-\alpha\tau} + (k_{21} - \beta)e^{-\beta\tau}\right]$$
$$= \frac{X_0}{V_1(\alpha - \beta)}\left[(\alpha - k_{21})\left(\frac{1}{1-e^{-\alpha\tau}}\right)e^{-\alpha\tau}\right.$$

$$+ (k_{21} - \beta)\left(\frac{1}{1 - e^{-\beta\tau}}\right)e^{-\beta\tau}\Bigg] \tag{6.214}$$

$$X_0^* = X_0 \left[\frac{(\alpha - k_{21})\left(\dfrac{1}{1 - e^{-\alpha\tau}}\right)e^{-\alpha\tau} + (k_{21} - \beta)\left(\dfrac{1}{1 - e^{-\beta\tau}}\right)e^{-\beta\tau}}{(\alpha - k_{21})e^{-\alpha\tau} + (k_{21} - \beta)e^{-\beta\tau}}\right] \tag{6.215}$$

式（6.215）に示すように初回量 X_0^* は極めて複雑な式となる．しかしここで蓄積率の式（6.212）を導いたときと同様，投与間隔 τ が α 相よりも十分長いと仮定すれば，$e^{-\alpha\tau} \simeq 0$ となり，式（6.215）は簡単な式になる．

$$X_0^* = X_0 \left(\frac{1}{1 - e^{-\beta\tau}}\right) \tag{6.216}$$

これは 1-コンパートメントモデルにおける初回量の式（6.123）と同じで k_e の代わりに β を用いればよい．両モデルにおいて

$$X_0^* = RX_0 \tag{6.217}$$

初回量は維持量に蓄積率 R をかけたものとなる．

6.1.3 コンパートメントモデルと理論式

A　コンパートメントモデル

　コンパートメントとは区画とか小さな部屋のことであるが，薬物速度論では，薬物が均一に分布する区画を仮定し，これをコンパートメントと呼んでいる．コンパートメントモデルでは生体全体を数個のコンパートメントの組合せで表現する．図 6.39 の (a)，(b) は 1-コンパートメントモデル，(c)，(d) は 2-コンパートメントモデル，(e)，(f) は 3-コンパートメントモデルと呼ばれる．この呼び名は「セントラル（中央）コンパートメント（薬物量 X_1）に付随する平衡コンパートメントの数 + 1」で表される．

　これらのモデルを数学的に解くには，それぞれのコンパートメントにおける物質収支式をたてる．

$$\begin{pmatrix}\text{コンパートメントで}\\ \text{の物質量の変化速度}\end{pmatrix} = \begin{pmatrix}\text{コンパートメントへ}\\ \text{物質が流入する速度}\end{pmatrix} - \begin{pmatrix}\text{コンパートメントから}\\ \text{物質が流出する速度}\end{pmatrix} \tag{6.218}$$

表 6.10 に示す微分方程式はコンパートメントでの薬物量の変化速度（dX/dt）を表す物質収支式である．微分方程式を組み立てるには，流入元の薬物量にその速度定数を掛けたものを正に，流出元の薬物量にその速度定数を掛けたものを負とする．この微分方程式を解いて数式解を求め，

6. 薬動学による薬物動態の解析

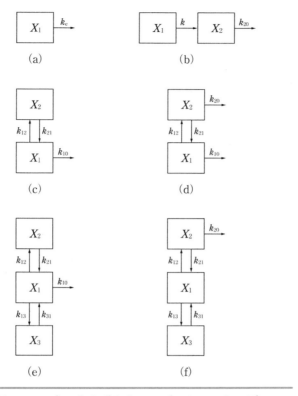

図 6.39 ◆ さまざまなコンパートメントモデル

表 6.10

モデル	微分方程式	像関数の数式解
$X_0 \rightsquigarrow \boxed{X} \xrightarrow{k_e}$	$\dfrac{dX}{dt} = -k_e X$	$x = \dfrac{X_0}{s + k_e}$
$X_0 \rightsquigarrow \boxed{X_1} \xrightarrow{k_{10}}$, X_2 with k_{12}, k_{21}	$\dfrac{dX_1}{dt} = k_{21}X_2 - k_{12}X_1 - k_{10}X_1$ $\dfrac{dX_2}{dt} = k_{12}X_1 - k_{21}X_2$	$x_1 = \dfrac{X_0(s + k_{21})}{(s + \alpha)(s + \beta)}$ $ = \dfrac{a}{(s + \alpha)} + \dfrac{b}{(s + \beta)}$ $x_2 = \dfrac{X_0 k_{12}}{(s + \alpha)(s + \beta)}$ ただし, $a = \dfrac{X_0(\alpha - k_{21})}{\alpha - \beta}$ $b = \dfrac{X_0(k_{21} - \beta)}{\alpha - \beta}$ $\alpha + \beta = k_{12} + k_{21} + k_{10}$ $\alpha\beta = k_{21} \cdot k_{10}$

これに測定値を当てはめてパラメータを推定するのが，いわゆる薬物速度論的解析である．求めるべきパラメータには速度定数（k）と分布容積（V）がある．

近年では電子計算機の発達により，上述の微分方程式の数式解をわざわざ求めず，直接数値解析を行う Runge-Kutta 法や Runge-Kutta-Gill 法なども用いられている．また，平衡コンパートメントの数を増やせばより精密に解析を行うことができるが，理論式は飛躍的に複雑なものとなり，さらにより精度の高い測定値が要求される．

B　ラプラス変換

薬物速度論を理解し，これを十分に活用するには簡単な微分，積分の知識はもとより，モデルから導いた微分方程式が解けなくてはならない．

一見難解な微分方程式もラプラス変換を用いると簡単に解ける場合がある．このしくみは図 6.40 に示すように，まず微分方程式をラプラス変換により簡単な代数方程式に置き換えて解を求め，さらにラプラス逆変換により目指す微分方程式の解を得るというものである．これはあたかも a^b のようなべき計算を行う際の対数表の役割に似ている．

関数 $f(t)$ のラプラス変換は次のように定義される．

$$L\{f(t)\} = F(s) = \int_0^\infty e^{-st} f(t)\, dt \tag{6.219}$$

ここで L 記号は Laplace transformation の頭文字である．原関数 $f(t)$ に e^{-st} を乗じ，0 から無

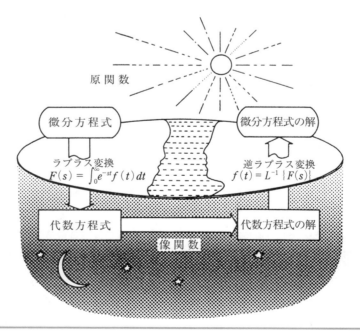

図 6.40　◆　ラプラス変換のしくみ

限大までtについて積分すると像関数$F(s)$が得られる．原関数から像関数を求めることをラプラス変換と呼び，$f(t)$は新しい変数sの関数$F(s)$に変換される．

ここで練習と準備を兼ねて2，3のラプラス変換を行う．

〈例題1〉

$f(t) = 1$のラプラス変換を行え．

$$L\{1\} = \int_0^\infty e^{-st}\,dt = \left[-\frac{1}{s}e^{-st}\right]_0^\infty$$

$$L\{1\} = \frac{1}{s} \tag{6.220}$$

〈例題2〉

$f(t) = t$のラプラス変換を行え．

$$L\{t\} = \int_0^\infty e^{-st}\cdot t\,dt$$

ここで部分積分公式を思い出してほしい．

$$\int f'(t)g(t)\,dt = f(t)g(t) - \int f(t)g'(t)\,dt \tag{6.221}$$

$f'(t) = e^{-st}$，$g(t) = t$とすると

$f'(t) = -\frac{1}{s}e^{-st}$となり

$$L\{t\} = \left[-\frac{1}{s}e^{-st}\cdot t\right]_0^\infty - \int_0^\infty \left(-\frac{1}{s}e^{-st}\right)dt$$

$$= 0 + \frac{1}{s}L\{1\} \quad \therefore\ L\{t\} = \frac{1}{s^2} \tag{6.222}$$

〈例題3〉

$f(t) = e^{at}$のラプラス変換を行え．

$$L\{e^{at}\} = \int_0^\infty e^{-st}\cdot e^{at}\,dt = \int_0^\infty e^{(a-s)t}\,dt$$

$$= \left[\frac{1}{a-s}e^{(a-s)t}\right]_0^\infty \quad \therefore L\{e^{at}\} = \frac{1}{s-a} \tag{6.223}$$

〈例題4〉

$f(t)$の導関数$f'(t)$をラプラス変換せよ．

$$L\{f'(t)\} = \int_0^\infty e^{-st}\cdot f'(t)\,dt$$

部分積分公式（6.221）により，

$$L\{f'(t)\} = \left[e^{-st} \cdot f(t)\right]_0^\infty - \int_0^\infty (-se^{-st} \cdot f(t))\,dt$$

$$= -f(0) + s\int_0^\infty e^{-st} \cdot f(t)\,dt$$

式（6.219）の定義より，

$$\int_0^\infty e^{-st} \cdot f(t)\,dt = F(s)$$

ここで $F(s)$ は $f(t)$ の像関数，すなわちラプラス変換されたものである．この式を代入して，

$$L\{f'(t)\} = sF(s) - f(0) \tag{6.224}$$

2, 3 の基本的なラプラス変換を行った．実際にはラプラス変換表というものがあり，いちいち解かなくても表を用いて変換を行うことができる．ここに薬物速度論に関連のあるラプラス変換を選び表 6.11 にまとめた．

[C] コンパートメントモデルの数式解

(1) 1-コンパートメントモデル・点滴式を解く

1-コンパートメントモデルにおいて薬物を k_0 の点滴速度で投与すると，体内コンパートメント中の薬物量 X の変化は，

$$\frac{dX}{dt} = k_0 - k_e X \tag{6.225}$$

で表される．ここで注意すべきことは，k_0 は速度定数ではなく注入速度で，dX/dt と同じディメンションをもつということである．

さて，式（6.225）をラプラス変換を用いて解いてみよう．$X = f(t)$, $t = 0$ のとき

$$f(0) = 0$$

また X の像関数を x とすると，式（6.225）の左辺はラプラス変換表 6.11 の 20 番より，そして右辺は 2 番より，

$$sx - f(0) = \frac{k_0}{s} - k_e x \tag{6.226}$$

$f(0) = 0$, x について解くと

$$x = \frac{k_0}{s(s + k_e)} \tag{6.227}$$

再びラプラス変換表の 7 番を使って逆変換を行えば，

$$X = \frac{k_0}{k_e}(1 - e^{-k_e t}) \tag{6.228}$$

表 6.11 ◆ ラプラス変換表

	原関数, $f(t)$	像関数, $F(s)$
1	1	$\dfrac{1}{s}$
2	A	$\dfrac{A}{s}$
3	At	$\dfrac{A}{s^2}$
4	t^m	$\dfrac{m!}{s^{m+1}}$
5	Ae^{-at}	$\dfrac{A}{s+a}$
6	Ate^{-at}	$\dfrac{A}{(s+a)^2}$
7	$\dfrac{A}{a}(1-e^{-at})$	$\dfrac{A}{s(s+a)}$
8	$\dfrac{A}{a}e^{-(b/a)t}$	$\dfrac{A}{as+b}$
9	$\dfrac{(B-Aa)e^{-at}-(B-Ab)e^{-bt}}{b-a}$ $(b \neq a)$	$\dfrac{As+B}{(s+a)(s+b)}$
10	$\dfrac{A}{b-a}(e^{-at}-e^{-bt})$	$\dfrac{A}{(s+a)(s+b)}$
11	$e^{-at}[A+(B-Aa)t]$	$\dfrac{As+B}{(s+a)^2}$
12	$-\dfrac{1}{PQR}[P(Aa^2-Ba+C)e^{-at}+Q(Ab^2-Bb+C)e^{-bt}+R(Ac^2-Bc+C)e^{-ct}]$, ただし $(P=b-c,\ Q=c-a,\ R=a-b)$	$\dfrac{As^2+Bs+C}{(s+a)(s+b)(s+c)}$
13	$A\left[\dfrac{1}{ab}+\dfrac{1}{a(a-B)}e^{-at}-\dfrac{1}{b(a-b)}e^{-bt}\right]$	$\dfrac{A}{s(s+a)(s+b)}$
14	$\dfrac{A}{a}t-\dfrac{A}{a^2}(1-e^{-at})$	$\dfrac{A}{s^2(s+a)}$
15	$\dfrac{B}{ab}-\dfrac{Aa-B}{a(a-b)}e^{-at}+\dfrac{Ab-B}{b(a-b)}e^{-bt}$	$\dfrac{As+B}{s(s+a)(s+b)}$
16	$\dfrac{B}{ab}-\dfrac{a^2-Aa+B}{a(b-a)}e^{-at}+\dfrac{b^2-Ab+B}{b(b-a)}e^{-bt}$	$\dfrac{s^2+As+B}{s(s+a)(s+b)}$
17	$t^r e^{-kt}$	$r!/(s+k)^{r+1}$
18	$I(t)=k_0$ at $0 \leq t \leq T$ $I(t)=0$ at $t>T$	$\dfrac{k_0(1-e^{-T \cdot s})}{s}$
19	Dirac デルタ関数 (unit impulse)	1
20	$f'(t)$	$sF(s)-f(0)$

式（6.228）が k_0 で t 時間定速静注したときの体内薬物量を表す式である．
血中薬物濃度は，

$$C = \frac{k_0}{Vdk_e}(1 - e^{-k_e t}) \tag{6.229}$$

（2）1-コンパートメントモデル・経口投与式を解く

1-コンパートメントモデルにおける経口投与モデルを図 6.41 に示す．

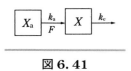

図 6.41

消化管内における薬物量 X_a と体内薬物量 X の変化はそれぞれ，

$$\frac{dX_a}{dt} = -k_a X_a \tag{6.230}$$

$$\frac{dX}{dt} = k_a X_a - k_e X \tag{6.231}$$

式（6.230）をラプラス変換する．吸収される全薬物量は投与量 D に吸収率 F をかけた値になるので，初期条件として $t=0$ のとき $X_a = FD$ を代入すると，

$$sx_a - FD = -k_a x_a \tag{6.232}$$

$$(s + k_a)x_a = FD \tag{6.233}$$

$$x_a = \frac{FD}{s + k_a} \tag{6.234}$$

式（6.231）をラプラス変換する．初期条件は $t=0$ のとき $X=0$ である．

$$sx = k_a x_a - k_e x \tag{6.235}$$

式（6.235）を x について整理し，式（6.234）を代入すると，

$$(s + k_e)x = \frac{k_a FD}{s + k_a} \tag{6.236}$$

$$x = \frac{k_a FD}{(s + k_a)(s + k_e)} \tag{6.237}$$

式（6.237）を表 6.11 の 10 番を用いて逆ラプラス変換すると，X に関する数式解が得られる．

$$X = \frac{k_a FD}{k_a - k_e}(e^{-k_e t} - e^{-k_a t}) \tag{6.238}$$

血中濃度式は，

$$C = \frac{k_a FD}{Vd(k_a - k_e)} (e^{-k_e t} - e^{-k_a t}) \qquad (6.239)$$

（3）2-コンパートメントモデル・静注式を解く

体循環コンパートメントと末梢コンパートメントモデルにおける薬物量の変化は，

$$\begin{cases} \dfrac{dX_1}{dt} = k_{21} X_2 - k_{12} X_1 - k_{10} X_1 & (6.240) \\[6pt] \dfrac{dX_2}{dt} = k_{12} X_1 - k_{21} X_2 & (6.241) \end{cases}$$

ここで，体循環コンパートメント中の薬物量 X_1 は時間 t の関数で，静注直後すなわち $t = 0$ のときコンパートメント中には投与量 X_0 の薬物が存在する．すなわち，$X_1 = f(t)$，$t = 0$ のとき

$$f(0) = X_0 \qquad (6.242)$$

また，末梢コンパートメント中の薬物量 X_2 も時間 t の関数で，$X_2 = g(t)$，$t = 0$ のとき

$$g(0) = 0 \qquad (6.243)$$

で表される．

まず，式（6.240）の左辺をラプラス変換すると，

$$L = \left\{ \frac{dX_1}{dt} \right\} = L\{f'(t)\} \qquad (6.244)$$

ラプラス変換表（表 6.11）の 20 番より，

$$L = \left\{ \frac{dX_1}{dt} \right\} = sF(s) - f(0) \qquad (6.245)$$

ここで，$f(t)$ の像関数 $F(s)$ を x_1 とおき，式（6.242）の初期条件を入れると，

$$L = \left\{ \frac{dX_1}{dt} \right\} = sx_1 - X_0 \qquad (6.246)$$

次に，式（6.240）の右辺のラプラス変換は，

$$L\{k_{21} X_2 - k_{12} X_1 - k_{10} X_1\} = k_{21} x_2 - k_{12} x_1 - k_{10} x_1 \qquad (6.247)$$

ここで，x_2 は X_2 の像関数である．

$$sx_1 - X_0 = k_{21} x_2 - k_{12} x_1 - k_{10} x_1 \qquad (6.248)$$

式（6.241）を同様にラプラス変換すると，

$$sx_2 - g(0) = k_{12} x_1 - k_{21} x_2$$

$$sx_2 = k_{12} x_1 - k_{21} x_2 \qquad (6.249)$$

式（6.248），（6.249）を像関数 x_1，x_2 について整理すると，

$$\begin{cases} (s + k_{12} + k_{10}) x_1 - k_{21} x_2 = X_0 & (6.250) \\ -k_{12} x_1 + (s + k_{21}) x_2 = 0 & (6.251) \end{cases}$$

ラプラス変換により式（6.240），（6.241）が式（6.250），（6.251）のように像関数 x_1，x_2 の代数

方程式に変換された．ここで Cramer の公式を用いて連立一次方程式を解く．まず未知数 x_1, x_2 の係数を元とする行列式を Δ とおくと，

$$\Delta = \begin{vmatrix} s + k_{12} + k_{10} & -k_{21} \\ -k_{12} & s + k_{21} \end{vmatrix} \tag{6.252}$$

Δ においてその第 1 列，第 2 列（縦の並び）をそれぞれ（6.250），（6.251）の右辺，X_0, 0 で置きかえた行列を順に Δ_1, Δ_2 とすると，

$$x_1 = \frac{\Delta_1}{\Delta}, \quad x_2 = \frac{\Delta_2}{\Delta} \tag{6.253}$$

分母の小行列 Δ を計算すると

$$\begin{aligned}\Delta &= (s + k_{12} + k_{10})(s + k_{21}) - k_{12} \cdot k_{21} \\ &= s^2 + (k_{12} + k_{21} + k_{10})s + k_{21}k_{10}\end{aligned} \tag{6.254}$$

ここで多少技巧を要するが，式（6.254）を 0 とおけば，

$$s^2 + (k_{12} + k_{21} + k_{10})s + k_{21}k_{10} = 0 \tag{6.255}$$

この s に関する 2 次方程式の解を $-\alpha$, $-\beta$ とおくと

$$\Delta = (s + \alpha)(s + \beta) \tag{6.256}$$

これより，2-コンパートメントモデルの最初で述べた

$$\alpha + \beta = k_{12} + k_{21} + k_{10} \tag{6.257}$$

$$\alpha\beta = k_{21}k_{12} \tag{6.258}$$

の関係が得られる．

さて，x_1, x_2 の解は，

$$\begin{aligned}x_1 &= \frac{\begin{vmatrix} X_0 & -k_{21} \\ 0 & s + k_{21} \end{vmatrix}}{\Delta} \\ &= \frac{X_0(s + k_{21})}{(s + \alpha)(s + \beta)}\end{aligned} \tag{6.259}$$

$$\begin{aligned}x_2 &= \frac{\begin{vmatrix} s + k_{12} + k_{10} & X_0 \\ -k_{12} & 0 \end{vmatrix}}{\Delta} \\ &= \frac{X_0 k_{12}}{(s + \alpha)(s + \beta)}\end{aligned} \tag{6.260}$$

像関数の解をもとの t の関数にもどさねばならない．いま $f(t)$ から $F(s)$ が得られるとすれば，逆に $F(s)$ から $f(t)$ を求めること，すなわち $F(s)$ と $f(t)$ の対応をラプラス逆変換 inverse Laplace transformation と呼び，次のように表す．

$$L^{-1}\{F(s)\} = f(t) \tag{6.261}$$

ラプラス逆変換のために式（6.259）の右辺を 2 つの分数に分け，それぞれの分子を A, B とお

く.

$$\frac{X_0(s+k_{21})}{(s+\alpha)(s+\beta)} = \frac{A}{(s+\alpha)} + \frac{B}{(s+\beta)} \tag{6.262}$$

式(6.262)の左辺分子と右辺をもう一度通分して得られた分子は等しいから,

$$X_0 s + X_0 k_{21} = A(s+\beta) + B(s+\alpha)$$
$$= (A+B)s + \beta A + \alpha B \tag{6.263}$$

これより A, B に関する連立方程式が得られる.

$$\begin{cases} A + B = X_0 & (6.264) \\ \beta A + \alpha B = X_0 k_{21} & (6.265) \end{cases}$$

A, B を行列により解けば,

$$\Delta = \begin{vmatrix} 1 & 1 \\ \beta & \alpha \end{vmatrix} = \alpha - \beta$$

$$A = \frac{\begin{vmatrix} X_0 & 1 \\ X_0 k_{21} & \alpha \end{vmatrix}}{\alpha - \beta} = \frac{X_0(\alpha - k_{21})}{\alpha - \beta} \tag{6.266}$$

$$B = \frac{\begin{vmatrix} 1 & X_0 \\ \beta & X_0 k_{21} \end{vmatrix}}{\alpha - \beta} = \frac{X_0(k_{21} - \beta)}{\alpha - \beta} \tag{6.267}$$

さて, x_1 のラプラス逆変換は,

$$L^{-1}\{x_1\} = L^{-1}\left\{\frac{A}{s+\alpha} + \frac{B}{s+\beta}\right\} \tag{6.268}$$

$$= L^{-1}\left\{\frac{A}{s+\alpha}\right\} + L^{-1}\left\{\frac{B}{s+\beta}\right\} \tag{6.269}$$

ラプラス変換表の5番の式より

$$L^{-1}\{x_1\} = X_1 = Ae^{-\alpha t} + Be^{-\beta t} \tag{6.270}$$

A と B を代入して

$$X_1 = \frac{X_0(\alpha - k_{21})}{\alpha - \beta} e^{-\alpha t} + \frac{X_0(k_{21} - \beta)}{\alpha - \beta} e^{-\beta t} \tag{6.271}$$

次に, x_2 のラプラス逆変換は式(6.260)より,

$$L^{-1}\{x_2\} = L^{-1}\left\{\frac{X_0 k_{12}}{(s+\alpha)(s+\beta)}\right\} \tag{6.272}$$

今度はラプラス変換表の10番を用いて逆変換を行うと,

$$X_2 = \frac{X_0 k_{12}}{\beta - \alpha}(e^{-\alpha t} - e^{-\beta t})$$

$$= \frac{X_0 k_{12}}{\beta - \alpha} e^{-\alpha t} + \frac{X_0 k_{21}}{\alpha - \beta} e^{-\beta t} \tag{6.273}$$

が解として得られる.

(4) 関数の合成による数式解

複雑なモデルの数式解も式（6.274）を用いて簡便に求めることができる.

$$x = t \times i \tag{6.274}$$

ここで，記号はいずれも像関数を表している．i は入力関数で，薬物がセントラルコンパートメントに入る速度を表したものである．t は合成関数（出力関数）x と i を関係づけるもので，伝達関数と呼ばれる．伝達関数は単位量の薬物を瞬間的に投与したとき（$i = 1$）の合成関数である.

表 6.12 に示すように，伝達関数は各モデルにおいて静注したときのラプラス変換の解（像関数）に等しい．また，点滴速度と吸収速度の入力関数はそれぞれ k_0/s, $FDk_a/(s + k_a)$ で表される．薬物の投与法とモデルの組合せにより，それぞれ伝達関数と入力関数を数学的に掛け合わせて合成関数を求め，これをラプラス変換表を用いて逆変換すると，目指すモデルの数式解を得ることができる.

表 6.12 ◆ 合成関数によるコンパートメントモデルの数式解

モデル	伝達関数 (t)	入力関数 (i)	合成関数 (x あるいは x_1)	数式解 (X あるいは X_1)
$k_0 \to X \to k_e$	$\dfrac{1}{s + k_e}$	$\dfrac{k_0}{s}$	$\dfrac{k_0}{s(s + k_e)}$	$\dfrac{k_0}{k_e}(1 - e^{-k_e t})$
$D\dfrac{k_a}{F} \to X \to k_e$	$\dfrac{1}{s + k_e}$	$\dfrac{FDk_a}{s + k_a}$	$\dfrac{FDk_a}{(s + k_a)(s + k_e)}$	$\dfrac{k_a FD}{k_a - k_e}(e^{-k_e t} - e^{-k_a t})$
$X_2 \rightleftarrows X_1$, k_0, k_{10}	$\dfrac{s + k_{21}}{(s + \alpha)(s + \beta)}$	$\dfrac{k_0}{s}$	$\dfrac{k_0(s + k_{21})}{s(s + \alpha)(s + \beta)}$	$\dfrac{k_0}{k_{10}}\left(1 + \dfrac{\beta - k_{10}}{\alpha - \beta}e^{-\alpha t} + \dfrac{k_{10} - \alpha}{\alpha - \beta}e^{-\beta t}\right)$
$X_2 \rightleftarrows X_1$, $D\dfrac{k_a}{F}, k_{10}$	$\dfrac{s + k_{21}}{(s + \alpha)(s + \beta)}$	$\dfrac{FDk_a}{s + k_a}$	$\dfrac{FDk_a(s + k_{21})}{(s + \alpha)(s + \beta)(s + k_a)}$	$\dfrac{k_a FD (k_{21} - k_a)}{(\alpha - k_a)(\beta - k_a)}e^{-k_a t} + \dfrac{k_a FD (k_{21} - \alpha)}{(k_a - \alpha)(\beta - \alpha)}e^{-\alpha t} + \dfrac{k_a FD (k_{21} - \beta)}{(k_a - \beta)(\alpha - \beta)}e^{-\beta t}$

6. 薬動学による薬物動態の解析

練習問題

CBT問題・必須問題

問1　薬物動態が線形モデルに従うとき，投与量に比例するパラメータはどれか．1つ選べ．

1. 吸収速度定数
2. 血中濃度時間曲線下面積
3. 消失半減期
4. 全身クリアランス
5. 分布容積

(98回)

問2　線形1-コンパートメントモデルの生物学的半減期に関する記述のうち，正しいのはどれか．1つ選べ．

1. 単位は「1/時間」である．
2. 同一薬物でも投与量に依存して変化する．
3. 静注直後の血中濃度が0になるまでの時間の半分の値である．
4. 生物学的半減期の逆数は消失速度定数となる．
5. 血中薬物濃度が半減する時間は一定である．

問3　図はある患者にA, B 2種の薬物を同じ速度で点滴静注したものである．その血中濃度に関する記述のうち，正しいのはどれか．1つ選べ．ただし，A, Bの薬物の体内動態は線形1-コンパートメントモデルに従い，分布容積は等しいものとする．

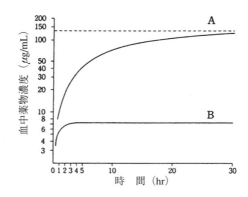

1. AとBは消失速度定数が等しい．

2. AはBに比べて消失速度定数が大きく，ゆっくりと定常状態に到達する．
3. BはAに比べて消失速度定数が大きく，速やかに定常状態に到達する．
4. Aの半減期はBより小さい．
5. Aの全身クリアランスはBより大きい．

問4 線形1-コンパートメント静注モデルの蓄積率に関する記述のうち，正しいのはどれか．1つ選べ．

1. 半減期の間隔で投与を繰り返すと，定常状態では蓄積率は0.5となる
2. 定常状態の血中濃度は1回目投与の血中濃度に蓄積率をかけたものになる．
3. 蓄積率は0から∞の値となる．
4. 投与間隔が短いほど蓄積率は小さくなる．
5. 半減期の小さい薬物ほど蓄積率が大きくなる．

理論問題
薬動学の基礎

問1 ある薬物を静注後，経時的に血中濃度を測定し，次のグラフを得た．この薬物の無限大時間までの血中濃度-時間曲線（AUC）として最も近い値で，かつ，その単位が正しいのはどれか．1つ選べ．

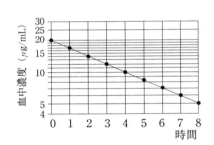

1. 116 μg・hr・mL^{-1}
2. 205 μg・hr^{-1}・mL^{-1}
3. 210 μg・hr・mL^{-1}
4. 256 μg・hr^{-1}・mL
5. 316 μg・hr・mL

(68回，76回)

問2 ある薬物10 mgを静脈内注射後，経時的に血中濃度を測定し，片対数グラフにプロットしたとき次の図を得た．1-コンパートメントモデルで解析したとき，全身クリアランス（L/hr）に最も近い値はどれか．1つ選べ．ただし，必要ならば$\log 1.7 = 0.230$，$\log 3 = 0.477$，$\log 5 = 0.699$として計算せよ．

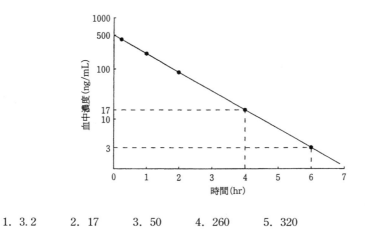

1. 3.2　　2. 17　　3. 50　　4. 260　　5. 320

(90回)

問3　　線形1-コンパートメントモデルに従って消失する薬物を急速静注し，消失速度定数 k の推定を試みた．次の方法のうち**誤っている**のはどれか．1つ選べ．

1. 血中濃度が1/2になるまでの時間 $t_{1/2}$ を求め，$k = (\ln 2)/t_{1/2}$ によって計算した．
2. 血中濃度が1/10になるまでの時間 $t_{1/10}$ を求め，$k = 2.303/t_{1/10}$ によって計算した．
3. 血中濃度の常用対数を時間に対してプロットして得られた直線部分を $t = 0$ に外挿して C_0 を求め，血中濃度-時間曲線下面積（AUC）を台形公式によって求め，$k = C_0/AUC$ によって計算した．
4. 血中濃度の常用対数を時間に対してプロットし，直線の勾配を求め $k = -$勾配$/2.303$ によって計算した．
5. 血中濃度の自然対数を時間に対してプロットし，直線の勾配を求め $k = -$勾配 によって計算した．

(79回)

経口投与

問4　　図1の実線は，薬物Aの静脈内投与後の尿中排泄速度を時間に対して片対数プロットしたものである．図2の実線は，同じ薬物Aの経口投与後の血中濃度を時間に対して片対数プロットしたものであり，1点鎖線（—・—）は十分長い時間経過した後の血中濃度曲線を時間0に外挿したものである．また，破線（-----）は1点鎖線の値から実線の値を差し引いた値を時間に対して片対数目盛で示したものである．

　　薬物Aの吸収速度定数（hr^{-1}）として，最も近い値はどれか．1つ選べ．ただし，この薬物の吸収及び消失過程は線形1-コンパートメントモデルに従うものとする．

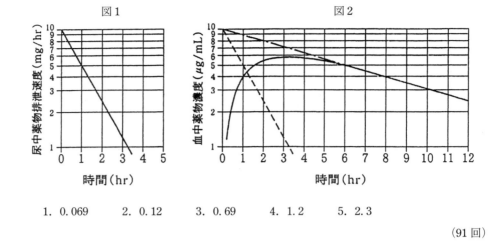

1. 0.069　　2. 0.12　　3. 0.69　　4. 1.2　　5. 2.3

(91回)

問5　図1は吸収過程のある線形1-コンパートメントモデルを示す．X_a は吸収部位に存在する薬物量，X は体内コンパートメント中の薬物量，X_e は消失した薬物量，k_a は吸収速度定数，k_e は消失速度定数である．体内動態がこのモデルに従う薬物を経口投与した際の血中濃度時間曲線を図2に示す．投与量が100 mg，k_a が 0.5 hr^{-1}，k_e が 0.1 hr^{-1} のとき，次の記述のうち，正しいのはどれか．2つ選べ．ただし，吸収率は100％であり，分布容積は一定とする．また，A点は吸収開始時刻を，B点は最高血中濃度に到達した時刻を示す．

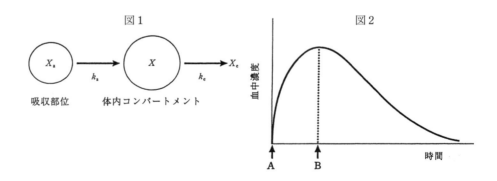

1　A点における体内からの薬物の消失速度は 0 mg/hr である．
2　投与量を2倍にすると，B点は右に移動する．
3　B点において，$X_a = X$ の関係が成り立つ．
4　k_a が2倍になると，血中濃度時間曲線下面積は2倍になる．
5　k_e が2倍になると，血中濃度時間曲線下面積は $\frac{1}{2}$ になる．

(94回)

6. 薬動学による薬物動態の解析

問6 図1及び図2はある薬物の経口投与後の血中濃度時間曲線である．薬物動態に関するパラメーターを1つだけ変化させて得られた3つの曲線を示す．変化に関する記述のうち，正しいのはどれか．2つ選べ．ただし，吸収及び消失は線形1-コンパートメントモデルに従い，吸収速度定数は消失速度定数に比べて大きく，図Bは図Aの縦軸を対数目盛りにしたものである．

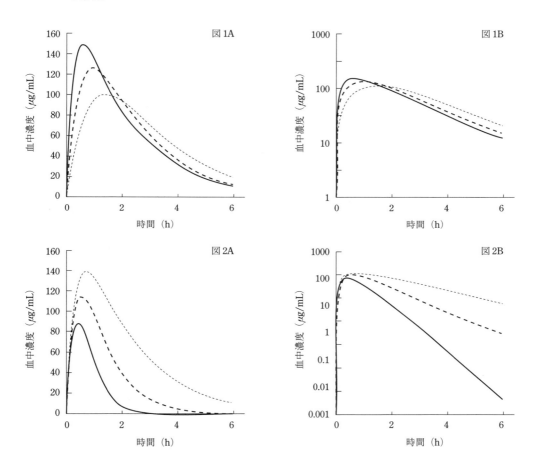

1 図1は投与量を変化させたものである．
2 図1は分布容積を変化させたものである．
3 図1は吸収速度定数を変化させたものである．
4 図2は投与量を変化させたものである．
5 図2はクリアランスを変化させたものである．

(96回)

点滴

問7 体重60 kgの上気道炎患者に塩酸セフメノキシムを1 g/hrの速度で定速静脈内投与した．この抗生剤の生物学的半減期が1時間であり，分布容量が0.25 L/kgであるとき，定常状態における血漿中濃度（μg/mL）に近い値はどれか．1つ選べ．ただし，$\log_e 2 = 0.69$であり，この薬物の動態は線形1-コンパートメントモデルに従うものとする．

    1. 45　　2. 60　　3. 100　　4. 150　　5. 200

(80回)

問8 アミノフィリン注射液（テオフィリンとして250 mgを含有）をまず急速静注で与え，その後直ちにテオフィリンとして10 mg/hrの速度で静脈内定速注入を行い，下表の血清中濃度測定値を得た．テオフィリンは線形1-コンパートメントモデルに従うものと仮定し，次の各問に答えよ．

時間（hr）	0.1	5	20	40	50
濃度（μg/mL）	9.9	7.6	4.8	4.1	4.0

1）テオフィリンの分布容積（L）として最も近い値はどれか．1つ選べ．

    1. 15　　2. 20　　3. 25　　4. 30　　5. 35

2）テオフィリンのクリアランス（L/hr）として最も近い値はどれか．1つ選べ．

    1. 1.0　　2. 1.5　　3. 2.0　　4. 2.5　　5. 3.0

(81回)

問9 薬物1,000 mgを患者に急速に静脈内投与し，2時間後に173 mg/hrの速度で定速静注を開始した．血漿中薬物濃度の時間推移をプロットしたとき，正しい図はどれか．1つ選べ．ただし，薬物の体内動態は1-コンパートメントモデルに従い，この患者の全身クリアランスは17.3 L/hr，生物学的半減期は2 hrであった．

6. 薬動学による薬物動態の解析

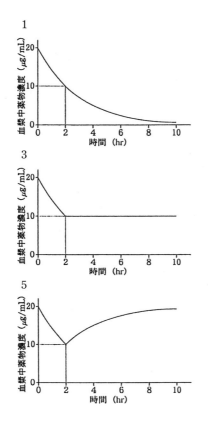

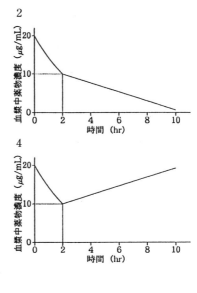

(89 回)

問 10　ある薬物 100 mg をヒトに静脈内投与したところ，下の片対数グラフに示す血中濃度推移が得られた．この薬物を 50 mg/h の速度で定速静注するとき，投与開始 2 時間後の血中薬物濃度（μg/mL）に最も近い値はどれか．1 つ選べ．

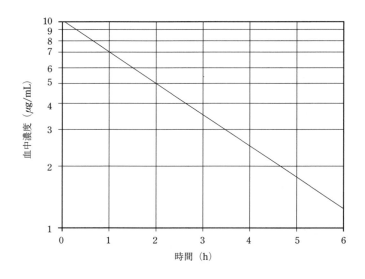

1. 1.8　　2. 3.6　　3. 7.2　　4. 14.4　　5. 28.8

(97回)

繰り返し投与

問11　ジソピラミド 40 mg を 6 時間毎に急速静注するとき，定常状態の最高血中濃度は 5.0 μg/mL，最低血中濃度は 2.5 μg/mL であった．投与間隔を 6 時間として，血中濃度推移を 2 回目投与後から定常状態と同じにするために必要な初回投与量（mg）はどれか．1 つ選べ．ただし，この薬物の体内動態は線形 1-コンパートメントモデルに従うものとする．

1. 60　　2. 80　　3. 100　　4. 120　　5. 計算できない

(78回)

問12　腎機能正常者におけるジゴキシンの全身クリアランスを 9 L/hr，全身クリアランスに占める腎クリアランスの割合を 80％，経口投与時のバイオアベイラビリティを 80％ とする．ある患者にジゴキシンを 1 日 1 回繰り返し経口投与し，定常状態における平均血中濃度を 1.0 ng/mL にしたい．この患者では腎機能の低下によって，ジゴキシンの腎クリアランスが腎機能正常者の 50％ に低下しているとした場合，1 日の投与量（mg）として最も近い値はどれか．1 つ選べ．ただし，ジゴキシンの吸収や腎外クリアランスに変化はないものとする．

1. 0.04　　2. 0.10　　3. 0.16　　4. 0.25　　5. 0.31

(86回)

問13 薬物Aをヒトに60 mg経口投与した後の血中濃度時間曲線下面積（AUC）が600 ng・h/mLであった．薬物Aを8時間毎に経口投与し，定常状態における平均血中濃度を150 ng/mLにしたい．投与量（mg）として，最も適切なのはどれか．1つ選べ．ただし，薬物Aの体内動態は，線形1-コンパートメントモデルに従うものとする．

1. 30　　2. 60　　3. 90　　4. 120　　5. 150

（100回）

2-コンパートメントモデル

問14 53歳男性．体重50 kg．胃がんと診断され，テガフール・ギメラシル・オテラシルカリウム配合剤とシスプラチンとの併用療法が施行されることになった．

この患者において，シスプラチンの点滴静注終了後の体内動態は線形2-コンパートメントモデルに従い，α相（分布相）の半減期は10分，β相（消失相）の半減期は42時間であった．片対数グラフに示す血清中濃度推移として，最も適切なのはどれか．1つ選べ．

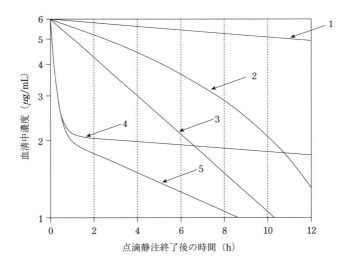

（98回）

問15 テイコプラニンの静脈内投与終了後の血中濃度推移について，分布終了後の遅い時間（消失相）の血中濃度データを用いて線形1-コンパートメントモデルで解析した場合と，初期の分布相のデータも含めて線形2-コンパートメントモデルで解析した場合では，得られる薬物動態パラメータの値が異なる．薬物動態パラメータの関係について正しい記述はどれか．2つ選べ．

1. 2-コンパートメントモデルから得られる全身クリアランスは，1-コンパートメントモデルから得られる値よりも小さい．
2. 2-コンパートメントモデルにより推定される投与終了直後の血中濃度は，1-コンパート

メントモデルから得られる値よりも小さい．

3. 2-コンパートメントモデルから得られる中央コンパートメントの分布容積は，1-コンパートメントモデルから得られる分布容積よりも小さい．

4. 2-コンパートメントモデルから得られる消失相の半減期は，1-コンパートメントモデルから得られる半減期よりも短い．

5. 2-コンパートメントモデルから得られる血中濃度時間曲線下面積は，1-コンパートメントモデルから得られる値よりも小さい．

(100 回)

総合問題

問 16　ある医薬品をヒトに静注及び経口投与したときのデータを次に示した．

	静注	経口
投与量（mg）	100	150
AUC（$\mu g \cdot mL^{-1} \cdot min$）	90	60
消失速度定数（min^{-1}）	0.05	0.05
代謝物の尿中総排泄物量（未代謝物相当量に換算：mg）	75	130

このデータに基づき，次の記述のうち，正しいのはどれか．2つ選べ．ただし，この医薬品の体内での動きについては，1-コンパートメントモデルで，1次消失速度過程が成立するものとする．

1　この医薬品の全身クリアランスは約 2.5 L/min である．

2　この医薬品は 90％以上が吸収されるが，初回通過効果のために，循環血中には吸収量の 50％以下が入るに過ぎない．

3　この医薬品の分布容積は約 22 L である．

(73 回改)

問 17　薬物の投与設計に関する次の記述のうち，正しいのはどれか．2つ選べ．

1　1-コンパートメントモデルに従う薬物を，その血中消失半減期の 4 倍の時間，静脈内定速注入で投与したとき，血中濃度は定常状態の値の 90％以上に達する．

2　2-コンパートメントモデルに従う薬物の負荷投与量は，その薬物の定常状態血中濃度を定常状態分布容積で除した値として求められる．

3　1-コンパートメントモデルに従う薬物を繰り返し投与し，血中濃度が定常状態に達したとき，繰り返し投与間隔ごとの血中濃度時間曲線下面積（AUC）は，同じ投与量を単回投与した時の AUC と等しい．

(85 回改)

問18　同一薬物を異なる剤形で投与後の血中濃度と尿中排泄量について，下記の表の測定値が得られた．この薬物に関する記述のうち，正しいのはどれか．2つ選べ．ただし，この薬物は肝臓でのみ代謝され，代謝物は消化管から吸収されない．また，未変化体と代謝物はいずれも腎臓から排泄される．

1　錠剤Aの絶対的バイオアベイラビリティは，80%である．
2　錠剤Aに対する錠剤Bの相対的バイオアベイラビリティは，75%である．
3　この薬物の腎クリアランスは，40 mL/minである．
4　錠剤Aを経口投与後の消化管壁の透過率は，80%である．

剤　形 投与経路	注射剤 静脈注射	錠剤A 経口投与	錠剤B 経口投与
投与量（mg）	100	250	250
血中濃度時間曲線下面積（(μg/mL)・min）	200	400	300
尿中未変化体総排泄量（mg）	40	80	60
尿中代謝物総排泄量（未変化体換算）（mg）	60	170	128

(86回改)

問19　薬物50 mgを健常人に静脈内投与したとき，その血中濃度時間曲線下面積（AUC）は200 μg・min/mLであり，未変化体の尿中排泄率は投与量の20%，残りはすべて肝臓で代謝される．この薬物50 mgを経口投与した後に，消化管粘膜透過率を100%としたとき，得られるAUC（μg・min/mL）に最も近い値はどれか．1つ選べ．ただし，肝血流速度は1.5 L/minとする．また，この薬物の経口投与後の吸収速度は，血中消失速度に比較して十分に速く，肝臓への分布は瞬時の平衡が成立すると仮定する．

　　1.　25　　2.　40　　3.　110　　4.　170　　5.　200

(88回)

6.2 クリアランスと生理学的モデル

クリアランスには本来，取り片付けること，すき間などといった語意があるが，ここでは特に薬物や物質が体内から除去，清掃されることを意味する．腎排泄能を数値化するためにVan Slykeにより導入されたクリアランスの概念は，薬動学が今日のように広く受け入れられる以前から，独自に発展してきたものである．薬動学とは異なり，モデルを仮定する必要性もなく，簡単に理解できるという気安さから，このクリアランスの考えは今日でも頻繁に利用されている．

6.2.1 薬動学とクリアランス

クリアランスは薬動学と異なる道をたどって発展してきたが，その基本となる理論は1つで，速度論的パラメータとの間に密接な関係を有する．1-コンパートメントモデルのような一次速度過程によって薬物が消失する系では，全身クリアランス CL_{tot} は次式で表される．

$$CL_{tot} = \frac{-dX/dt}{C} \tag{6.275}$$

ここで $-dX/dt$ は薬物の消失速度で，

$$-\frac{dX}{dt} = k_e X \tag{6.276}$$

$$X = VdC \tag{6.277}$$

式 (6.276)，式 (6.277) を式 (6.275) へ代入して，

$$CL_{tot} = k_e Vd \tag{6.278}$$

薬物の消失には様々な経路が関与しており，消失速度定数はこれらの和として表される．

$$k_e = k_u + k_m + \cdots \tag{6.279}$$

ここで k_u は腎排泄速度定数，k_m は代謝速度定数である．そこで式 (6.278) は

$$\begin{aligned} CL_{tot} &= k_u Vd + k_m Vd + \cdots \\ &= CL_r + CL_h + \cdots \end{aligned} \tag{6.280}$$

また式 (6.275) を積分すると

$$CL_{tot} \int_0^\infty C dt = -\int_{X_0}^\infty dX \tag{6.281}$$

$$\therefore\ CL_{tot} = \frac{X_0}{\int_0^\infty C dt} = \frac{X_0}{[AUC]_0^\infty} \tag{6.282}$$

ここで X_0 は薬物投与量である．

腎クリアランスは式 (6.275) と同様にして，

$$CL_r = \frac{dX_u/dt}{C} \tag{6.283}$$

ここで dX_u/dt は尿中排泄速度である．式 (6.283) を積分すると，

$$CL_r \int_0^t C dt = \int_0^{X_u} dX_u \tag{6.284}$$

したがって

$$[X_u]_0^t = CL_r [AUC]_0^t \tag{6.285}$$

薬物投与後 t 時間までの血中濃度-時間曲線下面積 $[AUC]_0^t$ と尿中累積排泄量 $[X_u]_0^t$ をプロットすると，図 6.42 に示すように直線の傾きから腎クリアランス CL_r が求まる．

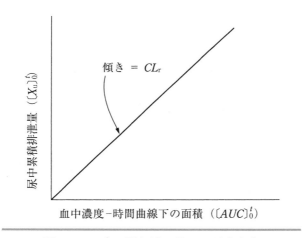

図 6.42 ◆ 腎クリアランスの求め方

6.2.2 組織クリアランス

ある組織（臓器）におけるクリアランス（CL）は

$$CL = \frac{Q(C_{\text{in}} - C_{\text{out}})}{C_{\text{in}}} \tag{6.286}$$

ここで Q は組織を流れる血液の流速，C_{in}，C_{out} はそれぞれ組織の入口と出口における薬物血中濃度である．クリアランスは単位時間に C_{in} の薬物を含む血液のどれだけの容積を浄化（クリア）したかという値で，各組織における薬物除去能力の指標となる．

また，組織に流入した薬物濃度の減少率は抽出率（E）と呼び，以下の式で表される．

$$E = \frac{C_{\text{in}} - C_{\text{out}}}{C_{\text{in}}} = \frac{CL}{Q} \tag{6.287}$$

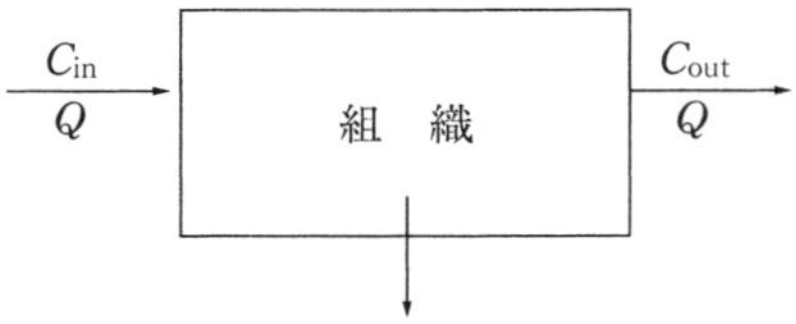

図 6.43 ◆ 臓器のフローモデル

6.2.3 固有クリアランス

薬物の組織での動きを考える上で以下の仮定が立てられている．
(1) 薬物は血液によってのみ運搬される．
(2) 血管から組織への薬物移行は血流による移動に比べて十分に速く，常に血液と組織の間で濃度平衡が成り立っている．
(3) 血漿タンパクと結合していない非結合形の薬物のみが組織へ移行し，その濃度は血液および組織中で等しい．
(4) タンパク結合は即時平衡が成り立ち，非結合形薬物のみが代謝や排泄に関与する．

ある組織での薬物の動きは以下の物質収支式で表される．

（組織内薬物量の変化速度）
　　= （薬物が組織へ流入する速度）−（薬物が組織から流出する速度）
　　　−（薬物が組織内で消失する速度） (6.288)

6. 薬動学による薬物動態の解析

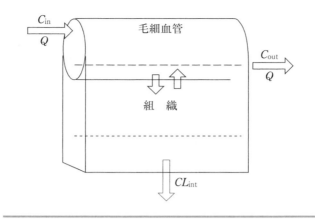

図 6.44 ◆ well-stirred model
C_{in}：組織に流入する動脈血中の薬物濃度
C_{out}：組織から流出する静脈血中の薬物濃度
Q：組織を流れる血流速度
CL_{int}：固有クリアランス
–––––：毛細血管中薬物濃度
⋯⋯⋯：組織内薬物濃度

いま，図 6.44 に示すモデルで組織中の薬物の動きが表されるものとする．このモデルはwell-stirred model と呼ばれるもので，組織および血管中の薬物は十分混ぜあわされており，いずれも場所によらず均一な濃度を示す．また，上記仮定（3）によると，組織中の薬物濃度は組織を流れる血液中の非結合形薬物濃度（$f \cdot C_{out}$）に等しい．f は全薬物濃度に対する非結合形薬物濃度の割合である．ここで組織（臓器）の薬物処理能力を固有クリアランスとして，CL_{int} で表すと式（6.288）は

$$\frac{dX}{dt} = Q \cdot C_{in} - Q \cdot C_{out} - CL_{int} \cdot f \cdot C_{out} \tag{6.289}$$

定常状態では薬物の出入りが等しくなり，$dX/dt = 0$ となるから

$$f \cdot CL_{int} = \frac{Q(C_{in} - C_{out})}{C_{out}} = \frac{Q \cdot E}{1 - E} \tag{6.290}$$

さらに式（6.287）の関係から

$$CL = \frac{Q \cdot f \cdot CL_{int}}{Q + f \cdot CL_{int}} \tag{6.291}$$

式（6.291）で明らかなように組織クリアランスは血流の影響を受ける見かけのものであるのに対し，固有クリアランスは組織における代謝や排泄などの能力を表す真のクリアランスである．また，$CL = QE$ であるから，抽出率 E は次式で表される．

$$E = \frac{f \cdot CL_{int}}{Q + f \cdot CL_{int}} \tag{6.292}$$

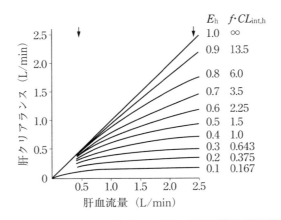

図 6.45 ◆ 肝クリアランスに及ぼす肝血流量の影響

肝抽出率（E_h）あるいは $f \cdot CL_{int,h}$ が種々の値をとったときの肝血流量と肝クリアランスの関係．矢印は生理的に正常なときの肝血流量の変動幅を表す．また，図中に数値で示した $f \cdot CL_{int,h}$ は肝血流量が正常な 1.5 L/min のときの値を用いて式（6.292）から算出した．

（G.R.Wilkinson and D.G.Shand（1975）*Clin. Pharmacol. Ther.* **18**, 377-390）

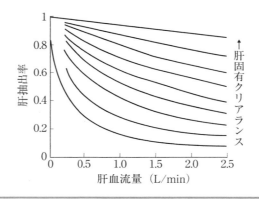

図 6.46 ◆ 肝抽出率に及ぼす肝血流量の影響

（G.R.Wilkinson and D.G.Shand（1975）*Clin. Pharmacol. Ther.* **18**, 377-390）

　図 6.45 は式（6.291）に基づいて肝クリアランス（CL_h）に及ぼす肝血流量（Q_h）の影響をみたものである．肝抽出率（E_h）すなわち肝固有クリアランス（$CL_{int,h}$）が小さなときは CL_h は Q_h にあまり影響されないが，$f \cdot CL_{int,h}$ の増加に伴い両者の関係は次第に直線的となる．また，図 6.46 は式（6.292）に基づいて肝抽出率に及ぼす肝血流量の影響をみたものである．図 6.46 から明らかなように，$f \cdot CL_{int,h}$ が小さいときほど肝血流量の変動の影響を著しく受けることがわかる．肝固有クリアランスが肝血流量に比べて極めて大きい（$f \cdot CL_{int,h} \gg Q_h$）と，式（6.292）は $E = 1$ のように単純化される．

　図 6.47 は肝抽出率の異なる薬物を投与したときの血中濃度に及ぼす肝血流量減少の影響をみ

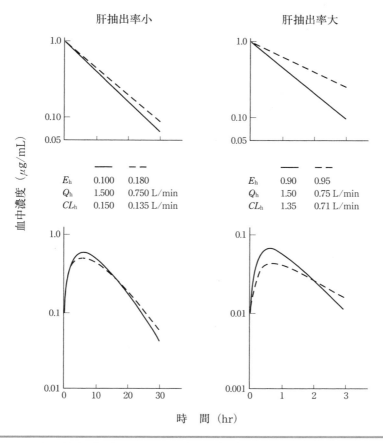

図6.47 ◆ 静注（上）または経口投与（下）における薬物血中濃度に及ぼす肝血流量減少の影響

正常時の肝血流量（Q_h）を1.5 L/minとし，これが半減したときの血中濃度の時間的推移の変動を示している．左は肝抽出率（E_h：0.1）が小さい薬物，右は肝抽出率（E_h：0.90）が大きい薬物の例を示している．
―――：血流量が減少する前
- - - ：血流量が半減した後

(G.R. Wilkinson, D.G. Shand (1975) A physiological approach to hepatic drug clearance, *Clin. Pharmacol. Ther.* **18**, 377-390)

たものである．血流量が1.5 L/minから0.75 L/minに半減したとき，肝抽出率が小さい薬物（E_h = 0.1）と肝抽出率が大きい薬物（E_h = 0.9）ではその変化に大きな違いが認められた．肝抽出率が小さい薬物では血流量の半減にもかかわらず肝クリアランスは0.150 L/minから0.135 L/minとさほど減少せず，血中濃度にも確たる変化は見られなかった．ところが，肝抽出率が大きい薬物では肝クリアランスが1.35 L/minから0.71 L/minと半減し，静注では消失半減期が延長した．そして経口投与では肝抽出率が0.90から0.95へ増加した初回通過効果に由来する血中濃度の減少と，静注時と同様に消失過程における半減期の延長が認められた．

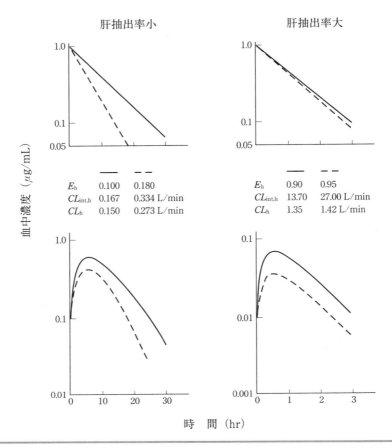

図 6.48 ◆ 静注（上）または経口投与（下）における薬物血中濃度に及ぼす肝固有クリアランス増加の影響

肝固有クリアランス（$CL_{int,h}$）が 2 倍に増加したときの血中濃度の時間的推移の変動を示している．左は肝抽出率（$E_h = 0.1$）が小さい薬物，右は肝抽出率（$E_h = 0.90$）が大きい薬物の例を示している．
──：肝固有クリアランスが増加する前
---：肝固有クリアランスが 2 倍に増加した後

(G.R. Wilkinson, D.G. Shand (1975) A physiological approach to hepatic drug clearance, *Clin. Pharmacol. Ther.* **18**, 377-390)

　図 6.48 は肝抽出率の異なる薬物を投与したときの血中濃度に及ぼす肝固有クリアランス増加の影響をみたものである．肝固有クリアランスが 2 倍増加したとき，肝抽出率が小さい薬物（$E_h = 0.1$）と肝抽出率が大きい薬物（$E_h = 0.9$）ではその変化に大きな違いが認められた．肝抽出率が小さい薬物では肝固有クリアランス（$CL_{int,h} = 0.167$ L/min）の倍増により，肝クリアランスも増加し，静注では半減期の著しい減少が認められた．経口投与では，肝抽出率の増加と肝クリアランスの増加に由来する血中濃度の減少と半減期の減少が認められた．ところが，肝抽出率が大きい薬物では肝クリアランスは 1.35 L/min から 1.42 L/min とさして増加せず，静注

ではほとんど変化が認められなかった．そして経口投与では肝抽出率が0.90から0.95へ増加した初回通過効果に由来する血中濃度の減少がみられた．

肝固有クリアランスが肝血流量に比べて極めて大きい（$f \cdot CL_{int,h} \gg Q_h$）ときには，式（6.291）は $CL_h = Q_h$ となり，CL_h は Q_h にのみ依存する．このとき肝クリアランスは血流律速，あるいは血流支配となる．このような体内動態を示す薬物を"血流量依存性薬物 flow-limited drug"と呼ぶ．

他方，肝固有クリアランスが肝血流量に比べてきわめて小さい薬物では，$f \cdot CL_{int} \ll Q$ となり，式（6.291）は $CL_h = f \cdot CL_{int,h}$ のように単純化される．このような薬物では肝クリアランスが肝固有クリアランスに左右されるので，"代謝能依存性薬物 capacity-limited drug"と呼ばれる．また，血漿タンパクと結合していない非結合形薬物のみが代謝を受けるので，タンパク結合率が高い薬物ほど，その肝クリアランスはタンパク結合の影響を受ける．このタイプの薬物はタンパク結合性の高い"タンパク結合感受性 binding-sensitive"と，タンパク結合性の低い"タンパク結合非感受性 binding-insensitive"の2つのサブグループに分けられる．

以上の概念を表したのが図6.49である．縦軸は薬物の肝抽出率，横軸にはタンパク結合率（％）をプロットする．三角形の頂点Aに位置する薬物は血流量依存性で，タンパク結合率の大小に関係なく速やかな代謝を受ける薬物群である．また，肝抽出率の小さな薬物は代謝能依存性で，三角形の底辺に位置する．なかでも，Bに位置するタンパク結合率が大きい薬物は薬物代謝が結合率の変動に著しく左右されるので，タンパク結合感受性薬物と呼ばれる．他方，Cに位置するタンパク結合非感受性薬物群では，薬物代謝が結合率の変動に影響されない．表6.13には，さまざまな薬物を肝抽出率とタンパク結合率に基づいて，上記のA，B，Cのグループに分類した．

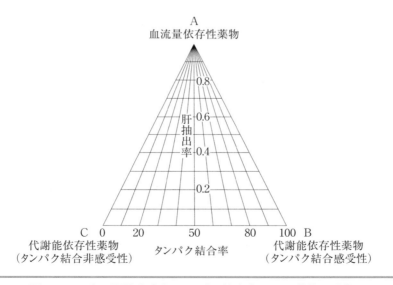

図6.49 ◆ 肝抽出率とタンパク結合率による薬物の分類

(T.F. Blaschke (1977) Protein binding and kinetics of drugs in liver disease, *Clin. Pharmacokinet.* **2**, 32-44)

表 6.13 ◆ 肝抽出率とタンパク結合率による薬物の分類

薬　　　　　物	肝抽出率	血漿タンパク結合率(%)
A　血流量依存性薬物		
リドカイン	.83	45〜80*
プロプラノロール	.60〜.80	93
ペチジン（メペリジン）	.60〜.95	60
ペンタゾシン	.80	—
プロポキシフェン	.95	—
ノルトリプチリン	.50	95
モルヒネ	.50〜.75	35
B　代謝能依存性薬物（タンパク結合感受性）		
フェニトイン	.03	90
ジアゼパム	.03	98
トルブタミド	.02	98
ワルファリン	.003	99
クロルプロマジン	.22	91〜99
クリンダマイシン	.23	94
キニジン	.27	82
ジギトキシン	.005	97
C　代謝能依存性薬物（タンパク結合非感受性）		
テオフィリン	.09	59
ヘキソバルビタール	.16	—
アモバルビタール	.03	61
アンチピリン	.07	10
クロラムフェニコール	.28	60〜80
チオペンタール	.28	72
アセトアミノフェン（パラセタモール）	.43	<5*

＊タンパク結合率が血漿中薬物濃度の依存する．
(T.F. Blaschke (1977) Protein binding and kinetics of drugs in liver disease, *Clin. Pharmacokinet.* **2**, 32-44)

6.2.4　初回通過効果とクリアランス

　薬物が組織を通過する割合は，1から抽出率を差し引いた値（組織通過率 = $1 - E$）となる．肝以外での薬物代謝が無視でき，また経口投与後の吸収率が100%と仮定すると，生物学的利用率は次式で表される．

$$\frac{AUC_{po}}{AUC_{iv}} = 1 - E_h = \frac{Q_h}{Q_h + f \cdot CL_{int,h}} \tag{6.293}$$

ここで E_h, Q_h, $CL_{int,h}$ はそれぞれ肝における抽出率, 血流速度並びに固有クリアランスである. また AUC_{po} と AUC_{iv} は経口並びに静脈内投与後の AUC である.

また, 式 (6.287) の関係から

$$E_h = \frac{CL_h}{Q_h} \tag{6.294}$$

さらに肝クリアランス (CL_h) は次式で与えられる.

$$CL_h = \frac{D - (X_u^\infty)_{iv}}{AUC_{iv}} \tag{6.295}$$

ここで $(X_u^\infty)_{iv}$ は薬物静注時の薬物 (未変化体) の尿中総排泄量である. 式 (6.293), (6.294), (6.295) から次式が得られる.

$$\frac{AUC_{po}}{AUC_{iv}} = 1 - \frac{D - (X_u^\infty)_{iv}}{Q_h \cdot AUC_{iv}} \tag{6.296}$$

式 (6.296) を用いれば, 静注時の AUC と尿中総排泄量から生物学的利用率 $(1 - E_h)$ を予測することができる. もし実測値 (AUC_{po}/AUC_{iv}) が計算値 (右辺) よりも小さくなるときは, 経口投与による吸収率が 1 以下となる. このようにバイオアベイラビリティを引き下げる要因が吸収率が低いためなのか, 肝初回通過効果によるものなのかを判断することができる. ここでヒトの肝血流量 (Q_h) には $1.5 \sim 1.7$ L/min の値が用いられる.

薬物が吸収時, すなわち消化管通過時にも代謝を受ける場合には, 初回通過効果は次式のように各組織通過率の積で表される (図 6.50).

$$\frac{AUC_{po}}{AUC_{iv}} = (1 - E_h) \cdot (1 - E_g) \tag{6.297}$$

ここで E_g は消化管上皮細胞における抽出率である.

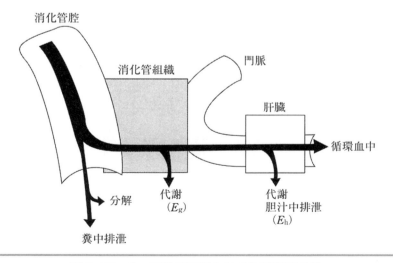

図 6.50 ◆ 薬物吸収における初回通過効果

6.2.5 生理学的モデル

前節では，薬物の血中濃度や尿中排泄をコンパートメントモデルに基づいて解析した．確かにこれらの測定値は1-コンパートメントや2-コンパートメントの単純なモデルで十分に表現することができた．しかしながら，得られた分布容積や速度定数の値はあくまで平均的・概念的なものであって，薬物の体内における挙動を具体的に示すものではない．そこで，生理的・解剖学的知見に基づいて薬物の体内動態をより詳細に表現しようとする生理学的薬物速度論が提唱され，確立されるに至った．古典的な速度論では速度定数と分布容積を用いてコンパートメント中の薬物量（濃度）の時間的変化を表した．生理学的薬物速度論では血流とクリアランスによって薬物の体内動態を表現する．そこで本節では組織クリアランスが生理学的モデルにどのように組み込まれていくのかを説明する．

生理学的モデルによる薬物体内動態のシミュレーションは式（6.288）の物質収支式を各組織ごとに立て，図6.51に示す血流に従って連結する．式（6.288）は一般に次のように表される．

$$V_T \cdot \frac{dC_T}{dt} = Q_T \left(C_A - \frac{C_T}{K_P} \right) - f \cdot CL_{int} \cdot \frac{C_T}{K_P} \tag{6.298}$$

ここで V_T は組織実容積，Q_T は組織血流速度，C_A, C_T はそれぞれ薬物の流入血中濃度ならびに組織内濃度である．また K_P は組織内薬物/血中薬物濃度比である．

生理学的モデルに基づいて計算をするために必要なパラメータを特に生理・生化学的パラメー

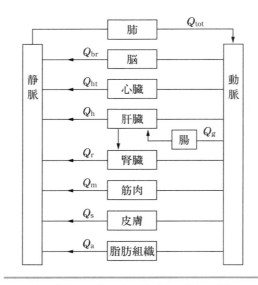

図6.51 ◆ 生理学的モデルの例

タと呼ぶ．生理学的パラメータには組織実容積 V_T と組織血流速度 Q_T が，また生化学的パラメータには非結合率 f，組織固有クリアランス CL_{int}，組織内薬物/血中薬物濃度比（組織-血液間分配定数）K_P がある．

以上のように実際の生体に対応するパラメータを用いることにより，実験動物からヒトへといったアニマルスケールアップや，正常時から病態時での薬物体内動態をより定量的に予測することが可能となるのである．

6.2.6 アニマルスケールアップ

Dedrick らによって提唱されたアニマルスケールアップとは種々の動物から得られたデータをもとに，ヒトにおける薬物動態を予測しようとするものである．薬物の血漿タンパク結合や赤血球移行性などは実測可能である．それに対して，肝代謝固有クリアランスや腎クリアランス，組織内薬物/血中薬物濃度比などはヒトにおける測定は困難であるが，生理学的モデル構築には不可欠のパラメータである．そこで，次式に示すアロメトリック式を用いてヒトにおけるパラメータを求めようとするのがアニマルスケールアップの基本的な考え方である．

$$\text{クリアランス} = \text{比例定数} \times （体重）^B \tag{6.299}$$

本式をもとに腎クリアランスをはじめ，肝固有クリアランスや分布容積と実験動物の体重との

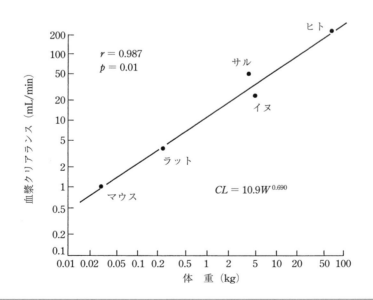

図 6.52 ◆ 種々の動物におけるメトトレキサートのクリアランスと体重の関係
(H. Boxenbaum (1982) *J. Pharmacokinet. Biopharm.* **10**, 201)

関係からヒトにおける予測が行われている．ここで指数値（べき係数）B は通常 1 より小さい値となる．これは体重当たりのクリアランス値が大動物ほど小さいことに由来する．図 6.52 には種々の動物における抗がん薬メトトレキサートの血漿クリアランス値と体重との関係を示した．図から明らかなように，きわめて良好な相関が得られ，$CL = 10.9\,W^{0.690}$ の式で表されることが示されている．

6.2.7 ハイブリッドモデル

生理学的モデルの欠点は，臓器レベルでの数多くのデータを必要とすることである．そこで，ある組織へ流入する薬物濃度のみを用いて，その組織における薬物の濃度推移を解析する方法がとられる．いま，組織に流入する動脈血中濃度 C_A が以下の 2-コンパートメントモデル式で表されるとする．

$$C_A = Ae^{-\alpha t} + Be^{-\beta t} \tag{6.300}$$

式（6.300）を物質収支式（6.298）に代入し，この微分式をラプラス変換を用いて解くと，組織内濃度 C_T に関する以下の式が得られる．

$$C_T = A'e^{-\alpha t} + B'e^{-\beta t} + C'e^{-\gamma t} \tag{6.301}$$

ここで，A'，B'，C'，γ はそれぞれ以下の式で表される．

$$A' = \frac{Q_T}{V_T} \cdot \frac{A}{\gamma - \alpha} \tag{6.302}$$

$$B' = \frac{Q_T}{V_T} \cdot \frac{B}{\gamma - \beta} \tag{6.303}$$

$$C' = \frac{Q_T}{V_T} \cdot \left(\frac{A}{\alpha - \gamma} + \frac{B}{\beta - \gamma} \right) \tag{6.304}$$

$$\gamma = \frac{Q_T + f \cdot CL_{int}}{K_P V_T} \tag{6.305}$$

式（6.301）はコンパートメントモデルに臓器還流モデルを組み込んだいわゆるハイブリッドモデル式である．薬物の体内分布の完全な情報がなくても，組織への流入薬物濃度がわかれば組織中濃度推移を推定することができる．図 6.53 は K_P 値が変化したときの組織中濃度を理論的に計算したものである．

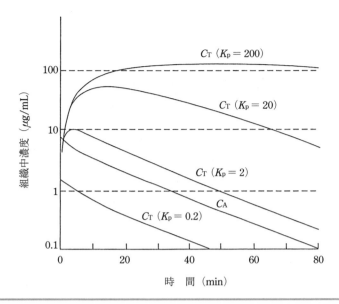

図 6.53 ◆ ハイブリッドモデルによる組織中濃度 (C_T) のシミュレーション
　　　　C_A：動脈血中濃度

（花野　学編（1987）ファーマコキネティクス―演習による理解―入門編, p.84, 南山堂）

練習問題

正誤問題

次のクリアランス理論に関する記述について，その正誤を答えよ．

1．静脈内投与後，未変化体として尿中に排泄された量が投与量に等しい薬物の腎クリアランスは，全身クリアランスと等しい．（　）(87)
2．肝抽出率が10％の薬物の肝クリアランスは，血漿タンパク非結合率の変動の影響をほとんど受けない．（　）(87)
3．肝抽出率が90％の薬物の肝クリアランスは，肝血流速度の変動の影響をほとんど受けない．（　）(87)
4．薬物の消失速度は，血中薬物濃度に依存しない．（　）(89)
5．組織クリアランス値は，その組織の血流速度より大きくならない．（　）(89)
6．一般にヒトでは，糸球体ろ過速度（GFR）の指標としてクレアチニンの腎クリアランスが用いられる．（　）(89)
7．多くの薬物の全身クリアランスは，臨床上用いられている薬用量の範囲では，一定値を示す．（　）(89)
8．全身クリアランスは，線形モデルでは血中濃度の関数として表される．（　）(93)
9．全身クリアランスは，各臓器クリアランスの和として表される．（　）(93)
10．臓器クリアランスは，臓器血流速度を大きく上回ることがある．（　）(93)
11．薬物の肝固有クリアランスが非常に高い場合，肝におけるクリアランスは代謝律速となる．（　）(93)
12．肝クリアランスは，肝固有クリアランスと肝血流速度及び血漿タンパク非結合形分率により規定される．（　）(93)

CBT問題・必須問題

問1 クリアランスに関する記述のうち，正しいのはどれか．1つ選べ．

1. クリアランスの単位は，時間/容積で表される．
2. 組織クリアランスは組織の血流速度を抽出率で除して得られる．
3. 組織の抽出率は0から無限大の値をとる．
4. 全身クリアランスは消失クリアランスの総和である．
5. 組織クリアランスは，代謝や排泄などの能力を表す真のクリアランスである．

問2 クリアランス CL は肝固有クリアランス CL_{int}，血流速度 Q，非結合形分率 f によって表される．正しいのはどれか．1つ選べ．

1. $\dfrac{Q}{Q + f \cdot CL_{int}}$
2. $\dfrac{f \cdot CL_{int}}{Q + f \cdot CL_{int}}$
3. $\dfrac{Q + f \cdot CL_{int}}{Q \cdot f \cdot CL_{int}}$
4. $\dfrac{Q \cdot f \cdot CL_{int}}{f + CL_{int}}$
5. $\dfrac{Q \cdot f \cdot CL_{int}}{Q + f \cdot CL_{int}}$

問3 薬物を除去する能力を表すパラメーターで，血流速度と同じ単位を持つのはどれか．1つ選べ．

1. 分布容積
2. 消失半減期
3. 消失速度定数
4. 血中濃度-時間曲線下面積
5. クリアランス

(97回改)

理論問題

問1 肝臓での代謝および尿中への排泄の両過程により体内から消失するある薬物の，静注時の全身クリアランスが 1.2 L/min であり，尿中の未変化体総排泄量は投与量の10％であった．この薬物を経口投与した際，肝初回通過効果により消失する割合（％）はどれか．1つ選べ．ただし，経口投与したこの薬物はすべて消化管粘膜を透過するものとし，肝血流量は 1.5 L/min とする．

1. 28　2. 34　3. 66　4. 72　5. 84

(74 回)

問2　図は well-stirred model に基づいた臓器からの薬物消失モデルである．このモデルに関する記述のうち，正しいのはどれか．2つ選べ．ただし，CL_{int} は臓器の固有のクリアランス，f_b は血中タンパク非結合形分率，C_{in} は臓器に流入する部位における血中薬物濃度，C_{out} は臓器から流出する部位における血中薬物濃度，Q は臓器の血流速度とする．

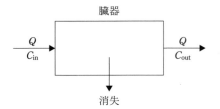

1. 臓器中には薬物濃度勾配がある．
2. 臓器中の非結合形薬物濃度と $f_b \times C_{out}$ は等しい．
3. 臓器からの薬物消失速度は，$CL_{int} \times f_b \times C_{out}$ と表される．
4. 臓器における薬物量の変化速度は，$Q \times C_{in} + Q \times C_{out} - CL_{int} \times f_b \times C_{in}$ と表される．

(95 回)

問3　薬物動態に関する記述のうち，正しいのはどれか．2つ選べ．ただし，いずれの場合にも腸肝循環は起こらないものとする．
1. 肝抽出率が 90 % の薬物の肝クリアランスは，肝血流速度の変動の影響をほとんど受けない．
2. 肝抽出率が 10 % の薬物の肝クリアランスは，血漿タンパク非結合率の変動の影響をほとんど受けない．
3. 経口投与後，未変化体として尿中に排泄された量が投与量に等しい薬物は，肝初回通過効果を受けない．
4. 静脈内投与後，未変化体として尿中に排泄された量が投与量に等しい薬物の腎クリアランスは，全身クリアランスと等しい．

(96 回)

問4　肝代謝のみで消失する薬物を経口投与する場合において，以下の変化が生じたとする．血中濃度-時間曲線下面積（AUC）が2倍に上昇するのはどれか．2つ選べ．ただし，この薬物の消化管からの吸収率は 100 % とし，肝臓での挙動は well-stirred model に従うものとする．

1. 肝血流速度が 1/2 に低下した場合

2. タンパク結合の置換により血中非結合形分率が2倍に上昇した場合
3. 結合タンパク質の増加により血中非結合形分率が1/2に低下した場合
4. 肝代謝酵素の誘導により肝固有クリアランスが2倍に増加した場合
5. 肝代謝酵素の阻害により肝固有クリアランスが1/2に低下した場合

(97回)

問5 次のグラフのうち，薬物の血漿中濃度に対する尿中排泄速度（dX_u/dt）及び腎クリアランス（CL_r）の関係が正しく示されているのはどれか．2つ選べ．

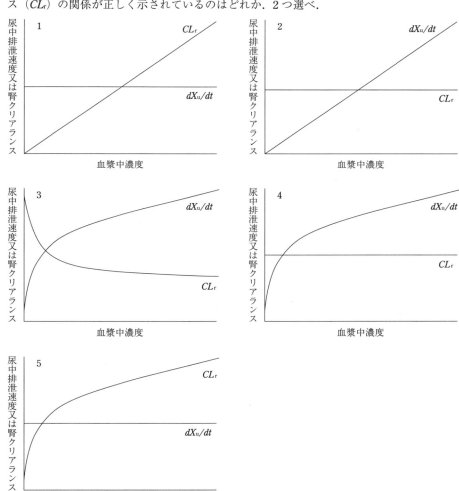

(99回)

問6 薬物を静脈内投与したとき，表に示すパラメータが得られた．この薬物の全身クリアランスに関する記述として，最も適切なのはどれか．1つ選べ．ただし，この薬物は肝代謝と腎

排泄によって体内から消失し，肝血流量は 100 L/h とする．

全身クリアランス	100 L/h
分布容積	500 L
尿中未変化体排泄率	10%
血漿中タンパク結合率	95%

1. 肝血流量の変動の影響を顕著に受ける．
2. 肝代謝酵素阻害の影響を顕著に受ける．
3. 肝代謝酵素誘導の影響を顕著に受ける．
4. 薬物が結合する血漿タンパク質量の変動の影響を顕著に受ける．
5. 腎機能の変動の影響を顕著に受ける．

(100 回)

6.3 非線形モデル

6.3.1 非線形性の原因

生物はエネルギーを消費し，酵素の力を借りて生命活動を営んでいる．エネルギーは際限なく供給されるものではなく，また酵素の触媒能にも限りがある．これは「頭打ち」，あるいは「飽和」現象の原因となるが，薬物の体内動態においてもこれとよく似た現象が認められることがある．その要因としては薬物代謝や担体輸送における飽和などがある．

代表的な非線形性の原因としては，1) 固有クリアランスに濃度依存性がある場合，2) タンパク結合に濃度依存性がある場合の2つが考えられる．両者により引き起こされる現象は表6.14に示すように相反するものとなる．

6.3.2 消失過程の飽和に由来する非線形モデル

体内からの薬物の消失が Michaelis-Menten 式で表されるとき，血中からの薬物の消失は，

$$-\frac{dC}{dt} = \frac{V_{\max} C}{K_m + C} \quad (6.306)$$

ここで C は薬物の血中濃度，$V_{\max}$ は血中濃度の最大消失速度，K_m はミカエリス定数（最大消失速度がその 1/2 になるときの血中薬物濃度）を表す．

血中濃度が十分高いときは，$C \gg K_m$ となり近似的に式 (6.306) は，

$$-\frac{dC}{dt} = \frac{V_{\max} C}{C} = V_{\max} \quad (6.307)$$

式 (6.307) から明らかなように消失速度は $V_{\max}$ となり，薬物の体内からの消失は 0 次過程に従うことになる．

血中薬物濃度が十分小さくなれば，$C \ll K_m$ となり近似的に式 (6.306) は，

表 6.14 ◆ 線形モデルと非線形モデル

	線形モデル	非線形モデル	
		固有クリアランスに濃度依存性がある場合	タンパク結合に濃度依存性がある場合
原因	・薬物の体内動態が投与量に依存せず，理想的なパターンを示す．	・肝における代謝過程に飽和があるとき ・腎における排泄過程に飽和があるとき	・血漿タンパクとの結合に飽和があるとき
特徴	・$t_{1/2}$ や CL_{tot} が投与量に関係なく一定である． ・代謝率や排泄率が投与量に関係なく一定である． ・血中濃度が投与量に比例して増加する．	・高投与量では，消失過程が飽和状態にある限り消失速度が0次となる． ・このような状態では，一時的に CL_{tot} が減少し，$t_{1/2}$ が増大する． ・AUC と投与量の間に比例関係がみられなくなる． ・代謝率や排泄率が変動する．	・高投与量では，薬物結合部位が飽和状態にある限り結合量は一定（頭打ち）となる． ・このような状態では，一時的に CL_{tot} が増大し，$t_{1/2}$ が減少する． ・AUC と投与量の間に比例関係がみられなくなる． ・薬効が急激に増大する場合がある．
血中濃度	(log C vs t: 高投与量・低投与量とも一次)	(log C vs t: 高投与量で0次，一次; 低投与量で一次)	(log C vs t: 高投与量で急激な減少，一次; 低投与量で一次)
AUC	(AUC vs D: 直線，勾配 = $\frac{1}{CL_{tot}}$)	(AUC vs D: 上に湾曲，勾配 = $\frac{1}{CL_{tot}}$)	(AUC vs D: 下に湾曲，勾配 = $\frac{1}{CL_{tot}}$)

$$-\frac{dC}{dt} = \frac{V_{max} C}{K_m} = kC \tag{6.308}$$

$$k = \frac{V_{max}}{K_m} \tag{6.309}$$

ここで式 (6.308) は血中濃度に関する一次式で，k は見かけの消失速度定数となる．
　サリチル酸誘導体のグリシン抱合，エステル形のグルクロン酸抱合の K_m 値はそれぞれ 340 mg，640 mg（体内薬物量で表してある）である．したがって 0.25 g のアスピリンを投与し

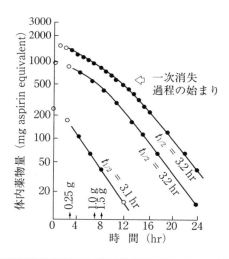

図 6.54 ◆ サリチル酸のヒト体内からの消失における投与量依存性

0.25 g, 1.0 g, 1.5 g の3通りの投与量を用いた，横軸上の矢印はそれぞれの投与量において，50%消失に要する時間である．
(G.Levy (1965) *J. Pharm. Sci.* **54**, 959)

たときはその体内からの消失は一次速度式に従うが，投与量を 1.0 g, 1.5 g と増加すると投与後しばらくは非線形的に消失する（図 6.54）．線形薬動学（線形薬物速度論）では消失の半減期は薬物投与量に関係なく一定であるが，図 6.54 の横軸上に矢印で示すように投与量が増加すると代謝過程に飽和が生じ，体内からの消失半減期が増大する．非線形薬動学（非線形薬物速度論）nonlinear pharmacokinetics のことを投与量依存性薬動学（投与量依存性薬物速度論）dose-dependent pharmacokinetics とも呼ぶ理由がここにある．

血中濃度データから K_m と V_{max} を推定する第1の方法は，連続する血中濃度からその変化速度（$\Delta C/\Delta t$）とその中間点の血中濃度（C_m）を求め，グラフにプロットするやり方である．$\Delta C/\Delta t$ と C_m の関係は Lineweaver-Burk 式と同様に式（6.310）で表される．

$$\frac{1}{\frac{\Delta C}{\Delta t}} = \frac{K_m}{V_{max}} \cdot \frac{1}{C_m} + \frac{1}{V_{max}} \tag{6.310}$$

図 6.55 に示すように，$1/(\Delta C/\Delta t)$ を縦軸に，$1/C_m$ を横軸にとると直線となり，切片と傾きからそれぞれ $1/V_{max}$ と K_m/V_{max} が求められる．

次に片対数グラフ上にプロットした血中濃度-時間曲線から K_m と V_{max} を直接求める方法を述べる．式（6.306）を変形して，

$$-K_m dC - C dC = V_{max} C dt \tag{6.311}$$

$$-dC - \frac{K_m dC}{C} = V_{max} dt \tag{6.312}$$

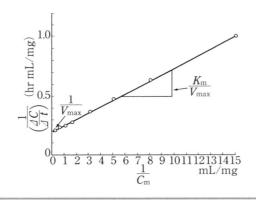

図 6.55 ◆ 非線形速度論パラメータをグラフから求める

これを積分すると,
$$-C - K_m \ln C = V_{max} t + A \tag{6.313}$$
ここで A は積分定数で,初期条件 $t=0$ のとき $C=C_0$ を代入すると,
$$A = -C_0 - K_m \ln C_0 \tag{6.314}$$
式 (6.313) は式 (6.315) のようになる.
$$C_0 - C + K_m \ln C_0 - K_m \ln C = V_{max} t \tag{6.315}$$
式 (6.315) は C についてまとめることはできないが,以下のように整理することができる.
$$K_m \ln C = C_0 - C + K_m \ln C_0 - V_{max} t \tag{6.316}$$
$$\ln C = \frac{C_0 - C}{K_m} + \ln C_0 - \frac{V_{max}}{K_m} t \tag{6.317}$$

図 6.56 に示すように,十分時間が経過すると見かけ上一次速度で消失し,その傾きから,V_{max}/K_m の値を求めることができる.また,直線の縦軸切片の値を C^* とすると式 (6.317) より,

$$\ln C^* = \frac{C_0 - C}{K_m} + \ln C_0 \tag{6.318}$$

式 (6.318) を整理して,
$$\ln \frac{C^*}{C_0} = \frac{C_0 - C}{K_m} \tag{6.319}$$
ここで,C_0 に比べて C は十分小さいので,
$$K_m = \frac{C_0}{\ln \frac{C^*}{C_0}} \tag{6.320}$$

となる.以上のようにして,血中濃度の片対数グラフから K_m と V_{max} を求めることができる.

さて,薬物の体内からの消失には非線形過程と平行して一次速度で消失する線形過程が存在するのが最も一般的である.このようなモデルでは薬物の血中からの消失は,

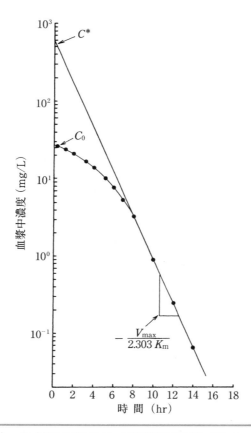

図 6.56 ◆ 血中濃度グラフから非線形速度論パラメータを求める

$$-\frac{dC}{dt} = kC + \frac{V_{max} C}{K_m + C} \tag{6.321}$$

ここで，k は線形の消失過程をまとめた一次速度定数である．式（6.321）を積分して時間 t について表すと，

$$t = \frac{1}{kK_m + V_{max}} \left[K_m \ln \frac{C_0}{C} + \frac{V_{max}}{k} \ln \frac{(C_0 + K_m)k + V_{max}}{(C + K_m)k + V_{max}} \right] \tag{6.322}$$

が得られる．式（6.322）は C について整理することはできないが，本式を用いて投与量の 50％ が消失する時間（$t_{50\%}$）を計算することができる．

図 6.57 に示すように，Michaelis-Menten 型のみの非線形モデルでは，$t_{50\%}$ は投与量に依存して著しく増加していく．これに対して Michaelis-Menten + First Order 型では投与量の増加に伴い $t_{50\%}$ も増加するが，高投与量では一次速度過程が大きく寄与することで，一定の値に収束することがわかる．

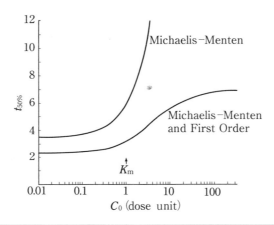

図 6.57 ◆ Michaelis-Menten 式と一次速度過程を含んだ併用式における投与量依存性

理論計算に用いたパラメータは $K_m = 1.0$ dose unit, $V_{max} = 0.2$ dose unit per time, $k = 0.1$ reciprocal time. また, 投与量の 50% が消失する時間 ($t_{50\%}$) は以下の式に任意の C_0 値 (dose unit) を代入して計算している.

Michaelis-Menten 式:

$$t_{50\%} = \frac{1}{V_{max}}(0.5\,C_0 + K_m \ln 2) \qquad (式 (6.315) から導かれる)$$

Michaelis-Menten + First Order 式:

$$t_{50\%} = \frac{1}{kK_m + V_{max}}\left[K_m \ln 2 + \frac{V_{max}}{k}\ln\frac{(C_0 + K_m)k + V_{max}}{(0.5C_0 + K_m)k + V_{max}}\right]$$

$$(式 (6.322) から導かれる)$$

(M.Gibalde, D.Perrier (1982) Pharmacokinetics, 2nd ed., Marcel Dekker)

6.3.3 タンパク結合の飽和に由来する非線形モデル

薬物のタンパク結合は Langmuir 式に基づいて式 (6.323) で表される.

$$\frac{C_b}{P} = \frac{\frac{1}{K_d}C_f}{1 + \left(\frac{1}{K_d}\right)C_f} \tag{6.323}$$

ここで K_d は解離定数, C_b は結合形薬物濃度, C_f は非結合形薬物濃度, そして P は血漿中のタンパク濃度である. 式 (6.323) は式 (6.324) のように表される.

$$C_b = \frac{PC_f}{K_d + C_f} = C - C_f \tag{6.324}$$

ここで C は薬物血漿中濃度 ($C_b + C_f$) である. 式 (6.324) を C_f について解くと,

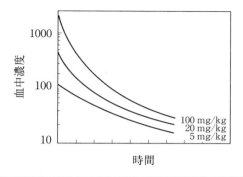

図 6.58 ◆ タンパク結合に由来する薬物血中濃度の投与量依存性
(J.Coffey, F.J.Bullock, P.T.Schoenemann (1971) Numerical solution of nonlinear pharmacokinetic equations : Effect of plasma protein binding on drug distribution and elimination, *J.Pharm. Sci.* **60**, 1623)

$$C_f = \frac{1}{2}\left[-(P + K_d - C) + \sqrt{(P + K_d - C)^2 + 4K_d C}\right] \tag{6.325}$$

非結合形薬物のみが血漿中から消失するので，薬物消失速度は，

$$\frac{dC}{dt} = -kC_f \tag{6.326}$$

式（6.325）を式（6.326）に代入して，

$$\frac{dC}{dt} = -\frac{k}{2}\left[-(P + K_d - C) + \sqrt{(P + K_d - C)^2 + 4K_d C}\right] \tag{6.327}$$

式（6.327）はタンパク結合が変化するときの薬物消失速度を表す式である．本式は簡単に積分することができないが，数値法により解くことができる．図 6.58 は本式に基づいて演算したもので，投与量の増加とともにタンパク結合が飽和し，投与初期において急激な血漿中濃度の減少が現れることが示されている．

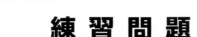
練 習 問 題

正誤問題

体内動態の非線形性に関する記述について，その正誤を答えよ．

1．腎臓のみから未変化体で排泄される薬物について，腎尿細管における再吸収過程に飽和がある場合，投与量（D）を増加させると，Dに対する血中濃度-時間曲線下面積（AUC）の割合（AUC/D）は増加する．（　　）(83)

2．組織結合率は投与量によらず一定で，血漿タンパク結合に飽和がある薬物の投与量を増加させると，分布容積は増加する．（　　）(83)

3．消失が肝代謝固有クリアランス律速である薬物について，生成された代謝物が薬物自身の代謝を阻害する場合，投与量を増加させると，血中消失半減期は長くなる．（　　）(83)

4．小腸上皮細胞膜透過過程で飽和現象のある薬物について経口投与量（D）を増加させると，AUC/Dは増加する．（　　）(83)

5．腎排泄が主たる消失経路の薬物について，静脈内投与量を増加したときに血中消失半減期が長くなった．最も可能性の高い原因は，腎尿細管分泌過程の飽和である．ただし，この薬物の腎クリアランスは低投与量では，糸球体ろ過速度より大きい．（　　）(89)

6．肝代謝が主たる消失経路の薬物について，静脈内投与量を増加したときに血中消失半減期が短くなった．最も可能性の高い原因は，肝代謝過程の飽和である．ただし，薬物の投与量を増加しても肝血流速度は一定である．（　　）(89)

7．肝代謝が主たる消失経路の薬物について，2倍量の薬物を経口投与したとき，血中濃度-時間曲線下面積（AUC）は1.5倍であった．最も可能性の高い原因は，肝代謝過程の飽和である．ただし，この薬物の血漿タンパク結合率は一定である．（　　）(89)

CBT問題・必須問題

問1　非線形性に関する記述のうち，正しいのはどれか．1つ選べ．

1．非線形モデルでは投与量を増加しても全身クリアランスは一定である．
2．非線形モデルでは投与量とAUCが比例する．
3．非線形モデルでは薬物の移行過程はすべて2次速度に従う．
4．非線形性の原因に固有クリアランスの飽和がある．
5．タンパク結合を表す理論式にMichaelis-Menten式がある．

理論問題

問1 生体内動態を 1-コンパートメントモデルで解析できる薬物がある．この薬物を速やかに静脈内注射するとき血中薬物濃度の減少速度は Michaelis-Menten 式で表現できた．この薬物の血中濃度を C，分布容積を V_d，血中薬物濃度の減少速度の最大値を V_{max}，Michaelis 定数を K_m とする．次の記述のうち，正しいのはどれか．2つ選べ．

a. 血中薬物濃度の減少速度は $\dfrac{V_{max}}{K_m + C}$ である．

b. この薬物の全身クリアランスは $\dfrac{V_{max} \cdot C}{K_m + C} \cdot V_d$ である．

c. 血中薬物濃度が十分低くなれば，血中薬物濃度の減少速度は $\dfrac{V_{max} \cdot C}{K_m}$ となる．

d. 血中薬物濃度が十分低くなれば，血中薬物濃度の減少速度は $V_{max} \cdot C$ となる．

e. 血中薬物濃度が十分高くなれば，血中薬物濃度の減少速度は V_{max} となる．

(78回)

問2 体内からの消失過程が Michaelis-Menten 式で表現できる薬物がある．この薬物を一定の速度で点滴静注したとき，定常状態の血中薬物濃度（C_{ss}）と投与速度（R）の関係は下図のどれか．1つ選べ．図の縦軸は C_{ss}，横軸は R を表す．なお，V_{max} を最大消失速度（単位：薬物量/時間），K_m を Michaelis 定数（単位：濃度）とすれば，次式が成立する．

$$R = \dfrac{V_{max} \cdot C_{ss}}{K_m + C_{ss}}$$

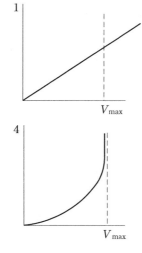
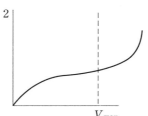
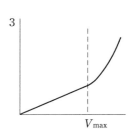
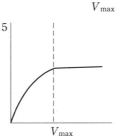

(79回)

問3 静脈投与後の消失過程が飽和性を示す薬物について，その消失半減期（$t_{1/2}$）と投与量（D）の関係を正しく示すグラフはどれか．1つ選べ．

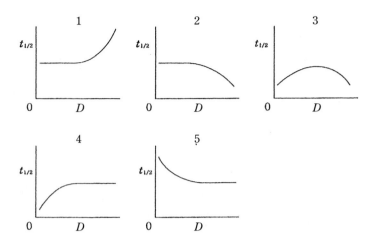

(86回)

問4　フェニトインの投与量が増加したとき，代謝飽和のために値が小さくなる薬物動態パラメータはどれか．1つ選べ．

1. 全身クリアランス
2. 分布容積
3. 血中消失半減期
4. 最高血中濃度/投与量
5. 血中濃度時間曲線下面積/投与量

(98回)

問5　薬物の経口投与量と血中濃度時間曲線下面積（AUC）の関係が下図のようになる理由として，最も適切なのはどれか．1つ選べ．

1. 消化管吸収の飽和
2. 消化管代謝の飽和
3. 肝代謝の飽和
4. 胆汁排泄の飽和
5. 腎排泄の飽和

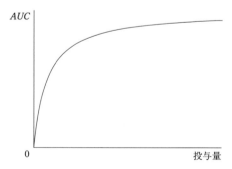

(100回)

6.4 モーメント解析

本章ではコンパートメントモデルに基づいた薬物速度論を中心に述べてきた．しかし，薬物の体内動態は複雑で，必ずしも単純化したコンパートメントモデルで解析できるとは限らない．そこで，6.2.5 で述べたように，実際の臓器分布をモデルに組み込んだ生理学的薬物速度論の発展をみるに至った．さらに今日ではもう1つの考え方として，モデル非依存性の解析法が広く受け入れられている．その代表的なものにモーメント解析法がある．本法はモデルに依存せず，薬物の体内動態を巨視的にとらえ，溶出・吸収・代謝・排泄などの処理系を一種の確率過程と考えて解析を行うものである．

6.4.1 モーメントの定義

薬物を単回投与した後の血漿中薬物濃度のモーメントは次式で表される．

$$\begin{cases} 0 次モーメント \quad AUC = \int_0^\infty C\,dt & (6.328) \\ 1 次モーメント \quad MRT = \int_0^\infty t \cdot C\,dt \Big/ \int_0^\infty C\,dt & (6.329) \\ 2 次モーメント \quad VRT = \int_0^\infty (t - MRT)^2 C\,dt \Big/ \int_0^\infty C\,dt & (6.330) \end{cases}$$

ここで AUC は血漿中薬物濃度-時間曲線下面積である．MRT は平均滞留時間 mean residence time, VRT は滞留時間の分散 variance of residence time を表す．

図 6.59A に示すように，経口投与された薬物分子は，同時に投与されるにもかかわらず，ある一定の広がりをもって体内を移行していく．吸収された全薬物分子数が AUC に比例すると仮定すると，時間 t_i から微小時間 Δt の間に薬物分子が血漿中に存在する確率 P_i は，

$$P_i = \frac{C_i \cdot \Delta t}{AUC} \quad (6.331)$$

時間 t_i と P_i の積を全時間について計算しその和を求めると，これは薬物分子が血漿中に平均的に存在する時間，すなわち MRT となる．

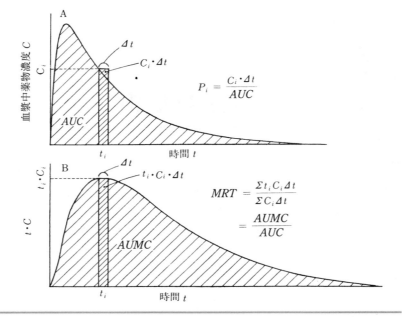

図 6.59 ◆ *MRT* の概念

$$MRT = \sum_{i=1}^{n} t_i \cdot P_i = \frac{\sum_{i=1}^{n} t_i \cdot C_i \cdot \Delta t}{AUC}$$

$$= \frac{AUMC}{AUC} \tag{6.332}$$

AUMC は area under the moment curve と称するもので，図 6.59B で示される．

MRT が薬物分子の体内移行速度の指標であるのに対し，*VRT* は分布の幅すなわち作用持続時間の指標となる．

尿中排泄速度からもモーメントを求めることができる．

$$\begin{cases} 0次モーメント \quad X_u^\infty = \int_0^\infty \left(\frac{dX_u}{dt}\right) dt & (6.333) \\ 1次モーメント \quad MRT_u = \int_0^\infty t \left(\frac{dX_u}{dt}\right) dt \Big/ \int_0^\infty \left(\frac{dX_u}{dt}\right) dt & (6.334) \\ 2次モーメント \quad VRT_u = \int_0^\infty (t - MRT_u)^2 \left(\frac{dX_u}{dt}\right) dt \Big/ \int_0^\infty \left(\frac{dX_u}{dt}\right) dt & (6.335) \end{cases}$$

ここで X_u^∞ は総尿中排泄量，dX_u/dt は尿中排泄速度である．尿中排泄速度から求めたモーメントと血漿中薬物濃度から求めたモーメントの間には，以下の関係がある．

$$X_u^\infty = CL_r \cdot AUC \tag{6.336}$$

$$MRT_u = MRT \tag{6.337}$$

$$VRT_u = VRT \tag{6.338}$$

ここで CL_r は腎クリアランスである．

6.4.2 モーメントの計算法

A 単回投与後の血漿中薬物濃度

MRT, VRT を求めるには，まず，次に示す非規格化モーメントを求める．

$$\begin{cases} 0\text{次モーメント} \quad S_0 = \int_0^\infty C\, dt & (6.339) \\ 1\text{次モーメント} \quad S_1 = \int_0^\infty t \cdot C\, dt & (6.340) \\ 2\text{次モーメント} \quad S_2 = \int_0^\infty t^2 \cdot C\, dt & (6.341) \end{cases}$$

ここで S_0 は AUC，S_1 は $AUMC$ である．非規格化モーメントによりそれぞれ求められるモーメントは，

$$AUC = S_0 \tag{6.342}$$
$$MRT = S_1/S_0 \tag{6.343}$$
$$VRT = S_2/S_0 - (S_1/S_0)^2 \tag{6.344}^{注}$$

非規格化モーメントは図 6.60 に示すように台形公式により求める．最終測定時間 T 以降の値は指数関数 ae^{-bt} をあてはめ，理論的に計算する．

$$\begin{cases} S_0 = \int_0^T C\, dt + \int_T^\infty ae^{-bt}\, dt \\ \quad = \sum_{i=0}^{n-1} \dfrac{(C_i + C_{i+1})(t_{i+1} - t_i)}{2} + \dfrac{a}{b} e^{-bT} \\ S_1 = \int_0^T t \cdot C\, dt + \int_T^\infty t \cdot ae^{-bt}\, dt \end{cases} \tag{6.345}^{注}$$

注）式（6.344）の導出
式（6.330）より

$$VRT = \int_0^\infty (t - MRT)^2 \cdot C\, dt \Big/ \int_0^\infty C\, dt$$

$$\text{右辺分子} = \int_0^\infty t^2 \cdot C\, dt - \int_0^\infty 2t \cdot MRT \cdot C\, dt + \int_0^\infty MRT^2 \cdot C\, dt$$

$$= S_2 - 2(S_1/S_0) \cdot S_1 + (S_1/S_0)^2 \cdot S_0$$

$$= S_2 - S_1^2/S_0$$

$$\therefore \quad VRT = S_2/S_0 - (S_1/S_0)^2$$

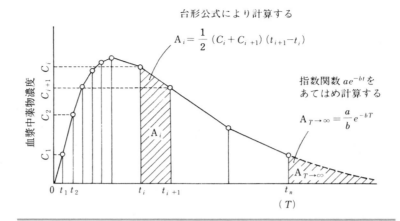

図6.60 ◆ 台形公式による曲線下面積の計算

$$\begin{cases} = \sum_{i=0}^{n-1} \dfrac{(t_i C_i + t_{i+1}^2 C_{i+1})(t_{i+1} - t_i)}{2} + \left(\dfrac{a}{b^2} + \dfrac{aT}{b}\right)e^{-bT} & (6.346)^{注} \\ S_2 = \displaystyle\int_0^T t^2 \cdot C\,dt + \int_T^\infty t^2 \cdot ae^{-bt}\,dt \\ = \sum_{i=0}^{n-1} \dfrac{(t_i^2 C_i + t_{i+1}^2 C_{i+1})(t_{i+1} - t_i)}{2} + \left(\dfrac{2a}{b^3} + \dfrac{2aT}{b^2} + \dfrac{aT^2}{b}\right)e^{-bT} & (6.347)^{注} \end{cases}$$

B 単回投与後の尿中排泄データ

尿中排泄過程が線形で，腎クリアランスが一定のとき，単回投与後の薬物の平均滞留時間 MRT は以下の式で表される．

注）式 (6.346), (6.347) の説明

$S_{10} = \displaystyle\int_T^\infty t \cdot ae^{-bt}\,dt$ を部分積分公式 $\displaystyle\int f'(t)g(t)\,dt = f(t)g(t) - \int f(t)g'(t)\,dt$ を用いて解く．

$f'(t) = ae^{-bt}$, $g(t) = t$ とすると，$f(t) = -\dfrac{a}{b}e^{-bt}$, $g'(t) = 1$ となり，

$$S_{10} = \left[-\dfrac{a}{b}e^{-bt}\cdot t\right]_T^\infty + \dfrac{a}{b}\int_T^\infty e^{-bt}\,dt = \dfrac{a}{b}e^{-bT}\cdot T + \dfrac{a}{b}\left[-\dfrac{1}{b}e^{-bt}\right]_T^\infty$$

$$= \dfrac{aT}{b}e^{-bT} + \dfrac{a}{b^2}e^{-bT}$$

同様に，$f'(t) = ae^{-bt}$, $g(t) = t^2$ とおいて $S_{20} = \displaystyle\int_T^\infty t^2 \cdot ae^{-bt}\,dt$ を解くと，

$$S_{20} = \left[-\dfrac{a}{b}e^{-bt}\cdot t^2\right]_T^\infty - \int_T^\infty\left(-\dfrac{a}{b}e^{-bt}\cdot 2t\right)dt = \dfrac{aT^2}{b}e^{-bT} + \dfrac{2}{b}\int_T^\infty t\cdot ae^{-bt}\,dt$$

$$= \dfrac{aT^2}{b}e^{-bT} + \dfrac{2}{b}\times S_{10}$$

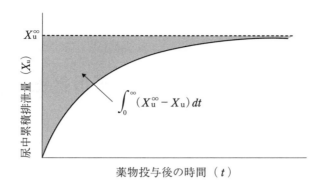

図 6.61 ◆ 尿中累積排泄量-時間曲線からの MRT 算出法

$$MRT = \frac{1}{X_u^\infty} \int_0^\infty (X_u^\infty - X_u)\,dt \tag{6.348}$$

ここで，X_u は時間 t における尿中累積排泄量，X_u^∞ は尿中総排泄量である．図 6.61 に示すように，グラフの灰色部分の面積から，$\int_0^\infty (X_u^\infty - X_u)\,dt$ を求めることができる．

C 点滴（定速静注）時の血中薬物濃度

一定の点滴速度で静注し，定常状態に達するまで測定を続けたとき，薬物の平均滞留時間 MRT は以下の式で表される．

$$MRT = \frac{1}{C_{ss}} \int_0^\infty (C_{ss} - C)\,dt \tag{6.349}$$

ここで，C は時間 t における血中薬物濃度，C_{ss} は定常状態における血中薬物濃度である．図 6.62 に示すように，グラフの灰色部分の面積から，$\int_0^\infty (C_{ss} - C)\,dt$ を求めることができる．

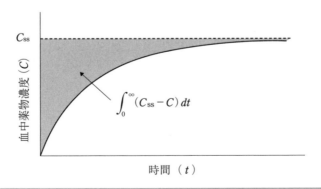

図 6.62 ◆ 点滴時の血中薬物濃度-時間曲線からの MRT 算出法

6.4.3 1-コンパートメントモデルとモーメント

薬物の体内動態が1-コンパートメントモデルに従うときには，以下に示す関係が成立する．

静脈内投与

$$AUC_{iv} = \frac{X_0}{k_e Vd} \tag{6.350}$$

$$MRT_{iv} = \frac{1}{k_e} \tag{6.351}$$

$$VRT_{iv} = \frac{1}{k_e^2} \tag{6.352}$$

経口投与

$$AUC_{po} = \frac{FD}{k_e Vd} \tag{6.353}$$

$$MRT_{po} = \frac{1}{k_a} + \frac{1}{k_e} \tag{6.354}$$

$$VRT_{po} = \frac{1}{k_a^2} + \frac{1}{k_e^2} \tag{6.355}$$

ここで添字 iv, po はそれぞれ静脈内投与ならびに経口投与を意味する．X_0, D はそれぞれ静注量と経口投与量である．また F は吸収率，k_e は消失速度定数，k_a は吸収速度定数そして Vd は分布容積である．

6.4.4 モーメント解析によるデコンボリューション

薬物の生体内動態が詳しくわからなくても，デコンボリューション法によりある特定の現象，例えば吸収過程のみを取り出して解析することができる．モーメント解析法によれば，より簡便にこのデコンボリューションを行うことができる．図 6.63 に示すように，薬物の体内移行に関する MRT はそれぞれの過程におけるモーメントから成り立っており，これらを単純に差し引くことにより個々の値を求めることができる．

例えば，静脈内投与と経口投与から得られたデータからは，

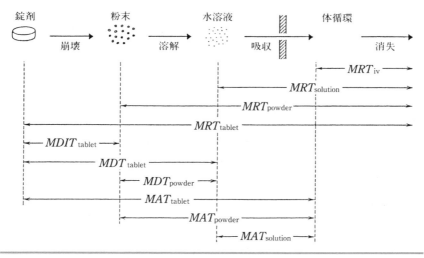

図 6.63 ◆ 固形製剤におけるデコンボリューション
MDIT：mean disintegration time, *MDT*：mean dissolution time.
(山岡 清, 谷川原祐介 (1983) マイコンによる薬物速度論入門, p.130, 南江堂)

$$\begin{cases} F = \dfrac{X_0}{D} \cdot \dfrac{AUC_{po}}{AUC_{iv}} & (6.356) \\[4pt] MAT = MRT_{po} - MRT_{iv} \\[2pt] \quad = \left(\dfrac{1}{k_a} + \dfrac{1}{k_e}\right) - \dfrac{1}{k_e} \\[2pt] \quad = \dfrac{1}{k_a} & (6.357) \\[4pt] VAT = VRT_{po} - VRT_{iv} \\[2pt] \quad = \left(\dfrac{1}{k_a^2} + \dfrac{1}{k_e^2}\right) - \dfrac{1}{k_e^2} \\[2pt] \quad = \dfrac{1}{k_a^2} & (6.358) \end{cases}$$

ここで，*MAT* は平均吸収時間 mean absorption time で，MRT_{po} と MRT_{iv} の差として求められる．1-コンパートメントモデルに従うと仮定すると，*MAT* は式（6.357）より吸収速度定数 k_a の逆数となる．また，*VAT* は吸収時間の分散 variance of absorption time で，*VRT* の差として求められる．

以上のように薬物体内動態が詳しくわからなくても，線形性があることを前提に系を black box 化して解析する．モーメント解析法では吸収過程の時間的推移を知ることはできないが，データの精度や測定時間間隔などのわずらわしい制約にとらわれず，比較的簡単にデコンボリューションを行うことができる．

演習 12 ◆ ある薬物を経口投与して，表 6.15 に示す血漿中濃度-時間プロファイルを得た．

表 6.15 [注)

時間（hr）	血漿中濃度（μg/mL）
0	0
1	6.25
2	7.28
3	6.82
4	6.00
5	5.18
6	4.43
9	2.75
12	1.70
18	0.651
24	0.249

問 1 MRT_{po} を求めよ．

（解）データを片対数グラフ上にプロットすると，図 6.64 に示すようにグラフ末端は指数関数 $C = 11.6\, e^{-0.160t}$ で外挿することができる．

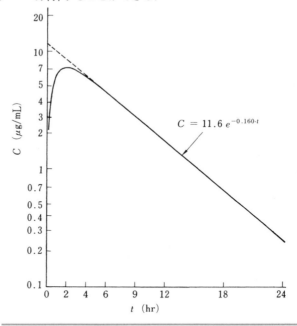

図 6.64 ◆ 血漿中薬物濃度-時間曲線

注）演習 12 における表 6.15 のデータは以下のパラメータを用いて理論的に算出した．
　　$D = 100$ mg, $F = 1$, $Vd = 10$ L, $k_a = 1.16$ hr^{-1}, $k_e = 0.16$ hr^{-1}
演習 12 のデコンボリューションで求めた k_a は 1.14 hr^{-1} となり，上記の理論値とよく一致することがわかる．

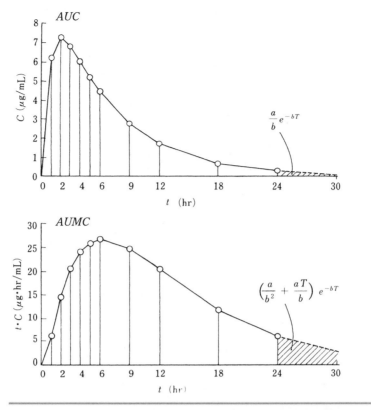

図 6.65 ◆ 台形法による *AUC* と *AUMC* の計算

図 6.65 に示すように，台形公式により *AUC* と *AUMC* を 1 区切りずつ求めていく．24 hr 以降の面積 $AUC_{24 \to \infty}$，$AUMC_{24 \to \infty}$ は上記の指数関数に基づいて $a = 11.6$ （μg/mL），$b = 0.160$ （hr^{-1}）を次式に代入して求める．

$$AUC_{24 \to \infty} = \frac{a}{b} e^{-bT}$$

$$= \frac{11.6}{0.160} \cdot e^{-0.160 \times 24} = 1.56 (\mu g \cdot hr \cdot mL^{-1})$$

$$AUMC_{24 \to \infty} = \left(\frac{a}{b^2} + \frac{aT}{b} \right) e^{-bT}$$

$$= 47.14 \ (\mu g \cdot hr^2 \cdot mL^{-1})$$

データ解析の結果を表 6.16 にまとめて示す．

$AUC = 62.50$ （μg·hr·mL^{-1}），$AUMC = 445.78$ （μg·hr^2·mL^{-1}）となり，式 (6.332) より，

$$MRT_{po} = \frac{AUMC}{AUC} = \frac{445.78}{62.50}$$

$$= 7.13 \ (hr)$$

表 6.16 ◆ *AUC* と *AUMC* の計算

t	C (μg/mL)	$t \cdot C$ (μg·hr/mL)	*AUC* (μg·hr/mL)	*AUMC* (μg·hr^2/mL)
0	0	0		
1	6.25	6.25	3.12	3.12
2	7.28	14.6	6.77	10.41
3	6.82	20.5	7.05	17.51
4	6.00	24.0	6.41	22.24
5	5.18	25.9	5.59	24.95
6	4.43	26.6	4.80	26.23
9	2.75	24.7	10.77	76.97
12	1.70	20.4	6.67	67.71
18	0.651	11.7	7.06	96.39
24	0.249	5.98	2.70	53.11
24→∞	—	—	1.56[1)	47.14[2)
Total	—	—	62.50	445.78

1) $\dfrac{a}{b} e^{-bT}$ 2) $\left(\dfrac{a}{b^2} + \dfrac{aT}{b}\right) e^{-bT}$

$a = 11.6\ \mu\text{g/mL}$ $b = 0.160\ \text{hr}^{-1}$

問2 表 6.15 のデータは 1-コンパートメントモデルに従う．*MAT* を計算し，さらに吸収速度定数 k_a を求めよ．

（解）図 6.64 のグラフ末端に外挿した指数関数の b の値（$0.160\ \text{hr}^{-1}$）は消失速度定数 k_e を表す．この薬物を静注したときの平均滞留時間 MRT_iv は式（6.351）により計算できる．

$$MRT_\text{iv} = \frac{1}{k_e} = \frac{1}{0.160} = 6.25\ (\text{hr})$$

したがって式（6.357）より，

$$MAT = MRT_\text{po} - MRT_\text{iv} = 7.13 - 6.25 = 0.88\ (\text{hr})$$

$$k_a = \frac{1}{0.88} = 1.14\ (\text{hr}^{-1})$$

練習問題

CBT 問題・必須問題

問1 モーメント解析による平均滞留時間 MRT を示す式はどれか．1つ選べ．ただし，C は血中濃度，t は時間である．

1. $\int_0^\infty t \cdot C\,dt - \int_0^\infty C\,dt$

2. $\int_0^\infty t \cdot C\,dt \times \int_0^\infty C\,dt$

3. $\dfrac{\int_0^\infty t \cdot C\,dt}{t}$

4. $\dfrac{\int_0^\infty C\,dt}{\int_0^\infty t \cdot C\,dt}$

5. $\dfrac{\int_0^\infty t \cdot C\,dt}{\int_0^\infty C\,dt}$

問2 薬物動態に線形性が成り立っているとき，経口投与後の平均吸収時間を算出する式はどれか．1つ選べ．ただし，経口投与後と静脈内投与後の平均滞留時間（MRT）を，それぞれ MRT_{po} と MRT_{iv} とする．

1. $MRT_{po} + MRT_{iv}$ 2. $MRT_{po} - MRT_{iv}$ 3. $MRT_{iv} - MRT_{po}$
4. MRT_{po} / MRT_{iv} 5. MRT_{iv} / MRT_{po}

(98回)

理論問題

問1 次の表は，ある薬物を経口投与後経時的に測定した血漿中薬物濃度 C_p に基づいて，台形公式によって平均滞留時間 MRT を計算した過程を示したものである．

$$MRT = \frac{\int_0^\infty t\, C_p\, dt}{\int_0^\infty C_p\, dt} \tag{1}$$

この薬物は1-コンパートメントモデルに従うことが知られており，静注後の消失速度定数

は $0.119\,\mathrm{hr}^{-1}$ であった．表の血漿中濃度を片対数プロットした時の終わりの直線部分の勾配から求めた速度定数もこの値に一致したので，血漿中濃度の測定を中止した 24 時間以後 ∞ までの積分は，この速度定数を用い，式 (2), (3) によって推定した．

$$\int_T^\infty tAe^{-\lambda t}\,dt = \frac{Ae^{-\lambda T}}{\lambda^2} + \frac{TAe^{-\lambda T}}{\lambda} \tag{2}$$

$$\int_T^\infty Ae^{-\lambda t}\,dt = \frac{Ae^{-\lambda T}}{\lambda} \tag{3}$$

t (hr)	C_p (μg/mL)	$t \cdot C_\mathrm{p}$ (μg·hr/mL)	$\int_0^t C_\mathrm{p}\,dt$ (μg·hr/mL)	$\int_0^t t \cdot C_\mathrm{p}\,dt$ (μg·hr^2/mL)
0	0	0	0	0
1	2.28	2.28	1.14	1.14
2	3.69	7.38	4.125	5.97
3	5.52	16.56	8.73	17.94
4	5.52	22.08	14.25	37.26
5	5.08	25.40	19.55	61.00
6	4.91	29.46	24.545	88.43
8	4.10	32.80	33.555	150.69
10	3.38	33.80	41.035	217.29
12	3.33	39.96	47.745	291.05
15	2.66	39.90	56.73	410.84
24	0.80	19.20	72.30	676.79
24〜∞ の積分			6.722	217.84
0〜∞ の積分			79.022	894.63

各問 1)〜2) に答えよ．

1) この薬物を経口投与した時の平均滞留時間 (hr) に最も近い数値はどれか．1つ選べ．
　　1. 3　　2. 5　　3. 7　　4. 9　　5. 11

2) この薬物を静注した時の平均滞留時間 (hr) に最も近い数値はどれか．1つ選べ．
　　1. 2　　2. 4　　3. 6　　4. 8　　5. 10

(75 回)

問 2　モーメント解析法によれば，平均滞留時間 (MRT) は次式で表される．

$$MRT = \frac{\int_0^\infty t\,C_\mathrm{p}\,dt}{\int_0^\infty C_\mathrm{p}\,dt}$$

ここで，C_p は時間 t における血中薬物濃度である．

次の記述のうち，正しいのはどれか．2つ選べ．

1. 式の右辺の分母は血中濃度-時間曲線下面積 (AUC) と呼ばれることがある．

2. MRT はモデル非依存性パラメータの一種である．
3. 線形1-コンパートメントモデルに従う薬物を静注したとき，MRT は生物学的半減期に反比例する．
4. 吸収及び体内動態が線形である薬物を経口投与するとき，投与量が多いほど MRT は大きくなる．

(87回改)

問3 ある薬物溶液を被験者に経口投与後，経時的に測定した血漿中濃度に基づいてモーメント解析を行い，平均滞留時間（MRT）が 12.0 hr という結果を得た．また，同一被験者にこの薬物溶液を静脈内投与したところ，MRT が 10.0 hr となった．この薬物の体内動態は線形1-コンパートメントモデルに従い，消化管における吸収の時間遅れ（lag time）は無視できるものとする．この薬物の消化管における吸収過程の半減期（hr）に最も近い値はどれか．1つ選べ．

1. 0.35　　2. 1.4　　3. 2.0　　4. 6.9　　5. 8.3

(92回)

6.5 デコンボリューション法

薬物の体内での動きは複雑で，必ずしもコンパートメントで単純化したモデルで解析できるとは限らない．そこでモデル非依存性の解析法がいくつか提唱されているが，その1つにデコンボリューション法がある．ここではその考えのもとになるコンボリューション convolution について説明した後，本論のデコンボリューション deconvolution について述べることにする．

6.5.1 コンボリューション

ここでは薬物の吸収過程の解析を例にとりながら解説する．いま経口投与後の血漿中薬物濃度推移を時間の関数 $B(t)$ で表す．すると，これをラプラス変換した像関数 $b(s)$ は，ディスポジション関数 $w(s)$ とインプット関数 $i(s)$ の積で表される．

$$b(s) = w(s) \cdot i(s) \tag{6.359}$$

ここで $w(s)$ は静脈内1回投与後の血漿中薬物濃度推移を表す式 $W(t)$ をラプラス変換したもので，$W(t)$ は重み関数 weighting function と呼ばれる．また，$i(s)$ は吸収速度を表す関数 $I(t)$ をラプラス変換したものである．式（6.359）の関係を原関数を用いて表すと，次式に示すたたみこみ積分 convolution integral となる．

$$\begin{aligned} B(t) &= \int_0^t W(t-\theta) I(\theta) d\theta \\ &= \int_0^t W(\theta) I(t-\theta) d\theta \end{aligned} \tag{6.360}$$

ここでそれぞれの関数は以下の式で表される．$W(t)$ と $w(s)$ は，

$$W(t) = \frac{D}{Vd} e^{-k_e t} \tag{6.361}$$

$$L\{W(t)\} = w(s) = \frac{D}{Vd} \cdot \frac{1}{s+k_e} \tag{6.362}$$

吸収速度を表す関数 $I(t)$ とそのラプラス変換 $i(s)$ は，

$$I(t) = Fk_a e^{-k_a t} \tag{6.363}$$

$$L\{I(t)\} = i(s) = \frac{Fk_a}{s + k_a} \tag{6.364}$$

$b(s)$ とその原関数 $B(t)$ は,

$$b(s) = w(s) \cdot i(s) = \frac{k_a FD}{Vd} \cdot \frac{1}{s + k_e} \cdot \frac{1}{s + k_a} \tag{6.365}$$

$$L^{-1}\{b(s)\} = B(t) = \frac{k_a FD}{Vd(k_a - k_e)}(e^{-k_e t} - e^{-k_a t}) \tag{6.366}$$

次に理論式からはなれて,図上で式 (6.360) のもつ意味を説明する.この概念は,モデル非依存性の解析であるコンボリューションやデコンボリューションを理解するうえでもっとも重要なものとなる.

図 6.66a に示すように,測定値 W を時間 θ についてプロットしたのが①の曲線 $W(\theta)$ である.これを右へ時間 t だけ平行移動すると $W(\theta - t)$ となり,曲線②で表される.さらに $\theta = t$ の点線でグラフ用紙を左へ 180° たたみこむと(折りたたむと)$W(t - \theta)$ の曲線③が得られる.曲線③とあらかじめプロットしておいた $I(\theta)$ の曲線④を同じ時間 θ の値同士で掛け合わせていくと,$W(t - \theta)I(\theta)$ の曲線⑤が得られる(図 6.66b).⑤の曲線下面積はまさしく式 (6.360) のとおり,時間 t における B の値を与える.

したがって静注による血漿中濃度データと吸収速度のデータがあれば理論式を用いることな

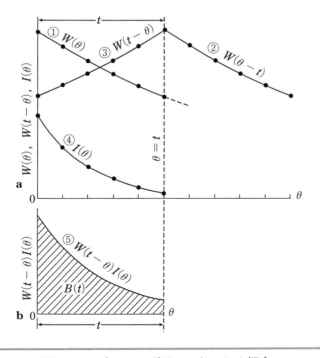

図 6.66 ◆ コンボリューションの概念

く，すなわちモデルに依存することなく経口投与後の血漿中濃度を推定することができる．ただし，図 6.66 に示す 1 回の操作で，ある時間 t における血漿中濃度が 1 点しか求められない．通常一定の時間間隔でデータを測定しておき，上記の操作を繰り返して $B(t)$ を計算していく．

また，たたみこみ積分の呼称は図 6.66 の 180° たたみこみに由来する．convolution には渦巻とか回旋，回転という意味がある．

6.5.2 デコンボリューションの数値計算

式 (6.360) に基づいて，$W(t)$ と $I(t)$ から $B(t)$ を算出することをコンボリューションといった．逆に $B(t)$ と $W(t)$ を知り，$I(t)$ を求めることをデコンボリューションと呼ぶ．経口投与と静注による血漿中濃度から，実際には測定できない吸収速度過程をモデルに依存せずに推定できるなど，デコンボリューションの利用価値は高い．

いま時間 t を一定の間隔 H で区切って考えることにする．吸収速度 $I(\theta)$ が各間隔 H の間では一定として，

$$\theta = 0 \sim H, \quad I(\theta) = I_1$$
$$\theta = H \sim 2H, \quad I(\theta) = I_2$$
$$\theta = 2H \sim 3H, \quad I(\theta) = I_3$$
$$\cdots$$
$$\theta = (n-1)H \sim nH, \quad I(\theta) = I_n \tag{6.367}$$

I を求めるには次式により $I_1, I_2, I_3, \cdots, I_n$ と順次計算していく．これを逐次解法と呼ぶ．

$$I_1 = \frac{1}{AUC_1} B(H)$$

$$I_2 = \frac{1}{AUC_1} \{B(2H) - I_1 AUC_2\}$$

$$I_3 = \frac{1}{AUC_1} \{B(3H) - I_1 AUC_3 - I_2 AUC_2\}$$

$$\cdots$$

$$I_n = \frac{1}{AUC_1} \{B(nH) - I_1 AUC_n - I_2 AUC_{n-1} - I_3 AUC_{n-2} - \cdots - I_{n-1} AUC_2\} \tag{6.368}$$

図 6.67 にデコンボリューションの概念を示した．図 6.67 に示す経口投与後の血漿中濃度 $B(1), B(2), B(3), \cdots$ と図 6.67b に示す静注後の血漿中濃度時間曲線下面積 $AUC_1, AUC_2, AUC_3, \cdots$ の値を式 (6.368) に代入して $I_1, I_2, I_3, \cdots$ と逐次計算していく．図 6.67 では $H =$

1 hr として計算している．

求めた I の値を時間に対してプロットしたのが図 6.67c である．式（6.363）からもわかるように，切片から吸収率×吸収速度定数 $F\cdot k_a$ が，勾配から $-k_a/2.303$ の値が求められる．

実際に式（6.368）を用いて解いてみるとわかるが，デコンボリューション法の難点は逐次解法のため，データにばらつきがあると誤差が累積し，ついには解が発散してしまうことである．しかしながら，モデルに依存せずに複雑な現象が解析でき，しかも解析をしようとする時間分だけのデータがあればよいので，その利用範囲は広いといえる．実際の計算には種々のコンピュータプログラムが利用されている．

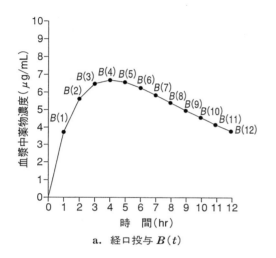
a. 経口投与 $B(t)$

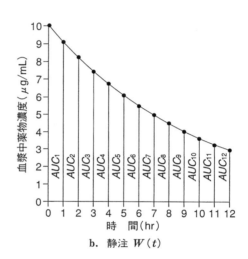
b. 静注 $W(t)$

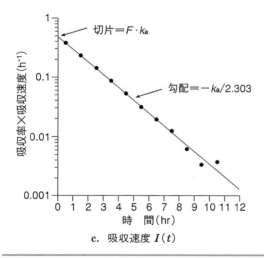
c. 吸収速度 $I(t)$

図 6.67 ◆ デコンボリューションの概念

6.6 PK/PD 解析

　薬動学 pharmacokinetics（PK）は薬物濃度の時間的推移を解析する学問である．それに対して薬力学 pharmacodynamics（PD）では作用部位での薬物濃度と薬理作用強度（効果）を論ずる．薬動学は速度論的な考えに基づいて解析が行われるが，薬力学は平衡論的な考え方に基づいており，それぞれが独自の道を歩みながら発展してきた．PK/PD 解析はこの両者を結合し，薬物投与後の効果の時間的推移を解析し，予測しようとするものである（図 6.68）．近年では薬物の効果をより科学的に解明する手法としてその重要性が認識され，広く研究されるようになってきた．本節では，まず薬力学モデルについて概説した後，代表的な PK/PD モデルについて述べることにする．

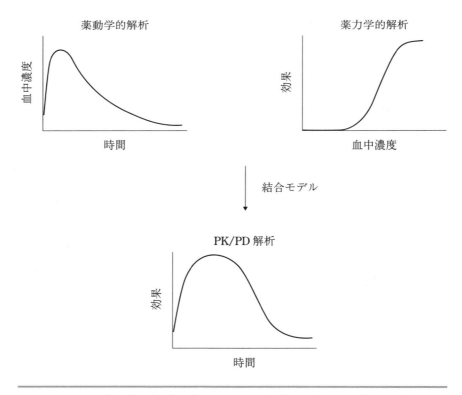

図 6.68 ◆ 薬動学（PK）と薬力学（PD）の結合—PK/PD 解析

6.6.1 薬力学(PD)モデル

以下に述べる薬力学(PD)モデルは，血中薬物濃度(C)と薬理作用強度(E)を直接関連づけるためのモデルである．これは血中薬物濃度と作用部位濃度が速やかに平衡状態となり，直接効果を発揮するときに成り立つ関係である．これらのモデルには，薬理学的効果を評価するために従来から用いられてきた用量-反応曲線と同じ関数が用いられている．

A 最大効果モデル(E_{max}モデル)

血中薬物濃度と効果の関係はしばしば飽和性を示す曲線となる．このような関係を表す代表的なモデルとして，以下の式で示す最大効果モデル(E_{max}モデル)がある．

$$E = \frac{E_{max} \cdot C}{EC_{50} + C} \tag{6.369}$$

ここでEは血中薬物濃度(C)によって引き起こされる効果，E_{max}はその最大効果，EC_{50}はE_{max}の1/2の効果を現す血中薬物濃度である．最大効果モデルは，酵素反応速度論におけるMichaelis-Menten式や，物質の単層吸着を表すLangmuir式と同じ関数で，図6.69Aに示すように血中薬物濃度が高くなると効果はE_{max}に漸近する．図6.69Bは血中薬物濃度を片対数で目盛ったもので，S字状のシグモイド曲線となる．

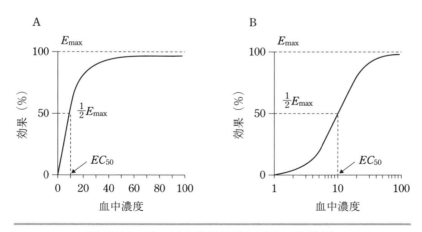

図 6.69 ◆ 最大効果モデル(E_{max}モデル)

B シグモイド最大効果モデル（シグモイド E_{max} モデル）

血中薬物濃度-効果曲線が，前述の最大効果モデルに適合しにくいとき，シグモイド最大効果モデルが用いられる．本モデルでは，最大効果モデルに柔軟性をもたせるために，次式に示すようにさらに γ というパラメータが導入されている．

$$E = \frac{E_{max} \cdot C^\gamma}{EC_{50}^\gamma + C^\gamma} \tag{6.370}$$

ここで，γ（ガンマ）はヒル係数 Hill factor と呼ぶ第3のパラメータである．図6.70に示すように，γ は効果に対する薬物濃度の影響を表しており，γ が大きくなると EC_{50} 付近の薬物濃度のわずかな変化が効果に大きく影響することがわかる．

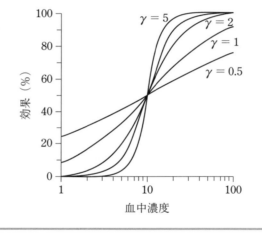

図 6.70 ◆ シグモイド最大効果モデル（シグモイド E_{max} モデル）

C 対数線形モデル

最大効果モデルにおいて E_{max} の 20 ～ 80% の効果においては，以下に示す式で近似的に表すことができる．

$$E = S \cdot \ln C + I \tag{6.371}$$

ここで，S は直線の勾配，I は切片で，図6.71に示すように血中濃度の対数値と効果が直線関係で表される．

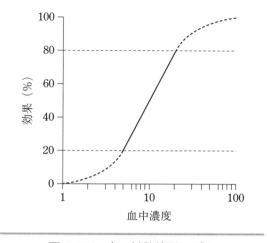

図 6.71 ◆ 対数線形モデル

D 線形モデル

最大効果モデルにおいて血中薬物濃度 C が EC_{50} よりも十分小さいとき，最大効果モデル式は以下の式で近似的に表すことができる．

$$E = S \cdot C \tag{6.372}$$

ここで，S は直線の勾配（E_{max}/EC_{50} の値と等しい）で，図 6.72 に示すように血中濃度と効果が直線関係で表される．

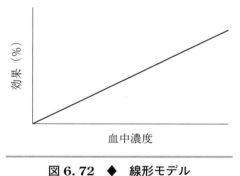

図 6.72 ◆ 線形モデル

E 固定効果モデル

ある血中濃度の閾値を超えると効果が現れ，それ以下では効果が消失する場合は固定効果モデルが適用される．

$$\begin{aligned}E &= 100\%, \text{効果あり} \quad (C \geq C_{threshold}) \\ E &= 0\%, \text{効果なし} \quad (C < C_{threshold})\end{aligned} \tag{6.373}$$

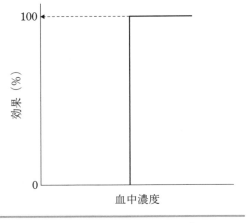

図 6.73 ◆ 固定効果モデル

ここで，$C_{threshold}$ は効果発現血中濃度（閾値 s）で，連続的な効果 E は計測できず図 6.73 に示すように，有効と無効といった二者択一的な反応を示す．

6.6.2　PK/PD モデル

薬物を経口投与すると図 6.74A に示すように，血中濃度-時間曲線が得られる．このときの薬理効果を測定すると，やはり図 6.74B に示すような時間的経過をたどることが多い．そこで，効果を縦軸に，血中薬物濃度を横軸にとり，時間の経過とともに順次プロットしていくと，図 6.74C ～ E に示すようなグラフが得られる．図 6.74C は血中濃度と効果が直接関係しており，時間の経過に関係なく同一濃度で同一効果が現れる．

ところが，図 6.74D では血中濃度と効果の関係は時間の経過とともに反時計回りの履歴特性（反時計回りのヒステリシス）を示す．この原因として，① 薬物の作用部位が血漿コンパートメント中になく，しかも血中濃度推移に比べ時間的に遅れがあるコンパートメントに属する場合，② 作用部位は血漿コンパートメントあるいはその近傍にあるが，効果の発現に時間的遅れがある場合，③ 効果が活性代謝物に起因する場合などが考えられる．他方，図 6.74E では血中濃度と効果の関係は時計回りの履歴特性（時計回りのヒステリシス）を示す．この原因として薬物に対する急性耐性が形成される場合などが考えられる．

PK/PD 解析は投与量から薬理効果の時間的推移を予測することを目的としている．初期の研究においては，図 6.74C に示すような血中濃度と効果が直接関係するモデル（直接反応モデル）に限られていた．その後，効果の発現の時間的遅れを補正した薬効コンパートメントモデルや，生体調節系を介する間接反応モデルなどが提唱され，いままで不可能とされていた PK/PD 解析

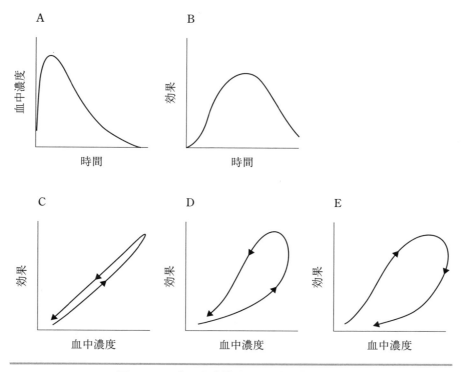

図 6.74 ◆ 血中濃度と効果の履歴特性

研究が大きく発展するに至っている．

A 直接反応モデル

　薬動学モデルから求めた血中薬物濃度を，直接薬力学モデルに適用するのが直接反応モデルである．図 6.75 には 2-コンパートメントにおける経口投与モデルとシグモイド最大効果モデルを結合した PK/PD モデルを示している．図 6.76B は EC_{50} の値を種々変えて効果の時間的推移を理論計算したものであるが，EC_{50} の値が小さいほど効果は大きく，しかも長時間持続することがわかる．また，γ の値が大きくなると，効果が時間の推移とともに大きく変動することがわかる（図 6.76C）．このように，EC_{50} と γ は PK パラメータと同様に，効果の時間的推移を決定する重要なパラメータであることがわかる．

B 薬効コンパートメントモデル

　薬効コンパートメントモデルは体循環コンパートメントとは異なる薬効コンパートメントを想定し，その部位の濃度（C_e）と効果（E）を結びつけたモデルである．図 6.77 には 2-コンパートメントにおける経口投与モデルとシグモイド最大効果モデルとを薬効コンパートメントを介し

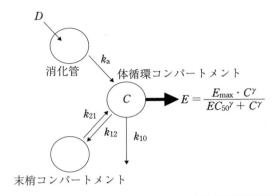

図 6.75 ◆ 直接反応モデル

PK パラメータ（2-コンパートメントモデル）
- D ：薬物投与量
- C ：体循環コンパートメント中の薬物濃度すなわち血中薬物濃度
- k_a ：吸収速度定数
- k_{12} ：体循環コンパートメントから末梢コンパートメントへの薬物移動速度定数
- k_{21} ：末梢コンパートメントから体循環コンパートメントへの薬物移動速度定数
- k_{10} ：薬物の消失速度定数

PD パラメータ（シグモイド最大効果モデル）
- E ：効果
- E_{max} ：最大効果
- EC_{50} ：E_{max} の 1/2 の効果を現す血中薬物濃度
- γ ：ヒル係数

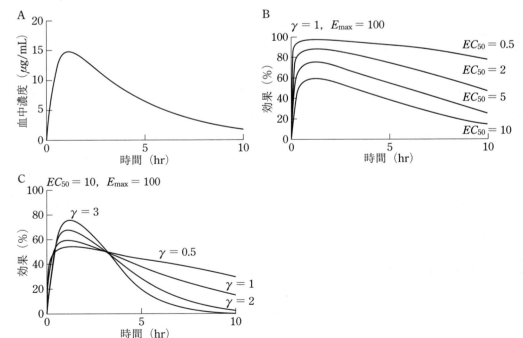

図 6.76 直接反応モデルにおける効果の時間的推移

（緒方宏泰編（2000）臨床薬物動態学，p.159，丸善）

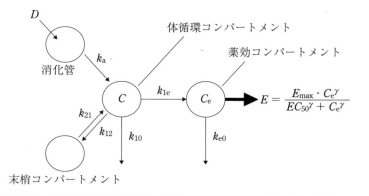

図 6.77 ◆ 薬効コンパートメントモデル

PK パラメータ（2-コンパートメントモデル）
　図 6.75 参照.
連結のためのパラメータ
　k_{1e}：体循環コンパートメントから薬効コンパートメントへの薬物移動速度定数
　C_e：薬効コンパートメント中の薬物濃度すなわち作用部位濃度
　k_{e0}：薬効コンパートメントからの薬物消失速度定数
PD パラメータ（シグモイド最大効果モデル）
　図 6.75 参照.

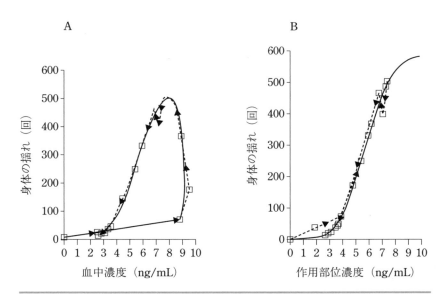

図 6.78 ◆ トリアゾラムの効果-薬物濃度曲線
薬効コンパートメントモデルを用いた PK/PD 解析

トリアゾラム投与後の鎮静効果の指標として起立時の「身体の揺れ（回）」を測定した.
　----□----：実測値，　▲—：PK/PD 解析による理論曲線
（S. K. Gupta *et al.*（1990）*Pharm. Res.* **7**, 570）

て結合したPK/PDモデルを示している．ここで，薬物が体循環コンパートメントから薬効コンパートメントに移行する速度定数をk_{1e}とする．薬効コンパートメントからの薬物の消失は1次速度過程で表されるが，体循環コンパートメントへは戻らず薬効コンパートメントから外へ消失する．その速度定数k_{e0}は血中濃度と効果発現までの時間的ずれを表すもので，PKモデルとPDモデル双方から計算によって求められる．

図6.78に薬効コンパートメントモデルの解析例を示す．トリアゾラムを投与すると，鎮静効果により起立時に身体の揺れが生じる．このときの血中薬物濃度と効果（身体の揺れ（回））との間には図6.78Aに示すように，反時計回りの履歴特性（反時計回りのヒステリシス）が現れる．これは血中濃度推移に比べ効果の発現に時間的に遅れがあることを示している．そこで，薬効コンパートメントを組み込んだPK/PDモデルで解析すると，図6.78Bに示すようにヒステリシスが解消されたグラフが得られた．これにより作用部位濃度C_eと効果Eは明確な関係となり，投与量から薬理効果の時間的推移を予測することが可能となった．

C 間接反応モデル

間接反応モデルは薬理効果が生体調節系（生理活性物質）を介して発現するときに適用されるモデルである．薬物を投与する前の生理活性物質レベル（R）の変化速度dR/dtは以下の式で表される．

$$\frac{dR}{dt} = k_{in} - k_{out} \cdot R \tag{6.374}$$

ここで，k_{in}は生理活性物質の産生に関するゼロ次速度定数，k_{out}は生理活性物質の消失に関する一次速度定数である．表6.17に示すように，間接反応モデルはⅠ k_{in}を阻害，Ⅱ k_{out}を阻害，Ⅲ k_{in}を促進，Ⅳ k_{out}を促進の4つのタイプに分類される．図6.79はワルファリンを経口投与後のプロトロンビン活性の経時変化をプロットしたものである．ワルファリンは凝固因子の生成系を阻害するので，表6.17の分類Ⅰのモデルを用いて解析すると，図中実線で表されるようにプロトロンビン活性の経時変化を理論的に予測することが可能となる．

表6.17 ◆ 間接反応モデルの分類

I k_{in} を阻害	阻害 k_{in} ←―― IC_{50} → 生理反応 (R) $\xrightarrow{k_{out}}$		$\dfrac{dR}{dt} = k_{in}\left(1 - \dfrac{C}{C + IC_{50}}\right) - k_{out} \cdot R$
II k_{out} を阻害	$\xrightarrow{k_{in}}$ 生理反応 (R) $\xrightarrow{k_{out}}$ 阻害 IC_{50}		$\dfrac{dR}{dt} = k_{in} - k_{out}\left(1 - \dfrac{C}{C + IC_{50}}\right) \cdot R$
III k_{in} を促進	促進 k_{in} EC_{50} → 生理反応 (R) $\xrightarrow{k_{out}}$		$\dfrac{dR}{dt} = k_{in}\left(1 + \dfrac{E_{max} \cdot C}{C + EC_{50}}\right) - k_{out} \cdot R$
IV k_{out} を促進	$\xrightarrow{k_{in}}$ 生理反応 (R) $\xrightarrow{k_{out}}$ 促進 IC_{50}		$\dfrac{dR}{dt} = k_{in} - k_{out}\left(1 + \dfrac{E_{max} \cdot C}{C + EC_{50}}\right) \cdot R$

R : 生理反応
C : 血中薬物濃度
K_{in} : 生理活性物質の産生に関するゼロ次速度定数
K_{out} : 生理活性物質の消失に関する一次速度定数
IC_{50} : 50%阻害血中薬物濃度
E_{max} : 最大効果
EC_{50} : E_{max} の1/2の効果を現す血中薬物濃度

(N. L. Dayneka et al. (1993) *J. Pharmacokin. Biopharm.* **21**, 457)

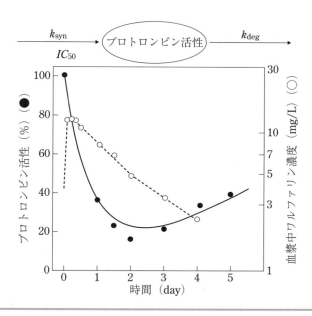

図6.79 ◆ ワルファリン経口投与後のプロトロンビン活性の経時変化 ―間接反応モデルによる解析―

ワルファリンナトリウム 1.5 mg/kg を経口投与．●，○は実測値．実線は間接反応モデル I により求めた理論曲線（$k_{syn}(k_{in}) = 121\%/day$, $k_{deg}(k_{out}) = 1.21\ day^{-1}$, $IC_{50} = 1.26\ mg/L$）．

(W. J. Jusko et al. (1994) *Clin. Pharmacol. Ther.* **56**, 406)

6.6.3 抗菌薬の PK/PD 解析

1942 年のペニシリン G の発見以来，多くの優れた抗菌薬が開発され，感染症の治療は急速な進歩を遂げてきた．しかし，従来から抗菌薬の用法・用量はかなりの部分において経験的に決定されてきたことも事実である．一方，1980 年代 Craig らの研究に端を発した抗菌薬の PK/PD 解析が広く認められるところとなり，その理論が抗菌薬の適正使用に適用されるようになってきた．一般の薬物が標的とするのはヒト自体であるが，抗菌薬の標的は生体ではなく病原体で，分離した病原体への抗菌作用が *in vitro* でも容易に測定できることから PK/PD 解析が急速に進んだものと考えられる．

今日の抗菌薬治療においては，①有効性の向上，②副作用の防止，③耐性菌発現の抑制，④費用対効果の改善の4点が目標となっている．これらは薬物の体内動態（PK）と抗菌活性（PD）に関連しており，どのような菌に対してどのように投与量や投与間隔を設定すればよいかを明らかにすることが PK/PD 解析の目標となっている．

A 抗菌薬の PK/PD パラメータ

薬動学を意味する PK は，抗菌薬の用法・用量と生体内での濃度推移の関係を表す．PK パラメータとしては *AUC* と C_{max} がある．薬力学を意味する PD では，抗菌薬の生体内での濃度と作用（効果）の関係を表す．PD パラメータとしては *MIC*（最小発育阻止濃度）がある．PK パラメータと PD パラメータを組み合わせることにより，抗菌薬の用法・用量と作用の関係をより的確に予測することが可能となる．PK/PD 解析には，C_{max}/MIC，*AUC/MIC*，そして *TAM*（*T > MIC*）が用いられる（図 6.80）．また，表 6.18 には PK/PD 解析における用語をまとめて示した．

PAE（post antibiotic effect）は，抗菌薬の血中濃度が *MIC* 以下に減少後，あるいは消失後にも持続してみられる細菌の増殖抑制効果（増殖抑制後効果）のことである（図 6.80）．グラム陽性菌に対してはいずれの抗菌薬も PAE を示す．一方，グラム陰性菌に対しては，アミノグリコシド系薬，マクロライド系薬，フルオロキノロン系薬は PAE を示すが，β-ラクタム系薬はカルバペネム系薬を除き，PAE を示さない．PAE を示す抗菌薬では投与間隔を延長しても効果が期待できるが，PAE を示さない抗菌薬では常に有効濃度を維持できる投与間隔を設定する必要がある．

PK/PD 解析とは別に，実際にヒトに投与したときの抗菌薬の効果の目安として，ブレイクポイント濃度という数値が提唱されている．これは，それぞれの抗菌薬の臨床効果，最高血中濃度，

表 6.18 ◆ PK/PD 解析の用語解説

用語	解説
PK	薬動学 pharmacokinetics
PD	薬力学 pharmacodynamics
AUC	血中濃度-時間曲線下面積 area under the curve
C_{max}	最高血中濃度 maximum blood concentration
MIC	最小発育阻止濃度 minimum inhibitory concentration
MPC	耐性菌阻止濃度 mutant prevention concentration
TAM	$T > MIC$, 血中濃度が MIC を超えている時間 time above MIC
PAE	増殖抑制後効果 post antibiotic effect
MSW	MIC と MPC に挟まれた領域 mutant selection window MSW が狭いほど耐性菌の選択は少ないとされる.

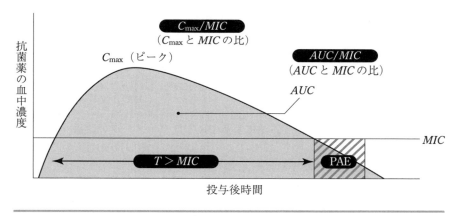

図 6.80 ◆ 抗菌薬の効果に影響する PK/PD パラメータ

半減期，組織移行性，抗菌特性などを考慮して設定されるもので，分離菌の MIC がブレイクポイント濃度以下であれば 80％以上の有効率が期待できるというものである．ブレイクポイント濃度は各抗菌薬において，投与法と疾病ごとに細かく求められており，その値が大きいほど抗菌効果が大きい．

B PK/PD 解析に基づく抗菌薬の分類

抗菌薬の作用様式をみると，薬物濃度とともにその効果が増大する濃度依存性殺菌作用を示すものと，作用時間を延長させることでその効果の増大が期待できる時間依存性殺菌作用を示すものとに分類できる．これらを表 6.19 にまとめて示したが，治療効果を増大するためにはこれら

表 6.19 ◆ PK/PD 解析に基づく抗菌薬の分類

抗菌効果	PK/PD パラメータ	抗菌薬	目標
濃度依存性抗菌作用と長い持続時間	C_{max}/MIC AUC/MIC	フルオロキノロン系 アミノグリコシド系	高いピーク血中濃度
時間依存性抗菌作用と短い持続時間	TAM $(T > MIC)$	ペニシリン系 セフェム系 カルバペネム系	長時間薬剤暴露
時間依存性抗菌作用と長い持続時間	AUC/MIC	グリコペプチド系 マクロライド系	薬剤総量の増加

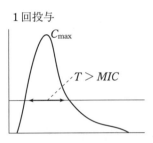
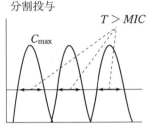
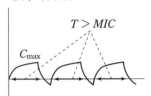

1回投与にすると C_{max} は増加するが，$T > MIC$ は減少する．

分割投与すると C_{max} は減少するが，$T > MIC$ が増加する．

点滴時間を延長すると，C_{max} は減少するが，$T > MIC$ が増加する．

図 6.81 ◆ 投与方法による PK/PD パラメータの改善

の PK/PD パラメータを改善すればよい（図 6.81）．

フルオロキノロン系抗菌薬は，濃度依存性抗菌作用を示すことから，投与量と効果が関連する．PK/PD パラメータでは C_{max}/MIC および AUC/MIC を高めることが重要で，1日量が変わらなければ，投与回数を減らして1回投与量を増加する方法が良い．新しく発売されたレスピラトリーキノロン系抗菌薬のモキシフロキサシン（アベロックス®）やガレノキサシン（ジェニナック®）は，400 mg 1日1回投与である．さらに，レボフロキサシン（クラビット®）は用法・用量が変更され，500 mg 1日1回投与になった．また，アミノグリコシド系抗菌薬は濃度依存性抗菌薬の1つで，抗菌作用を高め耐性菌の出現を抑制するためには，C_{max}/MIC を高くするよう用法・用量を調節する．

ペニシリン系抗菌薬，セフェム系抗菌薬，カルバペネム系抗菌薬は時間依存的な殺菌作用を示し，TAM（$T > MIC$）が効果に相関する．ペニシリン系抗菌薬では % $T > MIC$ が 30% 以上で増殖を抑制し，50% で最大殺菌作用を示す．ここで，% $T > MIC$ は 24 時間の中で血中濃度が MIC を超えている時間の割合をいう．

グリコペプチド系抗菌薬は，時間依存的な抗菌作用を示す．バンコマイシンでは AUC/MIC が効果と相関するという報告がある．マクロライド系抗菌薬のクラリスロマイシンやアジスロマイ

シンでは，AUC/MIC が効果と相関するとされている．また，同じマクロライド系抗菌薬の中でもエリスロマイシンは $T > MIC$ が効果と相関することが報告されている．

C 耐性菌と PK/PD 解析

耐性菌の出現を防ぐ手段として，MIC の他に MPC（耐性菌阻止濃度 mutant prevention concentration）という概念が提唱されている．一般に，抗菌薬の血中濃度が MIC に到達すると細菌の発育が阻止される．ここで耐性化した突然変異株 mutant が痕跡程度に混在していると，mutant だけが生き残ることになる．しかし，抗菌薬の濃度を MIC よりさらに高い濃度に高めていくと，細菌は mutant も含め死滅する．この濃度を MPC と呼ぶ．MPC と MIC に挟まれた領域を MSW（mutant selection window）という．抗菌薬をこの MSW 内で暴露させ続けると，短時間の間に耐性菌だけを選択的に増殖させてしまう恐れがある．そこで，図 6.82 に示すように，従来の PK/PD パラメータに加え，C_{max}/MPC, AUC/MPC, Time above MPC, Time inside MSW などのパラメータを用いて耐性菌の発現予防が検討されるようになってきた．

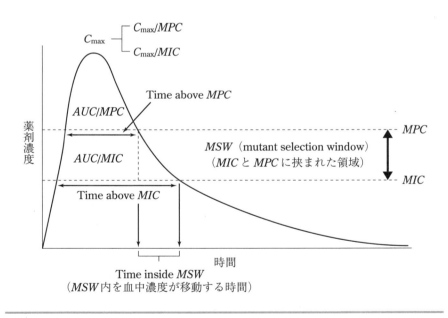

図 6.82 ◆ 耐性菌発現に関与するパラメータ

6.7 バイオアベイラビリティ

　抗生物質の発見や向精神薬の開発など，近代医薬品工業の発展とともに，製剤技術も飛躍的進歩を遂げつつある．今日では，ある1つの医薬品化合物でも種々の剤形に仕上げられ，薬物治療に供されるようになってきた．例えば，注射剤の他に錠剤，カプセル剤，坐剤などが用意され，患者の容態，あるいは治療法に応じて剤形を自由に選択できるようになった．また同一の医薬品製剤に関しても，製薬メーカー各社が腕によりをかけて製品化し，その販売にしのぎを削るなかで，我々は当然，安全でより効果のあるものを選択しようと考える．

　そこで，果たして服用した薬が間違いなく吸収されて効果を発揮してくれるだろうか，あるいはA，B両社で作っている薬が同等に効くのであろうか，といった疑問を抱く．

　本項では医薬品製剤を評価する手法の1つとして確立されたバイオアベイラビリティ bioavailability（生物学的利用率）とバイオエクイバレンス bioequivalence（生物学的同等性）について解説する．

6.7.1 バイオアベイラビリティの定義

　バイオアベイラビリティは「体循環血に到達した治療上活性な薬物の到達速度 rate と到達量 extent」と定義される．もっと簡潔に述べるなら，薬物の吸収速度と吸収量を合わせて薬物のバイオアベイラビリティといっても差し支えない．

　したがって薬物のバイオアベイラビリティは表6.20に示すように，薬物吸収量に関するバイオアベイラビリティ extent of bioavailability（EBA）と薬物吸収速度に関するバイオアベイラビリティ rate of bioavailability（RBA）の2つに分類することができる．

表6.20 ◆ 薬物のバイオアベイラビリティ

$$\text{薬物吸収量に関するバイオアベイラビリティ} = \frac{\text{製剤からの吸収薬物量}}{\text{投与薬物量}}$$

$$\text{薬物吸収速度に関するバイオアベイラビリティ} = \frac{\text{任意の時間間隔内の製剤からの吸収薬物量}}{\text{任意の時間間隔}}$$

6.7.2 バイオアベイラビリティの指標

薬物の吸収量や吸収速度を求めるには,消化管内に残存する薬物量を測定して算出する方法や,門脈血をすべて採取してその薬物量を測定する方法などが考えられる.しかし実験動物ならまだしも,ヒトにおいてこのような方法を用いることは不可能に近い.そこで,血液中の薬物濃度の時間的推移や,尿中へ排泄される薬物量を測定することにより,バイオアベイラビリティを推定する工夫がなされる.通常の薬物では,薬物の血中濃度とその効果は比例関係にある.また尿中排泄量から吸収量を推定することも可能である.

表 6.21 と図 6.83 にはバイオアベイラビリティを決定するためのパラメータを示す.ここで薬物吸収量に関するバイオアベイラビリティを計算するには,1) 血中薬物濃度データでは AUC が,そして 2) 尿中薬物排泄データでは D_u が用いられる.

表 6.21 ◆ バイオアベイラビリティ決定に有用なパラメータ

1) 血中薬物濃度データ	a	血中薬物濃度–時間曲線下の面積（AUC）
	b	最高血中薬物濃度（C_{max}）
	c	C_{max} に達する時間（t_{max}）
	d	最小有効血中濃度（MEC）に達する時間
	e	MEC 以上の血中薬物濃度を維持する時間
2) 尿中薬物排泄データ	a	尿中薬物累積排泄量（D_u）
	b	尿中薬物排泄速度（dD_u/dt）
	c	尿中薬物累積排泄量が最大に達するまでの時間（t^∞）

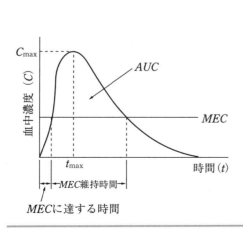
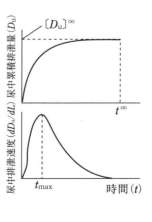

図 6.83 ◆ バイオアベイラビリティの指標

また薬物吸収速度に関するバイオアベイラビリティを求めるには，血中薬物濃度-時間曲線に薬動学的モデルを当てはめて，吸収速度定数 k_a を求めてもよいが，実際にはより簡便な方法として C_{max} や t_{max} を測定する．2 種以上の医薬品製剤の比較に際し，t_{max} は製剤からの薬物の吸収速度の大きさの大よその目安になる．すなわち，吸収速度が大であれば，それに応じて t_{max} は小さくなる．t_{max} の単位としては時間単位（hr, min など）が用いられる．薬動学的薬物とは，薬理効果と血漿中薬物濃度との間で相関関係が存在する薬物のことである．したがって，C_{max} は薬物が治療効果を発揮するのに十分な程度吸収されたかどうかを示す指標になりうるし，毒性発現の濃度に達しているかどうかの危険性の警告にもなりうる．C_{max} の単位としては濃度単位（μg/mL，ng/mL など）が用いられる．

6.7.3 相対的および絶対的バイオアベイラビリティ

ただ単にバイオアベイラビリティというと，通常 EBA（extent of bioavailability）をさすことが多い．そこでこの EBA は次に述べる相対的バイオアベイラビリティ relative bioavailability と絶対的バイオアベイラビリティ absolute bioavailability に分類される．

製剤 A の相対的バイオアベイラビリティは式（6.375）で表される．

$$\text{相対的バイオアベイラビリティ} = \frac{[AUC]_A/D_A}{[AUC]_B/D_B} \tag{6.375}$$

ここで $[AUC]_B$, D_B は基準となる製剤 B の血中濃度-時間曲線下の面積ならびにその投与量である．

総尿中薬物累積排泄量（$[D_u]^\infty$）を測定できれば相対的バイオアベイラビリティは式（6.376）で求められる．

$$\text{相対的バイオアベイラビリティ} = \frac{[D_u]_A^\infty/D_A}{[D_u]_B^\infty/D_B} \tag{6.376}$$

基準製剤を静注にすると，絶対的バイオアベイラビリティが求められる．

$$\text{絶対的バイオアベイラビリティ} = \frac{[AUC]_A/D_A}{[AUC]_{iv}/D_{iv}} \tag{6.377}$$

ここで $[AUC]_{iv}$, D_{iv} はそれぞれ薬物静注時の AUC とその投与量である．絶対的と呼ぶ理由は基準となる剤形が静脈内注射であり，その利用率が 100% であるとみなされるからである．

薬物投与後の AUC は式（6.378）で表される．

$$[AUC] = \frac{FD}{CL_{tot}} \tag{6.378}$$

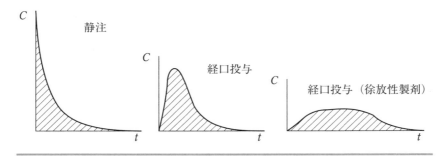

図 6.84 ◆ 投与方法と AUC

投与経路や血中濃度-時間曲線のパターンが異なっても AUC が等しければ，体内に取り込まれた薬物量は等しい．

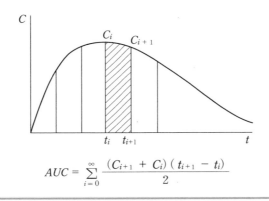

$$AUC = \sum_{i=0}^{\infty} \frac{(C_{i+1} + C_i)(t_{i+1} - t_i)}{2}$$

図 6.85 ◆ 台形公式による AUC の求め方

AUC は血中濃度-時間曲線をいくつかの小さな台形に区分けして計算する．
台形の面積＝$\frac{1}{2}$×（長辺＋短辺）×高さ

ここで CL_{tot} は全身クリアランス，D は薬物投与量である．式（6.378）の F は吸収率で，これが絶対的バイオアベイラビリティに他ならない．

　AUC は薬物の量的バイオアベイラビリティの測定値といえるが，体循環に到達した，全活性薬物量に対応した値と考えられる（図 6.84）．AUC は数値積分や，図 6.85 に示すように台形公式を用いて算出するが，単位としては濃度・時間（μg/mL・hr）が用いられる．一般に AUC は投与量に比例して増減するといわれている．例えば 1 回投与量を 250 mg から 1000 mg へ増量すれば，AUC は 4 倍になる．しかし，いくつかの薬物ではそうならない場合がある．模式的には図 6.86（c）に示すような場合である．すなわち，薬物の投与量の増加に伴い，消失過程の 1 つが飽和されてしまう場合である．消失過程は代謝と排泄の両過程を含むが，中でも薬物代謝は酵素反応依存性の過程であり，サリチル酸やフェニトインでは繰り返し投与の結果，酵素反応過

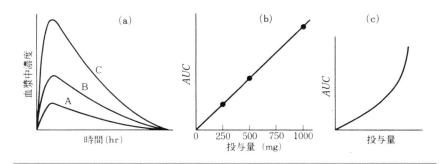

図 6.86 ◆ 消失過程が飽和過程である場合の AUC と投与量との間の関係
（飽和過程がない場合の図は (a), (b) で示される）

程の1つが飽和されてしまうと消失半減期は非常に長くなる傾向を示す.

式 (6.375) ～ (6.378) に示す関係式は，薬物投与量と AUC が比例関係にあるとき，すなわち線形モデルに従うときにのみ成り立つ式である．したがって薬物代謝やタンパク結合，吸収過程などに飽和が認められるときは，その線形性を確認しておかねばならない．

6.7.4 バイオアベイラビリティに影響する因子

バイオアベイラビリティは剤形やそれを構成する主薬や賦形薬の物理化学的性質などの製剤側因子と，薬物を受け入れる生体側の因子の双方に影響される．図 6.87 にこれらの因子をまとめて示すが，新規薬物では生体側，製剤側両因子ともに重要である．また既存の薬物に対する新剤

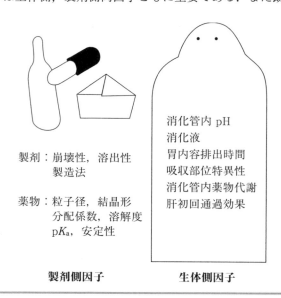

図 6.87 ◆ バイオアベイラビリティに影響する因子

形開発などでは，もっぱら製剤側因子に注目して種々の工夫がなされる．

6.7.5 バイオアベイラビリティとバイオエクイバレンス

重篤な病気の治療に用いられ，用量を特に慎重に調節する必要のある薬物では，バイオアベイラビリティの変動が非常に危険な副作用を招くことになりかねない．このような薬物では，その製剤のバイオエクイバレンス bioequivalence すなわち生物学的同等性が重要になってくる．

バイオエクイバレンスとは2種の製剤間において，バイオアベイラビリティが同等であることを意味している．バイオアベイラビリティの測定が特に厳密に求められている薬物を表6.22に示す．このような薬物では，製剤間の生物学的非同等性が危険な副作用をひき起こす可能性が考えられる．

表6.22 ◆ バイオアベイラビリティが問題となる薬物

アミノフィリン	p-アミノサリチル酸
アスピリン	プレドニゾロン
ビスヒドロキシクマリン	プレドニゾン
ジゴキシン	キニジン
ジフェニルヒダントイン	ワルファリン

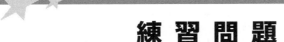

練習問題

正誤問題

バイオアベイラビリティに関する記述について，その正誤を答えよ．

1. 徐放性製剤において，薬物の種類および含量が等しく，50％薬物溶出時間が同じであれば，生物学的同等性は必ず成立する．（　　）(83)
2. 相対的バイオアベイラビリティは，標準製剤経口投与後の血中濃度時間曲線下面積（AUC）に対する試験製剤経口投与後のAUCの比率から求められる．（　　）(83)
3. 既存の製剤の剤形，投与部位，製造方法等を変更する場合，生物学的同等性の試験を行う必要はない．（　　）(83)
4. 生物学的同等性試験では標準製剤と試験製剤間の最高血中濃度（C_{max}）およびAUCの比較が必要である．（　　）(83)
5. 肝代謝が唯一の消失経路である薬物の肝抽出率が60％であるとき，この薬物を経口投与したときのバイオアベイラビリティは40％以下である．（　　）(85)
6. 相対的バイオアベイラビリティは，ある薬剤を経口投与したときの血中濃度時間曲線下面積（AUC）と静脈内投与したときのAUCの比率から求める．（　　）(85)
7. 難溶性医薬品の結晶の粒子径が大きいほど，胃内容物排出速度が大きくなりバイオアベイラビリティは高くなる．（　　）(85)
8. 直腸下部の血管は門脈を経ずに全身循環につながっているので，坐剤として投与された薬物は肝初回通過効果を回避することができる．（　　）(85)
9. 徐放性製剤は，同一の主薬を含む通常製剤と比べてバイオアベイラビリティが低下することがある．（　　）(87)
10. 同一の主薬を含む2つの製剤の速度的バイオアベイラビリティが同等なとき，量的バイオアベイラビリティの値は，生物学的同等性の判定に用いない．（　　）(87)
11. 消化管での溶解性が低い結晶性薬物について，バイオアベイラビリティを改善するための方法として，非晶質化や微粉化がある．（　　）(87)
12. 肝代謝が唯一の消失経路である薬物については，投与量に対する消化管粘膜を透過した割合をF_a，肝抽出率をE_hとすれば，この薬物のバイオアベイラビリティは$F_a \cdot (1 - E_h)$で表される．（　　）(87)
13. 薬物のバイオアベイラビリティは，食事の量や組成によって影響されることはない．（　　）(89)
14. 肝代謝のみで消失し，肝抽出率が大きな薬物のバイオアベイラビリティは，肝固有クリアランスが増大すると小さくなる．（　　）(89)

15. 2つの製剤間でバイオアベイラビリティが量的，速度的に同等であれば，生物学的に同等な製剤といえる．（　）(89)
16. 難溶性薬物のバイオアベイラビリティは，結晶の粒子径を増大させると大きくなる．（　）(89)

CBT問題・必須問題

問1 バイオアベイラビリティに関する記述のうち，正しいのはどれか．1つ選べ．
1. バイオアベイラビリティは投与された薬物が体内から除去される目安である．
2. 量的バイオアベイラビリティは AUC を比較することで求められる．
3. バイオアベイラビリティには体循環系へ到達する「量」と「割合」の2通りがある．
4. 2種の製剤間において量的バイオアベイラビリティが等しければ，生物学的に同等である．
5. 初回通過効果はバイオアベイラビリティを増加させる．

理論問題

問1 次に示す測定値のうち，薬剤の量的バイオアベイラビリティの指標として使用されるものはどれか．2つ選べ．ただし，量的バイオアベイラビリティ＝投与後循環血流中に出現する薬物量の投与量に対する比である．
1. 1回投与後無限時間までの血中濃度-時間曲線下面積（AUC）
2. 一定投与量，一定投与間隔のくりかえし投与により，血中濃度推移が定常状態となったときの投与間隔血中濃度-曲線下面積
3. 1回投与後の最高血中濃度到達時間と最高血中濃度値
4. 1回投与後の尿中薬物及びその代謝物の総排泄量

(60回改)

問2 ある薬物 400 mg を静脈内に投与し，尿中に排泄される未変化体を完全に回収したところ投与量の80％であった．同じ人に同じ量を筋肉内投与した場合，尿中の未変化体の回収量は 240 mg であった．絶対的な生物学的利用率（absolute bioavailability）はどれか．1つ選べ．ただし，絶対的な生物学的利用率とは静脈内投与の場合の尿中の未変化体の全回収量を基準とし，他の投与経路による場合の尿中の未変化体の全回収量の割合（％）で示される．
　　1. 48%　　2. 60%　　3. 75%　　4. 80%　　5. 90%

(62回改)

問3 次の図は初回通過効果を説明するための概念図である．ただし，F_a：消化管粘膜を透過した割合，F_g：消化管壁における代謝をまぬがれた割合，F_h：肝臓における代謝をまぬがれた割合である．

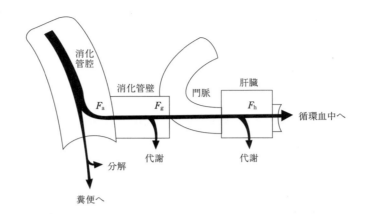

次の記述のうち誤っているのはどれか．1つ選べ．

1. 生物学的利用能 bioavailabiliy，F は $F_a + F_g + F_h$ で表される．
2. 肝血流量を Q_h とすれば，肝クリアランス CL_h は $Q_h(1 - F_h)$ で表される．
3. 肝抽出比 E_h は $1 - F_h$ で表される
4. 投与量を D とすれば，消化管から吸収される薬物量は $D \cdot F_a$ で表される．
5. 消化管から吸収されたが，循環血へ入る前に代謝された量は $D \cdot F_a (1 - F_g \cdot F_h)$ で表される．

(74回)

問4　図は薬物 A 及び B を固形医薬品として経口投与したときの未溶解の固体薬物量（Ⅰ），消化管内で溶解状態にある薬物量（Ⅱ），及び吸収された薬物量（Ⅲ）をそれぞれ投与量に対する比（％）として表し，時間経過を示したものである．次の記述のうち，正しいのはどれか．2つ選べ．

1. A 及び B の吸収率はほぼ同じである．
2. A よりも B において，バイオアベイラビリティと溶出速度との相関性は高いと考えられる．
3. A よりも B の方が消化管内における溶解速度が大きい．
4. B の吸収における律速段階は，消化管膜透過過程であると考えられる．

6. 薬動学による薬物動態の解析

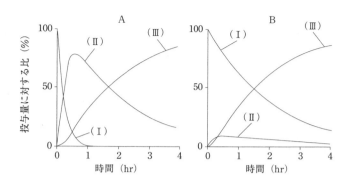

(81回改)

問5 次の図は，ヒトにアミトリプチリン塩酸塩の50 mg経口投与後及び25 mg筋肉内投与後の血漿中のアミトリプチリン濃度及びその活性代謝物ノルトリプチリン濃度の時間推移を示している．次の記述のうち正しいのはどれか．1つ選べ．

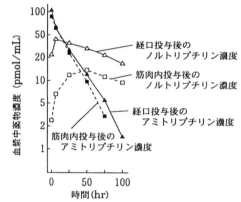

1. アミトリプチリン塩酸塩の経口投与後の量的バイオアベイラビリティは，筋肉内投与後の量的バイオアベイラビリティとほぼ等しい．
2. アミトリプチリン塩酸塩の経口投与では，肝または消化管における初回通過効果の関与が考えられる．
3. アミトリプチリン塩酸塩を経口投与したときも筋肉内投与したときも，アミトリプチリン血漿中濃度と薬理効果の関係は同じである．
4. ノルトリプチリンの全身クリアランスは，アミトリプチリン塩酸塩の投与部位の影響を受けて変化している．
5. 血漿中のノルトリプチリン濃度から考えると，アミトリプチリン塩酸塩の経口投与後の量的バイオアベイラビリティは筋肉内投与後の量的バイオアベイラビリティより大きい．

(88回)

問6 同一薬物を異なる剤形で投与したところ，下記の表の測定値が得られた．この薬物に関す

る記述のうち，正しいのはどれか．**2つ**選べ．ただし，この薬物は肝臓でのみ代謝され，代謝物は消化管から吸収されない．また，未変化体と代謝物はいずれも腎臓から排泄される．

剤　形	注射剤	錠剤A	錠剤B
投与経路	静脈注射	経口投与	経口投与
投与量（mg）	100	250	250
血中濃度時間曲線下面積（min・μg/mL）	200	400	300
尿中未変化体総排泄量（mg）	40	80	60
尿中代謝物総排泄量（未変化体換算）（mg）	60	170	128

1. 錠剤Aの絶対的バイオアベイラビリティは，80％である．
2. 錠剤Aに対する錠剤Bの相対的バイオアベイラビリティは，75％である．
3. この薬物の腎クリアランスは，40 mL/min である．
4. 錠剤Aを経口投与後の消化管壁の透過率は，80％である．

(90回)

問7　薬物Aの体内動態は線形1-コンパートメントモデルに従い，血中消失半減期は7時間，分布容積は20 L である．この薬物10 mg を5時間ごとに繰り返し経口投与したところ，定常状態における平均血中濃度は0.8 μg/mL となった．薬物Aの経口投与後のバイオアベイラビリティとして，最も近い値はどれか．1つ選べ．ただし，ln 2 = 0.693 とする．

1. 0.1　　2. 0.2　　3. 0.4　　4. 0.6　　5. 0.8

(99回)

Chapter 7 薬物相互作用

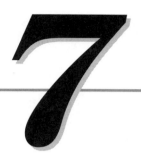

到達目標

1. 薬物の吸収過程における相互作用について例を挙げ，説明できる．
2. 薬物の分布過程における相互作用について例を挙げ，説明できる．
3. 薬物代謝酵素の阻害および誘導のメカニズムと，それらに関連して起こる相互作用について，例を挙げ，説明できる．
4. 薬物の排泄過程における相互作用について例を挙げ，説明できる．
5. 薬理作用に由来する代表的な薬物相互作用を列挙し，その機序を説明できる．

キーワード

薬物動態学的相互作用／薬力学的相互作用／トランスポーター／薬物代謝酵素／血漿タンパク質／組織タンパク質／pH／吸着・結合／複合体形成／消化管運動／受容体／食事／嗜好品／健康食品／臨床検査値

薬（A）と薬（B）の飲み合わせによって薬物Aの効果が薬物Bにより増強されたり，減弱されたりする現象を「薬物相互作用」という．医療の現場では単一の薬剤が投与されることはまれであり，数種類の薬剤が処方される．また，合併症や他科受診による薬の併用は，時に思いもよらない薬理作用の変化や副作用あるいは毒性が発生することがある．また，患者がセルフケアにより大衆薬 over the counter drugs（OTC薬）を服用していたときには，処方薬との間で予想し得ない相互作用も生まれる可能性がある．コンビニエンスストアなどで容易にOTC薬が購入できる昨今，薬剤師による厳重な服薬指導や医師への情報のフィードバックが必要になる．一方，相互作用の発現は薬同士の飲み合わせだけで起こるとは限らない．薬と食事や嗜好品の体内での出会いは不測の事態を引き起こすことがある．また，現在，欧米の予防医学を反映してか健康に対するセルフケア指向とそれに伴う健康食品への関心が高まっている．その結果，薬物治療を受けている患者がサプリメントを利用するケースが多くなっており，思わぬ副作用に出くわす．そこで，医薬品との相互作用に関する薬剤師への相談が年々増加しており，薬物の相互作用に関する情報収集とその構築は薬剤師の大きな使命の1つとなっている．このような状況の中で，2013年1月に厚生労働科学特別研究事業「医薬品開発における薬物相互作用の検討方法等に関する新ガイダンス作成のための研究」班が設置され，産官学が協力し，改定のための検討が開始された．改定作業では，特に薬物トランスポーターや薬物代謝酵素に関する最新の科学的知見および薬物相互作用の検討におけるモデリングやシミュレーションの活用に関する知見を反映させた「医薬品開発と適正な情報提供のための薬物相互作用ガイドライン」が最終案としてまとめられた．

本章では，薬物相互作用を引き起こす生体側因子を機能別に分類し，薬物相互作用の発現原因を解説する．なお，表には臨床で特に重要と思われる相互作用を記載した．

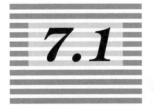 薬物相互作用の分類

薬物相互作用は，大きく2つに大別される（図7.1）．1つは，トランスポーターや薬物代謝酵素あるいは血漿・組織タンパク質における相互作用が要因となり，薬物の動態（吸収，分布，代謝，排泄）が変動する薬物動態学的相互作用である．他方は，受容体における相互作用に基づく原因で薬理作用が変動する薬力学的相互作用である．したがって，薬物動態学的相互作用では，薬物の血中濃度を測定することでその発現をある程度予測することが可能である．しかし，薬力学的相互作用は，用いられるお互いの薬の作用機序からその相互作用をある程度防ぐことができるが，作用部位での変化を予測することが困難な場合が多い．

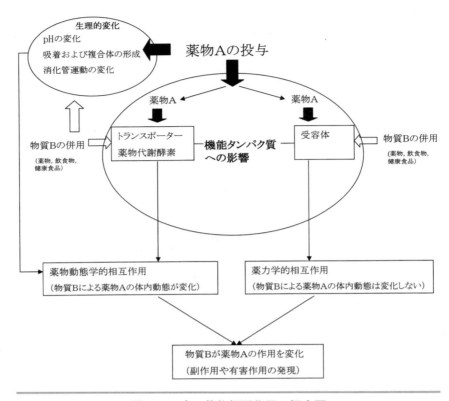

図 7.1 ◆ 薬物相互作用の概念図

　薬物のトランスポーター，代謝酵素や受容体は機能タンパク質と呼ばれ，薬物相互作用を引き起こす主たる生体側因子となる．ヒトゲノムの塩基配列が解読された現在，これらのタンパク質が関係する遺伝子の同定と機能解析が急ピッチで進められている．その結果，これまで相互作用のメカニズムがわからなかったものが遺伝子レベルで解明されつつある．また，一塩基多型（SNPs）の研究が世界規模で展開され，オーダーメイド医療が現実化されようとしている．このような中，薬物相互作用が遺伝子多型でどのように影響を受けるのか，解決される日も近いであろう．

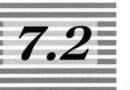

7.2 薬物動態学的相互作用

7.2.1 吸収過程における薬物相互作用

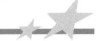

A トランスポーターが関与する薬物相互作用

薬物の消化管からの吸収過程における相互作用は，トランスポーター上での競合により生じる．すなわち，併用された物質Bが薬物Aと互いに同じトランスポーターを奪い合ったり，またはトランスポーターの発現を誘導することによって，薬物動態が変動することがある（表7.1）．

セファドロキシルやセファレキシンなどの経口用 β-ラクタム系抗菌薬は小腸上皮細胞刷子縁膜に存在するペプチドトランスポーター（PEPT1）によって消化管から吸収される．したがって，セファドロキシルにセファレキシンが併用された場合，両薬物による PEPT1 の奪い合い（競合）によりセファドロキシルの吸収速度が低下し，最高血中濃度の低下を引き起こす．

降圧薬 α-メチルドパ，パーキンソン病治療薬レボドパ，筋弛緩薬バクロフェン，抗てんかん薬ガバペンチンは，いずれもアミノ酸様構造を有し，小腸粘膜からアミノ酸トランスポーターを介して吸収される．したがって，これら薬物を高タンパク食摂取後に服用すると，生成される多量のアミノ酸とトランスポーターを競合することにより，薬物の消化管吸収が抑えられ，血中濃度が低下する．

代謝を受けないフェキソフェナジンは OATP1 の基質である（P-糖タンパク質の基質でもある）．その消化管吸収は，グレープフルーツジュース，オレンジジュースやリンゴジュースによって著しく阻害され，これらジュースに含まれるフラボノイドが小腸粘膜中の OATP1 を阻害することがわかった（図 7.2）．

また，消化管上皮細胞には排出に関与する P-糖タンパク質（MDR1）が存在し，このトランスポーターの競合と誘導による相互作用が引き起こされ，薬物の体内動態に変化が生じる．

P-糖タンパク質の基質であるタリノロールの消化管吸収はエリスロマイシン（同じ P-糖タンパク質の基質であるが，阻害薬となる）の経口投与により著しく促進され，血中濃度は増加する．また，ジゴキシンの消化管吸収はタリノロールの経口投与により促進された．これらの現象はともに，消化管粘膜上皮細胞における P-糖タンパク質の基質となるもの同士の分泌過程での競合

表7.1 ◆ トランスポーターが関与する薬物相互作用

トランスポーターの種類	過程	薬物（A）	物質（B） （薬物，飲食物，健康食品）	Aの体内動態変化
ペプチドトランスポーター（PEPT1）	消化管吸収	セファドロキシル （β-ラクタム系抗菌薬）	セファレキシン （β-ラクタム系抗菌薬）	血中濃度低下
アミノ酸トランスポーター	消化管吸収	α-メチルドパ，レボドパ （パーキンソン病治療薬） バクロフェン （筋弛緩薬） ガバペンチン	高タンパク食	血中濃度低下
	分布	レボドパ	高タンパク食	脳内濃度低下
有機アニオントランスポーター（OATs）	腎排泄	メトトレキサート， （抗悪性腫瘍薬，抗リウマチ薬） フロセミド （降圧薬，利尿薬）	プロベネシド （痛風・高尿酸血症治療薬）	血中濃度上昇
		メトトレキサート	サリチル酸，NSAIDs	血中濃度上昇
		ペニシリン，セファロスポリン （抗菌薬）	プロベネシド	血中濃度持続
		インドメタシン	プロベネシド	血中濃度上昇
		パニペネム （カルバペネム系抗菌薬）	カルベニン® *1	血中濃度変化なし（近位尿細管蓄積抑制）
（OATP1） OATPs	消化管吸収	フェキソフェナジン （抗アレルギー薬）	グレープフルーツジュース，オレンジジュース，リンゴジュース	血中濃度低下
	肝取込み	スタチン （HMG-CoA還元酵素阻害薬）	シクロスポリンA リファンピシン	5〜10倍 AUC上昇
有機カチオントランスポーター（MATEs）	腎排泄	フェキソフェナジン メトホルミン （糖尿病治療薬）	シメチジン （H₂受容体拮抗薬）	腎クリアランス低下
P-糖タンパク質（MDR1）	消化管吸収	ジゴキシン， （心不全治療薬） タリノロール	リファンピシン （抗結核薬）	血中濃度低下
		タリノロール	エリスロマイシン （14員環マクロライド系抗菌薬）	血中濃度上昇

表 7.1 ◆ つづき

トランスポーターの種類	過程	薬物（A）	物質（B） （薬物，飲食物，健康食品）	Aの体内動態変化
P-糖タンパク質 （MDR1）	消化管吸収	ジゴキシン	タリノロール	血中濃度増加
		ジゴキシン アミトリプチリン, ノルトリプチリン （三環系抗うつ薬）	セントジョーンズワート （西洋オトギリソウ）	血中濃度低下
	分布	ビンクリスチン, エトポシド （抗悪性腫瘍薬）	シクロスポリン （免疫抑制薬）	脳内濃度上昇
		ロペラミド （腸管運動抑制薬）	キニジン （抗不整脈薬）	中枢移行増加
	腎排泄	ジゴキシン	キニジン ベラパミル 　（狭心症治療薬） ジルチアゼム 　（カルシウム拮抗薬） クラリスロマイシン 　（14員環マクロライド系抗菌薬） イトラコナゾール 　（アゾール系抗真菌薬）	血中濃度上昇
		タクロリムス （免疫抑制薬）	ジルチアゼム	血中濃度上昇[*2]

[*1] カルベニン®：パニペネムとベタミプロンの1：1の配合剤．
[*2] CYP3A4 との薬物相互作用（表7.6）参照．

によるもので，相互の吸収増大の作用が見られる良い例である．

　一方，P-糖タンパク質の発現量は抗結核薬であるリファンピシンによって3.5倍誘導される．それに伴いP-糖タンパク質の基質であるジゴキシンの消化管吸収は抑制され，血中濃度が低下する（図7.3）．しかし，ジゴキシンの静脈内投与では血中濃度にほとんど変化は認められない．この現象はP-糖タンパク質の消化管吸収過程での相互作用の重要性を反映したものである．さらに，ヨーロッパでは薬草として伝統的に用いられてきたセントジョーンズワートは，日本では健康食品として市販されているが，セントジョーンズワートは小腸のP-糖タンパク質の発現を誘導することが知られており，ジゴキシン（図7.4），アミトリプチリンやノルトリプチリン（図7.5）などP-糖タンパク質を基質とする薬物の服用には十分気をつけなければならない（薬物代謝酵素の章参照）．

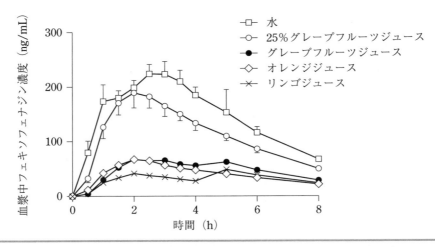

図7.2 ◆ 飲物（果物ジュース）が関与する薬物相互作用：トランスポーターへの影響

フェキソフェナジン（120 mg）を果物ジュース（300 mL）と一緒に服用．さらに，30，60，90，120，150，180分後に150 mLの果物ジュースを摂取．

（G. K. Dresser, *et al.*（2002）*Clin. Pharmacol. Ther.* **71**, 11）

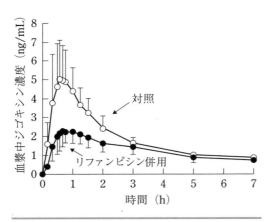

図7.3 ◆ ジゴキシンの体内動態に及ぼすリファンピシンの影響：トランスポーターへの関与

リファンピシン（600 mg，前投与）
ジゴキシン（1 mg，経口投与）

（B. Greiner, *et al.*（1999）*J. Clin. Invest.* **104**, 147）

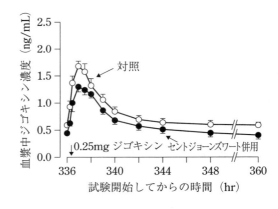

図7.4 ◆ 健康食品（セントジョーンズワート）が関与する薬物相互作用：トランスポーターへの影響

セントジョーンズワート（900 mg，10日間摂取）
ジゴキシン（0.25 mg，経口投与）

（A. Johne, *et al.*（1999）*Clin. Pharmacol. Ther.* **66**, 338）

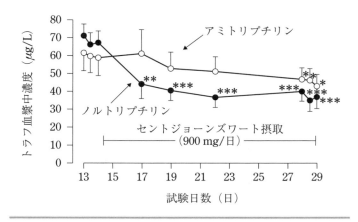

図 7.5 ◆ 健康食品（セントジョーンズワート）が関与する薬物相互作用：トランスポーターへの影響
* $p < 0.05$, ** $p < 0.01$, *** $p < 0.005$ で有意差あり
(A. Johne, et al. (2002) *J. Clin. Psychopharmacol.* **22**, 46)

B　pHの変化が関与する薬物相互作用

　消化管からの吸収は併用物質による管腔内pHの変化によって影響を受ける（表7.2）．
　制酸剤，H_2受容体拮抗薬やプロトンポンプ阻害剤は消化管内pHを上昇させるため，弱酸性薬物の消化管からの吸収率は抑制され，逆に弱塩基性薬物は分子形の割合が増大するため吸収がされやすくなる．
　併用物質Bが胃内pHを変化させた結果，薬物Aの製剤の崩壊性とその溶解性が低下し，薬物Aの消化管吸収が低下する．例えば，エノキサシン錠にH_2受容体拮抗薬であるラニチジンを併用すると，胃内pHの上昇により，胃内における錠剤の崩壊性とエノキサシンの溶解度が減少し，消化管吸収が低下する．同様に，抗真菌薬であるケトコナゾールやイトラコナゾールの錠剤もH_2受容体拮抗薬であるシメチジンやファモチジンの併用投与によって，そのバイオアベイラビリティが著しく減少する．また，炭酸水素ナトリウムにより胃内pHが上昇すると，テトラサイクリンの吸収は低下する．これは，pHの上昇によるテトラサイクリンの溶解性が低下し，吸収されないまま糞便中に排泄されるためである．

表 7.2 ◆ pHの変化が関与する薬物相互作用（吸収と排泄過程）

pH	過程	薬物（A）	物質（B） （薬物，飲食物，健康食品）	BによるpHの変化	Aの体内動態変化
消化管内	消化管吸収	弱酸性薬物	金属イオン性制酸薬 （NaHCO₃, Al(OH)₃, MgO, CaCO₃） H₂受容体拮抗薬 （シメチジン，ラニチジン，ファモチジン） プロトンポンプインヒビター （オメプラゾール，ランソプラゾール）	アルカリ性に傾く	血中濃度低下
		弱塩基性薬物	同上	アルカリ性に傾く	血中濃度上昇
		弱酸性薬物	クエン酸，リン酸 希塩酸，アスコルビン酸	酸性に傾く	血中濃度上昇
		弱塩基性薬物	同上	酸性に傾く	血中濃度低下
尿	腎排泄 （再吸収）	弱酸性薬物	制酸剤 （炭酸水素ナトリウム，炭酸カルシウム） 炭酸脱水素酵素阻害薬 （アセタゾラミド） サイアザイド系利尿薬 クエン酸Na，K	アルカリ性に傾く	血中濃度低下
		弱塩基性薬物	同上	アルカリ性に傾く	血中濃度上昇
		弱酸性薬物	塩化アンモニウム，アスコルビン酸 サリチル酸，アスピリン メチオニン，アルギニン塩酸塩	酸性に傾く	血中濃度上昇
		弱塩基性薬物	同上	酸性に傾く	血中濃度低下

C 薬物の吸着および複合体形成が関与する薬物相互作用

　表7.3に示すように，高脂血症治療薬である陰イオン交換樹脂製剤（コレチラミンやコレスチミド）は，コレステロールを吸着し，その消化管吸収を抑制する．また，脂質の消化管吸収を助ける胆汁酸を吸着して，胆汁酸の糞中への排泄を促進する．さらに，コレスチラミンやコレスチミドはプラバスタチンナトリウム（HMG-CoA還元酵素阻害薬，陰イオン性薬物）をはじめ

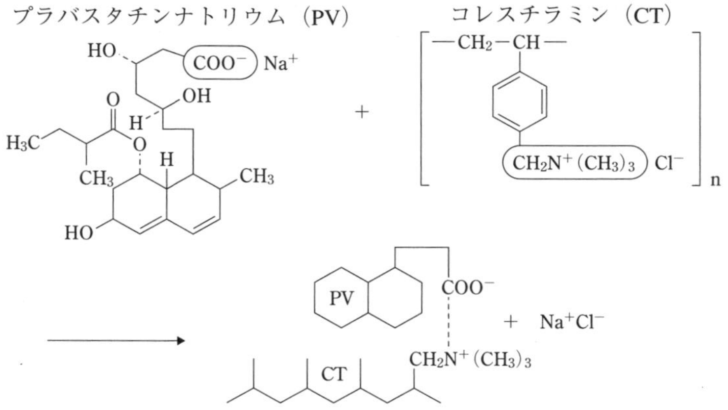

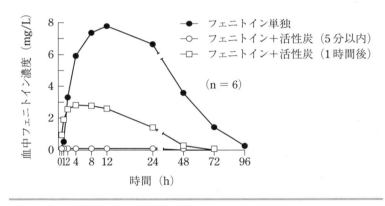

図 7.6 ◆ 吸着が関与する薬物相互作用
コレスチラミンによるプラバスタチンナトリウム吸着の模式図
（我妻恭行編（2001）よくわかる薬物相互作用，p.34，廣川書店）

図 7.7 ◆ 吸着が関与する薬物相互作用
健常者にフェニトイン 500 mg を経口投与し，活性炭（50 g）を併用
（P. J. Neuvonen, et al.（1978）*Eur. J. Clin. Pharmacol.* **13**, 213）

（図7.6），ジギタリスやジゴキシンなどのジギタリス製剤，フェニルブタゾン，ワルファリン，テトラサイクリンなど多くの薬物を吸着し，これらの吸収も阻害する．

活性炭製剤もまた，フェノバルビタール，フェニトイン，ジゴキシンやアスピリンなど経口薬全般を吸着するため，他の薬剤との同時併用は避けたほうがよい（図7.7）．しかし，この吸着作用を利用し，薬用炭は消化管内の毒物や多量の薬物による中毒症の解毒に用いられる．

一方，ニューキノロン系抗菌薬やテトラサイクリン系抗菌薬は Al^{3+}，Mg^{2+}，Ca^{2+} を含む制酸剤または鉄剤と併用すると，これら金属カチオンと不溶性のキレートを形成し，消化管吸収が抑制され，バイオアベイラビリティが低下する．また，牛乳など多価金属陽イオンを多量に含む飲

表 7.3 ◆ 薬物の吸着，結合および複合体形成が関与する薬物相互作用

過程	薬物（A）	物質（B） （薬物，飲食物，健康食品）	Bとの反応	Aの体内動態変化
消化管吸収	コレステロール 胆汁酸 プラバスタチンナトリウム フェニルブタゾン ワルファリン テトラサイクリン ジギタリス製剤 　（ジギトキシン，ジゴキシン）	陰イオン交換樹脂 （コレスチラミン， コレスチミド）	吸着	血中濃度低下
	経口製剤	活性炭製剤	吸着	血中濃度低下
	ニューキノロン系抗菌薬 （エノキサシン， 　ノルフロキサシン， 　シプロキサシン） テトラサイクリン系抗菌薬 （テトラサイクリン， 　ドキシサイクリン， 　ミノサイクリン）	金属カチオン含有製剤 牛乳などの乳製品	不溶性キレートの形成	血中濃度低下

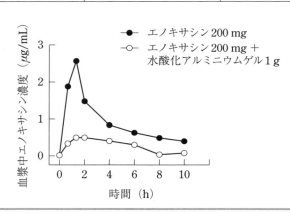

図 7.8 ◆ 複合体形成が関与する薬物相互作用
制酸剤併用によるニューキノロン系抗菌薬の血漿中濃度に対する影響
（K. Shiba, et al.（1988）薬物動態 **3**, 717）

食物との併用においても同様に，不溶性キレートの形成による消化管からの吸収抑制が認められる．したがって，これらの相互作用を避けるためには，同時の服用や摂取を避けなければならない．少なくとも2から3時間以上の間隔をあけることが必要となる（図7.8）．

D 消化管運動の変化が関与する薬物相互作用

物質（B）の併用による消化管運動（胃内容物排出速度や小腸通過時間）の変化は薬物Aの消化管吸収に影響を及ぼす（表7.4）．

解熱鎮痛薬であるアセトアミノフェンは小腸から速やかに吸収されるが，胃腸機能調整薬のメトクロプラミドを併用により胃内容排泄時間が短縮して吸収速度が増加し，アセトアミノフェンの初期血漿中濃度が増加する（図7.9）．また，免疫抑制薬シクロスポリンやアルコールの消化管吸収もメトクロプラミドの投与により促進される．一方，リボフラビンやジゴキシンの場合，輸送担体が小腸上部に局在しているので，メトクロプラミドの併用はこれら薬物を胃から十二指腸に急速に移行させるため，輸送機構が飽和され，一部分しか吸収されず，かえって総吸収量が減少する．

これに対し，抗コリン薬，抗ヒスタミン薬，三環系抗うつ薬，フェノチアジン系薬物や麻薬性鎮痛薬は消化管運動を抑制するため，これら薬物の併用による薬物Aの体内動態は先の記述と逆の動きをとる．したがって，プロパンテリンの投与により，胃内容排泄時間が遅延して，吸収速度が減少し，アセトアミノフェンの初期血漿中濃度が低下する（図7.10）．しかし，総吸収量は同じであると考えられる．ペチジンやジアセチルモルヒネ投与後ではアセトアミノフェンの吸

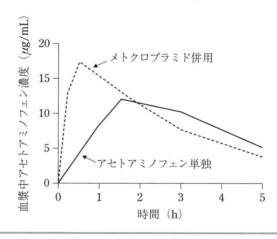

図7.9 ◆ 消化管運動の変化が関与する薬物相互作用
アセトアミノフェン単独（1.5 g を経口投与）
メトクロプラミド併用（10 mg を同時静脈内投与）
(J. Nimmo, et al. (1973) Brit. Med. J. **1**, 587)

表7.4 ◆ 消化管運動の変化が関与する薬物相互作用

	薬物（A）	物質（B） （薬物，飲食物，健康食品）	Bによる消化管運動の変化とAの体内動態
消化管運動を亢進	消化管から速やかに吸収される薬物（アセトアミノフェンなど）	コリン作動性薬物 （シサプリド） ドパミン受容体拮抗薬 （メトクロプラミド，ドンペリドン）	胃内容排泄時間の短縮により吸収速度が増大．しかし，総吸収量は変化しない．
	小腸上部に輸送担体が局在している薬物（ジゴキシン，リボフラビン）	コリンエステラーゼ阻害薬 （ジスチグミン）	十二指腸滞留時間の短縮により総吸収量が減少．しかし，吸収速度は変化なし．
	酸に不安定な薬物（レボドパ，メチルジゴキシン，ペニシリン，ベンゾジアゼピン）		胃内容排泄速度の短縮により胃内での分解が減少し，吸収速度と総吸収量が増加．
消化管運動を抑制	消化管から速やかに吸収される薬物（アセトアミノフェンなど）	抗コリン薬 （プロパンテリン，アトロピン硫酸塩，ブチルスコポラミン）	胃内容排泄時間の延長により吸収速度が遅延．しかし，総吸収量は変化しない．
	小腸上部に輸送担体が局在している薬物（ジゴキシン，リボフラビン）	アヘンアルカロイド （モルヒネ，コデイン） 抗ヒスタミン薬 （ジフェンヒドラミン）	十二指腸滞留時間の延長により総吸収量が増加．しかし，吸収速度に変化なし．
	胃酸に不安定な薬物（レボドパ，メチルジゴキシン，ペニシリン，ベンゾジアゼピン）	フェノチアジン系薬物 （クロルプロマジン） 三環系抗うつ薬 （イミプラミン）	胃内容排泄速度の延長により胃内での分解が増加し，吸収速度と総吸収量が減少．

収が顕著に阻害される．また，プロパンテリンはジゴキシンの錠剤服用後の血清中濃度を著しく増加させる．この現象はジゴキシンの水溶液服用では観察されないことから，プロパンテリンによる胃内排泄時間の延長が原因と考えられる．すなわち，プロパンテリンの併用によりジゴキシンが主吸収部位である小腸上部にゆっくりと到着し，長く滞留するので，その間にジゴキシンが完全に溶解し，吸収量が増大すると考えられる．リボフラビンの場合も同様に，プロパンテリンの併用によって吸収率が増大する．一方，レボドパ，メチルジゴキシン，ペニシリンやベンゾジアゼピンなどは胃内おいて不安定なため，プロパンテリンによる胃内排泄時間の延長は消化管からのこれら薬物の吸収を減少させる．

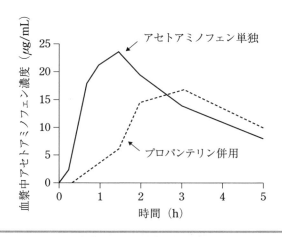

図 7.10 ◆ 消化管運動の変化が関与する薬物相互作用
アセトアミノフェン単独（1.5 g を経口投与）
プロパンテリン併用（30 mg を同時静脈内投与）
(J.A. Clements, *et al.*（1978）*Clin. Pharmacol. Ther.* **24**, 420)

7.2.2 分布過程における薬物相互作用

A トランスポーターが関与する薬物相互作用

　薬物の分布過程における相互作用もまた，トランスポーター上での競合により生じる（表7.1）．
　中性および塩基性アミノ酸の輸送系は血液脳関門でも高親和性であるため，中性アミノ酸トランスポーターで輸送されるレボドパは，高タンパク食摂取後の血中中性アミノ酸の増加により，血液脳関門での透過性が競合的に抑制され，レボドパの脳内濃度が低下することが考えられる．すなわち，レボドパ服用一定時間後突然薬効がなくなり症状が悪化する off 現象が現れる原因となる．
　また，P-糖タンパク質は薬物の分布過程においても相互作用を引き起こす要因となる．止瀉薬であるロペラミドの脳内移行性は，キニジンの併用により増加するため，キニジン併用によるロペラミドの中枢機能抑制が報告されている．抗悪性腫瘍薬のビンクリスチンあるいはエトポシドと免疫抑制薬のシクロスポリンとの併用では，シクロスポリンが P-糖タンパク質の基質となるため，抗悪性腫瘍薬の脳内移行による中枢毒性の出現が報告されている．また，第二世代抗ヒスタミン薬フェキソフェナジンも P-糖タンパク質の基質となるが，脳毛細血管内皮細胞の管腔

側細胞膜に発現するP-糖タンパク質によって中枢から血液中に汲み出される．それ故に，脳移行性が小さく，副作用として眠気が現れることが少ない．しかし，P-糖タンパク質の基質となる薬物の併用により，血液脳関門の透過性が高くなる可能性があり副作用の発現に注意が必要である．さらに，P-糖タンパク質は血液脳関門の他に，血液精巣関門や血液胎盤関門にも発現しており，基質となる薬物間の相互作用により，薬物の精子移行や胎児移行が認められ，予期し得ない毒性が現れる可能性が考えられる．

一方，スタチン（HMG-CoA還元酵素阻害薬）の肝取込みに関与するOATPファミリートランスポーターをシクロスポリンAやリファンピシンが強力に阻害し，スタチンのAUCが5～10倍に上昇するという事例が報告されている．

B 血漿・組織タンパク質が関与する薬物相互作用

薬物Aの血液から組織への移行は物質Bとの血漿タンパク結合の置換により，一過性にAの非結合形薬物濃度が増加し，過剰な薬理作用を発現することがある．血漿タンパク結合率が極めて高い薬物やAの薬物の安全域が非常に狭く中毒域に近い用量で治療が行われる場合には臨床上で，その相互作用が重要な意味をもつので注意が必要となる．

しかし，物質Bの併用によって薬物Aの非結合形が増加したとしても，肝や他の組織に再分布されそこで代謝が亢進される．また，腎からの排泄の増加も伴うため，むしろクリアランスが亢進し，半減期や持続時間が短縮される．したがって，多くの薬物では血漿タンパク結合が関与する相互作用は，臨床上それほど重要となる問題は少ない．

7.2.3 代謝過程における薬物相互作用

A CYPが関与する薬物相互作用

薬物相互作用は，薬物酸化酵素であるチトクロームP450（CYP）の関与するものが最も多い．臨床上，重要となるCYPはCYP3A4，CYP1A2，CYP2C9，CPY2C19およびCYP2D6の5種の分子種である．これらCYPは主に肝臓の実質細胞に存在するが，小腸粘膜上皮細胞にもCYP，特にCYP3A4が，肝臓の次に多量に存在する．したがって，代謝過程における薬物相互作用を考える場合には，消化管と肝臓でのCYPの阻害と誘導を考慮しなければならない．

（1）薬の代謝阻害

相互作用に関する主なCYPの阻害薬と誘導薬を表7.5に示す．代謝阻害のメカニズムは次の

ように分類される．

a. 同じ分子種による競合阻害．
b. 薬物がCYPタンパクに強く疎水結合することによる阻害．
   代表的薬物：ニューキノロン系抗菌薬（CYP1A2）やオメプラゾール（CYP2C19）．
   CYPの活性中心近傍の疎水性アミノ酸残基に強く疎水結合し，他の基質のCYPへの結合を阻害する．この酵素阻害は可逆的である．
c. 薬物がCYPのヘム鉄第6配座子に配位結合することによる阻害．
   代表的薬物：シメチジン（非特異的にすべてのCYPを阻害するが，相対的にCYP2D6とCYP3A4に対する阻害効果が大きい），アゾール系抗菌薬（非特異的にすべてのCYPを阻害するが，相対的にCYP3A4に対する阻害効果が大きい）．
   イミダゾール基あるいはトリアゾール基に含まれる窒素原子がCYPの活性中心であるヘム鉄に強く配位結合し，CYPを阻害する．この酵素阻害は可逆的である．
d. 代謝物がCYPの還元型ヘム鉄と共有結合し，解離しにくい複合体形成による阻害．
   代表的薬物：エリスロマイシンやトロレアンドマイシンなどの14員環マクロライド系抗菌薬（CYP3A4）．
   エリスロマイシンやトロレアンドマイシンがCYP3A4により脱メチル化されるとき，生じた代謝物がCYPのヘム鉄と共有結合し，ニトロソアルカン複合体を形成し，CYPを阻害する．しかし，アジスロマイシンの15員環やスピラマイシンやロキタマイシンなどの16員環マクロライド系抗菌薬にはCYPの阻害作用はない．
e. CYPのヘムのピロール環をN-アルキル化あるいはリジン残基をアシル化し，酵素を不活化することによる阻害．
   代表的薬物：エチニルエストラジオール，セコバルビタール，クロラムフェニコール．
   エチニルエストラジオールやセコバルビタールは，CYPのヘムのピロール環をN-アルキル化して破壊し，CYPを不活化する．また，クロラムフェニコールはその代謝物がCYPの活性中心にあるリジン残基をアシル化することによりCYPを不活化する．この酵素阻害は不可逆的であり，新しく酵素が生合成されるまで酵素活性は回復しない．

（2）薬の代謝誘導

　代謝誘導は，喫煙，アルコールや健康食品（セントジョーンズワート）の摂取や環境汚染物質などによって起こる．また，薬物の服用によってもCYPの誘導が起こる．フェノバルビタール，フェニトインやカルバマゼピンなどの抗てんかん薬，リファンピシンやデキサメタゾンは酵素誘導を起こす代表的な薬物である．

a. リファンピシンやデキサメタゾンは核内受容体PXR（pregnan X receptor）を通じて，主としてCYP3A4を誘導する．しかし，リファンピシンはPXRの強い誘導を引き起こすが，CYP1A2，CYP2C9とCYP2C19もまた誘導する．

表 7.5 ◆ 薬物相互作用に関与する主な CYP の阻害薬と誘導薬

CYP 分子種	阻害薬（物質）	誘導薬（物質）	薬物相互作用の例
CYP1A2	エノキサシン，トスフロキサシン，シプロフロキサシン 　（ニューキノロン系抗菌薬） フルボキサミン 　（SSRI）	多環芳香族炭化水素 タバコの煙 セントジョーンズワート 　（西洋オトギリソウ） リファンピシン[*2]	表 7.7
CYP2B6		フェノバルビタール	表 7.7
CYP2C9	スルファメトキサゾール 　（サルファ剤） イソニアジド[*1] 　（抗結核薬）	フェノバルビタール フェニトイン，カルバマゼピン 　（抗てんかん薬） リファンピシン[*2] 　（抗結核薬）	表 7.7
CYP2C19	オメプラゾール 　（プロトンポンプ阻害薬）	リファンピシン[*2]	表 7.7
CYP2D6	シメチジン[*1] 　（H$_2$ 受容体拮抗薬） キニジン，プロパフェノン 　（抗不整脈薬） プロプラノロール 　（降圧薬，抗不整脈薬）	—	表 7.7
CYP2E1	ガーリック油	アルコール イソニアジド	表 7.7
CYP3A4	イトラコナゾール，ケトコナゾール，フルコナゾール 　（アゾール系抗菌薬）[*1] シメチジン[*1] エリスロマイシン，クラリスロマイシン 　（14 員環マクロライド系抗菌薬） ジルチアゼム 　（ベンゾジアゼピン系カルシウム拮抗薬） エチニルエストラジオール 　（卵胞ホルモン薬） インジナビル，サキナビル 　（HIV プロテアーゼ阻害剤） グレープフルーツジュース 　（小腸の CYP3A4 のみ阻害）	リファンピシン[*2] セントジョーンズワート 　（西洋オトギリソウ）	表 7.6

[*1] 非特異的に他のすべての CYP も阻害．
[*2] CYP3A4 を強く誘導するが，他の CYP も誘導．

b. フェノバルビタール，フェニトインやカルバマゼピンは CAR（constitutive androstane receptor）を通じて，主として CYP2C9 を誘導する．しかし，これら薬物は CAR の強い誘導を引き起こすが，CYP3A4 もまた誘導する．なお，フェノバルビタールは CAR を介して CYP2A6 と CYP2B6 を誘導する．

c. 多環芳香族炭化水素や喫煙は細胞膜受容体（AhR）を活性化し核内へ移行させ，Arnt（Ah receptor nuclear translocator）とヘテロ二量体を形成し，XRE（xenobiotics response element）を通じて，CYP1A1，CYP1A2 などを誘導する．

d. アルコールはリファンピシンやフェノバルビタールとは異なり，CYP2E1 を安定化し，活性を増加する．

（3）CYP の阻害作用あるいは誘導作用による体内動態変化

a. 主に CYP3A4 が関与する相互作用
1）消化管での代謝が主に寄与

消化管での代謝による相互作用は，CYP3A4 によって触媒される薬物間で起こる．CYP3A4 の特に消化管での初回通過効果に大きく関与すると思われる阻害と誘導の相互作用を述べる（表 7.6）．

① 阻害作用

タクロリムスは，P-タンパク質の基質であるが，また CYP3A4 の基質にもなる．したがって，CYP3A4 の基質であるジルチアゼムの併用によってタクロリムスの代謝が競合的に阻害され，タクロリムスの血中濃度が急激に上昇する．同様なメカニズムで，経口投与されたシクロスポリンのバイオアベイラビリティはケトコナゾールやジルチアゼムにより上昇する．

また，エリスロマイシンやクラリスロマイシンの経口投与によるミダゾラムの血中濃度は，ミダゾラムの静脈内投与では僅かな増加しか認められない．しかし，ミダゾラムが経口投与された場合にはその血中濃度が顕著に増加したことから，エリスロマイシンやクラリスロマイシンによってミダゾラムの小腸での代謝が抑制されることがわかった．これはエリスロマイシンやクラリスロマイシンが肝の CYP3A4 のみならず，小腸においても CYP3A4 により代謝を受け，その代謝物と小腸の CYP3A4 と複合体を形成した結果によるものと考えられる．

さらに，飲食物の摂取による薬物相互作用も忘れてはいけない．CYP3A4 によって代謝される薬物（フェロジピンやニフェジピンなどのカルシウム拮抗薬，シクロスポリンやタクロリムスなどの免疫抑制薬，ミダゾラムやトリアゾラムなどの抗不安薬およびサキナビルなどの抗ウイルス薬）はグレープフルーツジュースとともに内服すると，これら薬物の血中濃度が増大するため，作用が増強される（図 7.11）．また，CYP3A4 により代謝されるテルフェナジンにおいてはグレープフルーツジュースとの飲用において死亡事故が起きている（2000 年 4 月にテルフェナジンは発売中止）．図に示すように，これら薬物を静脈内投与したときには，グレープフルーツジュースの飲用によって薬物血中濃度推移にほとんど見られないのに対し，経口投与した場合のみバ

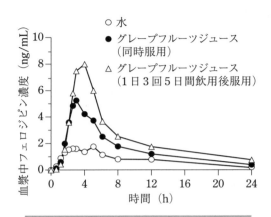

図 7.11 ◆ 飲物（グレープフルーツジュース）が関与する薬物相互作用：CYP への影響

フェロジピン（10 mg）を上記条件にて服用

(K.S. Lown, *et al.* (1997) *J. Clin. Invest.* **99**, 2545)

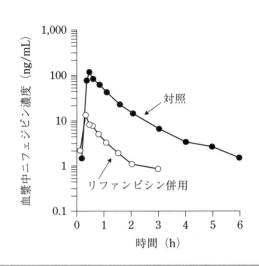

図 7.12 ◆ ニフェジピンの体内動態に及ぼすリファンピシンの影響：CYP への関与

リファンピシン（600 mg/日，7 日間前投与）
ニフェジピン（20 mg，経口投与）

(N. Holtbecker, *et al.* (1996) *Drug Metab. Disp.* **24**, 1121)

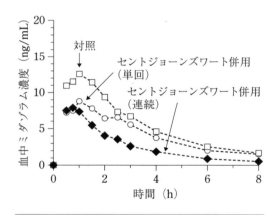

図 7.13 ◆ 健康食品（セントジョーンズワート）が関与する薬物相互作用：CYP への影響

セントジョーンズワート（900 mg，単回摂取）
セントジョーンズワート（300 mg，1 日 3 回，14 日間摂取）
ミダゾラム（5 mg，経口投与）

(Z. Wang, *et al.* (2001) *Clin. Pharmacol. Ther.* **70**, 317)

イオアベイラビリティが大きく上昇する．このことから，グレープフルーツジュースの成分（フラノクマリン類など）が小腸粘膜中のCYP3A4を阻害し，薬物代謝を低下させたものと推察される．なお，グレープフルーツジュースは肝臓のCYP3A4は阻害しないので，ここに記載した薬物を静脈内投与した場合にはグレープフルーツジュース飲用による相互作用は観察されない．一方で，P-糖タンパク質に対する抑制効果に基づくバイオアベイラビリティの上昇も知られているが，この抑制作用がグレープフルーツジュース中の何の成分かは現在不明である．また，最近ではP-糖タンパク質以外の排出トランスポーターとの相互作用も示唆されている．

② 誘導作用

リファンピシンは，前述したように，小腸に発現するP-糖タンパク質を誘導するばかりでなく，小腸におけるCYP3A4も誘導する．トリアゾラムの血中濃度は，リファンピシンの前投与により顕著な減少が認められる．しかし，この著しい減少に比べ，半減期の減少は半分程度におさまることから，この相互作用は，リファンピシンの小腸におけるCYP3A4の誘導による効果が大きいことがわかる．さらに，ニフェジピンやシクロスポリンのバイオアベイラビリティはリファンピシンの併用により，著しく減少する（図7.12）．この場合にもまた，ニフェジピンの静脈内投与後の全身クリアランスがリファンピシンの処理により変化が見られないことから，相互作用の原因は，リファンピシンによる消化管の膜透過を阻害したものではなく，腸管上皮細胞におけるCYP3A4の誘導効果による代謝促進によるものと考えられる．

健康食品であるセントジョーンズワートは，前述したように，小腸中のP-糖タンパク質を誘導するが，その成分であるhyperforinはまた腸管上皮細胞および肝のCYP3A4を誘導する．し

表7.6 ◆ 主にCYP3A4が関与する薬物相互作用の例

CYP3A4	薬物（A）	物質（B） （薬物，飲食物，健康食品）	Aの体内動態変化
消化管 ① 阻害	フェロジピン，ニフェジピン 　（カルシウム拮抗薬） シクロスポリン，タクロリムス 　（免疫抑制薬） ミダゾラム 　（麻酔薬） トリアゾラム 　（抗不安薬）	グレープフルーツジュース 　（成分：フラノクマリン誘導体）	血中濃度上昇
	ミダゾラム	エリスロマイシン， クラリスロマイシン 　（14員環マクロライド系抗菌薬）	血中濃度上昇

表 7.6 ◆ 続 き

CYP3A4	薬物（A）	物質（B） （薬物，飲食物，健康食品）	Aの体内動態変化
	タクロリムス シクロスポリン	ジルチアゼム （ベンゾジアゼピン系カルシウム拮抗薬）	血中濃度上昇 （P-糖タンパク質，表7.1参照）
	シクロスポリン ミダゾラム	ケトコナゾール， イトラコナゾール （アゾール系抗真菌薬）	血中濃度上昇
	ラベタロール （降圧薬）	シメチジン （H$_2$受容体拮抗薬）	血中濃度上昇
②誘導	シクロスポリン，ニフェジピン トリアゾラム ミダゾラム	リファンピシン （抗結核薬） セントジョーンワート （西洋オトギリソウ）	血中濃度低下 血中濃度低下
肝 ①阻害	シクロスポリン カルバマゼピン ロバスタチン	ジルチアゼム （ベンゾチアゼピン系 Ca 拮抗薬）	血中濃度上昇 （消化管での代謝も関与）
	シクロスポリン，タクロリムス， トリアゾラム，ミダゾラム， フェロジピン，アステミゾール， シンバスタチン，ロバスタチン	イトラコナゾール， ケトコナゾール， フルコナゾール， クロトリマゾール （イミダゾール骨格のアゾール系抗真菌薬）	血中濃度上昇
	シクロスポリン， トリアゾラム， ミダゾラム， カルバマゼピン	エリスロマイシン， クラリスロマイシン， トロレアンドマイシン， （14員環マクロライド系抗菌薬）	血中濃度上昇
②誘導	エチニルエストラジオール・ ノルエチステロン配合剤 エチニルエストラジオール・ レボノルゲストレル配合剤 （経口避妊薬）	リファンピシン （抗結核薬）	血中濃度低下
	シクロスポリン，タクロリムス アミトリプチリン シンバスタチン，インジナビル	セントジョーンズワート	血中濃度低下

たがって，ミダゾラムはセントジョーンズワートの摂取により消化管での代謝が促進され，血中濃度の低下が認められる（図7.13）．

2）肝での代謝
① 阻害作用

シクロスポリン，タクロリムス，トリアゾラムやミダゾラムは小腸のほか肝のCYP3A4によっても代謝される．それ故，これら薬物は同じCYP3A4の基質となるケトコナゾール，イトラコナゾール，クロトリマゾールやフルコナゾールなどイミダゾール骨格を有するアゾール系抗真菌薬との併用により代謝阻害を受ける（(1) 薬物の代謝阻害bを参照）．

これらシクロスポリン，トリアゾラムやミダゾラムの代謝はまた，CYP3A4によって触媒されるエリスロマイシン，クラリスロマイシンやトロレアンドマイシンの併用によっても阻害されるが，上述した阻害機構とは異なる機序で起こる（(1) 薬物の代謝阻害dを参照）．その他，カルバマゼピンも，マクロライド系抗菌薬との併用には十分な注意が必要である．したがって，シクロスポリンなどを投与中の患者にはなるべくCYP3A4による阻害作用のない抗菌薬を選択することが望ましい．

② 誘導作用

リファンピシンは，消化管だけでなく，肝のCYP，主にCYP3A4を誘導する（CYP2C9も誘導．後述・表7.5参照）．エチニルエストラジオールは肝のCYP3A4により水酸化を受ける．そのため，経口避妊薬（エチニルエストラジオール・ノルエチステロン配合剤，エチニルエストラジオール・レボノルゲストレル配合剤）を服用している女性にリファンピシンを併用投与すると，エチニルエストラジオールの代謝が亢進され，経口避妊薬の血中濃度が低下し，避妊に失敗する可能性がある．

セントジョーンズワートもまた，小腸のみならず肝のCYP3A4を誘導する（軽度にCYP1A2や2C9を誘導）．したがって，CYP3A4の基質となるシクロスポリン，タクロリムス，アミトリプチリン，シンバスタチンやインジナビルの代謝が促進され，治療効果が減弱する．医師や薬剤師に相談することなく患者自身の判断による健康食品の摂取は危険である．

b. 主に他のCYP分子種が関与する相互作用
① 阻害作用

CYP3A4以外の分子種が関与する相互作用では主に肝での代謝過程が重要となる（表7.7）．

テオフィリンは，肝のCYP1A2によって代謝されるため，エノキサシン，シプロフロキサシンやトスフロキサシンなどのニューキノロン系抗菌薬の併用でテオフィリンの代謝が抑制され，その血中濃度が上昇する（図7.14）．したがって，この相互作用を回避するためには，セフェム系やペニシリン系など他の抗菌薬に変更するか，あるいはロメフロキサシンやフレロキサシンなどCYPの阻害作用のないニューキノロン系抗菌薬を選択する．

ワルファリンは，肝のCYPにより酸化される（S-体は主にCYP2C9により代謝される）．サ

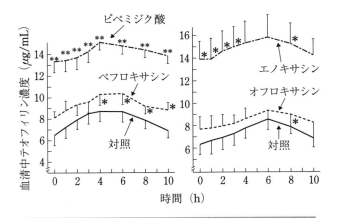

図 7.14 ◆ CYP が関与する薬物相互作用：キノロンおよびニューキノロン系抗菌薬の血清中テオフィリン濃度に及ぼす影響

テオフィリン単独治療（200 mg，1 日 2 回経口投与）
ペフロキサシン，エノキサシン，オフロキサシン併用
（200 mg，1 日 3 回，5 日間投与）
ピペミジク酸併用（500 mg，1 日 3 回，5 日間投与）
（Y. Niki, *et al.* (1987) *Chest* **92**, 663）

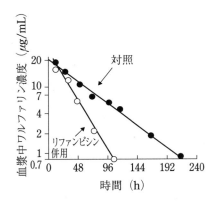

図 7.15 ◆ ワルファリンの体内動態に及ぼすリファンピシンの影響：CYP への関与

リファンピシン（600 mg/日，3 日間前投与）
ワルファリン（1.5 mg/kg，静脈内投与）
（K. Venkatesan (1992) *Clin. Pharmacokinet.* **22**, 47）

表7.7 ◆ その他 CYP 分子種が主に関与する薬物相互作用の例

CYP 分子種	薬物（A）	物質（B） （薬物，飲食物，健康食品）	Aの体内動態変化
CYP1A2 ① 阻害	テオフィリン （気管支拡張薬）	エノキサシン， シプロフロキサシン， トスフロキサシン （ニューキノロン系抗菌薬）	血中濃度上昇
	テオフィリン	ピペミド酸 （キノロン系抗菌薬）	血中濃度上昇
② 誘導	テオフィリン	セントジョーンズワート リファンピシン	血中濃度低下
	テオフィリン， プロプラノロール， フルボキサミン （SSRI）*1	喫煙	血中濃度低下
CYP2B6 誘導	シクロホスファミド （抗悪性腫瘍薬）	フェノバルビタール	活性代謝物の血中濃度上昇
CYP2C9 ① 阻害	ワルファリン （経口抗凝固薬）	スルファメトキサゾール・ トリメトプリム （サルファ剤配合抗菌薬）	血中濃度上昇
② 誘導	ワルファリン	フェノバルビタール， フェニトイン， カルバマゼピン （抗てんかん薬）	血中濃度低下
	ワルファリン トルブタミド，クロルプロパミド （糖尿病治療薬）	リファンピシン	血中濃度低下
CYP2C19 阻害	ジアゼパム （睡眠薬，抗不安薬）	オメプラゾール （消化性潰瘍治療薬）	血中濃度上昇
	トルブタミド	スルファフェナゾール	血中濃度上昇
CYP2D6 阻害	メトプロロール （降圧薬）	プロパフェノン （抗不整脈薬） プロプラノロール （降圧薬）	血中濃度上昇
	ベンラファキシン	キニジン	血中濃度上昇

＊1　選択的セロトニン再取込み阻害剤

ルファ剤抗菌薬スルファメトキサゾール・トリメトプリムはCYP2C9を阻害するため、ワルファリン服用中の患者に投与されるとワルファリンの肝代謝が抑制され、その血中濃度が上昇する。

また、オメプラゾールやスルファフェナゾールはCYP2C19の、そして、キニジンはCYP2D6の強い阻害薬であることが明らかになった。表7.7に、CYP2C19およびCYP2D6が関与する相互作用についてまとめた。

② 誘導作用

一方、ワルファリン服用患者にリファンピシンが併用されると、ワルファリンの血中消失半減期が短縮し、ワルファリンの抗凝固作用が減弱される（図7.15）。リファンピシンはCYP3A4の強い誘導薬であるが、CYP2C9と2C19も誘導することから、この相互作用はリファンピシン投与による肝のCYP2C9の誘導が原因と考えられる。さらに、フェノバルビタール、フェニトインやカルバマゼピンもまた、肝のCYP2C9を誘導することから、ワルファリンやトルブタミドを服用している患者に、これら薬物を併用する場合にはワルファリンやトルブタミドの作用減弱に対して考慮が必要である。

c. 非特異的に数種のCYPを阻害する薬物が関与する相互作用

シメチジンは消化性潰瘍治療薬として汎用されるが、数多くの分子種を非特異的に阻害する（(1) 薬の代謝阻害cを参照）。テオフィリン（図7.16）、カフェイン（図7.17）、イミプラミンやワルファリンのクリアランスは、シメチジンの併用により減少し、これら薬物の作用が増強さ

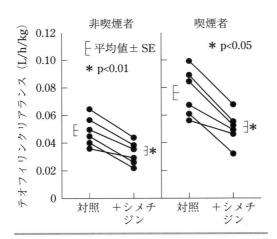

図7.16 ◆ CYPが関与する薬物相互作用：非喫煙者および喫煙者におけるテオフィリン代謝に及ぼすシメチジンの影響

(B.J. Cusack (1985) *Clin. Pharmacol. Ther.* **37**, 330)

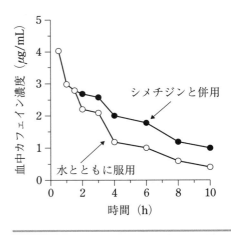

図7.17 ◆ CYPが関与する薬物相互作用：カフェインの血中濃度に及ぼすシメチジンの影響

シメチジンを6時間ごとに4日間服用後にカフェインを経口投与

(D.C. May, *et al.* (1982) *Clin. Pharmacol. Ther.* **31**, 656)

れる．しかし，シメチジンと同じ主作用を示すが，イミダゾール環をもたないファモチジンに処方変更することにより，テオフィリンなどとの相互作用を回避することができる．また，イソニアジドやアゾール系抗菌薬も同様に，多くのCYPの第6配位子に結合し，CYPの活性を阻害する．フェニトイン，バルプロ酸ナトリウム，カルバマゼピンやフェノバルビタールなどの抗てんかん薬の代謝はジメチジン，イソニアジドやアゾール系抗菌薬により阻害される．

B　CYP以外の薬物代謝酵素が関与する薬物相互作用

CYP以外の薬物代謝酵素が関与する相互作用を表7.8にまとめた．

痛風治療薬であるプロベネシドは肝でグルクロン酸抱合を受けるため，併用されるインドメタシン，ロラゼパム，クロフィブラートおよびアセトアミノフェンのグルクロン酸抱合は阻害され，これら薬物の未変化体の血中濃度は増大する．

近年，テガフール服用中の患者が抗ウイルス薬であるソリブジンを併用されたことにより，死亡するという事故が起きた．ソリブジンは服用後，体内で5-ブロモビニルウラシルに代謝される．この代謝物はピリミジン系代謝拮抗薬（フルオロウラシルおよびそのプロドラッグであるテガフール，カルモフールやドキシフルリジン）の代謝酵素であるジヒドロチミジンデヒドロゲナーゼ（DPD）を強力に阻害する．その結果，フルオロウラシルの血中濃度が上昇し，白血球，血小板減少など重篤な血液障害が現れる．なお，DPDの活性にはかなりの個人差があり，さらに遺伝子多型を示すため，このソリブジンによる死亡事故はDPD活性の低い患者に起きた可能性が強い．このような経緯から，ソリブジンは1999年11月には発売中止となった．

メルカプトプリンやアザチオプリンなどチオプリン誘導体およびテオフィリンはキサンチン酸化酵素により代謝を受け尿中に排泄される．したがって，キサンチン酸化酵素の阻害薬であるアロプリノールの併用により，チオプリン誘導体やテオフィリンの血中濃度が上昇し，これら薬物

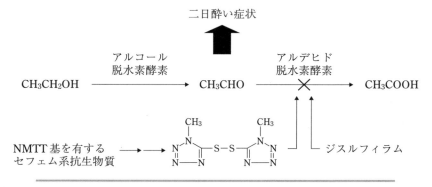

図7.18 ◆ CYP以外の酵素が関与する薬物相互作用

NMTT：N-メチルテトラゾールチオメチル

（我妻恭行編（2001）よくわかる薬物相互作用，p.64，廣川書店より一部改変）

表 7.8 ◆ CYP 以外の酵素が関与する薬物相互作用

CYP 以外の酵素	薬物（A）	物質（B） （薬物，飲食物，健康食品）	A の体内動態変化
グルクロン酸抱合	インドメタシン，ロラゼパム クロフィブラート アセトアミノフェン	プロベネシド （痛風・高尿酸血症治療薬）	未変化体の血中濃度の増加
ジヒドロピリミジンデヒドロゲナーゼ（DPD）	ピリミジン系代謝拮抗薬 （フルオロウラシル，テガフール，カルモフール，ドキシフルリジン） （抗悪性腫瘍薬）	ソリブジン* （代謝物 5-ブロモビニルウラシルが作用する）	血漿中 5-FU の増加
キサンチン酸化酵素	チオプリン誘導体 （メルカプトプリン，アザチオプリン） （抗悪性腫瘍薬） テオフィリン （気管支拡張薬）	アロプリノール （痛風・高尿酸血症治療薬）	血中濃度増加
アルデヒド脱水素酵素	アルコール （飲料，含有製剤，含有食品）	ジスルフィラム （抗酒薬） セフォペラゾン，ラタモキセフ，セフブペラゾン （セフェム系抗生物質：N-メチルテトラゾールチオメチル〔NMTT〕を有するもの）	体内にアセトアルデヒドの蓄積
ドーパ脱炭酸酵素	レボドパ （パーキンソン病治療薬）	ビタミン B₆ 製剤	脳内濃度減少

＊ソリブジンは 1999 年 11 月発売中止となっている．よって，臨床では使われないが，その相互作用の発生の経緯を知っておく必要があるため，あえて記載してある．

の毒性が増強される．

　ジスルフィラムはアルデヒド脱水素酵素を阻害し，慢性アルコール中毒に対する抗酒薬として用いられる．したがって，アルコール飲料，アルコール含有製剤（エリキシル剤や薬用酒），アルコール含有食品（奈良漬けなど），アルコール含有外用薬（ローションや吸入薬）およびアルコール含有化粧品との併用は禁忌である．また，セフォペラゾン，ラタモキセフやセフブペラゾンなど N-メチルテトラゾールチオメチル（NMTT）基を有するセフェム系抗菌薬もアルデヒド脱水素酵素を阻害するため，アルコール飲料と摂取すると，頭痛，めまい，吐き気等の二日酔い様症状が発現する（図 7.18）．

　また，ビタミン B_6 は末梢組織におけるレボドパからドパミンへの代謝を促進するため，レボドパの脳への移行が減少し，パーキンソン病の症状が悪化する．しかし，カルビドパや塩酸ベン

セラジドなどの末梢性ドーパ脱炭酸酵素阻害薬の配合でこの相互作用を防ぐことができる．

C 遺伝子多型を考慮した薬物相互作用

前述した「医薬品開発と適正な情報提供のための薬物相互作用ガイドライン」においても，遺伝子多型を考慮した薬物相互作用に関する記述が検討されている．ここでは，特に薬物代謝酵素の遺伝子多型について，extensive metabolizer（EM）または poor metabolizer（PM）が顕著に影響を受ける薬物相互作用について述べる．

(1) EM-当該経路阻害剤による影響

CYP2C19 および CYP3A4 で代謝されるランソプラゾールに，CYP2C19 の強い阻害剤であるフルボキサミンが併用された場合，ランソプラゾールの AUC は CYP2C19 の EM ではプラセボ併用群の 3.8 倍に上昇するが，CYP2C19 の PM ではフルボキサミンの影響は見られない．また，CYP2D6 で代謝されるデシプラミン（既に日本と欧州では発売中止）に，CYP2D6 の基質である選択的セロトニン再取込み阻害剤パロキセチンが併用された際，CYP2D6 の EM ではデシプラミンの全身クリアランスがパロキセチン非併用時の 20％ に減少する．しかし，CYP2D6 の PM ではデシプラミンの全身クリアランスに対するパロキセチン併用の影響は認められない．

(2) PM-代替経路阻害剤による影響

ボリコナゾールは主に CYP2C19 および CYP2C9 で代謝されるが，その寄与はさらに少ないものの CYP3A4 でも代謝される．ボリコナゾールと CYP3A4 の阻害作用を有するエリスロマイシンの併用により，CYP2C19 の PM ではボリコナゾールの AUC が有意に増大し，CYP2C19 の EM ではエリスロマイシンの併用による影響を受けない．これは，CYP2C19 の PM では EM と比較してボリコナゾールの代謝に対する CYP3A4 の寄与が大きくなり，CYP3A4 阻害剤との併用による代替代謝経路が遮断され，ボリコナゾールの AUC の増大に繋がったものと考えられる．また，過活動膀胱治療薬トルテロジンは CYP2D6 によりトルテロジンと同等の薬理活性をもつ 5-ヒドロキシメチル体が生成され，両方とも CYP3A4 により代謝され不活化される．CYP2D6 の PM にトルテロジンと CYP3A4 の強力な阻害剤であるケトコナゾールが併用された場合，トルテロジンの AUC が 2 倍以上増加することが報告されている．

7.2.4 排泄過程における薬物相互作用

A トランスポーターが関与する相互作用

薬物の排泄過程における相互作用も，トランスポーター上での競合により生じる（表 7.1）．

腎尿細管上皮細胞には分泌に関与する 2 つのトランスポーターが存在する．1 つはプロベネシド，フロセミド，メトトレキサートや非ステロイド系抗炎症薬（NSAIDs）などを輸送する有機アニオントランスポーター（OATs）であり，もう 1 つは，有機塩基を輸送する有機カチオントランスポーター（OCT2, OCTNs, MATEs）である．ここでも，同じ輸送担体によって分泌される薬物はお互いにトランスポーターを奪い合い競合阻害を起こし，薬物 A の血液から管腔への分泌が抑制され血中濃度が上昇する．

OATs の基質である抗悪性腫瘍薬メトトレキサート（低用量では慢性関節リウマチに使用）と痛風治療薬のプロベネシドを併用すると，メトトレキサートの血中濃度が上昇し，口内炎や骨髄機能抑制などメトトレキサートの副作用が現れる．一方で，トランスポーターを介した薬物相互作用をうまく利用した合剤，カルベニン®（パニペネムとベタミプロンの 1：1 の配合）がある．

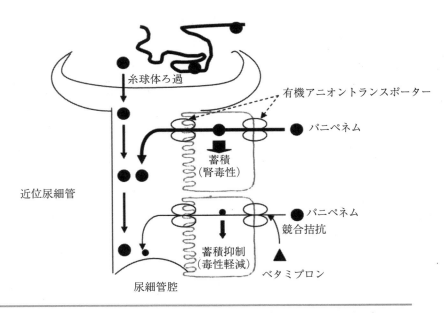

図 7.19 ◆ トランスポーターが関与する薬物相互作用：ベタミプロンによるパニペネムの腎毒性の軽減作用メカニズム

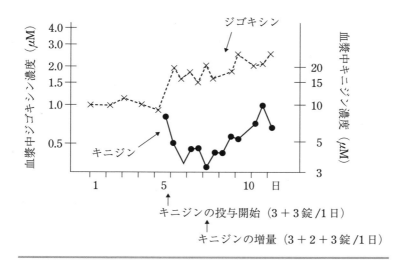

図7.20 ◆ トランスポーターが関与する薬物相互作用：ある患者におけるジゴキシンとキニジンの投与スケジュール

(G. Ejvinsson (1978) *Br. Med. J.* **4**, 279)

これは，ベタミプロンが近位尿細管の有機アニオン輸送系でパニペネムと競合し，パニペネムの近位尿細管への蓄積が抑制され，パニペネムの腎毒性が軽減される（図7.19）．しかし，この合剤によるパニペネムの血中濃度推移は変化しない．同様な合剤に，チエナム®（イミペネムとシラスタチンの1：1の配合）がある．

一方，シメチジンはMATEsの基質であるフェキソフェナジンやメトホルミンの腎クリアランスを低下させる．このシメチジンの腎臓での相互作用の標的はOCT2ではなくMATEsであることが近年明らかにされた．

また，腎尿細管分泌においても，P-糖タンパク質を介した相互作用が見られる．ジギタリス製剤であるジゴキシンはうっ血性心不全や心房細動・粗動の治療薬に用いられるが，抗不整脈薬のキニジンや狭心症治療薬のベラパミルなど数々の薬物と併用されることが多い．ジゴキシンの腎排泄はキニジンやベラパミルによるP-糖タンパク質の競合的な奪い合いにより低下する．その結果，ジゴキシンの血中濃度が上昇し，ジギタリス中毒を起こしやすくなる（図7.20）．また，クラリスロマイシン，イトラコナゾールやジルチアゼパムの併用によっても，同様に，ジゴキシンの血中濃度の上昇が認められる．

一方，胆汁排泄にはMDR1をはじめ，MRP2，BSEPやBCRPなどのトランスポーターの関与が明らかにされてきた．ヒトでは胆汁中へ排泄される薬の分子量が450以上のものに限られているため，これまでは，胆汁排泄は薬効・毒性のない代謝物が対象であった．しかし，近年開発される薬物は分子量が大きくなりつつあり，未変化体が直接胆汁に排泄されるケースがでてきた．このことは，胆汁排泄におけるトランスポーターを介した相互作用を考慮に入れなければいけない時期がくることを予測させる．

B　pHの変化が関与する薬物相互作用

尿細管からの薬物Aの再吸収は併用物質による管腔内pHの変化によって影響を受ける（表7.2）．

Bの併用により尿中pHの変化は弱電解質薬物の腎尿細管からの再吸収に影響を及ぼす．制酸剤である炭酸水素ナトリウムや脱炭酸酵素抑制薬であるアセタゾラミドの投与で，尿がアルカリ性になった場合，弱塩基性薬物は尿中の分子形の割合が増大し，再吸収が増加する．反対に，弱酸性薬物はイオン形分率が多くなり，再吸収率は低下する．

7.3　薬力学的相互作用

薬物受容体などの薬理作用部位で，併用薬の影響を受けることにより，薬効果が増大や減弱が認められることがある．このような薬力学的相互作用は，薬-薬間相互作用全体の約35％を占めている．薬力学的相互作用は，その作用機序が明確でないものも多いが，薬効が増大する協力作用，薬効が減弱する拮抗作用に大別される．

7.3.1　協力作用

協力作用は，併用効果が2種類の薬物の効果の和に等しい相加作用とそれらの和よりも大きい相乗作用とに分類される．臨床的に重要な協力作用を表7.9に示す．

中枢神経抑制剤と飲酒による協力作用に注意する必要がある．ベンゾジアゼピン系抗不安薬またはバルビツール酸系薬物と飲酒では，抗不安作用が増強され一過性健忘やもうろうが起こる．メトクロプラミドやスルピリドなどドパミン受容体を拮抗する薬物どうしの2剤あるいは3剤併用にでは，相加的にドパミン受容体を遮断作用が増強され，パーキンソニズムの増強が見られる．

エノキサシン，ノルフロキサシン，シプロフロキサシン，ロメフロキサシンなどのニューキノロン系抗菌薬は，単独でも自身が中枢へ移行しγ-アミノ酪酸（GABA）の受容体への結合を阻害し，痙攣を誘発する．これにフェンブフェン，フルルビプロフェンなどの非ステロイド性抗炎

表7.9 ◆ 協力作用による薬力学的相互作用

薬物	併用薬	作用機序	相互作用
バルビツール酸系抗不安薬・ベンゾジアゼピン系抗不安薬	アルコール	GABA受容体の結合増大	抗不安薬の作用増強
ドパミン受容体拮抗薬どうしの併用（メトクロプラミド）	スルピリド	相加的ドパミン受容体遮断作用の増強	薬剤性パーキンソニズムの増強
ニューキノロン系抗菌薬（エノキサシン，ノルフロキサシン，シプロフロキサシン，ロメフロキサシン）	非ステロイド性抗炎症薬（フェンブフェン，フルルビプロフェン）	GABA受容体への結合阻害	痙攣誘発
三環系抗うつ薬（イミプラミンなど）	MAO阻害薬	モノアミン濃度の上昇	昏睡
選択的セロトニン再取込み阻害薬（フルボキサミン，パロキセチン）	MAO阻害薬	脳内セロトニン濃度の上昇	セロトニン症候群
ジキタリス製剤（ジゴキシン，ジキトキシン）	ループ利尿薬，チアジド系利尿薬	細胞外カリウム濃度低下によるジギタリス製剤の強心作用の増強	ジギタリス中毒
アミノグリコシド系抗生物質（ストレプトマイシン，カナマイシン，アミカシン，ゲンタマイシン）	非脱分極型末梢性筋弛緩薬（4-ツボクラリン塩化物，パンクロニウム臭化物，ベクロニウム臭化物）	それぞれ神経-筋接合部の異なる受容体に作用することにより相乗的に筋弛緩作用を増強	筋脱力，呼吸困難
スルホニルウレア系血糖降下薬（グリベンクラミド，クロルプロパミド，トルブタミド）	β受容体遮断薬（アテノロール，プロプラノロール，メトプロロール，アセブトロール）	低血糖時のβ_1作用による糖新生およびβ_2作用によるグリコーゲン分解の抑制	低血糖症状の増強
	α-グルコシダーゼ阻害薬（アカルボース，ボグリボース）	それぞれ異なる作用で相加的あるいは相乗的に血糖を低下	
スタチン系薬物（プラバスタチン，シンバスタチン）	フィブラート系薬物（クロフィブラート，ベザフィブラート，ゲムノフィプロジル）	腎機能障害を伴い発症	横紋筋融解症の発症頻度上昇
インターフェロン製剤	小柴胡湯	それぞれ単独の間質性肺炎誘発作用が併用により増大	間質性肺炎

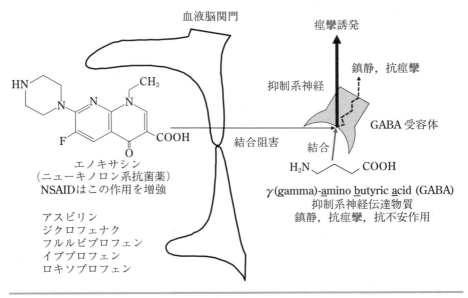

図 7.21 ◆ ニューキノロン系抗菌薬と NSAID による痙攣

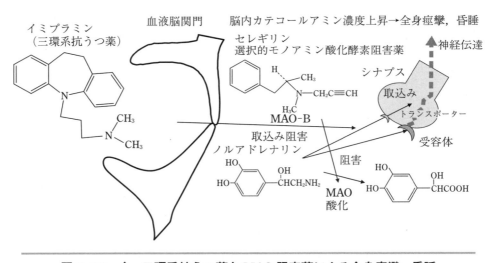

図 7.22 ◆ 三環系抗うつ薬と MAO 阻害薬による全身痙攣・昏睡

症薬を併用すると，ニューキノロン系抗菌薬による GABA の受容体への結合を阻害する作用を増強し，痙攣誘発作用をさらに増強する．この相互作用例ではエノキサシンとフェンブフェンの併用によるものが多く報告されている．

図 7.21 にはニューキノロン系抗菌薬と非ステロイド性抗炎症薬を併用した時の痙攣誘発作用増強の機序を示す．

図 7.22 には三環系抗うつ薬とモノアミンオキシダーゼ（MAO）阻害薬を併用した時の全身痙

攣・昏睡作用発現機序を示す．三環系抗うつ薬とモノアミンオキシダーゼ（MAO）阻害薬を併用すると，三環系抗うつ薬がカテコールアミンの取込みを阻害し，さらに MAO 阻害薬がカテコールアミンの代謝を阻害するため，カテコールアミン濃度が上昇して副作用が現れる（図 7.23）．フルボキサミン，パロキセチンなどの選択的セロトニン再取込み阻害薬と MAO 阻害薬を併用すると，脳内セロトニン濃度が上昇するため，セロトニン症候群（錯乱，幻覚など）が現れることがある．また，三環系抗うつ薬と選択的セロトニン再取込み阻害薬を併用すると脳内セロトニン濃度の上昇セロトニン症候群の症状が現れる．

　ジゴキシンやジギトキシンなどジギタリス製剤とフロセミドやヒドロクロロチアジドなどのカリウム排泄性利尿薬併用投与時では，利尿薬のカリウム排泄作用によって血中カリウム濃度が低下し，ジギタリス中毒が現れやすくなる．ストレプトマイシン，カナマイシン，アミカシン，ゲンタマイシンなどのアミノグリコシド系抗生物質と 4-ツボクラリン塩化物，パンクロニウム臭化物，ベクロニウム臭化物など非脱分極型末梢性筋弛緩薬を併用するとそれぞれの薬物が神経-筋接合部の異なる受容体に作用することにより相乗的に筋弛緩作用を増強し，筋脱力症状や呼吸困難をきたすことがある．

　クリベンクラミド，クロルプロパミド，トルブタミドなどのスルホニルウレア系血糖降下薬投与時にアテノロール，プロプラノロール，メトプロロール，アセブトロールなど β 受容体遮断薬を併用すると低血糖時の β_1 作用による糖新生と β_2 作用によるグリコーゲン分解の両方が抑制され低血糖症状の増強が見られる．また，α-グルコシダーゼ阻害薬との併用においても，それぞれ異なる作用で，相加的あるいは相乗的に血糖の低下をきたすことがある．

　近年，セリバスタチンなどのスタチン系の HMG-CoA 還元酵素阻害薬とフィブラート系薬剤の併用において横紋筋融解症の発症頻度上昇することが報告されている．スタチン系薬剤とフィブラート系薬剤との併用で横紋筋融解症を生じた症例の半数以上は，腎機能障害を有していたとの報告もみられ，腎機能障害時には，投与量の減量や投与間隔を空けるなどの注意が必要である．インターフェロン製剤投与時に小柴胡湯を使用するとそれぞれ単独の間質性肺炎誘発作用が併用により増大し，間質性肺炎誘発作用が高まることが知られている．

7.3.2 拮抗作用

　拮抗作用は，相反する作用を示す 2 種類の薬を併用した場合，併用した薬物の一方の主作用や副作用が減弱する．表 7.10 に臨床的に重要な拮抗作用を示す．

　モルヒネで疼痛管理されている患者に麻薬拮抗性鎮痛薬を併用すると，鎮痛効果が減弱することがある．これは，モルヒネはオピオイド受容体（特に μ 受容体）の作動薬であるが，ブプレノルフィンなどの麻薬拮抗性鎮痛薬は部分作動薬として拮抗するためである．したがって，鎮痛

表 7.10 ◆ 拮抗作用による薬力学的相互作用

薬物	併用薬	作用機序	相互作用
モルヒネ	麻薬拮抗性鎮痛薬（ペンタゾシン，ブプレノルフィン，ナロキソン）	併用薬によるオピオイド受容体結合の拮抗	鎮痛効果減弱
ワルファリン	ビタミン K 含有製剤（フィトナジオン，メナテトレノン）	ワルファリンによるビタミン K 生合成阻害と拮抗	抗凝固作用減弱
グアネチジン	三環系抗うつ薬（イミプラミン）	三環系抗うつ薬によるグアネチジンの取込み抑制	血圧降下作用減弱
β_2 受容体刺激薬（イソプレナリン，プロカテロール）	β受容体遮断薬	β_2 受容体をβ受容体遮断薬と拮抗することにより，β_2 受容体刺激薬の気管支拡張作用が低下	気管支喘息発作の増悪

補助としては，非ステロイド性抗炎症薬や三環系抗うつ薬，ベンゾジアゼピン系抗不安薬などを使用する．

　ワルファリンはビタミン K 類似構造のクマリン誘導体である．ビタミン K に拮抗し，肝臓においてビタミン K が関与する凝固因子の生合成を阻害し，抗凝固作用を示す．ワルファリンはビタミンとフィトナジオン，メナテトレノンなどの K 含有製剤を併用すると，これらの薬物中のビタミン K が凝固因子の生合成に利用され，ワルファリンの抗凝固作用が減弱する．

　グアネチジンとイミプラミンなど三環系抗うつ薬を併用すると三環系抗うつ薬によってグアネチジンの取込みが抑制され，グアネチジンの血圧降下作用が減弱する．イソプレナリンやプロカテロールなどの β_2 受容体刺激薬で気管支喘息の治療を行っている患者にβ受容体遮断薬を投与すると，拮抗作用により β_2 受容体刺激薬の気管支拡張作用が低下し，気管支喘息が増悪することがある．

7.4 飲食物・嗜好品との相互作用

　薬物相互作用は，薬物間だけでなく，薬物と飲食物または嗜好品との間においても生じる．特に，近年の健康食品ブームにより患者自身がさまざまな食品を摂取している場合があるので，薬

表 7.11 ◆ 飲食物・嗜好品との相互作用

飲食物・嗜好品	併用薬	作用機序	相互作用
アルコール（飲酒）	アルコール代謝阻害作用を有する薬物（N-メチルテトラゾールチオメチル基含有セフェム系，メトロニダゾール，シアナミド，カルモフール，ジスルフィラム）	アルデヒド脱水素酵素阻害	ジスルフィラム作用
	バルビツール酸系抗不安薬・ベンゾジアゼピン系抗不安薬	抗不安薬の薬効増強	GABA受容体の結合増大
	血管拡張薬（ニトログリセリン）	低血圧	血管拡張作用
牛乳等乳製品	テトラサイクリン系抗菌薬，ニューキノロン系抗菌薬	Ca^{2+}とキレート生成	消化管吸収低下
	腸溶性製剤	胃内pHの一時的な上昇による胃内での製剤崩壊	薬効が変化
チーズ，ヨーグルト，赤ワインなどチラミン高含有食品	モノアミンオキシダーゼ（MAO）阻害作用を有する薬物（セレギリン塩酸塩，イソニアジド，プロカルバジンなど）	MAO阻害によるチラミン代謝抑制による交感神経刺激作用増大	高血圧（興奮，頭痛，動悸，痙攣など）
マグロ，ブリ，ハマチ，カジキなどヒスチジン高含有食品		MAO阻害によるヒスタミン代謝抑制	ヒスタミン中毒（顔面紅潮，頭痛，嘔吐，発汗など）
ビタミンK含有食品（納豆，クロレラ，ブロッコリー，ホウレン草など）	ワルファリン	ワルファリンの活性型ビタミンK生合成阻害効果と拮抗	抗凝固作用低下
グレープフルーツジュース（成分：フラノクマリン誘導体）	CYP3A4基質（ジヒドロピリジン系カルシウム拮抗薬，テルフェナジン，シンバスタチンなど）	血中移行量増加（血中濃度の上昇）による副作用の発現	消化管CYP3A4阻害による吸収増加
	OATPs基質（フェキソフェナジン，ジゴキシン，スタチン系）	血中移行量減少（血中濃度低下）による薬効の減弱	消化管OATPs阻害による薬物の吸収低下
セイヨウオトギリソウ（セント・ジョーズ・ワート）	CYP1A2, 2C, 3A4の基質	CYP1A2, 2C, 3A4の誘導	代謝速度増大による血中濃度低下
タバコ（喫煙）	CYP1A2で代謝される薬物（テオフィリン，プロプラノロールなど）	喫煙はCYP1A1, 1A2, 2E1を誘導	血中濃度低下

歴管理や服薬指導により相互作用の防止に努める必要がある．表7.11に飲食物・嗜好品と薬物との相互作用の例を示した．

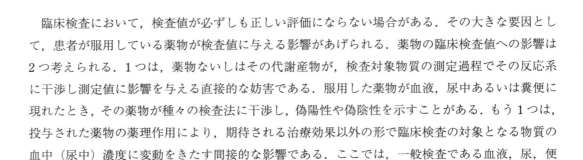

7.5 薬物の臨床検査値への影響

　臨床検査において，検査値が必ずしも正しい評価にならない場合がある．その大きな要因として，患者が服用している薬物が検査値に与える影響があげられる．薬物の臨床検査値への影響は2つ考えられる．1つは，薬物ないしはその代謝産物が，検査対象物質の測定過程でその反応系に干渉し測定値に影響を与える直接的な妨害である．服用した薬物が血液，尿中あるいは糞便に現れたとき，その薬物が種々の検査法に干渉し，偽陽性や偽陰性を示すことがある．もう1つは，投与された薬物の薬理作用により，期待される治療効果以外の形で臨床検査の対象となる物質の血中（尿中）濃度に変動をきたす間接的な影響である．ここでは，一般検査である血液，尿，便検査について，その測定反応に干渉する薬物を表7.12に示した．

表7.12 ◆ 測定反応に干渉し検査値に影響を与える薬物

項　目		薬　物	変　化
尿	色調	イブプロフェン，ドキソルビシン，フェニトイン	赤〜ピンク色
		インドメタシン	緑・血尿
		リファンピシン	赤〜オレンジ色
		パラアミノサリチル酸	異常に退色
	比重	デキストラン硫酸，放射線造影剤，ショ糖	比重が上昇
	尿タンパク質	セファロチン，トルブタミド，重炭酸塩，アセタゾラミド，ラニチジン	スルホサリチル酸法で偽陽性を示す．pHが高いため，試験紙法で偽陽性を示す．
	尿ブドウ糖	ビタミンC，レボドパ	試験紙法（酸化酵素法）で偽陰性を示す．
		ビタミンC，サリチル酸製剤，アミノ酸製剤	ベネディクト試薬などの還元性の定性反応で偽陽性を示す．
	潜血反応	臭素化合物，ヨウ素化合物，銅の配合	試験紙法で偽陽性を示す．
		多量のビタミンC	試験紙法で偽陰性を示す．

表7.12 ◆ 続き

項目		薬物	変化
尿	ウロビリノーゲン	カルバゾクロムスルホン酸Na, パラアミノサリチル酸, フェノチアジン系抗うつ薬（クロルプロマジン）	試験紙法で偽陽性を示す
	ビリルビン	フェノチアジン系抗うつ薬, メフェナム酸, ジアゼパム	試験紙法で偽陽性を示す.
	ケトン体 妊娠反応	レボドパ, カプトプリル, バルプロ酸, フェノチアジン系抗うつ薬（クロルプロマジン）	試験紙法で偽陽性を示す. 免疫測定法（ヒト絨毛性ゴナドトロピンの検出）で偽陽性を示す.
		プロメタジン	ラテックス凝集反応で偽陰性を示す.
血液	糖	アスコルビン酸, クレアチニン, グルクロン酸, 尿酸	還元法で高値を示す.
		システイン, 果糖	縮合法で高値を示す.
	総コレステロール	ビタミンA, D	定量が妨害される.
		硝酸ミコナゾール	高値を与える.
	トリグリセリド	ポビドン, デキストラン硫酸	比濁法で血清の濁度を高める.
		サリチル酸, ジフェニルヒダントイン	T_3, T_4結合阻害により低値を示す.
	着色	インドメタシン	ビリベルジンにより緑色を呈する.
		アルカリ性制酸剤, Al塩	白色化, 斑点状
		センナ, ダイオウ	黄色
		活性炭, 鉄塩, ビスマス製剤	黒色便
		鉄剤, アントラキノン系下剤	便潜血反応で偽陽性を示す.

練習問題

正誤問題

以下の記述の正誤について答えよ.

1. ワルファリンカリウム服用患者にフェノバルビタールを併用すると，出血傾向が強くなることがある.（　）
2. テトラサイクリン塩酸塩を鉄剤と同時に服用すると，吸収が低下して作用が減弱されることがある.（　）
3. メルカプトプリン服用患者にアロプリノールを併用すると，メルカプトプリンの尿中排泄が促進され，その作用が減弱されることがある.（　）
4. グレープフルーツジュースと共に，ジヒドロピリジン系降圧薬を服用すると生体利用率（バイオアベイラビリティー）に変化が現れるが，最高血中濃度（C_{max}）には影響が見られない.（　）
5. ベタミプロンはパニペネムの近位尿細管への蓄積を抑制し，その腎毒性を軽減する.（　）
6. エノキサシンなどのニューキノロン系抗菌薬とイブプロフェンを併用するとニューキノロン系抗菌薬の光増感作用が増強され痙攣を起こすことがある.（　）
7. インターフェロンアルファを投与中に小柴胡湯を併用すると間質性肺炎が起こりやすくなる.（　）
8. スタチン系薬物を投与中にフィブラートを併用すると横紋筋融解症の発症頻度が上昇する.（　）
9. MAO阻害薬やセレギリン塩酸塩投与中にチーズ，ヨーグルトなどチラミン高含有食品摂取すると高血圧症状をきたすことがある.（　）
10. カルバマゼピンなどの三環系抗うつ薬の投与によりアスパラギン酸アミノトランスフェラーゼの検査値が上昇することがある.（　）

CBT問題・必須問題

問1　併用すると胃内容排泄速度を増加させ，アセトアミノフェンの吸収速度を大きくする薬物はどれか．1つ選べ.

　　1.　メトクロプラミド
　　2.　プロパンテリン
　　3.　モルヒネ
　　4.　ジフェンヒドラミン
　　5.　イミプラミン

7. 薬物相互作用

問2 併用するとコレステロールを吸着し，その消化管吸収を抑制する薬物はどれか．1つ選べ．

1. コレスチラミン
2. エノキサシン
3. フェニトイン
4. 炭酸水素ナトリウム
5. メトトレキサート

問3 インドメタシンとプロベネシドとの相互作用に関与する薬物代謝酵素はどれか．1つ選べ．

1. キサンチン酸化酵素
2. UDP-グルクロン酸転移酵素
3. ジヒドロピリミジンデヒドロゲナーゼ
4. アルデヒド脱水素酵素
5. ドーパ脱炭酸酵素

問4 次の薬力学的相互作用のうち正しい組合せはどれか．1つ選べ．

1. バルビツール酸系抗不安薬 ─── アルコール ─── 抗不安薬の作用減弱
2. ジキタリス製剤 ─── チアジド系利尿薬 ─── ジキタリス中毒
3. ワルファリン ─── ビタミンK含有製剤 ─── 抗凝固作用増強
4. β_2受容体刺激薬 ─── β受容体遮断薬 ─── 気管支拡張作用増強
5. モルヒネ ─── ナロキソン ─── 相乗的鎮痛作用

理論問題

問1 薬物相互作用に関する記述のうち，誤っているのはどれか．1つ選べ．

1. トリクロルメチアジドは，炭酸リチウム併用時リチウムの腎再吸収を促進するため，リチウムの毒性が増強される．
2. クロトリマゾールは，シトクロムP450（CYP3A4）の代謝活性を誘導するため，タクロリムスの代謝が高進（亢進）し，血中濃度が減少する．
3. ベラパミルは，P-糖タンパク質の基質であるため，ジゴキシンの尿細管分泌を阻害する．
4. エリスロマイシンは，シトクロムP450（CYP3A4）の代謝活性を阻害するため，カルバマゼピンの血中濃度が上昇する．

（87回改）

問2　次の薬物相互作用の中で，薬力学的（pharmacodynamic）相互作用と考えられるものはどれか．1つ選べ．
1. アルミニウム含有制酸剤によるエノキサシンの作用減弱
2. チアジド系利尿薬によるジゴキシンの作用増強
3. リファンピシンによるトリアゾラムの作用減弱
4. イトラコナゾールによるシクロスポリンの作用増強
5. コレスチラミンによるワルファリンの作用減弱

(88回改)

問3　医薬品の相互作用に関する記述のうち，誤っているのはどれか．2つ選べ．
1. フェノバルビタールを連続投与すると，ワルファリンの代謝酵素が誘導されるため，ワルファリンの作用は減弱する．
2. フロセミドは，アミノグリコシド系抗菌薬の近位尿細管における分泌を阻害するため，アミノグリコシド系抗菌薬の副作用を増強する．
3. イトラコナゾールは，トリアゾラムの代謝を阻害するため，トリアゾラムの作用を増強する．
4. フマル酸第一鉄は，レボフロキサシンと同時に服用すると消化管内でキレートを形成するため，レボフロキサシンの吸収を阻害する．
5. シクロスポリンを投与中の患者に経口生ワクチンを接種しても，その病原を現すことはない．

(95回改)

Chapter 8 薬物治療管理 (TDM)

到達目標

1. TDMの意義を説明し，TDMが有効な薬物を列挙できる．
2. TDMを行う際の採血ポイント，試料の取り扱い，測定法について説明できる．
3. 薬物動態パラメータを用いて患者ごとの薬物投与計画ができる．（知識，技能）
4. ポピュレーションファーマコキネティクスの概念と応用について概説できる．
5. 薬物血中濃度モニタリングが必要な医薬品が処方されている患者について，血中濃度測定の提案ができる．（知識・技能）
6. 薬物血中濃度の推移から薬物療法の効果および副作用について予測できる．（知識・技能）
7. 薬物治療の効果，副作用の発現，薬物血中濃度等に基づき，医師に対し，薬剤の種類，投与量，投与方法，投与期間等の変更を提案できる．（知識・態度）
8. 低出生体重児，新生児，乳児，幼児，小児における薬物動態と，薬物治療で注意すべき点を説明できる．
9. 高齢者における薬物動態と，薬物治療で注意すべき点を説明できる．
10. 腎疾患・腎機能低下時における薬物動態と，薬物治療・投与計画において注意すべき点を説明できる．
11. 肝疾患・肝機能低下時における薬物動態と，薬物治療・投与計画において注意すべき点を説明できる．
12. 心臓疾患を伴った患者における薬物動態と，薬物治療・投与計画において注意すべき点を説明できる．
13. 妊娠・授乳期における薬物動態と，生殖・妊娠・授乳期の薬物治療で注意すべき点を説明できる．
14. 栄養状態の異なる患者（肥満，低アルブミン血症，腹水など）における薬物動態と，薬物治療で注意すべき点を説明できる．
15. 個別の患者情報（遺伝的素因，年齢的要因，臓器機能など）と医薬品情報をもとに，薬物治療を計画・立案できる．（技能）

キーワード

薬物治療管理／TDM／薬物血中濃度／薬動学的パラメータ／投与計画／ポピュレーションファーマコキネティクス／肝疾患／腎疾患／心疾患／妊婦／小児／高齢者

8. 薬物治療管理

薬害を防止し，医薬品のもつ効力を十分に発揮させる，いわゆる医薬品の適正使用は薬剤師に課せられた重要な使命である．なかでも，薬物治療管理 therapeutic drug monitoring（TDM）はその中核をなす業務の1つである．本章では薬物の体内動態や薬物速度論の基礎的知識をもとに，薬物の血中濃度をモニターし，至適投与計画を立案し遂行しようとする TDM の概要を解説する．

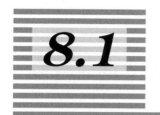

TDM の臨床的意義

8.1.1 TDM の目的と概要

TDM とは therapeutic drug monitoring あるいは therapeutic drug level monitoring を略した用語である．わが国では薬物治療管理あるいは薬物治療モニタリング，治療薬物モニタリングと訳されている．TDM の目的は，血中の薬物や代謝物の濃度を測定し，そのデータを薬物動態学的に解析することによって患者個人別の薬物投与計画を合理的に決めようとするものである．

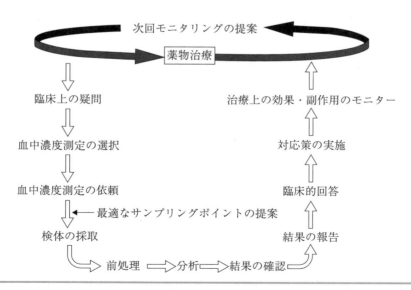

図 8.1 ◆ 薬物治療管理の流れ

(G. E. Schumacher (1995) Therapeutic Drug Monitoring, p.49, Appleton & Lange, Norwalk を一部改変)

TDMを実施するにあたっては，信頼できる測定方法を確立し，また対象となる薬物の動態論と臨床効果の予測ができ，かつその薬物について治療濃度範囲を認識する必要がある．さらにTDMを正確なものとするために，あらかじめ，患者の病状，肝・腎機能の状態，薬剤の投与時刻，併用薬との相互作用，服薬指示遵守の有無などを明らかにすることが必要である．図8.1に薬物治療管理の流れを示す．

8.1.2 TDMの対象となる薬物

TDMの対象となる薬物は血中濃度と薬物の作用の関係が明確にされたものでなくてはならない．TDMの対象となるべき薬物の性質をまとめて表8.1に示す．テオフィリンのように有効治療域が狭く，治療域と中毒域が接近している薬物で，治療域の上限（中毒域下限）と下限の比が小さい薬物がこれに該当する．また，フェニトインやサリチル酸では投与量の増減が，血中濃度や効果と比例しないことが知られている．このような非線形性薬物も投与量を決める際にはTDMが唯一の手段となる．リドカインやリチウムでは過去に過量投与による多数の死亡例があり，やはりTDMの対象薬物となっている．

現在，表8.2に掲げるように，ジギタリス製剤，抗てんかん剤，気管支拡張剤，不整脈用剤，統合失調症薬，躁病治療剤，免疫抑制剤，抗炎症剤，抗悪性腫瘍剤，グリコペプチド系抗生物質，アミノ配糖体抗生物質，トリアゾール系抗真菌剤の薬物について，血中濃度を測定し，その結果に基づいて投与量を精密に管理すると，診療報酬として特定薬剤治療管理料が適用される．

表8.1 ◆ TDMの対象となる薬物

1）血中濃度と薬理効果との相関が明らかなもの
2）治療上有効かつ安全であるとされる血中濃度域が明確なもの
3）上記の範囲の狭いもの
4）体内動態に個体内変動および個体間変動の認められるもの
5）体内動態に非線形性の認められているもの
6）多剤併用により相互作用を生ずる恐れのあるもの
7）肝，腎などの機能変化，その他の病態時に体内動態に変化を生ずる恐れのあるもの
8）生物学的利用率，生物学的同等性に問題のあるもの

表 8.2 ◆ 特定薬剤治療管理料が適用される薬剤例

薬剤分類	薬剤例
ジギタリス製剤	ジゴキシン
抗てんかん剤	フェノバルビタール，フェニトイン，カルバマゼピン，エトスクシミド，プリミドン，バルプロ酸ナトリウム，ニトラゼパム，ジアゼパム，クロナゼパム，トリメタジオン，ゾニサミドなど
気管支拡張剤	テオフィリン，アミノフィリン
不整脈用剤	プロカインアミド，N-アセチルプロカインアミド，ジソピラミド，キニジン，アプリンジン，リドカイン，ピルシカイニド塩酸塩，プロパフェノン，メキシレチン，フレカイニド，シベンゾリンコハク酸塩，ピルメノール，アミオダロン，ソタロール塩酸塩，ベプリジル塩酸塩
統合失調症薬	ハロペリドール，ブロムペリドール
躁病治療剤	リチウム，バルプロ酸ナトリウム，カルバマゼピン
免疫抑制剤	シクロスポリン（ベーチェット病でも），タクロリムス水和物（全身型重症筋無力症等でも），エベロリムス，ミコフェノール酸モフェチル
抗炎症剤	サリチル酸
抗悪性腫瘍剤	メトトレキサート，イマチニブ
グリコペプチド系抗生物質	バンコマイシン，テイコプラニン
アミノ配糖体抗生物質	アミカシン，ゲンタマイシン，トブラマイシン，カナマイシン，ジベカシン，ストレプトマイシン，アルベカシンなど
トリアゾール系抗真菌剤	ボリコナゾール

（診療報酬の算定方法の一部改正に伴う実施上の留意事項について，厚生労働省通知2014年3月5日より）

臨床的にTDMの測定を必要とする状況には以下のような場合がある．

1）治療効果を確認するため
　a）十分な投与量であるにもかかわらず，期待される臨床効果が得られないとき．
　b）得られた臨床効果を維持したいとき．
　c）副作用の発現を抑えながら最大の効果を得たいとき．

2）中毒・副作用が疑われる場合
　発現した副作用が薬物によるものか，それ以外の要因によるものかの判定を下すため．

3）服薬違反の疑いがある場合
　決められた時間にきちんと服用していない可能性を知りたいとき．

4）体内動態の変化が予測される場合
　薬物の体内動態に及ぼす生理的・病理的要因の変動や薬物相互作用を惹起する薬物の追加や削除を行うとき．薬剤の種類・投与剤形・投与法を変更したときにも考慮すべきである．

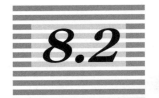

8.2 薬物血中濃度の測定

8.2.1 試料の取扱い

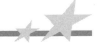

血液採取時の一般的な注意事項は以下に述べる通りである．
1) 静注時には注射した側と反対側の腕あるいは足から採血する．
2) 試料は凍結または冷蔵保存とし，保存期間は通常は1週間以内がよい．
3) 冷凍保存した試料は室温に戻してから使用する．解凍後は泡が立たないように静かに十分に混和する．
4) 試料として血漿を用いる場合には，抗凝固薬が用いられる．抗凝固剤の使用制限は測定試薬キット毎に異なるので，添付文書で確認する必要がある．たとえば，アミノグリコシド系抗生物質では，ヘパリンを用いると複合体を形成し測定値が低くなることがあるため，ヘパリン以外の抗凝固薬を使用する．また，全血を検体とするシクロスポリンやタクロリムスでは，抗凝固薬として EDTA·2Na を用いる．これ以外では微小の凝集を生じ，測定の再現性が悪く

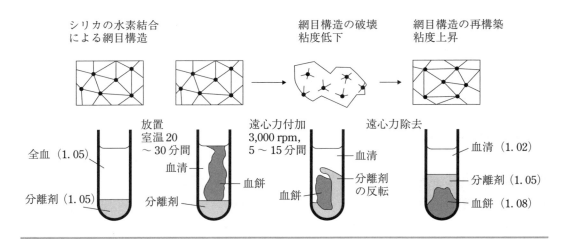

図 8.2 ◆ 分離剤のチキソトロピーによる血清分離機構
カッコ内の数値は比重を示す．
（松崎廣子（1994）検査と技術 **22**, 960）

表8.3 ◆ 血液試料の取扱いにおける注意事項

項　目	注意事項
検体試料	・主に血清または血漿が用いられるが，シクロスポリンやタクロリムスでは，血球への分布平衡が保存条件で変動するため，全血が用いられる． ・感染性疾患の患者からの検体の可能性もあるので，暴露を避けるように身体を防御して取り扱う．
血清分離剤	・フェニトインなどでは，血清分離剤への吸着が認められるので，使用を控える．
抗凝固薬	・クエン酸，EDTA，ヘパリンが用いられる． ・アミノグリコシド系抗生物質では，ヘパリンと複合体を形成するため，測定法によってはヘパリン以外の抗凝固薬を用いる． ・シクロスポリンでは，EDTA以外の抗凝固薬で微小の塊ができるため，EDTAを用いる．
溶血	・血球からヘモグロビンなどの成分が遊離し，分光光度法や化学的な測定法に影響を及ぼすことがあるので，注意が必要な場合がある．
血漿中の脂質類	・リポタンパク質として存在する．粒子径は μm オーダーまでの範囲があり，試料の濁度が増加し，分光光度法や抗原抗体反応では干渉することがあるので，注意する．

なる．

5) 血液分離剤入りの採血管を用いると，多くの薬物が分離剤に吸着する恐れがあるので注意が必要である．

　臨床検査に繁用される血清分離剤入り採血管は，凝固した血液を遠心操作により血清と血餅を分離するものである（図8.2）．これらの採血管では血清分離剤としてシリコンオイルやシリカ微粉末などが用いられているため，薬物によっては吸着し血清中濃度が低く見積もられる．そのため血清分離剤入り採血管は一般的にTDM用の採血時には使用されない．その他血液試料の取り扱いに関する注意事項を表8.3にまとめて示す．

　TDMを行う際には，服薬時間と採血時間を明確にしておく必要がある．また，採血のタイミングも重要となる．投与直後では吸収過程の影響を受けやすく，薬物の血中濃度と組織中濃度が平衡に達していない場合がある．これに対して，最低血中濃度を示す次回投与直前（トラフ値）ではこれらの影響を除くことができるため，通常，TDM用の採血はトラフ値を示すポイントで行われる．しかしながら，最高血中濃度が有効性の評価の指標となるような場合，特にアミノグリコシド系抗生物質では，トラフ値のみならず点滴開始1時間後に採血が行われる．これは急激な血中濃度の変化が起こる分布相での採血を避け，採血時間のずれによる血中濃度の誤差を減じるためである．また，リドカインでは，初回投与負荷を行った場合では，30～90分後，負荷なしの維持量投与では，点滴開始後定常状態に達する5～10時間以降に採血が行われる．

　医師，薬剤師，看護師や臨床検査技師など医療に従事している人たちが，採取した血液や血清などの試料との接触等により，感染するケースがある．感染の経路は針刺し事故，手の創傷など

から体内へ入るケース，手に付着したものが体内に入る場合などである．生体試料から感染する可能性のある危険な病原体には，B 型肝炎ウイルス，C 型肝炎ウイルス，AIDS ウイルスなどがあげられる．

このような感染を防ぐために，施設ごとに「安全な取扱い」のマニュアルを作成し，医療スタッフ全員が規定を熟知し，感染の危険性を少なくすることに努める．また，血液などで汚染された器具などの消毒，滅菌処理を徹底することも重要である．通常，消毒薬としては高濃度次亜塩素酸ナトリウム溶液，有効塩素濃度 10,000 ppm を用いる．試料を扱う施設での喫煙，飲食は感染の恐れがあるので厳禁である．業務終了後には十分に手を洗い，しかも手を白衣などでぬぐってはならない．また，使用済み試料の処理については，すべての汚染されたディスポーザブル器具は丈夫なビニール袋に入れて医療廃棄物として処分する．

8.2.2 測定法概論

臨床治療において，血液中の薬物は低濃度であることが多く，高感度で特異性の高い測定法が望まれる．表 8.4 に示すように，現在 TDM で用いられている測定法は，HPLC や GC を用いた分離分析法，RIA をはじめとする免疫学的測定法ならびに原子吸光光度法・炎光分析法に大別される．

抗てんかん薬のように多剤併用時においては，分離分析法である HPLC や GC による一斉分析が便利である．また，リチウムの測定には原子吸光光度法あるいは炎光分析法が用いられる．しかし，これらの方法は高価な機器を必要とし，測定操作にも熟練を要するので一般的とはいえない．TDM における血中濃度測定には迅速性はもとより簡便性を要することから，免疫学的測

表 8.4 ◆ 薬物血中濃度測定法

A. 分離分析法
　1. 高速液体クロマトグラフィー　high performance liquid chromatography（HPLC）
　2. ガスクロマトグラフィー　gas chromatography（GC）
B. 免疫学的測定法
　1. 放射性免疫測定法　radioimmunoassay（RIA）
　2. 非放射性免疫測定法
　　　酵素免疫測定法　enzyme immunoassay（EIA）
　　　蛍光偏光免疫測定法　fluorescence polarization immunoassay（FPIA）
　　　ドライケミストリー
　　　　補酵素活性免疫測定法　apoenzyme reactivation immunoassay system（ARIS）
　　　　放射拡散蛍光免疫測定法　radial partition immunoassay（RPIA）
　　　　化学発光免疫測定法　chemiluminescent immunoassay（CLIA）
C. 原子吸光光度法・炎光分析法

表 8.5 ◆ TDM における医薬品定量法

医薬品目	有効濃度域（μg/mL）	定量法
テオフィリン	10～20	CLIA
フェニトイン	10～20	CLIA, HPLC
ジゴキシン	0.5～2.0 ng/mL	CLIA, EIA
バンコマイシン	10～20（トラフ値） 25～40（点滴終了後1～2時間）	CLIA
シクロスポリン	0.15～0.25（腎移植，トラフ値） 0.2～0.3（肝移植）	CLIA, RIA
リチウム	0.6～1.2 mEq/L（躁病治療） 0.8～1.5 mEq/L（躁病急性期治療） 0.4～0.8 mEq/L（躁うつ病再燃防止）	原子吸光光度法，炎光光度法

CLIA：化学発光免疫測定法，HPLC：高速液体クロマトグラフィー，EIA：酵素免疫測定法，RIA：放射性免疫測定法

定法が広く用いられている．表 8.5 に示すように，蛍光偏光免疫測定法 fluorescence polarization immunoassay（FPIA）や化学発光免疫測定法 chemiluminescent immunoassay（CLIA）が繁用されてきた．

FPIA 法は，1973 年に Dankliker らにより開発され，それから 10 年を経てゲンタマイシン，コルチゾール，フェニトインなどの測定に用いられたのが最初である．本法はクロマトグラフ法，エンザイムイムノアッセイ（EIA）法，ラジオイムノアッセイ（RIA）法などに比べて操作が極めて簡便で，大きな機器を必要としないなど，すぐれた特性により広く用いられてきた．しかしながら，現在ではより汎用性の高い CLIA 法が開発されている．

免疫反応を利用した CLIA 法では抗薬物抗体を固定化した磁性微粒子とアクリジニウムで標識化した薬物（アクリジニウム標識体）を用いる（図 8.3）．FPIA 法と同様，薬物と標識体による抗体への競合的結合反応を利用して定量を行う．反応後，競合反応混合物を磁場に置き，磁性微粒子を付着させた後，過剰のアクリジニウム標識体を除去する．精製した標識体－抗体固定化磁性微粒子に水酸化ナトリウムと過酸化水素の各水溶液を作用させ，アクリジニウム標識体を化学的に発光させる．この発光強度をフォトンカウンターにより測定する．抗体と結合する標識体の割合は，試料中に存在する薬物濃度に逆比例するので，試料中の薬物濃度を求めることができる．

CLIA 法を用いれば TDM 測定はもとより，癌関連検査，ウイルス肝炎関連検査，甲状腺関連検査など，生体成分を対象とした測定にも応用が可能である．現在で全自動化された測定装置が普及している．

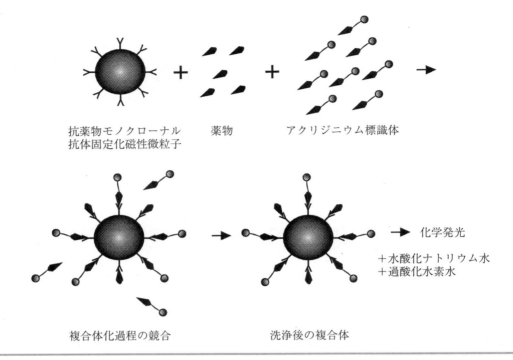

図 8.3 ◆ 化学発光免疫測定法（CLIA 法）を用いた薬物測定原理
 Y：抗薬物モノクローナル抗体
 ●：アクリジニウム
 ◆：薬物

8.3 TDM の実例

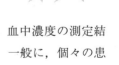

　TDM では，測定した血中濃度をもとに薬効，副作用を判定する．さらに，血中濃度の測定結果は，患者個別の薬物動態パラメータの算出と投与計画の立案に利用される．一般に，個々の患者においては，薬物動態への影響因子を考慮して初期投与計画が立案される．その後，立案した投与計画の妥当性を検証するために血中濃度を測定し，場合によっては投与計画の修正が行われる．
　本項では，TDM における薬物の基本的な特徴と併せてその実例を紹介する．

表 8.6 ◆ 代表的な TDM 対象薬物の治療域

	薬物	治療域	採血時間	副作用
抗てんかん薬	フェニトイン	10 ~ 20 μg/mL	投与直前（トラフ値）	眼振，運動失調，傾眠，構語障害，意識障害等
	フェノバルビタール	15 ~ 40 μg/mL		傾眠，鎮静，呼吸抑制，血圧低下等
	カルバマゼピン	4 ~ 10 μg/mL		頭痛，嘔気・嘔吐，眼振，複視，運動失調等
	バルプロ酸	50 ~ 100 μg/mL		血液凝固障害，傾眠，鎮静，運動失調，高アンモニア血症等
	プリミドン	5 ~ 15 μg/mL		眼振，運動失調，眠気，鎮静等
強心配糖体	ジゴキシン	0.5 ~ 2.0 ng/mL (1.5 ~ 2.0 ng/mL は副作用域とのオーバーラップ領域)	経口：投与直前または投与 6 ~ 8 hr 以降 静注：投与直前または投与 4 ~ 6 hr 以降	食欲不振，嘔気・嘔吐，頭痛，視覚障害，不整脈等
精神神経用薬	炭酸リチウム	躁病：0.6 ~ 1.2 mEq/L 躁うつ病予防：0.4 ~ 0.8 mEq/L	投与 10 ~ 12 hr 以降または投与直前（トラフ値）	嘔吐，発熱，不整脈，痙攣等
	ハロペリドール	8 ~ 18 ng/mL	投与直前（トラフ値）	アカシジア，パーキンソン様症状等
抗不整脈薬	プロカインアミド	4 ~ 10 μg/mL	投与直前（トラフ値）	吐気・嘔吐，血圧低下，不整脈等
	ジソピラミド	2 ~ 5 μg/mL		抗コリン性副作用（口渇等）等
	リドカイン	1 ~ 5 μg/mL		振戦，めまい，血圧低下，不整脈等
気管支拡張薬	テオフィリン	5 ~ 20 μg/mL	投与直前（トラフ値）場合によってはピーク値	嘔気・嘔吐，不整脈，痙攣発作等
アミノグリコシド系抗生物質	ゲンタマイシン トブラマイシン	ピーク値 4 ~ 8[16 ~ 24] μg/mL * トラフ値 < 2[1] μg/mL *#	点滴直前（トラフ値）と点滴開始 1 hr 後（ピーク値）	腎障害 聴器毒性（第 8 脳神経障害）等
	アミカシン	ピーク値 20 ~ 30[56 ~ 64] μg/mL * トラフ値 < 10[1] μg/mL *#		
	アルベカシン	ピーク値 [9 ~ 20] μg/mL トラフ値 < [2] μg/mL *#		
グリコペプチド系抗生物質	バンコマイシン	ピーク値 25 ~ 40 μg/mL トラフ値 10 ~ 20 μg/mL	点滴直前（トラフ値）と点滴終了 1 ~ 2 hr 後（ピーク値）	腎障害，聴器毒性（第 8 脳神経障害）等 点滴速度が速い場合は，レッドネック（レッドマン）症候群
	テイコプラニン	トラフ値 15 ~ 30 μg/mL	点滴直前（トラフ値）	
抗真菌薬	ボリコナゾール	2 ~ 4 μg/mL	投与直前（トラフ値）	肝機能障害等
免疫抑制薬	シクロスポリン	100 ~ 250 ng/mL（移植）** 50 ~ 200 ng/mL（その他疾患）***	投与直前（トラフ値）（AUC_{0-4}，C_2 を評価に用いる場合もある）	腎障害，肝障害等
	タクロリムス	5 ~ 15 ng/mL（移植）**	投与直前（トラフ値）	腎障害等
抗悪性腫瘍薬	メトトレキサート	投与開始後 24 時間 < 10 μmol/L # 48 時間 < 1 μmol/L # 72 時間 < 0.1 μmol/L #	投与後 24, 48, 72 hr	腎障害，肝障害，骨髄抑制等
	イマチニブ	1000 ng/mL 以上	投与直前（トラフ値）	浮腫，皮疹，消化器症状等

* [ ] 内は 1 日 1 回投与した場合の推奨治療濃度．
** 術後の時期によって治療域は異なる．
*** 疾患によって治療域は異なる．
\# 副作用を回避するための設定

A 抗生物質

抗生物質の投与においてTDMの果たす役割は大きく，適応菌種の最小発育阻止濃度minimum inhibitory concentration（MIC）に応じたPK-PD理論の有効性が示されている．

（1）アミノグリコシド系抗生物質

アミノグリコシド系抗生物質は，グラム陰性菌に対して抗菌活性を示す．代表例として，ゲンタマイシン，トブラマイシン，アミカシンおよびアルベカシンが挙げられるが，このうちアルベカシンはメチシリン耐性黄色ブドウ球菌 meticilline-resistant *Staphylococcus aureus*（MRSA）感染症に用いられる．アミノグリコシド系抗生物質の殺菌作用や，薬物が菌から消失した後もその作用が持続するという効果（PAE；post-antibiotic effect）は，薬物濃度と相関する．そのため，有効性の指標となるPK-PDパラメータは，最高血中濃度C_{max}とMICの比（C_{max}/MIC）とされ，C_{max}をできるだけ高値にすることで治療効果が向上する．

一方，最低血中濃度が高濃度で持続すると，代表的な副作用である腎障害および聴覚障害（第8脳神経障害）の危険性が高くなる．したがって，1日2〜3回の分割投与に比べて，1日量を1回で投与するほうが有効性と安全性に優れるといわれている．アルベカシンのMRSAに対する治療では，点滴開始から1〜2時間後の血中濃度（ピーク値）が9〜20 μg/mL，次回の投与直前の血中濃度（トラフ値）が2 μg/mL以下になるよう投与設計が行われる．アミノグリコシド系抗生物質の消失経路は腎排泄である．したがって，全身クリアランスはクレアチニンクリアランスにほぼ等しいことが知られており，腎機能に応じた投与計画が必要になる．

（2）グリコペプチド系抗生物質

バンコマイシンは，MRSAおよびペニシリン耐性肺炎球菌 penicillin-resistant *Streptococcus pneumoniae*（PRSP）感染症に用いられるグリコペプチド系の抗生物質である．消化管ではほとんど吸収されないため通常点滴で用いられるが，MRSAおよびクロストリジウム・ディフィシルによる感染性腸炎の治療では経口投与される．ただし，この場合，通常はTDMの対象にならない．

バンコマイシンの副作用であるレッドネック（または，レッドマン）症候群は，顔，頸や体幹の紅斑性充血や瘙痒を主症状とする．これは，バンコマイシンの急速投与によるヒスタミンの遊離が原因とされており，これを防止するために，60分以上かけて点滴静注する．採血は2-コンパートメントモデルにおける分布相を避けて行われる，点滴終了1〜2時間後の血中濃度（ピーク値）および次回の投与直前の血中濃度（トラフ値）が指標とされる．ピーク値が60〜80 μg/mL以上あるいはトラフ値が30 μg/mL以上の状態が継続すると，腎障害や聴覚障害（第8脳神経障害）等の副作用が発現すると報告されている．

バンコマイシンの有効治療域は，ピーク値が20～45 μg/mL，トラフ値が10～20 μg/mLとされている．近年，バンコマイシンの有効性の指標となるPK-PDパラメータであるAUC/MICにもとづいて治療域を見直す動きも出てきている．すなわち，AUC/MICを400以上に確保することで有効性が高まるといわれ，この条件を満たすトラフ値として15 μg/mL以上が推奨されている．バンコマイシンの主な消失経路は腎臓である．腎機能の低下した患者への初期投与設計では，バンコマイシンの全身クリアランスと相関関係にあるクレアチニンクリアランスが有用である．

テイコプラニンはバンコマイシン同様，MRSA感染症の治療薬として用いられているグリコペプチド系の抗生物質である．国内ではMRSA感染症のみの適応であるが，海外では多くのグラム陽性球菌に対して使用されている．テイコプラニンは，他のMRSA治療薬に比較して腎機能障害を起こしにくいとされる．また，レッドネック症候群の発現頻度もバンコマイシンより低いとされているが，発現防止のために，点滴は30分以上かけて行う．現段階で，確立した有効治療濃度は示されていないが，40～60 μg/mLのトラフ値で発熱や血小板減少例が報告されている．また，60 μg/mL以上のトラフ値を示した患者で血清クレアチニン値の異常変動が示されていることから，国内のガイドラインでは，15～30 μg/mLのトラフ値が目標値として提案されている．本薬物の消失相の半減期は46～56時間と長いので，早期に目標血中濃度に到達させるため十分な量の初期投与を行う．テイコプラニンはそのほとんどが未変化体として腎臓より排泄される．したがって，その全身クリアランスはクレアチニンクリアランスに比例するので，クレアチニンクリアランスを指標にした投与設計が有用である．テイコプラニンのタンパク結合率は90％と高く，このことが全身クリアランスに影響することから，アルブミンの濃度を考慮したクリアランス式も考案されている．

◆実例1◆ 35歳，体重50 kgの女性．大腿骨開放骨折術後入院中の患者．39℃近い高熱が続き，炎症マーカーであるCRP値も14 mg/dL付近の高値を示す．創部の膿性浸出液および血液培養液からMRSAが検出され，バンコマイシンの投与（間欠的点滴）を開始することになった．なお，患者の血清クレアチニン値（S_{cr}）は1.3 mg/mLであった．

【解析】この患者のクレアチニンクリアランスを次のCockcloft-Gault式により推測すると，

$$CL_{cr}(\text{mL/min}) = [A \cdot (140 - 年齢) \cdot 体重(\text{kg})]/(S_{cr}(\text{mg/dL}) \cdot 72)$$

男性：A＝1，女性：A＝0.85

$$CL_{cr}(\text{mL/min}) = [0.85 \cdot (140 - 35) \cdot 50]/(1.3 \cdot 72) = 47.7 \text{ (mL/min)}$$

バンコマイシンの全身クリアランス（CL_{tot}）と分布容積（Vd）は，以下のように推定できる．

$$CL_{tot} = 0.65 \times CL_{cr} = 0.65 \times 47.7 = 31.0(\text{mL/min}) = 1.86(\text{L/hr})$$
$$Vd = 0.7 \times 体重 = 0.7 \times 50 = 35(\text{L})$$

したがって，消失速度定数k_eおよび消失半減期$t_{1/2}$は以下のように予測できる．

$$k_e = CL_{tot}/Vd = 1.86/35 = 0.053\,(\text{hr}^{-1}) \qquad t_{1/2} = \ln2/k_e = 0.693/k_e = 13.1\,(\text{hr})$$

バンコマイシンの治療域を指標に，目標とする $(C_{ss})_{max}$ を $36\,(\mu g/mL)$，$(C_{ss})_{min}$ を $12\,(\mu g/mL)$ に仮設定する．
まず，間欠的点滴の点滴時間を T とすると，投与間隔 τ は以下のようになる．

$$\tau = T + (1/k_e)\cdot\ln[(C_{ss})_{max}/(C_{ss})_{min}] = 1 + (1/0.053)\cdot\ln(36/12) = 21.7\,(\text{hr})$$

現実の医療現場での投与を考えると $\tau = 24\,\text{hr}$ が投与間隔として適当と考えられる．
$(C_{ss})_{max} = 35\,\mu g/mL$ を目標に，$24\,\text{hr}$ ごとに間欠的点滴を行う場合の点滴速度 k_0 を求めると，以下の式を用いて，

$$(C_{ss})_{max} = [k_0/(k_e \cdot Vd)] \cdot (1 - e^{-k_e \cdot T})/(1 - e^{-k_e \cdot \tau})$$
$$36 = [k_0/(0.053 \cdot 35)] \cdot (1 - e^{-0.053 \cdot 1})/(1 - e^{-0.053 \cdot 24})$$

よって，$k_0 = 931.1\,(\text{mg/hr})$ で投与する必要がある．

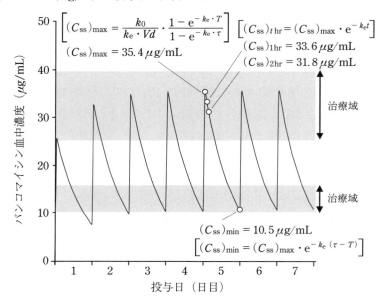

図 8.4 ◆ バンコマイシンの投与計画

実線；患者の年齢，体重，腎機能から推定した動態パラメータ
　　　$(CL_{tot} = 1.86\,\text{L/hr},\ Vd = 35\,\text{L},\ k_e = 0.053\,\text{hr}^{-1})$ を用いて予測した血中濃度推移
○；[ ] 式および患者動態パラメータを用いて算出した予測値
用法・用量；1回 1000 mg　1日1回
　　　　　　（投与間隔 $\tau = 24\,\text{hr}$，点滴時間 $T = 1\,\text{hr}$，点滴速度 $k_0 = 1000\,\text{mg/hr}$）
t；点滴終了後の経過時間

バンコマイシン注射剤 1 バイアルが 500 mg 製剤であることも考慮し，$k_0 = 1000\,\text{mg/hr}$，$T = 1\,\text{hr}$，$\tau = 24\,\text{hr}$ という間欠的点滴を検証することにする．
$(C_{ss})_{max}$ に加えて，治療の指標となる点滴終了後 $1\,\text{hr}$ 値 $(C_{ss})_{1hr}$ および $2\,\text{hr}$ 値 $(C_{ss})_{2hr}$，次回投与

直前値（$(C_{ss})_{min} = (C_{ss})_{23hr}$）をあわせて求めると，以下のように計算され，図8.4のように治療域を推移すると予想された．

$$(C_{ss})_{max} = [k_0/(k_e \cdot V_d)] \cdot (1-e^{-k_e \cdot T})/(1-e^{-k_e \cdot \tau})$$
$$= [1000/(0.053 \cdot 38.2)] \cdot (1-e^{-0.053 \cdot 1})/(1-e^{-0.053 \cdot 24}) = 35.4 \ (\mu g/mL)$$
$$(C_{ss})_{1hr} = (C_{ss})_{max} \cdot e^{-k_e \cdot 1} = 38.6 \cdot e^{-0.053 \cdot 1} = 33.6 \ (\mu g/mL)$$
$$(C_{ss})_{2hr} = (C_{ss})_{max} \cdot e^{-k_e \cdot 2} = 38.6 \cdot e^{-0.053 \cdot 2} = 31.8 \ (\mu g/mL)$$
$$(C_{ss})_{min} = (C_{ss})_{max} \cdot e^{-k_e(\tau - T)} = 38.6 \cdot e^{-0.053 \cdot (24-1)} = 10.5 \ (\mu g/mL)$$

【対応】点滴速度1000 mg/hrで1 hrの点滴を24 hr間隔で行うよう提案した．

【経過】定常状態に到達していると予想される投与4日目に患者の血中濃度を測定し，予測どおり推移していることを確認した．さらに，当初見られた発熱や炎症を表す臨床検査値も徐々に落ち着いた．

【解説】以上は，患者の腎機能や体重で予測したバンコマイシンの平均的な速度論的パラメータを用いて，初期投与計画を立案できることを示した実例である．もちろん，投与開始後には血中濃度が予測どおり推移しているかどうかを検証する必要がある．場合によっては，測定した血中濃度をもとにして投与計画を修正することも必要である．

B 抗てんかん薬

抗てんかん薬の有効治療域は狭く，血中濃度は治療効果および副作用と相関する．また，抗てんかん薬の有効性には個人差があり，TDMを利用しながら個々の患者における有効量および有効血中濃度が把握されることが多い．長期間服用している患者に対しては，治療効果とともにコンプライアンスを確認するためにTDMが利用される場合もある．

(1) フェニトイン

フェニトインの有効血中濃度域は10～20 $\mu g/mL$とされる．この濃度域で薬物動態は非線形性を示すが，これは代謝における飽和現象が原因である．したがって，投与量の増量は，思わぬ血中濃度の増大をまねき，副作用の発現につながる場合があり注意が必要である．フェニトインは，肝で主にCYP2C9とCYP2C19で代謝され消失する．肝抽出率は低く，また，タンパク結合率が高いため，代謝能依存性薬物（タンパク結合感受性）に分類される．このため，疾病あるいは遺伝的素因により代謝酵素活性が低下した患者では消失が遅延する．また，タンパク結合が低下している患者では肝クリアランスが上昇し，結果として血中濃度が低下する．この際，投与量の増量が必要に思われるが，代謝能に変化がなければ薬効に関係する非結合型薬物濃度は低下していない場合があり，増量は不要なことがある．通常TDMにおける有効性評価は総血中濃度で評価されるが，アルブミン濃度の減少や腎不全等患者では，遊離形薬物濃度の測定が有用な場合がある．

◆**実例2**◆患者は，35歳，47 kgの女性．強直間代発作の治療に，1日200 mgのフェニトイン散を1年間内服していたがコントロールが不良であった．治療中，血中濃度の測定が複数回行われ，本投与量での最終の測定結果は4.2 µg/mLであった．その後，250 mgに増量し1か月間様子をみたが，再び発作を認めたため，血中濃度の測定が再び行われ8.3 µg/mLであった．そこで，15 µg/mLを目標値として再度増量が検討された．これまでの臨床検査や服薬状況，生活習慣をチェックした結果，フェニトインの薬物動態に影響を及ぼすような因子は確認されなかった．

【解析】いずれの血中濃度測定値も，投与開始あるいは変更後十分に時間が経過しているため，定常状態の血中濃度（$\overline{C}_{ss}$）であると考えられる．定常状態では，Michaelis-Menten式で表されるフェニトインの消失速度（$V_{max} \cdot \overline{C}_{ss}/(K_m + \overline{C}_{ss})$）は，投与速度（$F \cdot D/\tau$）と等しくなっていると考えられるため，以下の式が成り立つ．

$$F \cdot D/\tau = V_{max} \cdot \overline{C}_{ss}/(K_m + \overline{C}_{ss})$$
F：吸収率，D：投与量，τ：投与間隔，V_{max}：最大消失速度，K_m：ミカエリス定数

したがって，フェニトインの吸収率Fを1として，投与量の異なる2点の測定値から，以下の2式が導かれる．

$$1 \cdot 200/1 = V_{max} \cdot 4.2/(K_m + 4.2)$$
$$1 \cdot 250/1 = V_{max} \cdot 8.3/(K_m + 8.3)$$

以上の2式を連立方程式として解くと，$V_{max} = 336.1$ mg/日，$K_m = 2.85$ mg/Lとなる．
得られたV_{max}とK_mを用いることで，目標とする血中濃度（$\overline{C}_{ss}^{target}$）である15 µg/mLにするための用量を算出することができる．これにより，図8.5に示す非線形動態を考慮した投与計画が可能である．

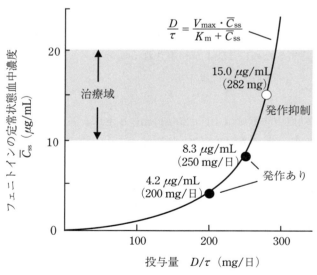

図8.5 ◆ 非線形薬物動態を考慮したフェニトインの投与計画
●；実測値，○；目標値（予測値）
実線；実測値より求めた理論曲線（$K_m = 336.1$ mg/日，$V_{max} = 2.85$ mg/L）

$$F \cdot D/\tau = V_{max} \cdot \overline{C}_{ss}{}^{target}/K_m + \overline{C}_{ss}{}^{target}$$
$$1 \cdot D/\tau = 336.1 \cdot 15/(2.85 + 15)$$
したがって，$D/\tau = 282$ [mg/日]

【対応】1日投与量を282 mgに変更するよう提案した．

【経過】1日投与量を282 mgに変更後の血中濃度は約14 μg/mLとなり，発作も良好にコントロールされている．

【解説】1用量での血中濃度測定結果しかない場合は，母集団パラメータを用いたベイジアン解析によりK_m，V_{max}を推定することになる．一方，実例のように，投与量の異なる2点の血中濃度結果が得られている場合は，患者のK_mおよびV_{max}を精度良く推定できる場合がある．得られたK_m，V_{max}は，患者の個別投与計画を行ううえで有用である．

（2）バルプロ酸

バルプロ酸は主に肝での代謝により消失する．有効血中濃度域は50～100 μg/mLとされる．有効域での血漿タンパク結合率は約90％であるが，治療域上限を超えるあたりから血漿アルブミンへの結合が飽和し非結合形薬物濃度が上昇する．これにより，分布容積およびクリアランスが増大し，投与量に対して血中濃度が頭打ちになる非線形現象が認められる．

フェノバルビタールやフェニトインとの併用は，バルプロ酸の代謝酵素を誘導するため，血中濃度が低下する．また，バルプロ酸とカルバペネム系抗生物質が併用された場合，血中濃度が急激に低下し，てんかん治療が困難になることがあるため，併用は禁忌となっている．

（3）フェノバルビタール

フェノバルビタールの吸収は90％以上と良好である．肝代謝の寄与は約60％と比較的大きい．半減期は，小児で40～70時間，成人で50～120時間と長く，維持量を繰り返し投与すると，定常状態に到達するまで2～3週間必要である．したがって，治療域である15～35 μg/mL付近の血中濃度を目標に負荷投与が行われる場合がある．TDMにおける血中濃度および薬効判定は定常状態で行われるため，薬物投与の履歴を把握しておく必要がある．また，グルクロン酸転移酵素および多くのCYP分子種を誘導するため，誘導された酵素で代謝される併用薬の血中濃度を低下させる場合がある．併用薬がTDMの対象薬物である場合には，血中濃度の測定による治療管理が望まれる．

（4）カルバマゼピン

カルバマゼピンの治療域は4～12 μg/mLである．ただし，8 μg/mL以上では，濃度依存的に眼振，眠気，嘔気，構語障害などの副作用が出現する場合がある．カルバマゼピンはCYP2C19および2D6を除く多くのCYP分子種を誘導する．また，自身の主代謝酵素である

CYP3A4 も誘導するため，繰り返し投与中に全身クリアランスが増大する．酵素誘導は治療開始後 3～5 日で始まり，2～3 週間で完了する．このため，初期の投与量の調節や副作用に注意しながら，TDM が行われる．一方，主代謝酵素である CYP3A4 を阻害する薬物や食品との併用は，血中濃度の増大によりカルバマゼピンの副作用を引き起こす可能性がある．

C 強心配糖体：ジゴキシン

強心配糖体であるジゴキシンは，うっ血性心不全および心房細動などの不整脈の治療に用いられている．ジゴキシンの吸収率は剤形間で異なり，錠剤で 60～80％，エリキシル剤で 80～90％，散剤では 60～70％ とされている．吸収されたジゴキシンの 75％ が未変化体のまま尿中排泄される．このため，腎機能が低下した患者においては消失が遅延する．また，P-糖タンパク質の基質であるため，吸収あるいは排泄過程での相互作用が問題になる場合がある．有効治療域は，0.5～2.0 ng/mL とされているが，一部中毒域との重なりがあるとされ，最近は，0.5～1.5 ng/mL を治療域とすべきとの意見もある．

濃度依存的な副作用としては，悪心，嘔吐，食欲不振などの消化器症状，頭痛，色覚異常などの中枢神経症状や，徐脈，不整脈などの心血管系に対する重篤なものがある．このように，体内動態への影響因子が多い上，治療域も狭いため，TDM による治療管理が必要になる．さらに，血清カリウムやマグネシウムの低下は副作用の発現頻度を高めることも知られており，体内動態への影響因子に加え，電解質の確認も TDM の実施に不可欠である．

◆実例 3 ◆患者は，70 歳の女性（体重 53 g）．うっ血性心不全のため，他院で処方されたジゴキシン錠 0.25 mg を 2 か月間，朝 1 回服用している．目のちらつきと吐き気を訴え本院眼科を受診した．ジゴキシンの副作用である可能性を考え，血中濃度の測定を行った結果 2.5 ng/mL と中毒域にあることが判明した．服薬状況を確認し，採血は最終服薬から 9 時間経過後の値であることが判明した．血清カリウム値は 4.5 mEq/L と正常，血清クレアチニン値（S_{cr}）は 1.2 mg/dL で腎機能低下状態であった．協議の結果，ジゴキシンは一旦中止し，治療再開時期と投与量を検討することになった．

【解析】この患者では，血清クレアチニン値が 1.2 mg/dL であることから，Cockcloft-Gault 式により

$$CL_{cr} \text{ (mL/min)} = [A \cdot (140 - 年齢) \cdot 体重(kg)]/(S_{cr}(mg/dL) \cdot 72)$$

男性：A = 1，女性：A = 0.85

$$CL_{cr} \text{ (mL/min)} = [0.85 \cdot (140 - 70) \cdot 53]/(1.2 \cdot 72) = 36.5 \text{ (mL/min)}$$

うっ血性心不全の患者の場合，ジゴキシンの全身クリアランス（CL_{tot}）および分布容積（Vd）は以下の式で表される．

$$CL_{tot}(mL/min) = 0.33 \cdot 体重(kg) + 0.9 \cdot CL_{cr}(mL/min) = 0.33 \cdot 53 + 0.9 \cdot 36.5$$
$$= 50.3(mL/min) = 3.02(L/hr) = 72.5(L/day)$$
$$Vd(L) = 3.8 \times 体重(kg) + 3.1 \times CL_{cr}(mL/min) = 3.8 \cdot 53 + 3.1 \cdot 36.5 = 314.55(L)$$

以上より，消失速度定数 k_e は以下のようになる．

$$k_e = CL_{tot}/Vd = 72.5/314.5 = 0.231 \text{ (day}^{-1}\text{)}$$

現在の 2.5 ng/mL から治療域内の 1 ng/mL に到達する時間 t は，以下のように算出される．

$$t = \ln(2.5/1.0)/k_e = \ln(2.5/1.0)/0.231 = 3.97 \text{ (day)}$$

したがって，図 8.6 に示すように 4 日間休薬すると，治療域内の 1 ng/mL 以下の濃度になると考えられる．

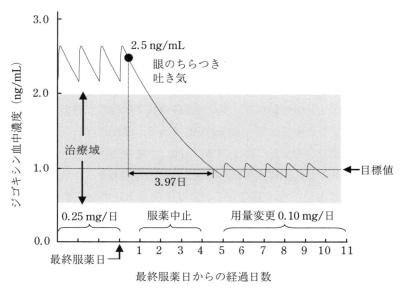

図 8.6 ◆ ジゴキシン中毒の患者に対する投与計画

● ；実測値
実線；患者の年齢，体重，腎機能から予測した動態パラメータ
（$CL_{tot} = 72.5$ L/hr，$Vd = 314.5$ L）を用いて推定した血中濃度推移

次に，1.0 ng/mL を目標血中濃度として再投与する場合の投与量を求める．

ジゴキシンは，線形性の薬物動態を示す薬物であるため，投与量と血中濃度が比例関係にあることを利用し，1.0 ng/mL を目標血中濃度として，以下のように投与再開時の新しい投与量を算出できる．これにより，用量変更後，血中濃度は図 8.6 に示すように推移すると予想される．

$$\text{新投与量} = \text{旧投与量} \times (\text{新血中濃度/旧血中濃度}) = 0.25 \times (1.0/2.5) = 0.1 \text{ mg/day}$$

もしくは，定常状態の平均血中濃度（$\overline{C}_{ss}$）を 1.0 ng/mL（= 1.0 μg/L）にするように以下のように投与設計することもできる．吸収率 $F = 0.7$，投与量 D，投与間隔 τ との関係式より，

$$D/\tau = (CL_{tot} \cdot \overline{C}_{ss})/F = (72.5 \cdot 1.0)/0.7 = 103.6 \text{ μg/day} \fallingdotseq 0.1 \text{ mg/day}$$

【対応】以上の解析結果に基づき，休薬して 5 日目の朝に血中濃度を測定し，推定した血中濃度に等しいことを確認した後，0.1 mg/day で投与を再開するよう提案した．

【経過】投与中止3日目から目のちらつき，吐き気は消失した．休薬して5日目の朝に血中濃度を測定し予測どおりであることを確認した後，上記投与量で治療を再開した．

【解説】本実例のように，腎機能低下患者ではジゴキシンのクリアランスが低下しているため，腎機能正常者に対する投与量では血中濃度が中毒域に至る場合がある．中毒における対処法として，除去のための血液透析や腹膜透析が考慮されることがあるが，分布容積が大きいジゴキシンにはほとんど無効である．ジゴキシンが投与される患者では，血中濃度とともに腎機能を確認し，場合によっては用法・用量の変更も考慮すべきである．

D 喘息治療薬：テオフィリン

テオフィリンは気管支喘息および慢性閉塞性肺疾患（COPD）の治療に用いられる．気管支喘息発作の治療では静脈内注射が行われる．また，維持療法では持続点滴あるいは経口投与が行われる．気管支喘息に対する治療域は5〜20 μg/mLである．濃度依存的な副作用として，食欲不振，悪心，不整脈や痙攣発作等が起こる．TDMでは，治療効果はトラフ値で評価されるが，副作用の発現と関連があるとされるピーク値も測定される場合がある．

テオフィリンは，肝において主にCYP1A2およびキサンチンオキシダーゼにより代謝されて消失する．これらの酵素の代謝活性は，年齢，喫煙・食事などの生活習慣，合併症や併用薬物の影響を受け，患者の個体内および個体間の血中濃度変動の原因となる．このため，TDMの実施によりこの変動を迅速に捉え，投与設計に結び付けていく必要がある．テオフィリンはエチレンジアミンとの複合体であるアミノフィリンとして投与されることがあるが，この場合，血中濃度の測定および薬物動態の解析はテオフィリンとして行われることになるため，アミノフィリン量の80%をテオフィリン量として換算する必要がある．

◆実例4◆患者は，45歳の男性（50 kg，喫煙者）．2,3日前より喘鳴があり，発作時にβ_2刺激薬吸入で対処していた．本日夕方より発作が重積したため救急車で来院し，そのまま入院となった．入院後アミノフィリン注射剤250 mgが急速静注され，症状が落ち着いたため，経過観察となっていた．その後（アミノフィリン注射から10時間後），再び呼吸困難を訴えたため，14 μg/mLのテオフィリン血中濃度を目標としてアミノフィリンが再度の急速静注されることとなり，併せて点滴静注も行うこととなった．なお，この時点でテオフィリンの血中濃度を緊急で測定したところ2 μg/mLであった．また，患者は，入院前テオフィリン製剤を服用していなかったことがわかっている．

【解析】この患者では，体重が50 kgであることから，テオフィリンの分布容積（Vd）は以下の通り算出される．

$$Vd = 0.5 \times 体重(kg) = 0.5 \times 60 = 25 \ (L)$$

したがって，入院後初回のアミノフィリン注射剤250 mg（テオフィリンとして200 mg：D）を急速

静注時のテオフィリンの血中濃度（C_{0hr}）は，以下のように予測できる．

$$C_{0hr} = D/Vd = 200/25 = 8\ \mu g/mL$$

10時間後のテオフィリンの血中濃度（C_{10hr}）が$2\ \mu g/mL$であることから，半減期（$t_{1/2}$）は5 hrと推察され，消失速度定数（k_e）は以下のように推定される．

$$k_e = \ln2/t_{1/2} = \ln2/5 = 0.1386\ (hr^{-1})$$

次に，図8.7の実線のように血中濃度（C_{target}）が15 $\mu g/mL$を推移するように，急速静注後（図8.7の点線），直ちに点滴静注（図8.7の破線）を行う計画を立てる．

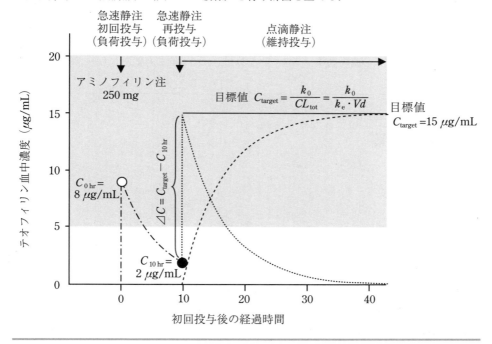

図8.7 ◆ 気管支喘息発作の患者に対する投与計画

●；実測値（初回投与から10 hr後），○；予測値（1回目の投与後），網かけ：治療域1点
破線：救急入院後，急速静注（初回投与）した際の予測血中濃度推移
点線；15 $\mu g/mL$の血中濃度を目標に急速静注（再投与）した場合の予測血中濃度推移
破線；15 $\mu g/mL$の定常状態血中濃度を目標に点滴静注した場合の予測血中濃度推移
実線；急速静注と点滴静注を同時に行った場合の予測血中濃度推移

まず，15 $\mu g/mL$になるように急速静注する場合，当初の血中濃度（$C_{10hr} = 2\ \mu g/mL$）からの増加分をΔCとすると，投与量DとVdとの間に以下の関係式が成り立つ．

$$\Delta C\ (= 15 - C_{10hr}) = D/Vd$$
$$15 - 2 = D/25 \quad よって，D = 325\ (mg)\quad となる．$$

次に，点滴静注速度k_0は以下のように算出される．

$$k_0 = C_{\text{target}} \times k_e \times Vd = 15 \times 0.1386 \times 25 = 52.0 \ (\text{mg/hr})$$

$D = 325$ mg および $k_0 = 52.0$ mg/hr はテオフィリンとしての投与量，投与速度であるため，アミノフィリンに換算すると，急速静注投与量は $325/0.8 = 406$ mg，点滴静注速度は $52.0/0.8 = 65$ mg/hr となる．

【対応】以上の解析結果に基づき，アミノフィリン注射剤をまず 406 mg 投与し，その後直ちに 65 mg/hr の速度で投与するように提案した．

【経過】投与後，患者の容態は安定した．また，併せて，定期的に血中濃度を測定し目標血中濃度付近で維持されていることを確認した．

【解説】本実例は，限られた血中濃度を用いて患者の薬物動態パラメータを算出し，それに基づいて投与設計を行った例である．TDM においては，副作用を回避しながら治療効果を最大化するために，できる限り患者個人の薬物動態パラメータを算出し，それを投与設計に反映させるように努めるべきである．

E 免疫抑制薬

（1）シクロスポリン

　シクロスポリンの脂溶性は高く，消化管では胆汁酸により乳化を受け吸収される．一方，胆汁の分泌には個体内・個体間変動があり，このことからシクロスポリンの吸収のばらつきは大きい．近年，消化管液に触れると胆汁酸の有無に関わらず乳化するマイクロエマルション形成製剤が用いられるようになり，吸収のばらつきが改善された．血中のシクロスポリンの約 35％は血漿中に存在し，約 50％は赤血球中に，約 15％が白血球中に存在する．また，血球へのシクロスポリンの分布は，保存温度等の影響を受けることから，TDM では簡便性の観点から全血による血中濃度測定が行われている．

　シクロスポリンは肝臓の CYP3A4 で主に代謝されるが，経口投与に際しては小腸粘膜上皮細胞に存在する CYP3A4 による代謝の寄与も大きいとされている．また，P-糖タンパク質の基質でもあることから，CYP3A4 および P-糖タンパク質を介した相互作用には注意が必要である．

　シクロスポリンの治療域は疾患によって異なる．これまで，吸収のばらつきの影響を受けないトラフ値が薬効および副作用の指標として用いられてきた．しかし，近年，薬効および副作用発現の最も良い指標とされる 12 時間目までの AUC（$AUC_{0\text{-}12}$）とトラフ値の相関性は比較的低いことが明らかとなった．そこで，製剤的に吸収のばらつきが改善されたこともあり，$AUC_{0\text{-}12}$ と相関性の高い，吸収部分のプロファイルである $AUC_{0\text{-}4}$ 値や投与 2 hr 後の濃度（C_2）値が新たな指標として注目されている．

(2) タクロリムス

　タクロリムスは，シクロスポリン同様脂溶性が高く，吸収性を改善するために固体分散体製剤として経口投与される．血球移行性が高く，全血での血中濃度測定が行われている．代謝は，主としてCYP3A4で行われる．さらに，タクロリムスは，P-糖タンパク質の基質でもあるため，相互作用には注意が必要である．タクロリムスの治療域は疾患によって異なる．いずれの疾患においても，吸収のばらつきを反映しないトラフ値が，現在，薬効および副作用の指標として用いられている．

F 精神神経用薬

(1) 炭酸リチウム

　リチウムの吸収は良好かつ速やかで，経口投与後1～3時間で最大血中濃度に到達する．吸収されたリチウムは，未変化体のまま尿中に排泄される．腎糸球体でろ過されたリチウムの80％は近位尿細管で再吸収される．このため，腎機能低下や他薬併用などによる再吸収の変動がリチウムの体内動態に影響を及ぼす．TDMの実施は，治療効果の確認とともに，体内動態の変動を迅速に把握する上でも有用である．リチウムの体内動態は2-コンパートメントモデルに従う．消失相の半減期は20時間と長く，定常状態に到達するのに5～7日を要する．採血は定常状態に到達した後に，吸収および分布相を避け，投与12時間後に行う．躁病治療では0.6～1.2 mEq/L，躁うつ病予防では0.4～0.8 mEqが有効治療域とされる．リチウム中毒時には，輸液あるいは利尿剤（マンニトールやアミノフィリン）で排泄を図るが，これに反応しない場合あるいは腎障害が認められる患者には，血液透析が有効である．なお，リチウムの胎盤透過性は高く，また，催奇形性の報告もあるため妊婦への投与は禁忌である．

◆**実例5**◆双極性障害，そう状態の治療のためリチウムを服用し，外来で経過観察していた患者が，吐き気および食欲不振を訴え来院した．リチウム中毒を疑い，血中リチウム濃度を測定したところ1.3 mEq/Lと通常よりも高値を示した．

【対応】患者に確認したところ，最近歯痛に対し，OTCの鎮痛薬を購入し，服用するようになったという．服用していたOTC薬はイブプロフェンを含有する製品であったことから，非ステロイド性抗炎症薬との相互作用と判断し，服用を中止させ，さらに，必要ならば相互作用が少ないとされるアセトアミノフェンを含む鎮痛薬を服用するように指導した．

【経過】アセトアミノフェンの服用，歯科での治療を経て，その後，リチウム単剤を服用することになった．血中濃度も低下し0.9 mEqに安定した．

【解説】リチウムは腎排泄型の薬物であるため，腎機能低下患者への投与には注意が必要である．併

せて，尿細管再吸収過程での影響因子も多く報告されている．チアジド系およびループ利尿薬，ACE 阻害薬や非ステロイド性抗炎症薬の併用や食塩制限は尿細管再吸収を促進し，リチウム中毒を引き起こすことが知られている．本実例は，服薬管理ができなかった例ではあるが，体内動態への影響因子を TDM の実施により早期に発見できることも示している．

G 抗悪性腫瘍薬：メトトレキサート

　メトトレキサートは，薬効・毒性発現濃度や体内動態が詳細に検討されている．ホリナートによる救援療法の確立に伴って，メトトレキサートの大量投与が可能になり，肉腫（骨肉腫，軟部肉腫など），悪性リンパ腫，急性白血病などに効果的な治療が行われているようになった．投与開始 24, 48, 72 時間経過後の血中濃度として，それぞれ，10, 1, 0.1 μmol/L がそれぞれ危険限界濃度に設定されている．すなわち，これを上まわった場合には，骨髄抑制，粘膜障害や腎障害等の副作用につながる可能性があるため，その程度に合わせてホリナート救援療法の強化を行う．このように，メトトレキサートによる治療を安全に行う上で TDM の実施は不可欠となっている．

　大量投与では，投与量の 50～70％が未変化体として，また，3～20％が代謝物である 7-OH-MTX として尿中に排泄される．酸性尿ではこれらが尿細管に析出し腎障害を起こす可能性があるため，輸液等による十分な水分補給やアセタゾラミドあるいは炭酸水素ナトリウムによる尿のアルカリ化が必要になる．さらに，大量療法時には，NSAIDs など，メトトレキサートの排泄を阻害する薬物は併用しないよう注意しておく必要がある．

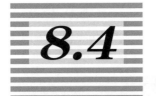

8.4 母集団薬物速度論とベイジアン解析

　薬物治療における第 1 段階はまず薬物投与量を設定することから始まる．この設定には，患者の年齢，病態などをもとに，標準的な量がまず処方される．治療が開始されると，TDM などを行い，そのデータをもとに投与量の補正がなされる．これらの作業をより客観的に，そして論理的に推進しようとするのが本節で述べる母集団薬物速度論 population pharmacokinetics とベイジアン解析である．

　母集団薬物速度論は一人一人の患者における薬物動態ではなくて，患者集団の平均的な値を得ることを目的としている．そして，ベイジアン解析はこの情報をもとに患者一人一人に適応する薬物治療の個別化を目的とした解析法であるといえる．

8.4.1 TDM と母集団薬物速度論

ある薬物について TDM を行う際に必要な情報は以下の3点に集約される．すなわち，①平均的な薬物動態学的パラメータはいくらか，②その個体差はどれくらいか，③1人の患者での個体内変動はどれくらいか，である．これらを母集団パラメータと呼ぶ．

母集団解析法は薬物を投与された多数の患者を年齢，体重，性別，腎機能や肝機能などの臨床検査値，疾病の重症度，併用薬の有無など，同じような因子をもった患者群を母集団としてとらえ，その薬物動態パラメータの解析を行うものである．その結果，先に述べた母集団パラメータである薬物動態パラメータの平均値（θ）とその個体間変動（ω^2），個体内変動（σ^2）に関する情報が得られる．

母集団解析のプログラムとしては，NONMEM が現在世界で最も普及しているプログラムである．NONMEM は，California 大学の Beal と Sheiner によって開発されたコンピュータプログラムで，Nonlinear Mixed Effect Model（非線形混合モデル）の頭文字をとって NONMEM と名付けられた．そのほかに拡張最小二乗法に基づく母集団解析プログラム MULTI（ELS）がある．また，非線形混合効果のモデリングとシミュレーション用のソフトウェアとして，Phoemix® NLME もある．

8.4.2 ベイジアン法によるパラメータの最適化

母集団パラメータをもとに個々の患者の投与量・投与間隔を設定しても，薬物動態には個人差があり，必ずしもうまくいくとは限らない．そこで，各患者の薬物動態パラメータが必要となるが，1人の患者から頻繁に採血を行うことは許されない．

ベイジアン法は測定点が1点でも，母集団パラメータがわかっていれば，その患者固有の薬物動態パラメータを推定できる方法である．通常の最小二乗法では血中濃度の測定値と計算値の差の二乗和が最小となるようにパラメータを推定するが，ベイジアン法ではこれに加え，求めるべき個人のパラメータと母集団の平均値との差の二乗も最小となるようにパラメータを推定する．ベイジアン法の数学的な原理は以下の式（8.1）で表される．

$$\text{ベイジアン法の目的関数} = \sum_{i=1}^{n} \frac{(C_i - \hat{C}_i)^2}{\sigma^2} + \sum_{k=1}^{m} \frac{(\theta_k - \bar{\theta}_k)^2}{\omega_k^2} \quad (8.1)$$

C_i：血中濃度実測値

$\hat{C}_i$: 予測値
θ_k : 求めるべき個人の薬物動態パラメータ
$\overline{\theta}_k$: 母集団平均値
σ^2 : C_i の測定誤差と個体内変動に起因する分散
ω_k^2 : 個体間変動

　図8.8に母集団解析法とベイジアン法の概念を示す．Ia集団内の情報を得るときに，全データをプールし，あたかも1個体のデータであるかのように考えて当てはめ計算を行う．これについてポピュレーション解析を行った確率はIbのようになる．この母集団パラメータを用いて，個人で求めた測定値をもとにベイジアン解析を行うと，IIbのような個人パラメータが得られる．

　ベイジアン解析用のコンピュータプログラムにはMULTI2（BAYES），PEDA，OPTなどがある．図8.9はバンコマイシンの母集団パラメータを用いて，個々の測定値をもとにその患者の血中濃度の時間的推移をベイジアン法により推定したものである．図8.9に示すように，バンコマイシンの母集団パラメータのうち，全身クリアランス（CL）と分布容積（Vd）は体重（WT）とクレアチニンクリアランスをそれぞれ式に代入して求める．バンコマイシンは2-コンパートメントモデルを用いて解析されるので，速度定数 k_{12} と k_{21} も設定する．図8.9に示す3点の実測値をもとに式（8.1）の目的関数の値が最小になる個人の薬物動態パラメータ（CL, k_{12}, k_{21}, Vd）を求める．この最確値をもとに理論計算を行い作図したのが図8.9の実線（理論曲線）である．

　本計算はMULTI2（BAYES）を組み込んだバンコマイシン塩酸塩TDMデータ速度論的解析支援ソフトウェアVCM-TDM（塩野義製薬）により行ったものである．

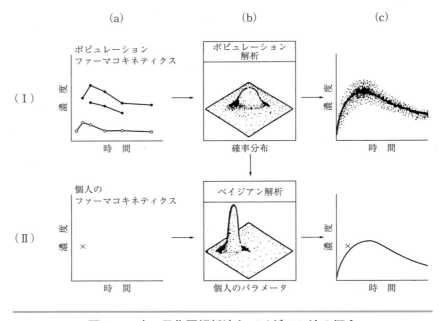

図8.8 ◆ 母集団解析法とベイジアン法の概念

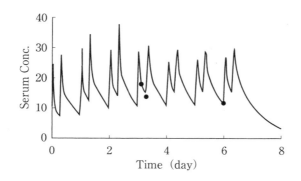

図 8.9 ◆ ベイジアン法によるバンコマイシン血中濃度の推定

体重 55 kg, 血清クレアチニン濃度 0.8 mg/dL の患者にバンコマイシンを 1 日 2 回 (500 mg × 2, 9:00, 16:00) 1～2 hr かけて点滴し, 7 日間治療を行った. 3 回の測定値 (●) をもとに, 下記の母集団パラメータを用いてベイジアン法により 7 日間の血中濃度推移を推定した.

バンコマイシンの母集団パラメータ

CL (L/hr) $= 0.003 \cdot WT + 0.045 \cdot CL_{cr}$	$\omega_{CL} = 33\%$
k_{12} (1/hr) $= 1.12$	$\omega_{k12} = 25\%$
k_{21} (1/hr) $= 0.48$	$\omega_{k21} = 25\%$
Vd (L) $= 0.21 \cdot WT$	$\omega_{Vd} = 20\%$
σ：相対誤差 15% ＋絶対誤差 0.25 μg/mL	

WT は患者体重 (kg), CL_{cr} は Cockcroft-Gault 式から算出したクレアチニンクリアランス (mL/min) である.

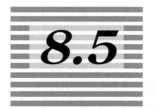

8.5 病態と薬物体内動態

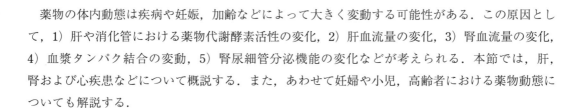

　薬物の体内動態は疾病や妊娠, 加齢などによって大きく変動する可能性がある. この原因として, 1) 肝や消化管における薬物代謝酵素活性の変化, 2) 肝血流量の変化, 3) 腎血流量の変化, 4) 血漿タンパク結合の変動, 5) 腎尿細管分泌機能の変化などが考えられる. 本節では, 肝, 腎および心疾患などについて概説する. また, あわせて妊婦や小児, 高齢者における薬物動態についても解説する.

8.5.1 病態

A 肝疾患

　肝疾患においては，肝細胞重量の減少，肝細胞内酵素レベルの変化，肝内外シャントの形成による門脈血の肝通過率の減少および血漿タンパク濃度の減少などが起こり，それにより薬物動態の変化を引き起こす．

　消失過程が主に肝臓での代謝に依存している薬物では肝疾患の影響を受けやすい．ここで肝固有クリアランスの高い薬物では，その消失は肝血流量に直接依存してくる．このような肝血流速度依存型薬物では肝血流量の減少により，クリアランスが低下し半減期が長くなる．

　一方，肝固有クリアランスの低い薬物では，肝クリアランスは薬物の血中タンパク結合率と肝固有の代謝能の2つの要因に依存する．このような代謝依存型薬物は，主として肝細胞内酵素活性の低下に伴ってクリアランスが減少し半減期が延長する．

　以上の薬物の例を表8.7に示した．また肝障害に起因する血清アルブミン濃度の減少は，酸性薬物の血漿タンパク結合率の低下を招き，遊離形薬物分率の増加をきたすことも知られている．

B 腎疾患

　腎臓のなかでいちばん障害が現れやすい部分は糸球体ろ過機構である．これが障害を受けると生体水分のろ過能力が減退し，その結果，腎クリアランスも減少し薬物の半減期も長くなる．水溶性薬物は主に腎から排泄されるため，腎障害はこれらの薬物（活性代謝物を含む）の消失を遅らせ薬効持続時間を延長させる．例えば，親水性薬物のゲンタマイシンやトブラマイシンは，尿中へ未変化体として排泄される割合が高く，腎機能障害の影響を受けやすい．

表8.7 ◆ 肝障害によって代謝の影響を受ける薬物の例

肝血流速度依存型薬物	肝代謝依存型薬物
クロルプロマジン	インドメタシン
ニトログリセリン	ナプロキセン
プロプラノロール	フェニトイン
モルヒネ	テオフィリン
ニフェジピン	ワルファリン
ジルチアゼム	

8. 薬物治療管理

腎の薬物排泄速度はクレアチニンクリアランス（CL_{cr}）にほぼ比例するので，CL_{cr} 値を測定することによってその機構を評価する．CL_{cr} の測定は 24 時間のクレアチニンの尿中排泄量を測定し，別にその間のクレアチニンの平均血中濃度を測定すれば，式 (8.2) により CL_{cr} が求められる．

$$CL_{cr} = \frac{クレアチニンの尿中排泄量}{クレアチニンの血中濃度} \times \frac{1}{1440} \tag{8.2}$$

しかし緊急の場合，あるいは外来または蓄尿が困難な場合，血清中クレアチニン濃度を測定し，性別，年齢，体重などから CL_{cr} を推測する種々の方法が考案されている．

(1) Cockcroft-Gault の式を利用する方法

Cockcroft-Gault の式は，

男性には

$$CL_{cr}(男) = \frac{(140 - 年齢) \times 体重(kg)}{72 \times S_{cr}(mg/dL)} \quad (mL/min) \tag{8.3}$$

女性には

$$CL_{cr}(女) = CL_{cr}(男) \times 0.85 \quad (mL/min) \tag{8.4}$$

ここで，S_{cr} は血清クレアチニンである．

(2) Sierbak-Nielsen の計算図表によるもの

図 8.10 は血清クレアチニン濃度より，CL_{cr} を求めるための図である．まず，患者の体重と年齢に該当する個所を直線で結び R との交点を求める．次にその交点と測定した血清クレアチニン濃度の該当する点とを結ぶ直線を延長して CL_{cr} を求める．

このようにして求めた CL_{cr} を用いて腎障害患者に適合した投与量を求めるのに Giusti-Hayton の方法がある．

k_u を腎排泄速度定数，k_n を腎以外からの消失速度定数とすれば，全消失速度定数 k_e は，

$$k_e = k_u + k_n \tag{8.5}$$

腎障害患者では k_u が $k_{u(r)}$ に変化しており，これが患者のクレアチニンクリアランス $CL_{cr(r)}$ に比例すると考えると，

$$k_{e(r)} = k_{u(r)} + k_n = k_u \cdot \frac{CL_{cr(r)}}{CL_{cr}} + k_n \tag{8.6}$$

腎機能正常者において得られた薬物の未変化体排泄率を f_u とすると，

$$k_e = \frac{k_u}{f_u} = \frac{k_n}{1 - f_u} \tag{8.7}$$

式 (8.6) を k_e で割ると，

$$G = \frac{k_{e(r)}}{k_e} = f_u \cdot \frac{CL_{cr(r)}}{CL_{cr}} + 1 - f_u = 1 - f_u\left(1 - \frac{CL_{cr(r)}}{CL_{cr}}\right) \tag{8.8}$$

ここで，G は投与補正指数で，腎障害患者における薬物投与量（$D_{(r)}$）と投与間隔（$\tau_{(r)}$）は，

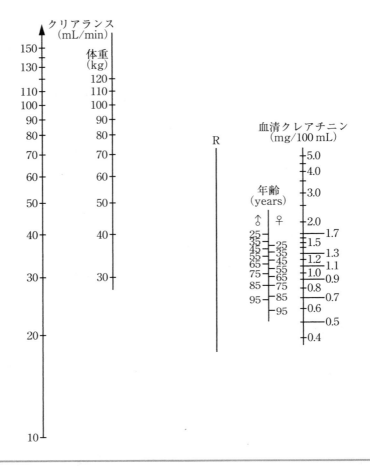

図 8.10 ◆ 血清中クレアチニン濃度よりクレアチニンクリアランスを求めるためのノモグラフ

腎機能正常者の投与量 (D) と投与間隔 (τ) をもとに以下の式で表すことができる.

$$D_{(r)} = D \cdot G \tag{8.9}$$

$$\tau_{(r)} = \frac{\tau}{G} \tag{8.10}$$

ここで，表 8.8 に腎機能正常者において得られた薬物の未変化体排泄率を示す．腎疾患時には酸性薬物の血中タンパク結合率が低下することが知られている．この原因については，腎疾患により血中のタンパクが尿中に流出し，血中タンパク濃度が低下するのが 1 つの理由と考えられる．タンパク結合率が変化すれば非結合形薬物濃度にも変化が生じるので，上記の投与計画についても検討を要する場合がある．

表 8.8 ◆ 腎機能正常者（GFR または CL_{cr} ＝ 80 〜 120 mL/min）にて知られている投与量に対する尿中未変化体排泄（f_u）が 70％以上（$f_u \geq 0.7$）の薬物

薬物名		f_u 値	薬物名		f_u 値
Acyclovir	アシクロビル	0.75	Enalapril	エナラプリル	0.88
Amantadine	アマンタジン	0.95	Ethambutol	エタンブトール	0.80
Amikacin	アミカシン	0.98	Flucytosine	フルシトシン	0.90
Amoxicillin	アモキシシリン	0.86	Gentamicin	ゲンタマイシン	0.95
Atenolol	アテノロール	0.95	Kanamycin	カナマイシン	0.90
Carbenicillin	カルベニシリン	0.82	Lithium	リチウム	0.95
Cefadroxil	セファドロキシル	0.93	Methicillin	メチシリン	0.88
Cefamandole	セファマンドール	0.96	Moxalactam	モキサラクタム	0.76
Cefazolin	セファゾリン	0.80	Nadolol	ナドロール	0.73
Cefonicid	セフォニシド	0.88	Netilmicin	ネチルマイシン	0.95
Ceforanide	セフォラニド	0.85	Procainamide	プロカインアミド	0.70
Cefoxitin	セフォキシチン	0.78	Pyridostigmine	ピリドスチグミン	0.85
Ceftazidime	セフタジジム	0.84	Ranitidine	ラニチジン	0.70
Ceftizoxime	セフチゾキシム	0.93	Streptomycin	ストレプトマイシン	0.95
Cefuroxime	セフロキシム	0.96	Sulbactam	スルバクタム	0.80
Cephalexin	セファレキシン	0.90	Ticarcillin	チカルシリン	0.92
Cephradine	セフラジン	0.86	Tobramycin	トブラマイシン	0.95
Digoxin	ジゴキシン	0.70	Vancomycin	バンコマイシン	0.85

C 心疾患

　心不全が薬物動態に与える影響を考えてみると，虚血性心疾患などの心筋障害により心拍出力が低下するため，血液が全身を循環する速度が遅くなる．これが原因で組織や臓器にうっ血を生じる．このうっ血が原因となり，胃粘膜の平坦化や小腸粘膜の浮腫を生じ消化管からの吸収を低下させる．腎のうっ血では腎血流量の減少を生じると Na$^+$ や水分の貯留を招き，総体液量が増加する．また，肝のうっ血では肝の血流量の低下を招き，薬物の肝での代謝が抑えられる．

　表 8.9 にうっ血性心不全患者におけるキニジン硫酸塩 600 mg を単回経口投与後の血漿中濃度の推移を示す．心不全患者では最高血中濃度に到達する時間が 2 時間遅れており，吸収速度の低下が考えられる．

　また心不全による腎血流量の減少に伴う糸球体ろ過率（GFR）の低下と腎皮質から髄質部への血流の再分布による尿細管での再吸収の増加が薬物動態に大きな影響をもたらす．

　肝血流量は心拍出量の 25％程度を占め，1.5 L/min 程度といわれる．心不全による心拍出量の減少は肝血流量の低下に結びつき，肝抽出率の高いリドカインなどの肝クリアランス低下を起こす（図 8.11）．その結果リドカインの血中濃度が増大する．

表 8.9 ◆ うっ血性心不全患者におけるキニジン硫酸塩 600 mg 経口投与後の血中濃度の推移

疾患名	被験者数	キニジンの血中濃度（μg/mL）			
		2 hr	4 hr	6 hr	24 hr
健常者	10	3.10±1.59	2.86±0.90	2.42±0.70	0.35±0.23
うっ血性心不全	10	2.91±0.97	4.38±1.89	3.70±1.20	0.79±0.41

(S. Bellet, et al. (1971) *Am. J. Cardiol.* **27**, 368)

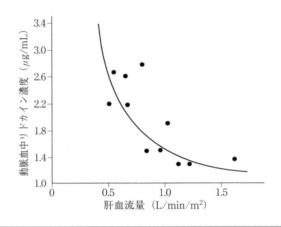

図 8.11 ◆ 動脈血中リドカイン濃度と肝血流量の関係
(R. E. Stenson, et al. (1971) *Circulation* **43**, 205)

　以上のように，循環器系疾患が及ぼす生理的な変化のうち，心拍出量の低下に伴う各組織，特に肝臓，腎臓での血流量の減少，静脈系血液のうっ滞と細胞外液量の増大，特に肝臓，消化管でのうっ血状態および交感神経系の機能亢進などが薬物動態に影響を与える．

　さらに心筋梗塞では α_1-酸性糖タンパク質が増加することが知られ，これと結合するジソピラミドやプロカインなどの塩基性薬物ではクリアランスが低下することがある．

D　その他の疾患

（1）炎症性疾患

　炎症性疾患では炎症性サイトカインが産生され，これらにより CYP の含量が低下し，薬物代謝活性は低下する．また，血漿 α_1-酸性糖タンパク質が増加することが知られている．プロプラ

ノロール，リドカイン，ジソピラミドなどの塩基性薬物は，血漿 α_1-酸性糖タンパク質と結合するので非結合率が低下する．

（2）呼吸器疾患

呼吸不全では，動脈血中の酸素分圧が低下する．そのため，呼吸不全では酸化反応の過程で分子状の酸素を利用する CYP の活性低下が考えられる．

（3）内分泌疾患

糖尿病患者では，グルクロン酸抱合の供与体であるウリジン-2-リン酸グルクロン酸量が低下することが知られている．そのため，糖尿病患者ではグルクロン酸抱合能が低下する．

甲状腺機能亢進症の患者では，肝血流量や腎血流量の増加が認められ，肝血流量依存型薬物のクリアランスが増加する．また，腎排泄型であるジゴキシンのクリアランスも上昇する．

8.5.2 妊婦

妊娠時の腎機能の変化については古くから検討がなされている．妊娠時には体水分量増加がみられる．これによる血漿容積の増大と心拍出の増大に伴い，腎血漿流量は 25 ～ 50％増加し，糸球体ろ過量も増加する．

妊娠期間中も投与される可能性が高い抗生物質，例えば，β-ラクタム系抗生物質のように時間依存的な薬理作用を示す薬物の場合には，腎クリアランスの増大に伴う血中濃度の低下に留意する必要がある．また，妊娠期間中の血清アルブミン濃度は低下するので，薬物の非結合分率が増大し，組織移行性が亢進する．抗てんかん薬のフェニトインではタンパク結合率が高く，血漿中非結合形薬物濃度をモニターすることが望まれる．ワルファリン，フェニルブタゾンなどでは非結合形として胎盤通過後，胎児血中で血漿タンパク質と結合するため，母体に戻りにくいとされている．

妊娠 4 週間から 7 週間頃までは胎児の中枢神経，心臓，消化管，四肢などの重要な臓器が発生・分化する時期に当たり，催奇形性の観点では胎児が最も敏感な絶対過敏期に当たる．この時期は，妊娠と気付かず薬剤投与が行われることが最も多い時期であり，十分に注意を払う必要がある．ヒトでの催奇形性がほぼ確実と考えられる薬物を表 8.10 に示す．

表 8.10 ◆ ヒトでの催奇形性がほぼ確実と考えられる薬物

メトトレキサート	リチウム
男性ホルモン	メチル水銀
ACE 阻害薬	ミソプロストール
抗癌剤	放射性ヨード
抗甲状腺薬	パラメタジオン/トリメタジオン
カルバマゼピン	フェニトイン
コカイン	ポリ塩化ビフェニール（PCB）
クマリン化合物	テトラサイクリン
ジエチルスチルベストロール	サリドマイド
エタノール（高用量）	バルプロ酸
エトレチナート	ビタミン A（> 18,000 IU/日）
レナリドミド	タミバロテン

（治療薬マニュアル 2014，医学書院）

8.5.3 年齢

薬物投与計画を作成する場合に，年齢による投与量の設定には十分に気をつけなければならない．そこで，小児と高齢者について以下に解説する．

A 小児

小児は，正常分娩の場合，生後 4 週間までを新生児，それから 1 歳以下を乳児，6 歳以下を幼児，15 歳以下を小児と呼んで区別している．小児は肝臓・腎臓機能をはじめとして，体内水分量や血漿タンパク結合などが成人と異なっているが，成長・発達にともない成人に近づいてくる．

胎児では薬物代謝酵素の活性は低いが，出生後増加する．CYP の活性は新生児では低いが，6～12 か月後にかなり高い活性となる．グルクロン酸抱合能の未発達に起因するクロラムフェニコールによるグレイ症候群には注意が必要である．また，2,500 g 未満の低出生体重児ではジアゼパムの半減期は新生児に比べて延長する．

授乳期では，乳汁を介する乳児への薬物の移行が重要となる．一般的には，低分子量，低タンパク結合率，高脂溶性，塩基性の薬物が乳汁中へ移行しやすい．抗てんかん薬，リチウム，抗生物質，抗ウイルス薬，サルファ剤，免疫抑制剤，糖尿病薬など多種の薬物が乳汁中へ分泌される．授乳中の治療に適さない薬物として，ヨウ化ナトリウム（^{131}I，^{123}I，放射性ヨウ素），コカイン

表 8.11 ◆ 小児の薬物投与量

成人を1とした体重（kg）当たりの体表面積，Augsbergerの式，Youngの式，Friedの式，Ivády & Dinnerの式，Leach & Woodによる投与量，おもな薬物動態値による投与量の比較

	体重 (kg)	体表面積 (m^2)	体重1kg当たりの体表面積（成人を1とした場合）	Augsbergerの式 (mg/kg)	Youngの式 (mg/kg)	Friedの式 (mg/kg)	Ivády & Dinnerの式 (mg/kg)	Leach & Woodによる投与量 (mg/kg)	主な薬物の薬物動態による投与量* (mg/kg)
新生児	3	0.2	2.5			0.14	2.4		0.3〜0.5
3カ月	6	0.3	1.9			0.4	1.8	2	1〜1.5
1歳	10	0.45	1.7	1.6	(0.50)	0.5	1.6	2	1.7〜2.2
6歳	20	0.8	1.5	1.4	1.08		1.6	1.5	1.6〜1.9
12歳	40	1.30	1.2	1.1	0.81		1.1	1.25	1〜1.4
15歳	50	1.50	1.1	1.1	0.72		1.2	1	1
成人	65	1.7	1.0	1.0	1.0		1.0	1	1

Augsberger：$\dfrac{年齢 \times 4 + 20}{100} \times$ 成人量（1歳以上）　　Young：$\dfrac{年齢}{年齢 + 12} \times$ 成人量（2歳以上）

Fried：$\dfrac{月齢}{150} \times$ 成人量（1歳未満）　Ivády & Dinner：$\dfrac{体重 \times 2 + 5}{100} \times$ 成人量（5歳以下）

$\dfrac{体重 + 30}{100} \times$ 成人量（6歳以上，体重20 kg以上）

＊テオフィリン，フェニトイン，フェノバール®，ジゴキシンなどの薬物動態値（クリアランス）から算出したもの

（治療薬マニュアル 2014，p.14，医学書院）

（麻薬），アミオダロン（抗不整脈薬）がある．アミオダロンでは，乳汁中濃度が母体血清中濃度と比べて2～13倍になり，乳児が甲状腺機能低下をきたす可能性がある．免疫抑制剤のシクロスポリンならびにドキソルビシンやメトトレキサートなどの制癌剤の使用に際しては授乳を控える．

　小児への投薬量の問題であるが，一般に薬物感受性が高く，個体あるいは年齢による生理機能の差異が大きい．小児に対する薬物の投与法は，本来は個々のケースについて綿密な観察に基づいて決定されるべきであるが，それが困難であるから，成人の薬用量から換算して決めている場合が多い．

　小児用量が添付文書に記載のない場合には，いくつかの方法で換算されている（表8.11）．この中で，Youngの式や成人体重当たりから換算した値は薬物動態から得られた値とあまり一致しない．それに比べて体表面積から計算された値が，より実際の薬物動態から得られた値に近い．もともと体表面積は細胞外液量だけでなく，熱量喪失，心拍出量，糸球体ろ過量，循環血液量ともよい相関がある．体表面積からの換算式に近い値が得られるAugsbergerの式は有用と考えられる．

B 高齢者

薬物の投与設定からみると，一般に65歳以上の成人を高齢者の枠に入れている．高齢者の吸収，分布，代謝，排泄について表8.12をもとに概説する．

吸収過程での加齢の影響としては，消化管粘膜の血流速度の減少による吸収速度の低下，消化管運動の低下による吸収速度の減少，その他胃内のpHの上昇および胃内容排泄速度の低下などが考えられる．

高齢者では図8.12に示すように，水分量の減少と体脂肪率の増加がみられる．それゆえ，アンチピリン，アミノグリコシド系抗生物質などの水溶性薬物では，加齢により分布容積の10%から30%の減少がみられ，そのため初回投与後の最高血中濃度が上昇することがある．アンチピリンの肝クリアランスは半減期において，老齢者では45%も延長しているといわれる．ジアゼパムなど脂溶性薬物の体重当たりの分布容積は若者に比べて数倍増加し，消失半減期の延長がみられる場合がある．

表8.12 ◆ 加齢に伴う薬物動態を変動させる諸要因および生理学的変動要因と薬物動態との関係

臨床薬物動態変数	老齢化に伴う生理学的変化	基礎疾患および既往疾患	加齢に伴う生理学的要因変化	薬物動態の変化	薬物血中濃度
吸収	胃腸管血流量↓ 胃内pH↑ 胃腸管吸収表面積↓ 胃腸管運動↓	無酸症 下痢 胃切除，膵炎 呼吸不良症候群	体内水分量↓ ⟶	水溶性薬物の↓ 分布容量	↑
分布	心拍出量↓ 体内水分量↓ 体内脂肪↑ 血中アルブミン↓ 血中α₁酸性糖タンパク質↑ lean bodymass↓	心不全 脱水，浮腫 肝不全，低栄養 腎不全	腎糸球体ろ過量↓ ⟶ 肝薬物代謝酵素活性↓ (P-450)	薬物腎クリアランス↓ 内因性肝薬物クリアランス↓	↑
代謝	肝重量↓ 肝酵素活性↓ 肝血流量↓	心不全，発熱疾患 肝不全，低栄養 悪性腫瘍 甲状腺機能低下症	血中アルブミン↓ ⟶ 血中α₁酸性糖タンパク質↑ ⟶	薬物タンパク↓ → 結合率 塩基性薬物タンパク結合率↑	* ↓
排泄	腎血流量↓ 腎糸球体ろ過量↓ 尿細管分泌↓	腎疾患	体内脂肪↑ ⟶	脂溶性薬物の↑ → 体内蓄積	*

↓：低下，↑：増加，＊：組織内濃度は↑

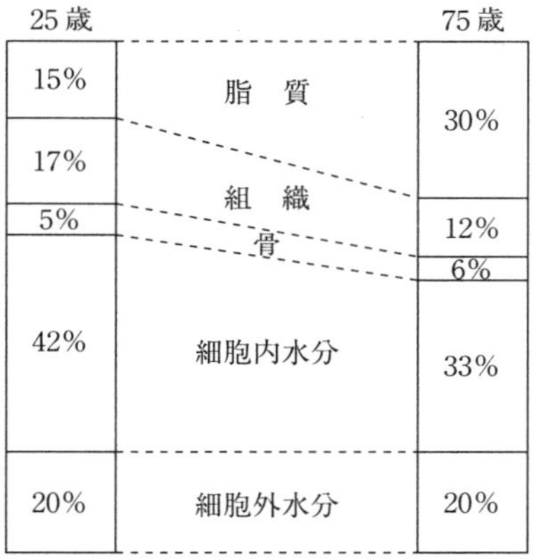

8. 薬物治療管理

```
       25歳                      75歳
   ┌─────────┐              ┌─────────┐
   │  15%    │   脂  質      │         │
   │         │               │  30%    │
   ├─────────┤               │         │
   │  17%    │               ├─────────┤
   │         │   組  織      │  12%    │
   ├─────────┤               ├─────────┤
   │   5%    │    骨         │   6%    │
   ├─────────┤               ├─────────┤
   │         │               │         │
   │  42%    │  細胞内水分    │  33%    │
   │         │               │         │
   ├─────────┤               ├─────────┤
   │  20%    │  細胞外水分    │  20%    │
   └─────────┘               └─────────┘
```

図 8.12 ◆ 人体構成要素の加齢による変化
(I. Rossman (1979) Clinical Geriatrics, 2nd ed., J. B. Lippincott, Philadelphia)

　高齢者では肝機能の減退によってタンパク合成能は低下し、低アルブミン血症が生じやすい。したがってワルファリンなどタンパク結合率の高い薬物では、血漿中遊離形分率が増加するので注意が必要である。また、65歳時の総肝血流量は、25歳時に比較して40～45%減少するといわれる。肝抽出率の高い薬物では肝血流量の低下により肝クリアランスが低下する。

　薬物代謝酵素についてみると、第Ⅰ相反応で酸化反応を受け持つCYP酵素の活性は減衰するが、第Ⅱ相反応は第Ⅰ相反応ほどには加齢による影響を受けない。それゆえ、グルクロン酸抱合を主代謝経路とするロラゼパムやオキサゾラムは、高齢者に対する安全性の高いベンゾジアゼピン系薬物として推奨される。

　排泄でみると、高齢者では腎機能が低下しているために、多くの薬物では生物学的半減期が延長する。その中でも特に糸球体ろ過に依存する腎排泄が低下する。高齢者では筋肉組織量の減少により筋肉由来の血清クレアチニン濃度が減少しているため、糸球体ろ過率が減少しても血清クレアチニン濃度のみを腎機能の指標とすると加齢に伴う腎機能低下を過小評価するおそれがある。

　加齢による脂溶性薬物の分布容積の増加、薬物代謝能の低下、血漿タンパク量の低下に伴うタンパク結合率の減少、腎排泄能の低下による半減期の延長など諸要因が積み重なって、薬物血中濃度の増加に伴う副作用の発現が考えられる。表8.13には高齢者に副作用を起こしやすい薬物をまとめた。

表 8.13 ◆ 高齢者に副作用を起こしやすい薬物

薬 品 名	問 題 点	対 策
ベンゾジアゼピン系	日中のねむ気	1/2〜1/3 量に減量
三環系抗うつ薬	ねむ気，起立性低血圧，抗コリン作用	1/2〜1/3 量に減量
フェノチアジン系	錐体外路症候	できるだけ使用を避ける
ジゴキシン	クリアランスの低下	減量（小児用を用いることもある），洞調律のときは減量の必要はない
フェニルブタゾン	作用の増強，脊髄形成不全を促進	短期間のみ使用，他の安全なものに変更
アミノグリコシド	腎不全，難聴	ほかの薬剤を考える
降圧薬	起立性低血圧	節遮断薬を避ける
抗パーキンソン病薬	精神錯乱，起立性低血圧，抗コリン作用，ジスキネジア	薬物の種類・量を変更，入院監視を要する
経口血糖降下薬	夜間の低血糖	作用時間の短いものを選ぶ
バルビツール酸誘導体	多数あるため，老年者には不適	作用しない
ワルファリン	感受性増大	減量
ヘパリン	出血	48 時間のみ使用

（葛原茂樹（1993）月刊薬事 **35**，p.885）

練 習 問 題

正誤問題

以下の記述の正誤について答えよ．

1. リドカインは，肝機能障害により肝臓での薬物代謝能や肝血流量が低下している患者において，投与量の調節が必要となる薬物である．（　）（92回，96回）
2. 急性肝炎では，肝の薬物代謝能が低下するので，肝代謝律速型薬物であるプロプラノロールの血中濃度は低下する．（　）（86回）
3. テオフィリンの消失半減期は，慢性肝障害患者において著しく短くなる．（　）（88回）
4. 肝硬変では，組織の繊維化が進行するため，薬物の肝固有クリアランス，血漿タンパク結合率の低下がみられるが，肝血流量は影響を受けない．（　）（88回）
5. 肝硬変の患者では，肝臓のシトクロムP450含量が低下し，肝代謝律速型薬物であるテオフィリンの肝クリアランスは低下する．（　）（93回）
6. 非代償性肝硬変では，血漿アルブミン量の低下により，血漿中薬物の非結合形の割合が増加する．（　）（89回，95回）
7. 呼吸不全では，動脈血の酸素分圧の低下により，肝シトクロムP450による薬物代謝活性が増大する．（　）（89回，95回）
8. バンコマイシンは，腎機能が低下したとき体内に蓄積しやすい．（　）（88回）
9. クレアチニンクリアランスが基準値より大幅に低下している患者に，アミノグリコシド系抗菌薬を投与する場合，投与量を減量する必要がある．（　）（88回）
10. 腎不全では，糸球体ろ過速度の低下により，クレアチニンクリアランスと全身クリアランスが等しい薬物の生物学的半減期は短くなる．（　）（89回，95回）
11. 慢性腎不全では，血漿中のアルブミン濃度が低下し，酸性薬物の非結合形分率が上昇する．（　）（98回）
12. リドカインの肝クリアランスは，うっ血性心不全の肝血流量減少により低下する．（　）（88回）
13. 心不全の患者では，肝血流量の減少，腎血流量の減少がみられ，これは薬物動態に影響を及ぼす．（　）（96回）
14. 心筋梗塞では，血漿 α_1-酸性糖タンパク質量の増加により，塩基性薬物の分布容積は減少する．（　）（95回）
15. 甲状腺機能亢進症の患者は，ジゴキシンの血中濃度が高くなり作用が増強することがあるので注意する．（　）（97回）

16. 腎機能が正常な妊婦では，非妊婦に比べて薬物の腎排泄は速やかであり，妊娠後半期では，循環血流量の増加によりリチウムの血中濃度は低くなる．（　　）（88回）
17. 妊娠時では，薬物のタンパク結合に関与する血清中アルブミン濃度は，非妊娠時に比べて上昇する．（　　）（97回）
18. 幼児期・小児期における薬物の代謝は，新生児期・乳児期よりも遅い．（　　）（88回）
19. リチウムの全身クリアランスは，高齢者では若年者より小さい．（　　）（84回）
20. 高齢者では胃酸分泌が低下するため，弱塩基性薬物の吸収は増大する．（　　）（93回）
21. 高齢者では体脂肪/体水分量の値が上昇するため，脂溶性薬物の分布容積は減少する．（　　）（93回）
22. 血漿中アルブミン濃度は加齢とともに低下するので，高齢者では血漿タンパク質との結合率の高い薬物を適用する時に注意を要する．（　　）（88回，91回）
23. 高齢者では，血漿中のα_1-酸性糖タンパク質濃度が低下しており，塩基性薬物の非結合形分率が上昇する．（　　）（98回）
24. 高齢者では肝血流量が低下するため，血流律速で肝代謝される薬物のクリアランスは低下する．（　　）（93回）
25. 高齢者では糸球体ろ過率が低下するため，腎排泄型薬物のクリアランスは増大する．（　　）（93回）

CBT問題・必須問題

問1　薬物の血中濃度測定に基づいて投与計画を行う条件として，必要性が最も低いのはどれか．1つ選べ．
　　1．患者からの採血が可能であること．
　　2．薬物定量法が確立していること．
　　3．薬物の有効血中濃度域が広いこと．
　　4．薬物の有効血中濃度域が既知であること．
　　5．薬物血中濃度と薬理効果の間に相関関係があること．

(98回)

問2　薬物治療モニタリング（TDM）が必要とされている代表的な抗生物質はどれか．1つ選べ．
　　1．アンピシリン
　　2．イミペネム
　　3．エリスロマイシン
　　4．テイコプラニン
　　5．セフジニル

(99回)

8. 薬物治療管理

問3 薬物治療モニタリング（TDM）を行う場合，血中濃度測定に全血が用いられる薬物はどれか．1つ選べ．
1. バンコマイシン
2. アルベカシン
3. シクロスポリン
4. フェニトイン
5. ジゴキシン

理論問題

問1 血中薬物濃度モニタリング（TDM）を必要とする薬物に関する記述のうち，正しいのはどれか．2つ選べ．
1. フェノバルビタールは，主に肝臓で代謝され，有効血中濃度域は 15 ～ 40 ng/mL である．
2. テオフィリンは，トラフ値が 5 μg/mL を越え，ピーク値が 20 μg/mL になると副作用発現の可能性が高くなる．
3. バンコマイシンの投与設計では，腎機能に注意する．
4. ゲンタマイシン点滴終了後1時間後及び次回投与直前の血中濃度は，投与設計に有用なデータとなる．

(94回)

問2 治療薬物モニタリング（TDM）に活用されている母集団薬物速度論に関する記述のうち，正しいのはどれか．2つ選べ．
1. 1点の血中濃度測定値から，その患者の薬物動態パラメータが推定できるのは，母集団パラメータを事前情報として用いるからである．
2. 母集団薬物速度論は，個体内変動の要因解析に利用されることも多い．
3. 母集団薬物速度論は普遍性が高いため，同種同効薬であれば，同じ母集団パラメータを適用できる．
4. 母集団薬物速度論を用いても，薬物投与後の血液採取時間に関する情報がなければ，患者の薬物動態パラメータの推定は不可能である．
5. 体重や腎機能は個々の患者によって異なるため，母集団速度論モデルに組み込んでも薬物動態の予想精度は向上しない．

(100回)

問3　血中濃度モニタリング（TDM）に関する記述のうち，正しいのはどれか．2つ選べ．
1. メトトレキサートの大量投与時には，副作用回避の目的でTDMが行われる．
2. シンバスタチンは，薬効の評価を目的としてTDMを行う．
3. タクロリムスに有効血中濃度域は，全血ピーク値として5～20 ng/mLである．
4. ゾニサミドは，体内動態が非線形性を示すため，TDMを行う必要がある．

（96回改）

問4　新生児・小児の薬物動態に関する記述のうち，正しいのはどれか．2つ選べ．
1. 新生児では成人に比べ体重当たりの総体液量が多いので，水溶性薬物であるセフェム系抗生物質などは，体重当たりの投与量が成人より多めに設定されていることが多い．
2. 新生児の体表面積当たりの糸球体ろ過速度は成人の20～30％であり，成人と同程度になるには5～7年を要する．
3. フェニトイン代謝能は，生後，急激に上昇する．
4. 一般に，硫酸抱合と比較して，グルクロン酸抱合代謝能の発達は早い．
5. 1～3歳児におけるテオフィリンの体重当たりのクリアランスは，成人より低い．

（100回）

Chapter 9 ドラッグデリバリーシステム

到達目標

1. DDS の概念と有用性について説明できる．
2. 放出制御製剤（徐放性製剤を含む）の利点について説明できる．
3. 代表的な放出制御型製剤を列挙できる．
4. 代表的な徐放性製剤における徐放化の手段について説明できる．
5. 徐放性製剤に用いられる製剤材料の種類と性質について説明できる．
6. 代表的な経粘膜デリバリーを列挙し，その有用性と特徴および利点について説明できる．
7. 代表的なプロドラッグを列挙し，そのメカニズムと有用性について説明できる．
8. ターゲティングの概要と意義について説明できる．
9. 代表的なドラッグキャリアーを列挙し，そのメカニズムを説明できる．

キーワード

DDS／放出制御／粘膜デリバリー／標的指向／持続性／徐放性／パルス放出／粘膜透過／初回通過効果の回避／有害作用のマスク／服薬コンプライアンス（服薬遵守）／マトリックス型システム／リザーバー型システム／イオン交換型システム／シングルユニット／マルチプルユニット／経皮投与／口腔内投与／経鼻投与／経肺投与／**TTS**／イオントフォレシス／プロドラッグ／アンテドラッグ／ターゲティング／アクティブ型／パッシブ型／リピッドマイクロスフェア／**EPR** 効果／リポソーム／リポフェクチン／人工ベクター／高分子ミセル／抗体薬／遺伝子治療／**RNAi**（遺伝子干渉）／アンチセンス **RNA**／**siRNA**／ウイルスベクター

9.1 DDS の定義と目的

　DDS（drug delivery system）とは，「通常の投与では十分に効果を発揮しない薬物あるいは副作用の大きな薬物に適用して，薬物を必要とする部位に有効にかつタイムリーに送達させ，薬物本来の効果を無駄なく発揮させ，副作用の軽減を計る投与システム」である．

　「必要とする部位に」は究極的には抗がん剤などの「標的化（ターゲティング）」を意味する．「有効に」は，単に吸収促進などのバイオアベイラビリティー向上の意味から，究極的には「作用発現部位への移行促進」を意味する．また「タイムリーに」は，多くの薬物において作用の持続が重要であるため持続的にという言葉に置き換えられるが，ある種の薬剤においては持続的に与えるよりもパルスとして与えたほうがより効果的なものもあり，総じて「放出制御」を意味することになる．

　DDS には，剤形修飾に基礎を置いたものと化学修飾に基礎を置いたものがあるが（表9.1），前者には膜放出制御システムや微粒子運搬体などを活用したものが多い．一方，後者にはプロドラッグ化や高分子修飾の手法を活用したものが多い．

　以下に ① 放出制御，② 経粘膜デリバリー，③ プロドラッグ，および ④ 標的指向の順に，現在までに実用化されている DDS を中心に実例を挙げて解説する．

表 9.1 ◆ DDS の種類

種類	技術	機能
放出制御	製剤的工夫，化学修飾	持続性，パルス放出
粘膜デリバリー	製剤的工夫	粘膜透過，初回通過効果の回避
プロドラッグ	化学修飾	有害作用のマスク，酸や酵素による分解防止，製剤物性の改変，吸収性の改善，持続性の向上，組織移行性の向上
標的指向	製剤的工夫，化学修飾	がん・深在性病組織への標的化，遺伝子治療用ベクター

9.2 放出制御

9.2.1 服薬コンプライアンスと徐放性製剤

　医療におけるコンプライアンスとは"服薬遵守"つまり"医師が処方した薬を患者が正確に服用すること"を指し，薬物療法の根幹となる．患者が毎朝1回薬を飲む場合には，飲み忘れも少なく，コンプライアンスは高い．しかし体内からの消失の速い薬剤の場合，通常の製剤で24時間有効濃度を維持させようとすると，血中濃度は初期に副作用レベルに達してしまう．したがって1回当たりの投与量を減らし，飲む回数を増やすことになる．しかしそのような場合，飲み忘れも増え，患者のコンプライアンスが低下する．

　経口用持続製剤はそれを改善した製剤であり，薬物を徐々に放出させ，吸収が長時間持続するように設計している．そのため，例えば1日1回の服用においても急激な血中濃度の上昇はなく，その分，有効濃度を長時間にわたって維持させることができる（図9.1）．

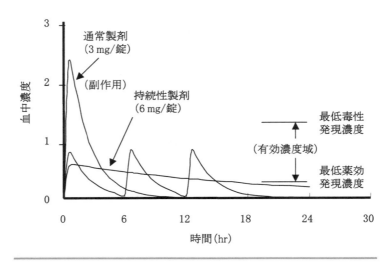

図 9.1 ◆ 経口投与製剤の投与後の血中濃度推移

注射剤についても同様である．通常，患者は病院で注射をしてもらう．しかし，度重なる注射は患者にとって不快でかつ不便である．一方，1回の注射で長期間薬物を徐放するような製剤では患者のコンプライアンスも高くなる．

9.2.2 持続性経口剤

A 持続性経口剤の制限条件

持続性経口剤は，最高血中濃度（C_{max}）と最低血中濃度（C_{min}）の差の大きな薬物に適用して，血中濃度を平坦かつ長時間持続型にする目的にかなった投与剤形である．しかし，どのような薬物にも応用できるとは限らない．初回通過効果の大きい薬物の場合，徐放性製剤とすると，小腸粘膜や肝臓を通過する時間当たりの薬物量が極端に減少し，目的とする血中濃度の持続は得られない．また吸収部位が小腸上部などに限られる場合には，製剤がその部位を通過した後の薬物吸収は見込めず，目的とする血中濃度の持続は得られない．すなわち吸収の持続時間は製剤が消化管内を移動する時間により制限される．ヒトにおいては製剤の小腸を通過する時間は約4時間，大腸を通過する時間はさらに10時間程度といわれており，小腸でのみ吸収される薬物の場合では胃内容排出時間を含めた6〜8時間程度が持続時間の目安といえる．

B 放出制御システム

大きく分けて，マトリックス型システム，リザーバー型システムおよびイオン交換型システムがある（図9.2）．

マトリックス型システムは，一定の形状をもった基剤（ワックスや不溶性のポリマー）の中に薬物を含有させたもので，マトリックスの崩壊によって放出を制御する崩壊型と，薬物がマトリックス内を放出面に向かって徐々に拡散する速度で放出を制御する拡散型がある．マトリックスタイプは一般的に初期において放出速度が速い．

リザーバー型システムは，薬物が自由に拡散できる薬物貯蔵庫（水溶性基剤）に含有させ，さらにその貯蔵庫を被膜で覆い放出を制御するもので，被膜の種類により2つのタイプに分けられる．その1つは，貯蔵庫を不溶性の高分子膜で覆い，薬物が被膜に分配した後その中を拡散あるいは被膜の間隙を伝って拡散する膜透過型である．この場合は，リザーバー内の薬物濃度が飽和溶解に保たれていれば放出速度は常に一定となる．もう1つのタイプは，貯蔵庫内に高濃度の塩類を含有させ，その貯蔵庫を半透膜で覆い，さらに半透膜の1か所に孔を開けたものである（浸透圧型）．この場合，外液が半透膜を透過して内部に浸透し生じる圧が駆動力となって，開孔部

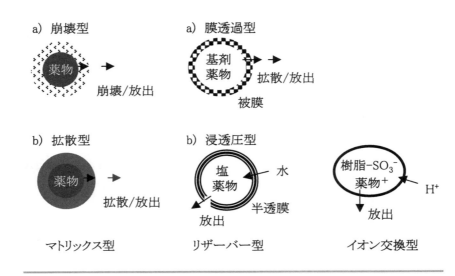

図 9.2 ◆ 放出制御システムの種類

から薬物溶液が押し出される仕組みである．この場合も浸透圧が一定に保たれている間は，放出速度は常に一定となる．

イオン交換型システムは，イオン交換樹脂に塩基性薬物をイオン結合させ外部を被膜で覆ったもので，消化管内のナトリウムイオンや水素イオンとの置換反応により薬物を放出するシステムである．

C 持続性経口剤の形態と実例

持続性経口剤は形態上，シングルユニットタイプ（錠剤のような1単位からなるもの）とマルチプルユニットタイプ（カプセル剤のように内部に複数の顆粒を充塡したようなもの）に大別される．前者にはワックスマトリックス，スパンタブ（積層錠），ロンタブ（有核錠），レペタブ，グラデュメット，オロスなどがある．また後者はレジネート，スパンスル，スパスタブ（混合錠）などがある．個々のユニットには上述のマトリックス型システムやリザーバー型システム，あるいはイオン交換型システムの機能が備わっている（表9.2）．

9.2.3 腸溶性製剤

腸溶性製剤は，胃酸や胃内の消化酵素により分解を受ける薬物に対して，薬物を含有する顆粒あるいは錠剤の表面を腸溶性フィルムでコーティングしたものである．製剤が小腸に移行したと

表9.2 ◆ 持続性経口剤（側面）

シングルユニット（錠剤）		
ワックスマトリックス ヘルベッサー錠（ジルチアゼム塩酸塩）等	（ワックス）	薬物をワックスに溶解または懸濁した錠剤（マトリックス型）
スパンタブ（積層錠）	速放層／徐放層	速放層と徐放層に分け打錠した錠剤（マトリックス型）
ロンタブ（有核錠）	速放部／徐放部	外層を速放性，内層を徐放性とした錠剤（マトリックス型）
レペタブ（糖衣錠） ポララミン復効錠（クロルフェニラミンマレイン酸塩）等	糖衣／徐放性被膜	内層に徐放性被膜を施し，速放部を有する外層に糖衣を施した錠剤（リザーバー型）
グラデュメット テツクールS（硫酸鉄）	腸溶性高分子膜	多孔性プラスチックの間隙に薬物を満たした錠剤（リザーバー型）
オロス プロカーディア（ニフェジピン）等	小孔／半透膜	塩類を含む錠剤を半透膜で覆い，膜表面に小孔を開けた錠剤（リザーバー型）
マルチプルユニット（カプセルまたは錠剤）		
レジネート Deisym（デキストロメトルファン）等		陽イオン交換樹脂に塩基性薬物を結合し，外部を不溶性高分子で覆った顆粒を充填したカプセル（イオン交換型）
スパンスル インテバンSP（インドメタシン）等	速放性顆粒／徐放性顆粒A／徐放性顆粒B	速放性顆粒と徐放性顆粒を混合充填したカプセル（リザーバー型）
スパスタブ（混合錠） テオロング（テオフィリン）等	速放性顆粒／徐放性顆粒A／徐放性顆粒B	速放性顆粒と徐放性顆粒を混合打錠した錠剤（リザーバー型）

き初めて被膜が溶けて，薬物が放出される．

　代表的なものにランソプラゾールなどのプロトンポンプ阻害剤（消化性潰瘍治療薬）のカプセル製剤（マルチプルユニット）（タケプロンカプセル®）があげられる．主薬は胃酸で分解する特性があるが，ヒドロキシプロピルメチルセルロースフタレート（HPMCP，pH 5.5以上で溶解するセルロース誘導体）からなる腸溶性フィルムで被覆された顆粒にすることで，胃での分解を防いでいる．カプセル製剤のほかに，口腔内崩壊錠（タケプロンOD錠®）も実用化されている（図9.3）．これは腸溶性顆粒を内部に含む錠剤（マルチプルユニット）で，口腔内で崩壊して服用を容易にするものである．

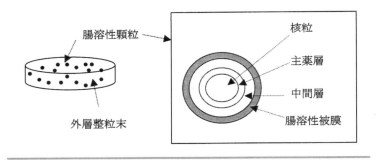

図9.3 ◆ ランソプラゾールの口腔内崩壊錠

9.2.4 持続性注射剤

A　リュープリン®

リュープリン®は生体内分解性高分子である乳酸・グリコール酸共重合体（PLGA）により，リュープロレリン酢酸塩（GnRH アゴニスト：黄体形成ホルモン放出ホルモン作動薬）を封入したマイクロカプセルで，1回の投与で1か月間あるいは3か月間にわたりリュープロレリンを血中に持続放出するように設計され，前立腺がんや乳がんなどの性ホルモン依存性がんに対する治

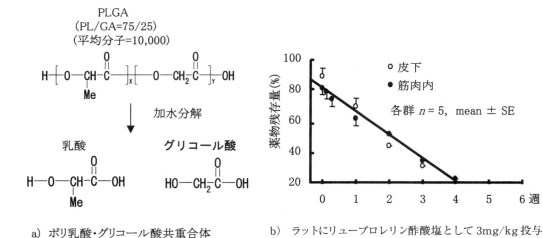

a) ポリ乳酸・グリコール酸共重合体

b) ラットにリュープロレリン酢酸塩として3mg/kg投与後の投与部位における薬物の残存量

図9.4 ◆ リュープロレリン酢酸塩の1か月持続性マイクロカプセル製剤
(Y. Ogawa, *et al.* (1989) *J. Pharm. Pharmacol.* **41**, 436)

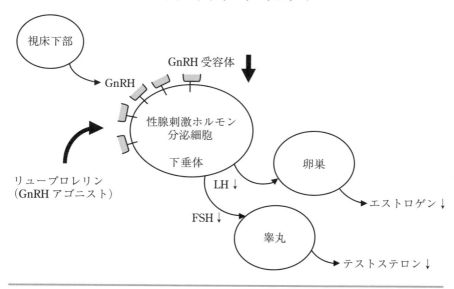

図 9.5 ◆ リュープリン® 投与による GnRH 受容体の down regulation と性ホルモン分泌抑制

療剤として使われている（図 9.4）．

　この製剤はポリマーが壁物質となって主薬（芯物質）を内封する微粒子構造をとることから，マイクロカプセルと呼ばれる．平均粒子径約 20 μm で，一定容量の注射用液に懸濁させて 25 ゲージの細い注射針で比較的容易に皮下投与ができる．投与された後のマイクロカプセルは PLGA の加水分解に従って表面より徐々に消失するが，そのときにリュープロレリン酢酸塩も放出される．その放出速度は PLGA の消失速度に対応し，ほぼゼロ次となる（図 9.2 の崩壊型に相当する）．

　この投与剤の制がん効果のメカニズムについては，下垂体にある性腺刺激ホルモン分泌細胞がリュープロレリンに長時間暴露され，その細胞上に発現している GnRH 受容体の down regulation（受容体の数の減少）が起こり，その結果，性腺刺激ホルモンの分泌が低下し，さらに性ホルモン（エストロゲンやテストステロン）分泌が去勢レベルまでに抑制されるところにある（図 9.5）．なおリュープロレリンの体内からの消失は速く，通常の注射剤投与では，GnRH 受容体の down regulation は起こらない．長期間の持続性注射によって初めて得られる効果である．類似の治療薬としてはゴセレリン酢酸塩のインプラント（埋め込み）型持続性注射剤がある．

B　インスリン放出制御型注射剤

　インスリンの生理的分泌パターンは，24 時間を通した安定分泌（基礎分泌）と食後血糖の上昇に応じた急激な分泌（追加分泌）に分けられる．1 型糖尿病では両方の分泌が，2 型糖尿病で

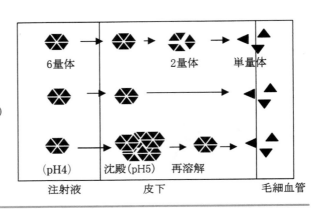

図 9.6 ◆ インスリンの皮下投与剤と皮下からの吸収の様式

は追加分泌に障害がみられる．これらの分泌をインスリンの投与で補充する種々の注射剤（皮下投与剤）が実用化されている（図 9.6）．

　追加分泌の補充には通常，速効型（標準インスリンの皮下注射）が用いられている．しかし，インスリン（分子量約 6,000 で A 鎖と B 鎖がスルフィド結合したペプチド）は溶液状態で 6 量体を形成しており，皮下では 2 量体を経て単量体となり吸収される．したがって追加分泌パターンに比べ，速やかな血中濃度の立ち上がりを達成できない（ピーク到達時間は 1.5〜2 時間）．

　超速効型は，その難点を改良したもので，インスリンのアミノ酸配列の一部を置換し，2 量体を経ず 6 量体から直接単量体に解離するように分子修飾が施されている（修飾体で活性を示すものは一般にアナログという）．血中濃度の立ち上がりも速く，また消失も速いために，食事の直前投与でも十分に追加分泌の補充ができる．超速効型アナログにはインスリンリスプロ®やインスリンアスパルト®がある．

　反対に超持効型は，基礎分泌の補充として 1 日 1 回の注射でピークがなく 24 時間平坦な血中濃度を維持するように設計されたインスリンのアナログである．皮下に投与すると生理的 pH で等電点沈殿を引き起こし，それが徐々に溶解し吸収されるために血中濃度は持続し，基礎分泌の補充にかなったものとなる．超持効型アナログにインスリングラルギン®がある．

　基礎分泌の補充に対応した注射剤としては，この他にもプロタミンとの複合体（イソフェンインスリン：結晶性インスリン）を水性懸濁液として投与することで，吸収速度を遅らせた剤（持続型製剤）がある．本製剤は緩やかな血中濃度ピークをもつために，1 日 2 回投与される．

C　ペグインターフェロン α-2a

　インターフェロン α-2a（分子量約 20,000 のタンパク質）は C 型慢性肝炎の治療薬で，持続的な血中濃度が治療に必須である．しかし，1 回の投与後の血中からの消失は比較的速いため，標準的治療法では投与開始時は 2 週間または 4 週間の連日投与を行い，その後は週 3 回の投与とい

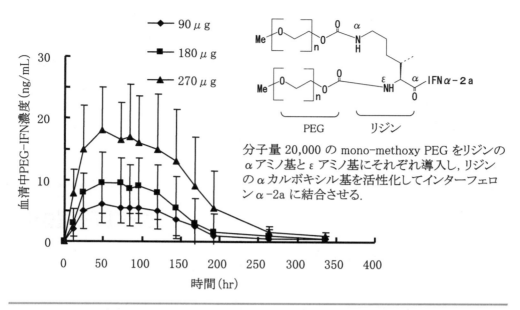

図9.7 ◆ ペグインターフェロンα-2a 皮下投与後の血中濃度推移
（ペガシス®皮下注の添付文書より，http://www.info.pmda.go.jp/）

う頻回投与が行われている．ペグインターフェロン α-2a（ペガシス®）はインターフェロン α-2a に分子量約 40,000 の分枝型メトキシポリエチレングリコール（PEG）を化学結合させて，血中からの消失を遅らせた誘導体である．1回の投与で1週間以上にわたり血中に持続するため，週1回投与の治療を可能にした（図9.7）．ペグインターフェロン-2b（ペグイントロン®）も同様の効果が期待できるインターフェロンの PEG 修飾体である．

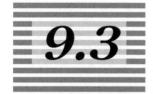

経粘膜デリバリー

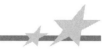

9.3.1 投与経路と初回通過効果

経口投与された薬物は消化管粘膜から吸収された後，一般には門脈を経て，まず肝臓に到達し，そこから全身に移行する．薬物が消化管から完全に吸収されたとしても，最初に肝臓を通過する

時に受ける代謝の割合（肝初回通過効果）が大きいと，その分，バイオアベイラビリティは低下する．

一方，経口投与以外の投与経路（注射投与，経皮投与，口腔内投与，経鼻投与，経肺投与など）では，その投与部位の粘膜から吸収された薬物は，肝臓を経ることなく直接全身循環に到達するため，肝初回通過効果を受けない．そのため，これらの投与経路は肝初回通過効果の大きい薬物においてはそれを回避させる有効な手段となる．

9.3.2 経皮吸収型製剤

A 経皮吸収型製剤の利点

経皮吸収型製剤は，全身作用型の外用剤で，経皮投与システム transdermal therapeutic system (TTS) ともいわれ，ステロイドや非ステロイド性の消炎鎮痛剤を含有する局所用の外用剤（貼付剤）と区別される．本製剤においては，①経口投与で見られるような初回通過効果を回避し，血中濃度を長時間平坦化させることができる（ニトログリセリン），②血中濃度のピークを発作頻度の高い時間帯に合わせることができる（ツロブテロール），③副作用発現時に製剤を取り外し投与を中止できる，④嚥下困難な患者への適用，などの利点があげられる．

B TTSの種類

TTSには①膜透過型（リザーバー型），②マトリックス型および③テープ型のタイプがあり，いずれも貼付部分の密閉度を高めて皮膚透過を促進するための覆い（バッキング）と皮膚への接着を可能にする粘着層を有している（図9.8）．

一般的に膜透過型やマトリックス型は，血中濃度を長時間一定に保たせるタイプのTTSに適

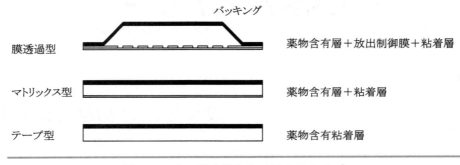

図9.8 ◆ 経皮投与システムのタイプ

用される.

C TTS の実例

ニトログリセリンや硝酸イソソルビドの TTS は 24 時間以上にわたって薬物を一定に放出させる狭心症発作の予防薬である.なお,これら硝酸化合物においては,長期間一定の血中濃度を維

表 9.3 ◆ Transdermal Therapeutic System（TTS）

実用化例	用 途	製剤タイプ	貼付時間（h）
ニトログリセリン	狭心症の発作の予防	リザーバー	24
硝酸イソソルビド	狭心症の発作の予防	マトリックス/テープ	48
ツロブテロール	喘息発作の予防	マトリックス/テープ	24
エストラジオール	更年期障害の治療	マトリックス/テープ	48
ニコチン	禁煙習慣の改善	マトリックス/テープ	24
フェンタニル	がん疼痛の管理	マトリックス/テープ	72
ブプレノルフィン	慢性疼痛の管理	マトリックス	24
リバスチグミン	アルツハイマー型認知症の治療	マトリックス/テープ	24
ロチゴチン	パーキンソン病の治療	マトリックス/テープ	24
オキシブチニン塩酸塩	過活動膀胱炎の治療	マトリックス/テープ	24
ビソプロロール	本態性高血圧症の治療	マトリックス/テープ	24

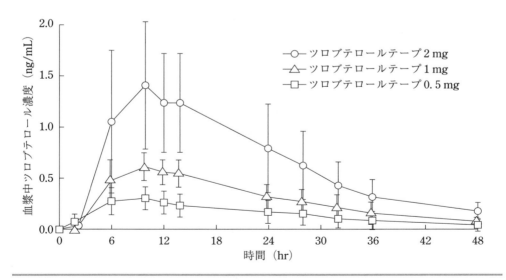

図 9.9 ◆ ツロブテロールテープ

（ツロブテロールテープ® の添付文書より，http://www.info.pmda.go.jp）

持すると耐薬症状（作用の減弱）が現れることがあるため，使用上の注意が必要である．

ツロブテロールのTTS（例えばツロブテロールテープ®）は喘息患者に認められる早朝の発作を抑制するために設計された1日1回投与型TTSである（図9.9）．エストラジオール（女性ホルモン）のTTS（エストラーナテープ®）は閉経後のホルモン補充療法用薬である．2日毎に貼り替えて使用される．フェンタニルのTTS（例えばフェントステープ®）はがん性疼痛の管理のために使われる．このTTSは貼付した部位を体温よりも数度高い温度（40℃）で温めると吸収量が増加し，致命的な副作用に繋がる危険があるために，使用上の注意が必要となっている．

ツロブテロールのTTSの発売（1998年）以降，各種の新規TTSが発売され，現在では十数品目にのぼっている（表9.3）．

9.3.3 口腔内投与剤

A 口腔内投与剤の種類

口腔内投与剤には①舌下錠，②パッチ型口腔粘膜付着錠，および③崩壊型口腔粘膜付着錠の3つのタイプが考えられる（図9.10）．

舌下錠は，ニトログリセリン舌下錠に代表されるように，吸収が速く，即効性が期待できる．

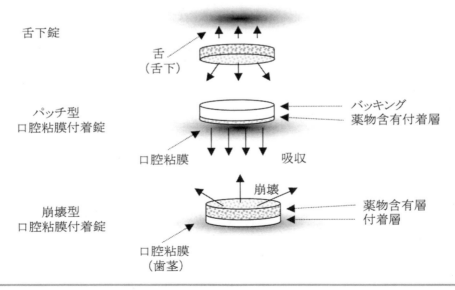

図9.10 ◆ 口腔内投与剤のタイプ

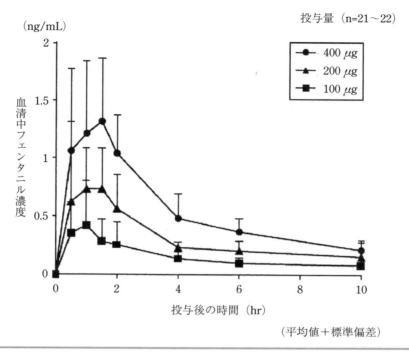

図 9.11 ◆ フェンタニルバッカル錠の口腔内投与後の血中薬物濃度の時間推移
（イーフェンバッカル錠の添付文書）

しかし，飲み込みロスが大きく，吸収率は極めて低い．

パッチ型口腔粘膜付着錠は飲み込みロスがない点で優れているが，吸収部位が貼付部位に限定されるために急速な吸収は期待できない．実用化されているものには，口内炎などの局所治療薬（アフタッチ®）があげられる．

崩壊型口腔粘膜付着錠は，歯茎に貼付した錠剤が徐々に崩壊し，放出された顆粒が口腔内に広がり，そこで溶解した薬物が口腔粘膜から吸収されるタイプの投与剤でバッカル剤ともいわれる（ニトログリセリン，硝酸イソソルビドあるいはフェンタニルのバッカル錠（図9.11）が実用化されている）．この投与剤においては，吸収率は薬物が錠剤の崩壊により口腔内に放出される速度と口腔粘膜からの吸収速度，さらに口腔内に分布した薬物の食道への飲み込み速度のバランスで決まる．

なお，禁煙補助剤であるニコチンガム（ニコレット®）も全身作用を目的として口腔粘膜からニコチンを吸収させるもので，広義の口腔内投与剤と考えられる．

B 崩壊型口腔粘膜付着錠の実験例

メチルテストステロンやプロプラノロールあるいはリドカインは肝での初回通過効果が大き

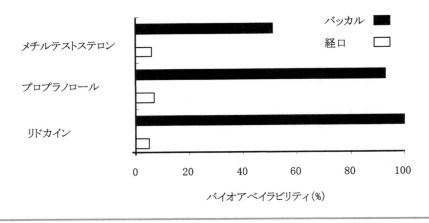

図 9.12 ◆ ビーグル犬におけるバッカル投与後のバイオアベイラビリティ
(K. Iga, et al.（1995）*J. Takeda Res. Labs.* **54**, 108)

く，それにより経口投与後のバイオアベイラビリティが大きく低下する典型的な薬物である．これらの薬物を口腔内での崩壊時間が3時間となるような口腔粘膜付着錠として，ビーグル犬の歯茎に接着投与（ポリアクリル酸樹脂を粘膜付着剤として使用）する実験が報告されている．それによるとプロプラノロールやリドカインのAUCはほぼ静脈内投与に匹敵し，両薬物ともに口腔粘膜から完全に吸収されることが示されている（図9.12）．

9.3.4 経肺投与剤

A 経肺投与剤の利点

　経肺投与は薬液あるいは薬物粉末をエアゾールとして吸入し，直接，肺に投与する方法である．肺は解剖学的にみて，小腸粘膜なみの吸収面積をもち，またその粘膜は極めて薄いため，粘膜透過は比較的速く速効性が期待される．肺における最適吸収部位は深部にある肺胞で，エアゾールの肺胞への到達および沈着率は，吸入した粒子の大きさに依存する．ばらつきの少ない良好な肺吸収を得るためにはエアゾールの粒度分布を $0.5 \sim 5\,\mu m$ の範囲，より好ましくは $1 \sim 3\,\mu m$ に保つことがポイントとなる．

　主な用途は局所用（吸入ステロイド薬）で，気管支喘息や慢性閉塞性肺疾患（COPD）の治療に使われる．

B 経肺投与剤の種類

吸入デバイスにはネブライザー（液噴霧吸入式），ドライパウダー吸入式 dry powder inhaler（DPI），および定量噴霧吸入式 pressurized metered dose inhaler（pMDI）がある（図9.13）.

現在，日本で使用されている吸入ステロイド薬（5種類）のデバイスについて表9.4に示す．

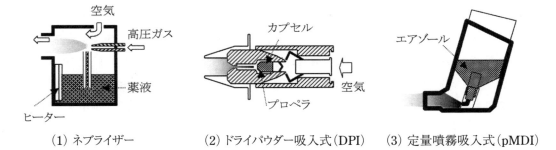

(1) ネブライザー　　(2) ドライパウダー吸入式(DPI)　　(3) 定量噴霧吸入式(pMDI)

図9.13 ◆ 吸入デバイス

表9.4 ◆ 吸入ステロイド薬の種類とデバイス

ステロイド薬	製品	デバイス
フルチカゾン	フルタイド（エアゾール）	pMDI [b]
	フルタイド（ドライパウダー）	DPI
ベクロメタゾン	キュバール（エアゾール）	pMDI [b]
ブデソニド	パルミコート（ドライパウダー）	DPI
	パルミコート（吸入懸濁液）	ネブライザー
シクレソニド	オルベスコ（エアゾール）	pMDI [b]
モメタゾン	アズマネックス（ドライパウダー）	DPI
フルチカゾン＋サルメテロールキシナホ酸塩（配合剤）[a]	アドエア（ドライパウダー）	DPI
ブデソニド＋ホルモテロールフマル酸塩（配合剤）[a]	シムビコート（ドライパウダー）	DPI

a) 配合剤とすることで持続効果が得られる．
b) 従来のフロンガスが使用禁止となり，代替フロン（テトラフルオロエタン，HFA-134a）が使われている．

9.3.5 経鼻投与剤

A 経鼻投与剤の利点

経鼻投与も経肺投与と同様に粘膜透過性が比較的高いために，局所用の他に全身用投与経路として用いられる．局所用には，クロモグリク酸ナトリウムなどのアレルギー性鼻炎用点鼻剤（インタール®）がある．また全身用投与経路には，ブセレリン酢酸塩などの子宮内膜症の治療用点鼻剤（スプレキュア®）がある（表9.5）．ただし，肺に比べ吸収面積はそれほど広くなく，また粘膜透過性も高くはないので，インスリンなどの高分子ペプチドを吸収促進剤を併用せずに吸収させることは困難である．

表9.5 ◆ 経鼻投与剤

実用化例	用途	効果	備考
クロモグリク酸ナトリウム	アレルギー性鼻炎治療薬	局所	粉末噴霧吸入器
ベクロメタゾンプロピオン酸エステル			
デスモプレシン酢酸塩水和物（バソプレシン誘導体）	中枢性尿崩壊症の治療	全身	液点鼻用目盛付チューブ
ブセレリン酢酸塩（GnRH誘導体）	子宮内膜症の治療	全身	液点鼻用噴霧器
酢酸ナファレリン（GnRH誘導体）			

B 経鼻投与剤の種類

製剤には液滴下タイプ，液スプレータイプ，および粉末 dry powder スプレータイプがある．粉末スプレー用としては，筒にカプセルをはめ込み針で突き刺して噴き出し口を設けた後，ゴム球を押して鼻腔に噴霧するものが実用化されている．

9.4 プロドラッグ

9.4.1 プロドラッグの定義

プロドラッグは，もととなる親化合物（活性薬物）の官能基を化学修飾し，その不具合な特性を改良したもので，広義の DDS といえる．なおプロドラッグの「プロ pro」は親化合物となって活性を示す前物質の意味で，プロドラッグ自体は薬理活性を示さない（図 9.14）．なお，プロドラッグとよく似たものに，化合物に化学修飾を施し，修飾体が活性を発揮した後，速やかに不活性代謝物に変換させる手法がある．これはアンテドラッグ（「ante」は前を意味する）と呼ばれ，プロドラッグとは区別される．

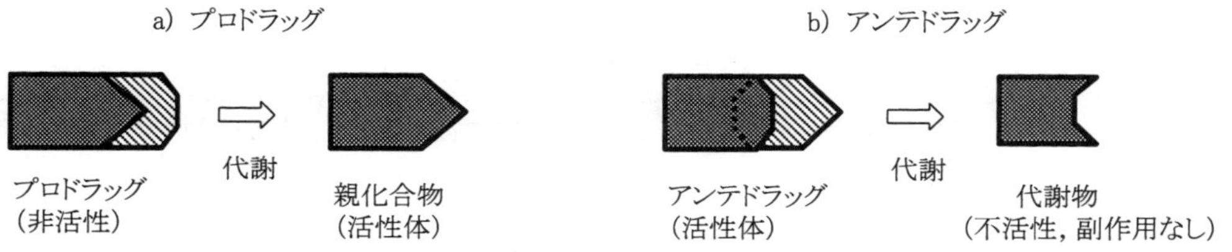

a) プロドラッグ   b) アンテドラッグ

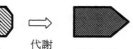

プロドラッグ　代謝　親化合物　　アンテドラッグ　代謝　代謝物
（非活性）　　　　　（活性体）　　（活性体）　　　　（不活性，副作用なし）

図 9.14 ◆ プロドラッグおよびアンテドラッグの基本概念

9.4.2 化学修飾の種類

エステル結合は，最もよく用いられる化学修飾で，親化合物のカルボン酸基あるいは水酸基にアルコールあるいは酸を脱水結合させたものである．この結合はエステラーゼによって加水分解され，粘膜透過後速やかに親化合物に復元される．

アミド結合はその次によく用いられる化学修飾で，親化合物のカルボン酸あるいはアミノ基に塩基あるいは酸を脱水結合させたものである．この結合は比較的安定で，体循環に移行したプロ

ドラッグが徐々にアミダーゼにより加水分解され親化合物に復元するため，持続性を高める目的で用いられることが多い．

その他にメチル基やアミノ基の付加，アゾ結合（N＝N）あるいはスルホン基（-S-）を含む化学修飾があげられる．プロドラッグに用いられる化学修飾は表9.6にまとめて示した．

表9.6 ◆ プロドラッグに用いられる化学修飾

親化合物の官能基	結合様式		復元機構
カルボキシル基 -COOH	カルボン酸エステル	—C(=O)—O—R	エステラーゼによる加水分解
	酸アミド	—C(=O)—NH—R	アミダーゼによる加水分解
	アシロキシメチルエステル（ダブルエステル）	—C(=O)—O—CH₂—O—C(=O)—R	エステラーゼによる加水分解
	チオールエステル	—C(=O)—S—R	エステラーゼによる加水分解
水酸基 -OH	カルボン酸エステル	—O—C(=O)—R	エステラーゼによる加水分解
	リン酸エステル	—O—PO₃	エステラーゼによる加水分解
アミノ基 -NH₂ >NH	酸アミド	—NH—C(=O)—R	アミダーゼによる加水分解
	カルバメート	—NH—C(=O)—O—R	アミダーゼによる加水分解
	アシロキシメチルアミン	—NH—CH₂—O—C(=O)—R	アミダーゼによる加水分解
チオール基 -SH	チオールエステル	—S—C(=O)—R	エステラーゼによる加水分解
	ジスルフィド	—S—S—R	S-S結合の開裂

9.4.3 プロドラッグの実例

プロドラッグ化の目的には，① 有害作用のマスク，② 酸や酵素による分解防止，③ 製剤物性の改変，④ 吸収性の向上，⑤ 持続性の向上，あるいは ⑥ 組織移行性の向上などがあげられる（表 9.7）．

A 有害作用のマスク

クロラムフェニコールパルミチン酸エステルは，クロラムフェニコール（抗生物質）の 19 位の OH 基をエステル化し，化合物の脂溶性を高めることで苦味を軽減したプロドラッグである．

アセメタシンは，インドメタシン（非ステロイド性抗炎症剤）の胃粘膜刺激をエステル結合でマスクしたプロドラッグである．

B 酸や酵素による分解防止

エリスロマイシンエチルコハク酸エステルは，エリスロマイシン（マクロライド系抗生物質）の OH 基をエステル化し，脂溶性を高め（逆に水溶性を低下させ）耐酸性を持たせたプロドラッグである．

エチニルエストラジオールは，エストラジオール（女性ホルモン）の 17-H にエチニル基を付加することにより肝の代謝酵素に対する安定性を高めたものである．その結果，経口投与後の初回通過効果が軽減され，バイオアベイラビリティーが改善された．同様のプロドラッグにメチルテストステロン（親化合物：テストステロン，男性ホルモン）があげられる．

C 製剤物性の改変

ヒドロコルチゾンコハク酸エステルナトリウムは，ヒドロコルチゾン（副腎皮質ホルモン）の 21-OH とコハク酸（二塩基酸）とのエステル結合により分子内にカルボン酸基を導入した化合物である．エステル化することで水溶性を高め，静脈内投与あるいは筋肉内投与を可能にしたプロドラッグである．ヒドロコルチゾンリン酸エステルナトリウム（親化合物：ヒドロコルチゾン）やプレドニゾロンリン酸エステルナトリウム（親化合物：プレドニゾロン，副腎皮質ホルモン）なども同様の目的で開発されたプロドラッグといえる．

テストステロンエナント酸エステルは，テストステロンの 17-OH とエナント酸（ヘプタン酸）

表9.7 ◆ プロドラッグの実例（その1）

目 的	プロドラッグ	親化合物
有害作用のマスク	クロラムフェニコールパルミチン酸エステル （抗生物質；水難溶性化による苦味解消） →エステラーゼ→	クロラムフェニコール
	アセメタシン （非ステロイド性抗炎症剤；胃粘膜刺激軽減） →エステラーゼ→	インドメタシン
酸や酵素による分解防止	エリスロマイシンエチルコハク酸エステル （マクロライド系抗生物質；耐酸性向上） →エステラーゼ→	エリスロマイシン
	エチニルエストラジオール （女性ホルモン；肝での代謝軽減）	エストラジオール
	メチルテストステロン （男性ホルモン；肝での代謝軽減）	テストステロン

表9.7 ◆ プロドラッグの実例(その2)

目 的	プロドラッグ	親化合物
製剤物性の改変	ヒドロコルチゾンコハク酸エステルナトリウム (副腎皮質ホルモン；水溶性付与による注射剤化)	ヒドロコルチゾン
	ヒドロコルチゾンリン酸エステルナトリウム (副腎皮質ホルモン；水溶性付与による注射剤化)	ヒドロコルチゾン
	プレドニゾロンリン酸エステルナトリウム (副腎皮質ホルモン；水溶性付与による注射剤化)	プレドニゾロン
	テストステロンエナント酸エステル (男性ホルモン；脂溶性付与による油性注射剤化)	テストステロン
	エストラジオール安息香酸エステル (女性ホルモン；脂溶性付与による油性注射剤化)	エストラジオール

表9.7 ◆ プロドラッグの実例（その3）

目的	プロドラッグ	親化合物
吸収性の向上	バカンピシリン （ペニシリン系抗生物質；粘膜透過性改善による経口吸収性の向上） ─エステラーゼ→	アンピシリン
	カンデサルタンシレキセチル （降圧剤；粘膜透過性改善による経口吸収性の向上） ─エステラーゼ→	カンデサルタン
	フルスルチアミン （ビタミン；粘膜透過性改善および安定化による経口吸収性の向上） ─SS結合の開裂→	チアミン（ビタミンB_1）
	バラシクロビル塩酸塩 （抗ウイルス薬；トランスポーター認識） ─エステラーゼ→ バリン	アシクロビル
持続性の向上	テガフール （抗がん剤；代謝の遅延による持続化） ─チミジンホスホリラーゼ→	5-フルオロウラシル

表 9.7 ◆ プロドラッグの実例（その 4）

目　的	プロドラッグ	親化合物
持続性の向上	カルモフール （抗がん剤；代謝の遅延による持続化） ――アミダーゼ→	5-フルオロウラシル
	アラセプリル （降圧剤；代謝の遅延による持続化） ――エステラーゼおよびアミダーゼ→	カプトプリル
組織移行性の向上	レボドパ （抗パーキンソン病薬；血液脳関門透過促進） ――デカルボキシラーゼ→	ドパミン
	ドキシフルリジン （抗がん剤；腫瘍標的化） ――チミジンホスホリラーゼ→	5-フルオロウラシル
	サラゾスルファピリジン （大腸性潰瘍薬；大腸標的化） ――アゾレダクターゼ→	5-アミノサリチル酸
	オメプラゾール （抗潰瘍薬；胃壁細胞標的化）	スルホンアミド体

とのエステル結合により脂溶性を向上させたプロドラッグである．油性製剤として筋肉内投与すると徐々に放出され，持続効果が期待できる．同様のプロドラッグにエストラジオール安息香酸エステル（親化合物：エストラジオール）がある．

D 吸収性の向上

バカンピシリンは，アンピシリン（ペニシリン系抗生物質）のCOOHをエステル化（アシロキシメチルエステル：ダブルエステル化）することにより脂溶性を高めて，経口吸収性を改善したプロドラッグである．親化合物であるアンピシリンは両性物質であり，能動輸送により粘膜を透過するが，吸収性は必ずしも良好ではない．セファロスポリン系抗生物質やカンデサルタンシレキセチル（AⅡ受容体拮抗薬）も同様の目的で開発されたプロドラッグである．経口吸収性の改善を目的としたプロドラッグには，このようにダブルエステル型のプロドラッグが多いが，腸管粘膜で速やかに代謝されるため，肝臓に到達する前にほとんどは親化合物に復元される．

フルスルチアミンは，ジスルフィド結合を含むプロドラッグで，チアミン（ビタミンB_1）の腸管中での分解を防ぐとともに，脂溶性を高めて粘膜透過性を高めたプロドラッグである．親化合物のチアミンは能動輸送により粘膜を透過するが，吸収性は必ずしも良好ではない．

バラシクロビル（抗ウイルス薬）はアシクロビルにL-バリンをエステル結合させたプロドラッグである．親化合物であるアシクロビルは，経口投与後の吸収率は低いが，バラシクロビルは小腸粘膜に発現するトランスポーター（PEPT1：H^+/オリゴペプチド共輸送系）に認識されて，小腸からは，効率よく吸収され，その後は，生体内（主には肝臓）のエステラーゼにより加水分解を受けて，親化合物に復元される．トランスポーターの利用という点では，従来の脂溶性基を付与させたものとは異なる新しいタイプの吸収性向上のプロドラッグである．

E 持続性の向上

テガフールは5-フルオロウラシル（抗がん剤）の1-Nに置換基を付加した化合物で，肝臓で徐々に代謝され親化合物に復元するため，高い薬効が得られる．カルモフールも同様のプロドラッグで，体循環中においてアミド結合が徐々に加水分解されて親化合物である5-フルオロウラシルを生成する．

アラセプリルはカプトプリル（ACE阻害剤）のSH基をチオールエステル化し，さらにCOOH基をアミド化したプロドラッグである．チオールエステルは吸収された後直ちに加水分解するが，アミド結合の加水分解は徐々に起こるので作用が持続する．

F 組織移行性の向上

　レボドパはドパミン（抗パーキンソン病薬）に COOH を付加したプロドラッグである．ドパミン自体は血液脳関門を透過しないが，レボドパは α アミノ酸の輸送系により血液脳関門を透過する．そして脳内の脱炭酸酵素によりドパミンに復元され，最終的に脳内のドパミン濃度を上昇させる．

　ドキシフルリジンは 5-フルオロウラシルの 1-N にリボフラノシル基を付加したプロドラッグである．このプロドラッグは腫瘍に分布した後，腫瘍中で高濃度に存在するチミジンホスホリラーゼにより代謝され，親化合物に復元する．そのため，他の組織への活性体の暴露が少なくなり，副作用の軽減につながる．

　サラゾスルファピリジンは経口投与後，大腸の細菌酵素であるアゾレダクターゼにより還元される．遊離した 5-アミノサリチル酸が大腸性潰瘍の治療効果を示すプロドラッグである．

　オメプラゾール（消化器潰瘍治療薬）は，体循環に移行後，胃壁細胞（胃酸分泌細胞）に分布する．そしてプロトンポンプ近傍の低 pH 環境下でスルホンアミド体となった後，プロトンポンプの機能を阻害するので，標的部位依存的に活性を示すプロドラッグといえる．同様のプロトンポンプ阻害剤として用いられるランソプラゾールもこのタイプのプロドラッグである．

9.4.4 アンテドラッグ

　強力型のステロイド外用剤には局所投与後に循環系に入ると急速に代謝されて不活性化され，いわゆるアンテドラッグ（ソフトドラッグ）に分類されるものが多い．例えばヒドロコルチゾン酪酸プロピオン酸エステル（国産第 1 号，表 9.8）はヒドロコルチゾン（副腎皮質ホルモン）の

表 9.8 ◆ アンテドラッグの実例

目 的	アンテドラッグ	親化合物
副作用軽減	ヒドロコルチゾン酪酸プロピオン酸エステル （副腎皮質ホルモン；経皮吸収性の向上と副作用の軽減）	ヒドロコルチゾン

17-OHと酪酸のエステル結合および21-OHとプロピオン酸のエステル結合により脂溶性を増大させ，経皮吸収性を高めた化合物である（プロドラッグと同じコンセプト）．しかし親化合物よりも高い活性を有し，局所では薬効を発揮するが，体循環に移行すると直ちに代謝されて活性の低いヒドロコルチゾンとなるために，アンテドラッグに分類することができる．

9.5 標的指向

9.5.1 標的指向のコンセプト

薬物のターゲティングは，標的部位（例えば，がんなど）に限定的に薬物を送達し，他の正常組織には害を及ぼさずに効率よく作用させるシステムである．既存の製剤では毒性が強く十分な効果を発揮する量を投与できない薬物において有効な手段となる．

ターゲティングには抗体などを用いて積極的に標的部位に薬物を送達するタイプ（アクティブ型）と標的部位での薬物濃度を相対的に高めるタイプ（パッシブ型）の2種類があり，今のところ実用化されているものの多くは後者である．

9.5.2 リピッドマイクロスフェア（パッシブ型）

リピッドマイクロスフェア（脂肪小球体）は輸液製剤に用いられる脂肪乳剤（o/w型エマルション）の油相に疎水性の高い薬物を取り込ませたものである．大豆油からなる小球体の表面が卵黄レシチン（リン脂質：主成分はホスファチジルコリン；界面活性剤の一種）で覆われた形態を持ち，粒子サイズは約200 nmである（図9.15）．

この製剤は疎水性の高い薬物を静脈内投与する際に有用である．油相に溶けた薬物が，投与後の比較的早い時期に油相から漏れ出て，病巣となる血管壁（損傷部や動脈硬化病変部）や関節などの炎症部位に効率よく分布する初期分布効果が認められている．

アルプロスタジル（プロスタグランジン E_1，血管拡張作用，血小板凝集抑制作用等を有する）を封入した製剤（商品名リプル®）は慢性動脈閉塞症などの治療に使われている．またデキサメ

タゾンパルミチン酸エステル（プロドラッグ）を封入した製剤（商品名リメタゾン®）は関節リウマチの治療に使われている．

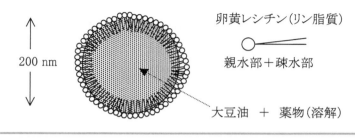

図9.15 ◆ リピッドマイクロスフェア（脂肪小球体）

9.5.3 スマンクス（パッシブ型）

スマンクス（SMANCS）はネオカルチノスタチン（NCS，抗腫瘍性抗生物質）を脂溶性の高分子であるスチレン・マレイン酸交互共重合体（SMA）に化学結合させた親油性の高分子抗がん剤（分子量約15,000）である．油性造影剤であるリピオドール（ヨード化ケシ油脂肪酸エチルエステル）に懸濁して，肝がんの動注療法に用いられる（図9.16）．

スマンクスは数か月にわたってがん組織に滞留する特性がある．これは一般にがん組織は腫瘍新生血管に富み，他の組織に比べ血管透過性が高く高分子や脂質が漏出しやすく，さらにリンパ組織が発達していないため，一旦進入した高分子や脂質は組織から排出されにくいことに基づいている．この特性はEPR（enhanced permeability and retention）効果と呼ばれ，抗がん剤を内封するリポソームや高分子ミセルなどの微粒子運搬体の腫瘍集積性のよりどころとなっている．なお，スマンクスは現在発売中止になっている．

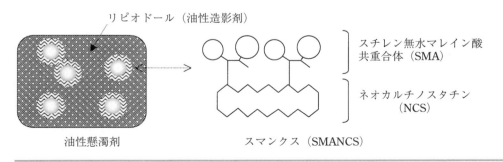

図9.16 ◆ スマンクス（SMANCS）

9.5.4 リポソーム（パッシブ型とアクティブ型）

A リポソームの形態

リポソームはリン脂質（例えばホスファチジルコリン）の脂質二分子膜から構成される閉鎖小胞（vesicle）である．一般にリン脂質は分子内にリン酸基（親水部分）と2本のアシル基（疎水部分）を有する．そのために，脂質二分子膜は，2本のアシル基が他の分子のアシル基と向かい合う比較的バリア能の高い構造（ラメラ構造）をとる．したがって水溶性薬物は内相に，また脂溶性薬物は脂質相に安定に内封される特徴を有する．リポソームの形態には，脂質二分子膜が単一のユニラメラーベシクル（小さいものを small unilamellar vesicle（SUV），大きいものを large unilamellar vesicle（LUV）と呼ぶ）と幾重にも重なったマルチラメラーベシクル multilamellar vesicle（MLV）があり，がん組織への標的製剤には LUV（粒子径 100～200 nm）が好ましいとされている（図 9.17）．

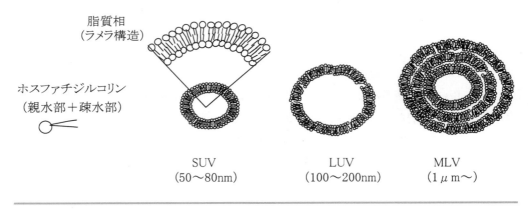

図 9.17 ◆ リポソームの構造と形態

B リポソームの網内系回避

リポソームを標的 DDS として用いる場合には，静脈内投与後血中に長時間滞留させる必要がある．しかし，通常の微粒子は肝臓や脾臓の貪食細胞である Kupffer 細胞（細網内皮系）に取り込まれやすいため血中には長時間滞留しない．そこでリポソームの表面をポリエチレングリコール結合リン脂質（PEG 化リン脂質）でコーティングすると，表面の親水性化により，細網内皮系への取り込みが回避（ステルス化）され，血中における滞留性が増大する．

ステルス化されたリポソームは静脈内に投与された後，通常の組織においては血管外に漏れ出ることはないが，比較的血管透過性の高いがん組織や炎症部位へは，体循環を繰り返す間に集積する．そのために標的DDSとしての効果が期待できる．

ドキソルビシン（アドリアマイシン）を内封させたリポソーム（ドキシル®）はエイズ関連カポジ肉腫やがん化学療法後に増悪した卵巣がんの治療に使われている．またアムホテリシンB（ポリエンマクロライド系抗真菌性抗生物質）を脂質二重膜内に取り込ませたリポソーム（アムビゾーム®）は深在性真菌症の治療に使われている．

C 多機能リポソーム

通常のリポソームはEPR効果により，抗がん剤をがんに効率よく分布させるパッシブ型DDSであるが，リポソームにさらなる標的機能を持たせたDDSの開発も進められている．例えば，がん細胞表面抗原を認識する抗体を表面に付加したイムノリポソームはがんへの集積を高めたアクティブ型DDSである．また，加温で膜の相転移が起こり内封する抗がん剤を放出するような熱感受性リポソーム（パッシブ型）（研究段階）は温熱療法（がんを体温よりも数℃高い温度で加温しがん細胞を死滅させる治療法）との併用を考えた治療システムである．またリポソームの表面に陽電荷を付与したリポソーム（リポフェクチンなど）はウイルスに代わる遺伝子治療のための人工のベクター（遺伝子の運び屋）として使われている．

9.5.5 高分子ミセル（パッシブ型）

ポリエチレングルコール-ポリアスパラギン酸ブロックコポリマーには分子内に親水性に富んだ部分（ポリエチレングリコール，分子量約5,000）と疎水性に富んだ部分（ポリアスパラギン酸，約30単位）が共存する．そのため水中では，疎水性に富んだ部分を内側にし，数十〜数百分子が会合した球状（直径10〜100 nm）のミセル構造をとる（図9.18）．高分子ミセルの特徴

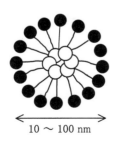

○　薬物（疎水性）

ポリエチレングリコール-ポリアスパラギン酸ブロックコポリマー

●〕親水部　ポリエチレングリコール（分子量約5,000）

〕疎水部　ポリアスパラギン酸（約30単位）

図9.18 ◆ 高分子ミセル

は，臨界ミセル濃度（cmc）が低く，またミセル構造とポリマー単量体との間の解離平衡速度が遅いために静脈内投与した後も比較的長時間安定に血中に存在することである．したがって疎水部分に薬物を物理吸着させ内封すると長時間血中を循環し，リポソームと同様の運搬機能を発揮する．

ドキソルビシンをミセルの内殻に物理吸着させた高分子ミセルは，現在，固形がん患者を対象に臨床試験が進められている．

9.5.6 抗体薬（アクティブ型）

A 抗体薬の構造

抗体（図9.19）はBリンパ球由来の形質細胞より産生される免疫グロブリンで，2本の重鎖（H鎖）と2本の軽鎖（L鎖）がジスルフィド結合したY字構造をもつ．代表的な抗体であるIgGの分子量は約16,000で，上端の可変領域（F_{AB}，抗原が結合する部位）と下端である定常領域（F_C，エフェクター細胞が結合する部位）から構成される．さらに可変領域には3か所の超

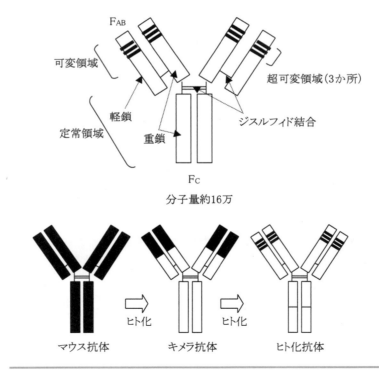

図9.19 ◆ IgG抗体の模式図

可変領域が存在し，抗原を決定付けるアミノ酸配列（エピトープ）に対応する．

B　ヒト化抗体

抗体はその精巧な免疫応答による標的特異性から，標的化を考える上で欠かせない素材である．しかしマウスから調製した抗体はヒトに投与するとヒト抗マウス抗体（HAMA）を産生するため，現在ではよりヒト型に近づけた抗体が利用される．キメラ抗体は可変領域をマウスのまま保存し，定常領域をヒト由来のものに置き換えた抗体である．その名称であるキメラはギリシャ神話に出てくる複数の動物の体をした怪獣に由来している．また，ヒト化抗体はマウス抗体の抗原と結合する3か所の超可変部のみを残し，他はすべてヒト由来とした抗体である．

C　抗体薬の実例（図9.20）

ベバシズマブ bevacizumab（アバスチン®）は血管内皮細胞増殖因子（VEGF）に対するヒト化抗体で，"治癒切除不能な進行・再発の結腸・直腸がん"の治療薬として用いられている．がん組織は増殖が速く，その増殖には多くの栄養素を必要とすることから，通常の血管からの栄養素

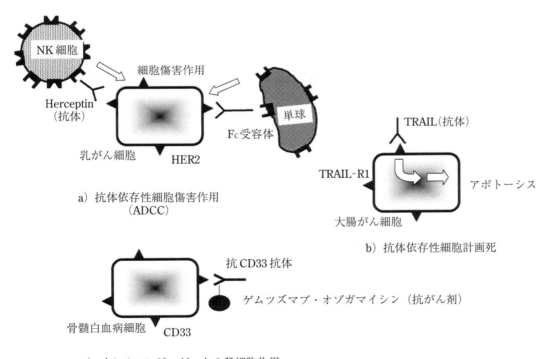

図9.20　◆　抗体薬の抗がん作用

だけでは足りず，新しい血管を誘導し（血管新生），栄養素を補給している．ベバシズマブは，血管新生を促進する物質である VEGF が内皮細胞表面上の VEGF 受容体に結合するのを阻害し，結果的には血管新生を阻害し，抑がん効果を発揮する．

トラスツズマブ trastuzumab（ハーセプチン® Herceptin）は HER2（乳がん細胞の膜表面に発現している受容体）に対する抗体で，乳がん細胞に結合すると，その Fc 部分に NK 細胞や単球が集合して殺細胞効果〔抗体依存性細胞傷害作用 antibody-dependent cellular cytotoxicity（ADCC）〕を示す．リツキシマブ rituximab（リツキサン®）も ADCC に基づく抗体薬（ヒト・マウスキメラ抗体）で，非ホジキンリンパ腫の治療薬として用いられている．

TRAIL（TNF 関連アポトーシス誘導リガンド）（研究段階）はがん細胞のアポトーシス（細胞計画死）を誘導する抗体薬である．この抗体が，大腸がんや肺などの固形がんに高発現しているその受容体に結合し，がん細胞のアポトーシスを誘導しがんを縮小させるものと期待されている．2014 年現在までに約 30 品目の抗体薬が本邦においても医薬品として承認されている．

これらの他に抗体に抗がん剤を共有結合したイムノコンジュゲートがあげられる．例えば，骨髄白血病に発現している CD33 に対するヒト化モノクローナル抗体に抗がん剤であるカリケアマイシン（細胞障害性の強い抗生剤）を共有結合させたゲムツズマブ・オゾガマイシンが本邦においても医薬品として承認されている．

9.5.7 遺伝子治療用ベクター（アクティブ型）

遺伝子が関係する疾患は，遺伝子の欠損か過剰発現によって生じている．遺伝子治療は欠損遺伝子を外から細胞内に導入するものである．一方，タンパク質の合成を指示する mRNA の塩基配列に対して相補的な塩基配列をもった RNA はアンチセンス RNA と呼ばれ，そのものを細胞内に導入すると標的遺伝子の発現が抑制されることがわかっている．このアンチセンスの発想をさらに突き詰めたもので，最近着目されているものに，RNA を介した遺伝子の発現抑制現象（RNAi，遺伝子干渉）がある．この RNA は 21～23 塩基程度の小さい 2 本鎖 RNA（siRNA）で，配列特異的に標的となる mRNA を分解する．

アンチセンス RNA や siRNA は，いずれにしても治療という観点では，遺伝子を細胞内に導入するためのベクター（運び屋）が必須となる．現在のところウイルスベクターは有効性の面で優れているが，安全性の問題が指摘されている．遺伝子はポリアニオン性の高分子であるため，それが細胞膜を通過し内部に移行するためにはその電荷を中和するような陽電荷をもったいくつかの人工の微粒子キャリアーが有望と考えられる．しかし遺伝子導入効率や安全性の点で克服しなければならない多くの問題が残されている．

練習問題

正誤問題

問1 経口徐放性製剤に関する記述のうち，正誤について答えよ．
1. 通常の製剤に比べ，副作用の発現を低減させることが期待できる．（　）
2. 通常の製剤に比べ，服薬コンプライアンスが低下しやすい．（　）
3. 比較的分布容積の大きい薬物に適用される．（　）
4. 生物学的利用率の増加が期待できる．（　）

問2 経皮吸収型製剤に関する記述のうち，正誤について答えよ．
1. この製剤が適用される薬物のほとんどは，腎消失型である．（　）
2. ほとんどの経皮吸収型製剤は1次速度で吸収される．（　）
3. ほとんどの経皮吸収型製剤の規格（投与量の違い）は貼付面積の違いで決まる．（　）
4. 経皮吸収型製剤のバッキングは一定の吸収速度を確保するのに必須である．（　）

CBT問題・必須問題

問1 狭心症の発作時に投与されるニトログリセリンの投与剤形はどれか．1つ選べ．
1. 腸溶性カプセル剤
2. 口腔内崩壊錠
3. 口腔付着錠
4. 舌下錠
5. 貼付剤

問2 インスリンリスプロ注射液（ヒューマログ®）の分類は次のどれか．1つ選べ．
1. 超速効型
2. 速効型
3. 中間型
4. 持効型
5. 超持効型

問3　粘膜透過性を高めたプロドラッグはどれか．1つ選べ．
1. アセメタシン
2. サラゾスルファピリジン
3. レボドパ
4. カンデサルタン　シレキセチル
5. テガフール

問4　リュープロレリン酢酸塩のマイクロカプセル製剤に用いられている生体内分解性高分子はどれか．1つ選べ．
1. ポリエチレングリコール
2. エチレン・酢酸ビニル共重合体
3. スチレン・無水マレイン酸共重合体
4. 乳酸・グリコール酸共重合体
5. 酢酸セルロース

理論問題

問1　経皮吸収型製剤に関する記述のうち，正しいのはどれか．1つ選べ．
1. 硝酸イソソルビドの経皮吸収型製剤においては，24時間以上にわたって血中濃度が一定に保たれている．
2. ツロブテロールの経皮吸収型製剤においては，汗腺や皮膚の付属器官を経由する皮膚透過経路が吸収の律速過程となっている．
3. ニトログリセリンの経皮吸収型製剤においては，マトリックス型デバイスが使われている．
4. フェンタニルの経皮吸収型製剤は貼付したまま入浴は可能である．

問2　標的指向型製剤に関する記述のうち，正しいのはどれか．2つ選べ．
1. プロスタグランジン E_1（アルプロスタジル®）を含有する脂肪乳剤（リピッドマイクロスフェア）は，動脈硬化病変や炎症部位に集積する性質がある．
2. ネオカルチノスタチンをスチレン-マレイン酸交互共重合体に結合させた化合物（スマンクス®）を肝臓がんに動脈内投与すると高いEPR効果が得られる．
3. ドキソルビシンを内封するリポソーム（ドキシル®）にはポリエチレングリコールによる表面修飾がなされ，細網内皮系に取り込まれやすい．
4. ベバシズマブ（アバスチン®）は血管内皮細胞増殖因子（VEGF）に対するキメラ型モノクローナル抗体である．

問3 プロドラッグに関する記述のうち，正しいのはどれか．**2つ選べ**．

1. テガフールはフルオロウラシルの溶解性の改善を目的としたプロドラッグである．
2. バカンピシリン塩酸塩は，アンピシリンの作用の持続化を目的としたプロドラッグである．
3. アセメタシンは，インドメタシンの消化管障害性の改善を目的としたプロドラッグである．
4. ドパミンはレボドパの血液脳関門の透過促進を目的としたプロドラッグである．
5. フルスルチアミンはビタミン B_1 の消化管吸収性の改善を目的としたプロドラッグである．

練習問題の正解・解説

第1章

正誤問題
1～10　すべて○

CBT問題・必須問題
問1　4
問2　2
問3　5
問4　1

理論問題
問1　1, 3
問2　2, 3
問3　2, 4
問4　2
問5　1, 2
問6　5

　横軸の油水分配係数が大きいほど，薬物の脂溶性が高いことを表している．B群の薬物は，脂溶性が高いほど血液脳関門透過速度が大きいので，単純拡散で細胞膜を透過していると考えられる．A群の薬物は比較的水溶性であるにもかかわらず，血液脳関門透過速度が大きいのは，取り込みトランスポーターが関与し薬物を脳側へ輸送しているためと考えられる．逆にC群の薬物は比較的脂溶性が高いにもかかわらず，血液脳関門透過速度が小さいのは，排出トランスポーターが脳側から循環血液側に薬物をくみ出しているためと考えられる．

第2章

正誤問題
1～8　○
9　×　準安定形のほうが安定形より吸収がよい．
10　×　無水物のほうが水和物より溶解度が大きいため吸収がよい．
11　×　境界の分子量は約5,000である．
12　○

13　○
14　○
15　×　点鼻液剤として用いられる．
16　×　粒子径を 0.5 ～ 3 μm 程度にする必要がある．

CBT問題・必須問題

問1　3

弱酸性薬物の分子形分率を求める式は 4，弱塩基性薬物は 5 である．

問2　4

pK_a が 7 の弱酸性薬物を管腔内の pH が 7 から 1 に低下した時の分子形分率を問 1 の 4 の式にそれぞれ代入する．pH 7 では分子形分率は 0.5（50％）であるが，pH 1 では 1（100％）となる．故に，吸収は増加する．

問3　2

準安定形を用いる．

問4　1
問5　2
問6　5
問7　1

理論問題

問1　2, 4
問2　3, 5

1. 食事成分の脂肪や胆汁成分の胆汁酸などによって可溶化され，吸収量が増加する．
2. リファンピシンは小腸上皮細胞の P-糖タンパク質の発現を誘導する．ジゴキシンは P-糖タンパク質の基質となるため消化管腔への分泌が促進される．故に，吸収量は減少する．
3. プロパンテリンは胃内容排出速度を遅くする．リボフラビンは，十二指腸付近のトランスポーターにより吸収されるので，併用により吸収量は増大する．
4. H^+ との共輸送である．

問3　1, 4
問4　1, 2

1　正
2　正
3　誤　経皮投与では薬物の肝初回通過効果を回避できる．
4　誤　皮膚組織には代謝酵素が存在するため，角質層透過改善を目的としたプロドラッグ化は有効である．

5　誤　皮膚をフィルムで密封すると角質層が水和し，薬物の皮膚透過性は高くなる．

問5　2, 3
1　誤　口腔粘膜は小腸粘膜と比較して薄いため，速やかな吸収が期待できる．
2　正
3　正
4　誤　鼻粘膜はバリアー機能が低く，薬物吸収に有利である．

第3章

正誤問題

1. ○
2. ×　組織結合率が同じ場合，血漿タンパク結合率が低い薬物に比べ高い薬物は，分布容積は小さい．
3. ○
4. ×　チオペンタールは組織と強く結合するため，組織蓄積性が高く，分布容積 Vd は血漿容積より大きい．
5. ○
6. ×　α_1-酸性糖タンパク質は，主に塩基性薬物と強く結合する．
7. ○
8. ○
9. ○
10. ○
11. ○
12. ×　脈絡叢は脳脊髄液を産生する部位であるが，β-ラクタム抗生物質は脈絡叢を介した能動輸送により，脳脊髄液から血液中へ排泄される．
13. ○
14. ×　ワルファリンやデキサメタゾンは，母体と胎児の間に血液胎盤関門を通過するため，胎児の循環血液中へ移行する．
15. ○

CBT問題・必須問題

問1　5
問2　1
問3　5
問4　3
問5　2
問6　3

妊婦もしくは授乳婦へのTDMが必要な点は，教科書本文に述べたとおりである．血漿中から乳汁中へ移行しやすい薬物の特性には，分子量が低く，非結合形薬物であること，また脂溶性が高いことなどがあり，本質的に唾液中排泄と同じである．

イブプロフェンは M/P 比が 0.01 と低く，乳汁中への移行は少ない．一方，移行が大きい薬物の代表はヨウ素（65）である．ワルファリンは血漿タンパク結合率が高い薬物であるので，血漿中から乳汁中への移行は少なく，M/P 比は 0.01 である．

理論問題

問1 1，2

3　誤　分子量 5,000 以上の薬物は，筋肉内や皮下投与後，リンパ系に選択的に移行する．
4　誤　組織結合率が同じ場合，血漿タンパク結合率が高い薬物に比べ低い薬物の分布容積は大きい．

問2 2，4

1　誤　リンパ液の流速は血流速度の数百分の一と遅いが，リンパ系を介する薬物の組織分布は血管系を介するものより遅くなる．
3　誤　筋肉内に投与した薬物がリンパ系，血管系のどちらに吸収されるかは分子量に依存し，その境界の分子量は約 5,000 である．

問3 4

4　肝臓の毛細血管壁の構造は，不連続内皮に分類される．

問4 5

内液と外液は平衡関係なので，非結合形薬物濃度は 0.3 mmol/L となる．外液と内液に 0.3 mmol/L ずつ非結合形薬物が存在しているため，残っている薬物（$1.0 - 0.6 = 0.4$ mmol/L）がタンパク質と結合している．結合部位数が 1 なので，結合形薬物は 0.4 mmol/L となる．0.4 mmol/L のタンパク質が薬物と結合しているので，遊離タンパク質は，$2.4 - 0.4 = 2.0$ mmol/L となる．

$$結合定数\ K = \frac{[結合形薬物]}{[非結合形薬物] \times [遊離タンパク質]} = \frac{0.4\ \text{mmol/L}}{0.3\ \text{mmol/L} \times 2.0\ \text{mmol/L}} = 0.667\ \text{L/mmol}$$

$$\fallingdotseq 0.7\ \text{L/mmol}$$

問5 4

Scatchard プロットにおいて，横軸切片が結合部位数 n，傾きが結合定数 k である．血漿タンパク結合の競合阻害が生じると，結合部位数 n に変化がないが，結合定数 k は小さくなる．

問6 2，4

1　誤　A群の薬物は水溶性にもかかわらず，輸送系に認識され BBB を透過する可能性が高い．
3　誤　C群の薬物は脂溶性であり，脳血管内皮細胞内に移行するが，排出輸送系により能動的に循環血液中に排出される可能性が高い．

第4章

正誤問題

1　×　FMO は塩基性の強い N 原子や求核性の強い S 原子の酸化に関与している．
2　○　脱アルキル化は 2 段階に進行し，最初に N 原子のとなりのアルキル基が酸化され，α-アミノアルコールを生じ，ついでこの中間体が非酵素的に分解される．
3　×　コデインの脱メチル化反応に関与しているのは CYP2D6．
4　○　P450 は，ニトロ基の還元のほか，アゾ基の還元的開裂，アレーンオキシドや N-オキシドの脱酸素などの還元反応にも関与する．
5　○　RXCH$_2$R′ ⟶ RXH + R′CHO
6　○
7　×　グルクロン酸転移酵素はフェノバルビタールなどで誘導されるが，硫酸転移酵素はほとんど誘導を受けない．
8　○
9　○
10　×　CYP の活性は乳児期から小児期にかけて最も高く，成人になればむしろ減少する．

CBT 問題・必須問題

問1　2
2　誤　グルクロン酸抱合反応は，第 I 相反応で生じた酸化的代謝物に対しグルクロン酸を導入し，さらに極性を上げる．また，フェノール性水酸基等を有するような薬物は，第 I 相反応をとばし，第 II 相反応が直接的に起こる．

問2　2, 3
2　誤　シトクロム P450 (CYP) は加齢により活性は低下するが，グルクロン酸抱合などの抱合反応は，加齢による影響をあまり受けない．
3　誤　トリアゾラムは主に CYP3A4 により代謝される．喫煙は CYP1A2 の誘導を引き起こすので，トリアゾラムの血中濃度に対する影響は少ない．

問3　5
フェノバビタールは，核内受容体を介し CYP をはじめグルクロン酸転移酵素を誘導する．

問4　4
4　誤　がん性疼痛の治療には，モルヒネの経皮吸収型製剤は実用化されておらず，フェンタニルの経皮吸収型製剤が汎用されている．

理論問題

問1　2, 5
1　誤　ヒト肝細胞中に存在量が最も多い分子種は CYP3A4 である．

2	正	エタノールはアルコール脱水素酵素によって酸化されるが，CYP2E1 によっても代謝される．
3	誤	CYP は抱合反応には関与しない．
4	誤	CYP2C19 の代謝活性が低い割合は，日本人では 20 ％で，白人種では 5 ％以下である．
5	正	

【問2】 3, 4

1	誤	個人間で薬物代謝活性が異なるため，親薬物および代謝物の血中濃度は異なり，AUC も異なる．
2	誤	N-アセチル転移酵素には遺伝的多型が存在し，イソニアジドのアセチル化が遅い群に，日本人では約 10 ％が，白人種では約 50 ％属する．
3	正	CYP2C19 の代謝活性が低い割合は，日本人では 20 ％，白人種では 5 ％以下である．
4	正	イミプラミンの活性代謝物であるテシプラミンに変換する CYP は CYP1A2 もしくは CYP2C19 等である．イミプラミンの不活性化するのは CYP2D6 であり，CYP2D6 の PM では活性代謝物の生成が増大する．

【問3】 2, 3

1	誤	CYP の酸化反応はミクロソーム内で起こる．
2	正	
3	正	
4	誤	グルクロン酸抱合を受けるインドメタシンのクリアランスは，新生児では低いが，その後急速に発達し．乳児・新生児ではほぼ成人と同レベルになる．

【問4】 3, 4

1	誤	グルクロン酸抱合の結果，極性は増加する．
2	誤	硫酸抱合は薬物の水酸基やアミノ基などの官能基に対して抱合化される．
3	正	
4	正	

第5章

正誤問題

1	×	糸球体で限外ろ過された原尿のうち，およそ 99％の水は再吸収される．
2	×	プロベネシドによる尿細管分泌の阻害により消失は抑制される．
3	○	
4	○	
5	○	クレアチニンクリアランス ＝ UV/P
		$UV = 1.8\,\text{L}/24\,\text{hr} \times 0.60\,\text{mg/mL} = 1080\,\text{mg}/24\,\text{hr} = 0.75\,\text{mg/min}$．$P = 0.01\,\text{mg/mL}$
6	×	投与はナトリウム塩であるが，体内では酸である．パラアミノ馬尿酸は腎臓の尿細管で能動的な尿細管分泌を受ける薬物である．
7	×	ジゴキシンの血中濃度は，キニジンの併用時，尿細管の P-糖タンパク質による分泌が阻害され，

上昇する．
8 ○ 両薬物は有機アニオン輸送系により，肝細胞に取り込まれる．
9 ○ 分子量約 500 以上で，極性基を有する化合物が胆汁中に排泄されやすい．
10 ○ 低投与量時，この薬物の腎クリアランスは糸球体ろ過速度より大きいことから，分泌があることがうかがえる．腎尿細管分布過程が飽和すると消失は低下する．
11 × 肝代謝が主たる消失経路の薬物の静脈内投与量を増加したとき，肝代謝過程が飽和すると，血中消失半減期は長くなる．
12 × 肝代謝が主たる消失経路の薬物の経口投与量を 2 倍に増やした時，肝代謝過程が飽和すると，血中濃度-時間曲線下面積（AUC）は 2 倍以上に上昇する．
13 ○
14 ○ 組織クリアランス＝血流速度×抽出率．抽出率の最大は 1 であり，組織クリアランス≦血流速度．
15 × イヌリンの糸球体ろ過速度（GFR）は血漿中濃度に影響されず，一定の値を示す．
16 ○
17 ○ 数値は覚えること．
18 × ヒトでの胆汁分泌量は 1 日 700 ～ 1200 mL であるが，その分泌量は摂取した食物の種類により影響を受ける．
19 × 胆汁中に排泄されるために必要な分子量は動物種により異なっている．ラットおよびイヌでは 350 ± 50，ウサギおよびヒトでは 500 ± 50 以上の分子量が必要であり，これ以下の分子量では胆汁中に排泄されにくい．
20 × 肝実質細胞への薬物の取込みには，エンドサイトーシスではなく種々の輸送担体が関与している．
21 ○
22 ○
23 × リチウム，プロカインアミドなどは唾液中濃度が高く，能動的な分泌が起こっていることが知られている．
24 ○

CBT 問題・必須問題

問1　2
問2　4
問3　4
問4　3
1　誤　肝代謝
2　誤　腎排泄

3　正　他に，プラバスタチン，ブロモフェノールブルー，ローズベンガルなど．
4　誤　腎排泄
5　誤　肝代謝

問5　3

理論問題

問1　3
尿中排泄量は（ろ過量＋分泌量）×（100－再吸収率）/100 である．

$$尿中排泄量 = U \cdot V = 200 \times 2.0 = 400\ (\mu g/min)$$
$$ろ過量 = GFR \cdot P = 20 \times 10 = 200\ (\mu g/min)$$
$$分泌量 = 尿中排泄量/0.8 - ろ過量 = 400/0.8 - 200$$
$$= 300\ (\mu g/min)$$

問2　3，5

問3　5

A. パラアミノ馬尿酸：能動的に分泌を受けるので，腎クリアランスは血漿中濃度に依存し，濃度が低ければ腎血漿流量と同じに，高ければ分泌量が飽和して一定値を示す．

B. イヌリン：糸球体ろ過のみを受けるので，血漿中濃度に関係なく腎クリアランスは一定値を示す．

C. グルコース：能動的再吸収を受けるので，濃度が低ければほとんどが再吸収を受けて腎クリアランスは 0 となり，高ければ再吸収が飽和して腎クリアランスは上昇する．

問4　2，3

イヌリンのように糸球体ろ過のみで排泄される場合，尿中排泄速度（dXu/dt）の飽和は認められない．すなわち，尿中排泄速度（dXu/dt）は血漿中濃度に比例し，尿中排泄速度/血漿中濃度で求められる腎クリアランス（CLr）は，血漿中濃度に関わりなく，一定の値を示す．

一方，p-アミノ馬尿酸のように，糸球体ろ過に加え尿細管分泌によって排泄される場合，p-アミノ馬尿酸の血漿中濃度が低い場合は，CLr は腎血漿流量 renal plasma flow（RPF）に相当する 500～650 mL/min の値を示す．血漿中濃度が上昇するに伴い尿細管分泌に関わるトランスポーターの輸送能は徐々に飽和し，尿細管分泌の寄与率は少なくなり，CLr は最終的には GFR 値付近に収束する．

問5　2，3

問6　1，4

1　正　肝実質細胞の血管側膜には，アニオントランスポーターの OATPs，OATs や，カチオントランスポーターの OCT1 などが発現している．

2　誤　肝実質細胞から毛細胆管への薬物輸送機構には，多くの場合，ABC スーパーファミリーに属する輸送担体が介在する．

3　誤　胆汁排泄には分子量が重要な因子となっており，ウサギやヒトでは 500 ± 50 以上の分子量が必要である．

4 正 門脈血と肝動脈血は肝小葉で合流し，洞様毛細管（類洞）を中心静脈へと流れる．類洞は，不連続内皮の構造であり，タンパク結合している薬物も類洞周囲腔（Disse 腔）に分布する．
5 誤 胆汁から消化管へと排泄されたグルクロン酸抱合体の一部は，腸内細菌由来の β-グルクロニダーゼにより加水分解を受け，脱抱合をした薬物は再吸収され腸肝循環を繰り返すことがある．

第6章1

CBT 問題・必須問題

問1　2
問2　5
問3　3
問4　2

理論問題

問1　1
問2　2
問3　4
問4　2
問5　1, 5
問6　3, 5
問7　3
問8　1) 3, 2) 4
問9　3
問10　3
問11　2
問12　3
問13　4
問14　4
問15　1, 3
問16　2, 3
問17　1, 3
問18　1, 2
問19　4

第6章 2
正誤問題

1 ○ 2 × 3 × 4 × 5 ○ 6 ○
7 ○ 8 × 9 ○ 10 × 11 × 12 ○

CBT問題・必須問題
- 問1 4
- 問2 5
- 問3 5

理論問題
- 問1 4
- 問2 2, 3
- 問3 3, 4
- 問4 3, 5
- 問5 2, 3
- 問6 1

第6章 3
正誤問題

1 × 2 ○ 3 ○ 4 × 5 ○
6 × 7 ×

CBT問題・必須問題
- 問1 4

理論問題
- 問1 3, 5
- 問2 4
- 問3 1
- 問4 1
- 問5 1

第6章 4

CBT問題・必須問題

| 問1 | 5 |
| 問2 | 2 |

理論問題

問1	1) 5, 2) 4
問2	1, 2
問3	2

第6章 5・6・7

正誤問題

1 ×　2 ○　3 ×　4 ○　5 ○　6 ×
7 ×　8 ○　9 ○　10 ×　11 ○　12 ○
13 ×　14 ○　15 ○　16 ×

CBT問題・必須問題

| 問1 | 2 |

理論問題

問1	1, 2
問2	3
問3	1
問4	1, 2
問5	2
問6	1, 2
問7	5

第7章

正誤問題

1　×　フェノバルビタールの併用により代謝誘導が起こり，ワルファリンの血中濃度が低下する．主にCYP2C9が関与する相互作用（表7.5と7.7を参照）．

2　○

3　×　アロプリノールはキサンチン酸化酵素を阻害するため，メルカプトプリンの血中濃度が増加し，その作用が増強される（表7.8参照）．

4	×	グレープフルーツジュース飲用によってジヒドロピリジン系降圧薬の生体利用率と最高血中濃度は増大する．
5	○	トランスポーターを介した薬物相互作用をうまく利用した合剤カルベニン（パニペネムとベタミプロンの1：1の配合）がある．
6	×	ニューキノロン系抗菌薬は光増感作用も有するが，この相互作用は，光増感作用に起因するものではない．ニューキノロン系抗菌薬は単独でもGABAとGABA受容体との結合を阻害し，痙攣を誘発する．イブプロフェンなどの非ステロイド性抗炎症薬はこの結合阻害作用を増強し，痙攣誘発作用を増強する．
7	○	インターフェロンアルファを投与中に小柴胡湯を併用するとそれぞれ単独の間質性肺炎誘発作用が併用により増大する．
8	○	スタチン系薬物とフィブラートを併用すると腎機能の悪化を伴い横紋筋融解が発症することがある．
9	○	MAO阻害作用によるチラミン代謝抑制によって交感神経刺激作用が増大し，高血圧症状をきたす．
10	○	三環系抗うつ薬，フェノチアジン系抗うつ薬，塩化炭素，イソニアジド，リファンピシン，ハロタン，アセトアミノフェンなど肝細胞障害を示す薬物の投与によりアスパラギン酸アミノトランスフェラーゼの検査値は上昇する．

CBT問題・必須問題

問1 1

ドパミン受容体拮抗薬であるメトクロプラミドは胃内容排泄速度を増加させ，アセトアミノフェンの初期血漿中濃度が増加する．これに対し，抗コリン薬であるプロパンテリン，麻薬性鎮痛薬であるモルヒネ，抗ヒスタミン薬であるジフェンヒドラミン，三環系抗うつ薬であるイミプラミンは消化管運動を抑制するため，胃内容排泄速度が低下し，アセトアミノフェンの吸収速度は小さくなる．

問2 1

1　正　高脂血症治療薬である陰イオン交換樹脂製剤（コレチラミンやコレスチラミド）は，コレステロールを吸着し，その消化管吸収を抑制する．また，脂質の消化管吸収を助ける胆汁酸を吸着して，胆汁酸の糞中への排泄を促進する

2　誤　ニューキノロン系抗菌薬（エノキサシン，ノルフロキサシン）やテトラサイクリン系抗菌薬（テトラサイクリン，ドキシサイクリン）はAl^{3+}，Mg^{2+}，Ca^{2+}を含む制酸剤または鉄剤と併用すると，これら金属カチオンと不溶性のキレートを形成し，消化管吸収が抑制され，バイオアベイラビリティが低下する．また，牛乳など多価金属陽イオンを多量に含む飲食物との併用においても同様に，不溶性キレートの形成による消化管からの吸収抑制が認められる．

3　誤　活性炭製剤はフェノバルビタール，フェニトイン，ジゴキシンやアスピリンなど経口薬全般を吸着するため，他の薬剤との同時併用は避けたほうがよい．しかし，この吸着作用を利用し，

薬用炭は消化管内の毒物や多量の薬物による中毒症の解毒に用いられる．
4　誤　炭酸水素ナトリウムの併用により，塩基性薬物の腎クリアランスが低下する．
5　誤　フロセミドの併用により，メトトレキサートの尿細管分泌が阻害され，その尿中排泄速度は低下する．

問3　2

表7.8を参照．
1　誤　キサンチン酸化酵素はメルカプトプリンとアロプリノールとの相互作用に関与する酵素である．
2　正
3　誤　ジヒドロピリミジンデヒドロゲナーゼはピリミジン系代謝拮抗薬（フルオロウラシル，カルモフール，ドキシフルリジン）とソリブジンとの相互作用に関与する酵素である．
4　誤　アルコールとジスルフィラムとの相互作用に関与する酵素である．
5　誤　ドーパ脱炭酸酵素はレボドパとビタミンB_6との相互作用に関与する酵素である．

問4　2

1　誤　バルビツール酸系抗不安薬投与中の飲酒は抗不安薬の作用を増強する．
2　正　チアジド系利尿薬は，細胞外カリウム濃度を低下させ，ジギタリス製剤の強心作用を増強する．
3　誤　ビタミンK含有製剤は，ワルファリンによるビタミンK生合成阻害と拮抗し抗凝固作用を減弱する．
4　誤　$β_2$受容体を$β$受容体遮断薬と拮抗することにより，$β_2$受容体刺激薬の気管支拡張作用が低下し気管支喘息発作が悪化する．
5　誤　モルヒネとナロキソンによるオピオイド受容体結合の拮抗が起こり，鎮痛効果が減弱する．

理論問題

問1　2

1　正
2　誤　クロトリマゾールはイミダゾール骨格を有するアゾール系抗真菌薬である．CYP3A4を阻害するため，タクロリムスの代謝が抑制され，血中濃度が上昇する（表7.6参照）．
3　正　表7.1参照．
4　正　表7.6参照．

問2　2

1　エノキサシンなどのニューキノロン系抗菌薬はアルミニウムなどの金属カチオンと難溶性のキレートを形成し溶解度が低下するため作用が減弱する．→薬物動態学的相互作用
2　チアジド系利尿薬は細胞外カリウム濃度を低下させ，ジギタリス製剤の強心作用を増強する．→薬力学的相互作用

3 リファンピシンはCYPの酵素誘導を引き起こすため，トリアゾラムの代謝酵素であるCYP3A4を誘導し，トリアゾラムの作用を減弱する．→薬物動態学的相互作用

4 イトラコナゾールはCYP3A4を阻害するため，その基質であるシクロスポリンの代謝を阻害し，作用を増強させる．→薬物動態学的相互作用

5 抗高脂血症薬であるコレスチラミンは陰イオン交換樹脂として作用し，ワルファリンカリウムのようなアニオン性薬物を吸着し，これらの薬物の吸収を低下させる．→薬物動態学的相互作用

[問3] 2, 5

1 正 フェノバルビタールの連続投与により肝での代謝誘導（CYP2C9）が起こり，ワルファリンの作用が減弱する．

2 誤 フロセミドは，近位尿細管でのナトリウム再吸収の増加に伴い，アミノグリコシド系抗菌薬の再吸収も増加することより，組織内濃度が上昇し，腎毒性が増強する．

3 正 トリアゾール環をもつイトラコナゾールは，CYPの活性中心であるヘム鉄に強く配位結合し，相対的にCYP3A4を阻害する．そのためCYP3A4で代謝されるトリアゾラムの代謝が阻害され，トリアゾラムの作用が増強する．

4 正 ニューキノロン系抗菌薬であるレボフロキサシンはAl^{3+}，Mg^{2+}，Ca^{2+}を含む制酸剤，または鉄剤と併用すると，これらの金属カチオンと不溶性のキレートを形成し，消化管吸収が抑制され，バイオアベイラビリティが低下する．

5 誤 免疫抑制状態にある患者に生ワクチンを投与すると，病原性を現す可能性があるため，免疫抑制剤であるシクロスポリン投与患者には生ワクチンの投与は禁忌である．

第8章

正誤問題

1 ○

2 × プロプラノロールは肝血流律速型薬物に属する．肝障害時には初回通過効果が減少し，C_{max} や AUC が著明に増加する．

3 × テオフィリンは代謝能依存型薬物（タンパク結合非感受性）である．代謝能が低下した肝障害患者では，その半減期が延長する．

4 × 肝硬変では肝血流量が減少する．

5 ○

6 ○

7 × 呼吸不全時には動脈中の酸素分圧が低くなるので，それに伴う薬物代謝酵素による酸化反応の低下が起こる．

8 ○

9 ○

10 × 糸球体ろ過速度の低下により排泄が抑制され，生物学的半減期は延長する．

11	○	
12	○	
13	○	
14	○	
15	×	甲状腺機能亢進症の患者では，半減期は短縮し血中濃度は低下する．ジゴキシンの尿中排泄の亢進が考えられる．
16	○	
17	×	アルブミン量は増加するが，血漿量も増加するため血清中アルブミン濃度は減少する．
18	×	代謝能は成人に比べて新生児ではかなり低く，幼児から小児へと発達すると高くなることが知られている．
19	○	
20	○	
21	×	高齢者では，体脂肪/体水分量の値が上昇するため，脂溶性薬物の分布容積は増加する．
22	○	
23	×	高齢者では血漿中の α_1-酸性糖タンパク質濃度が上昇しており，塩基性薬物の非結合形分率が低下する．
24	○	
25	×	高齢者では，糸球体ろ過率が低下するため，腎排泄型薬物のクリアランスは低下する．

CBT問題・必須問題

問1 3

一般的に有効血中濃度範囲が狭く，中毒域が近接している薬物がTDMの対象となる．

問2 4

抗生物質でTDMの対象となるものには，グリコペプチド系のテイコプラニンやバンコマイシンならびにアミノグリコシド系の抗生物質がある．

問3 3

シクロスポリンやタクロリムスでは血球への移行性が高い．そのため，血液試料の保存状態により，血漿中濃度が変化する恐れがあるため，全血が血中濃度測定に用いられる．

理論問題

問1 3, 4

1 誤 フェノバルビタールの有効血中濃度は $10 \sim 35\ \mu g/mL$ である．

2 誤 テオフィリンの有効血中濃度は $5 \sim 20\ \mu g/mL$ である． $20\ \mu g/mL$ より高い濃度では，消化器症状（悪心・嘔吐，下痢など）や頭痛，不眠，軽度の心拍増加が起こりやすくなる． $40\ \mu g/mL$ 以上では，不整脈や痙攣が起こりやすくなる．

3	正	バンコマイシンは腎排泄型の薬物である．腎機能の状態により全身クリアランスが変動する．そのため，腎機能や体重などを考慮して，患者に適した投与計画を行うことが望ましい．
4	正	ゲンタマイシンによる副作用は，ピーク値あるいはトラフ値が異常に高い場合に発生する．したがって，ピーク値とトラフ値をモニターすることが有用である．ゲンタマイシンの血中濃度時間推移には分布相が存在するので，消失相である点滴開始1時間後の血中濃度と次回投与直前の血中濃度を評価に用いる．

問2 1, 4

1	正	ベイジアン解析は母集団パラメータを事前情報として用い，特定の患者から得られた数少ない血中濃度データをもとに，その患者のパラメータを推定する．母集団パラメータは平均値と固定効果および変動効果からなる．固定効果とは，クリアランスなどの薬物動態パラメータに影響を及ぼす年齢，体重，腎機能のように影響を説明できる個別的な因子のことである．変動効果とは固定効果で説明できない未知の要因（個体間変動）や測定誤差のような変動（個体内変動）のことである．
2	誤	母集団薬物速度論は，薬物を投与された多数の患者を年齢，体重，性別，腎機能や肝機能の検査値，疾病の重症度，併用薬の有無など，同じような因子をもった患者を母集団として捉え，その薬物動態パラメータの推定を行うものである．個体間変動の要因解析に利用される．
3	誤	薬物動態は薬物ごとに異なり，母集団解析では，それぞれの薬物について母集団パラメータが推定される．薬物の相互作用の影響については，固定効果で説明される場合もある．
4	正	薬物動態パラメータは，血中濃度の時間に関するデータから推定される関数における係数項と考えられる．
5	誤	体重や腎機能が薬物動態パラメータに影響する薬物では，体重や腎機能を母集団速度論モデルに組み込むと薬物動態の予想精度は向上する．

問3 1, 4

1	正	メトトレキサートの大量投与時には，24，48，72時間後の濃度を測定し，ロイコボリンの救援療法の必要性が判断される．
2	誤	シンバスタチン（高脂血症用剤）はTDMの対象薬ではない．
3	誤	タクロリムスの有効血中濃度域は，全血トラフ値として5〜20 ng/mLである．
4	正	ゾニサミド（抗てんかん剤）は肝代謝の飽和や赤血球内移行の飽和により，投与量と血中濃度の間に非線形性が認められる．

問4 1, 3

1	正	新生児や乳児では成人よりも体重当たりの体内水分量・細胞外水分量が多い．そのため水溶性が高く，血漿タンパク結合率の低い薬物の体重当たりの分布容積は成人より大きい．したがって，それらの薬物では小児薬用量を体重当たりの成人用量から換算して投与すると，血中濃度が治療域を下回ることがある．
2	誤	新生児では薬物動態に関係する肝薬物代謝酵素活性や腎糸球体ろ過機能などが未熟で，乳児期

にかけて急速に発達する．
3　正
4　誤　硫酸抱合酵素は，新生児でも成人値の70％前後の活性があり十分に発現している．これに対して，新生児では高ビリルビン血症やクロラムフェニコールの中毒反応（gray症候群）などにみられるように，新生児のグルクロン酸転移酵素活性は成人や小児に比べて低い．
5　誤　テオフィリンの代謝に関与するCYP1A2の活性は，出生時にはほとんどないが，生後1～3か月から発現し始め，4～5か月に成人値となる．

第9章

正誤問題

問1
1　○
2　×　投与回数が少ないために飲み忘れも少なく，服薬コンプライアンスは高い．
3　×　分布容積の大きい薬物の半減期は長い．
4　×　生物学的利用率は減少することはあっても増加することはない．

問2
1　×　この製剤が適用される薬物のほとんどは，肝消失型で肝初回通過効果の大きい薬物である．なお，ビソプロロールは腎消失型である
2　×　ほとんどの経皮吸収型製剤はゼロ次速度で吸収される．
3　○
4　○　バッキングは角質層を水和させ，角質層における親水性領域への薬物の溶解を促進し，その結果，薬物の皮膚透過性が高まるので，なくてはならないものである．

CBT問題・必須問題

問1　4
問2　1
問3　4
問4　4

理論問題

問1　1
1　正
2　誤　ツロブテロールに限らず，一般に経皮吸収型製剤においては角質の透過が経皮吸収の律速となる．
3　誤　ニトログリセリンの経皮吸収型製剤は吸収速度を厳密に制御する目的で，リザーバー型の製剤

　　　　が用いられる．
4　誤　フェンタニルの経皮吸収型製剤は貼付した部位を体温よりも数度高い温度（40℃）で温めると吸収量が増加し，致命的な副作用に繋がる危険がある．

問2　1，2

1　正
2　正
3　誤　細網内皮系に分布することによる取り込みを軽減し，血中滞留性を高めている．
4　誤　ヒト化抗体である．一般的にヒト化抗体は"……ズマブ（zumab）"と呼ばれ，一方キメラ型抗体は"……キシマブ（ximab）"と呼ばれる．

問3　1，3

実 践 問 題

問1 18歳男性．既往歴に特記すべきことはなかったが，体のだるさとともに，突然，上眼瞼と下肢に浮腫が出現してきた．血圧は 140/85 mmHg で，血液検査・尿検査を行ったところ，結果は以下のとおりであった．

血液検査：白血球 5,800/μL，Hb 14.2 g/dL，血小板数 2.5×10^5/μL，アスパラギン酸アミノトランスフェラーゼ（AST）32 IU/L，アラニンアミノトランスフェラーゼ（ALT）38 IU/L，血中尿素窒素（BUN）28 mg/dL，血清クレアチニン（S_{cr}）1.6 mg/dL，クレアチニンクリアランス（C_{cr}）50 mL/min，Na 138 mEq/L，K 4.5 mEq/L，Cl 102 mEq/L，総コレステロール 268 mg/dL，血清総タンパク 5.6 g/dL，血清アルブミン 2.6 g/dL，空腹時血糖 108 mg/dL，HbA1c 5.6 %

尿 検 査：尿潜血（−），尿タンパク（4＋）3.8 g/day，尿比重 1.018

この患者が（処方1）の薬を1か月間内服したところ，症状は一時改善したが再発したため，（処方2）が追加となった．

(処方1) プレドニゾロン 5 mg   1回4錠 1日1回 朝食後
         プレドニゾロン 5 mg   1回4錠 1日1回 昼食後
         プレドニゾロン 5 mg   1回3錠 1日1回 夕食後
(処方2) シクロスポリン 25 mg 1回2カプセル（1日4カプセル） 1日2回 朝夕食後

1) この患者の推定される疾患のうち，正しいのはどれか．2つ選べ．
  1. ネフローゼ症候群
  2. 糖尿病
  3. 脂質異常症
  4. 閉塞性動脈硬化症

2) （処方1）及び（処方2）を服用後，症状は安定していた．患者は処方薬とともに下記のいずれかの飲食物を摂取するようになった．その後，再発を繰り返し症状の悪化が認められ，シクロスポリン血中濃度のトラフ値（朝服用直前値）は測定限界以下となった．症状悪化の原因と考えられる飲食物はどれか．1つ選べ．
  1. 大豆イソフラボン

2. グレープフルーツジュース
3. ヨーグルト
4. ウコン
5. セント・ジョーンズ・ワート

(95 回)

問 2 図はある経皮吸収型製剤の模式図（断面図）である．本剤に関する以下の問に答えよ．

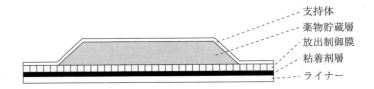

1) 本剤に関する記述のうち，正しいのはどれか．1 つ選べ．
 1. 薬物貯蔵層内の薬物が飽和濃度に保たれているとき，定常状態での薬物の放出制御膜透過速度は Fick の第 1 法則に従う．
 2. 水溶性薬物の皮膚透過性改善が期待できる．
 3. 放出制御膜には乳酸・グリコール酸共重合体が用いられる．
 4. ニトログリセリンを主薬とした本剤を狭心症発作時に貼付することで，速やかな症状寛解が期待できる．

2) 本剤（有効面積 9 cm²）を皮膚に適用したところ，定常状態での血中薬物濃度が 0.3 ng/mL となった．皮膚適用時，本剤 1 cm² あたり 24 時間に吸収される薬物量（mg）に最も近い値はどれか．1 つ選べ．ただし，この薬物の全身クリアランスを 10 L/min とする．
　　1　0.5　　2　1.5　　3　3.6　　4　4.3　　5　12　　6　33

(95 回)

問 3 50 歳の男性は，以前からぜん息気味で，また最近胸やけ症状もひどく，2 週間前から下記のようなメプチン®（プロカテロール塩酸塩）とタケプロン®OD 錠（ランソプラゾール）が処方されている．その男性は，薬について気になって，診察の帰りに薬局を訪れ，薬剤師に次のような質問をした，「1）タケプロン®OD 錠は飲んだ後，口の中がブツブツした感じが残り，苦味を感じることもあるが，大丈夫だろうか，2）以前にはぜん息治療薬としてテオフィリン®錠（100 mg）を飲んでいたが，お医者さんは，飲み合わせのことを考えて，テオフィリンをメプチン®に切り替えたと説明してくれたが，どのような飲み合わせなのか．」

処方
タケプロン®OD錠30　　　1錠　　分1　　寝る前　　14日分
メプチン®錠（0.05 mg）　1錠　　分1　　寝る前　　14日分

下線1）と2）に関する以下の問に答えよ．

1) タケプロン®OD錠の製剤的工夫のうち，正しいのはどれか．1つ選べ．
 1. 胃で速やかに薬物を放出するために速やかな効果が期待できる．
 2. レジネート型の製剤技法が用いられている．
 3. 錠剤内部に含まれているぶつぶつとした顆粒には腸溶性皮膜が施されている．
 4. 主成分であるランソプラゾールは，低pHでも化学的に安定である．
 5. 口の中がブツブツした感じが残る場合，よく噛んで飲み込むとよい．

2) ランソプラゾールとテオフィリンとの相互作用のうち，正しいのはどれか．2つ選べ．
 1. テオフィリンとランソプラゾールを長期間併用するとテオフィリンの血中濃度のAUCが低下する恐れがある．
 2. テオフィリンとランソプラゾールを長期間併用するとテオフィリンの血中濃度のAUCが上昇する恐れがある．
 3. テオフィリンは主にCYP1A2により酸化的代謝を受ける．
 4. ランソプラゾールは主にCYP1A2により酸化的代謝を受ける．
 5. テオフィリンとランソプラゾールの相互作用は，薬力学的相互作用によるものである．

問4　65歳男性．甲状腺機能亢進症の治療を受けている．心房細動による頻脈のため，ジゴキシンによる治療が開始された．

1) この治療に関する記述のうち，正しいのはどれか．2つ選べ．
 1. ジゴキシンは治療域が狭い薬物なので，治療薬物モニタリング（TDM）を行う．
 2. 甲状腺機能亢進症の患者は，ジゴキシンの血中濃度が高くなり作用が増強することがあるので注意する．
 3. ジゴキシンは主に肝代謝により消失するので，肝障害時には減量する必要がある．
 4. 悪心，嘔吐，不整脈などの中毒症状に注意する．

2) この患者におけるジゴキシンの全身クリアランスは4.0 L/h，経口投与時のバイオアベイラビリティは80％である．定常状態平均血中濃度を1.0 ng/mLに維持するために1日当たりの経口投与量（mg/day）はいくらか．1つ選べ．

1 0.004   2 0.032   3 0.096   4 0.120   5 0.250

(97回)

問5　80歳女性．体重65 kg．うっ血性心不全，高血圧症，慢性腎不全と診断され，以下の薬剤を服用していた．アレルギー歴，肝機能障害，副作用歴なし．

昨日，食欲低下と不整脈等の体調変化が認められ，救命救急センターに運ばれた．

　　ジゴキシン錠 0.25 mg
　　フロセミド錠 40 mg
　　スピロノラクトン錠 25 mg
　　デノパミン錠 5 mg
　　バルサルタン錠 40 mg

1) 診察した医師はジギタリス中毒を疑い，薬剤師に情報提供を求めた．ジギタリス中毒に関する内容として，誤っているのはどれか．1つ選べ．

1. 消化器症状として食欲不振，悪心がある．
2. 視覚異常として黄疸・複視がある．
3. 血清中ジゴキシン濃度（トラフ値）が2 ng/mLを越えると，中毒症状の発現頻度が高くなる．
4. 肝機能障害のある患者では中毒症状を起こしやすい．
5. 一般に，ジゴキシン除去を目的とした血液透析は無効である．

2) この患者で推定される薬物の体内分布に関する記述のうち，正しいのはどれか．2つ選べ．

1. 高齢であるため体脂肪率が増加しており，脂溶性の高い薬物の脂肪組織への蓄積が生じやすい．
2. 高齢であるため血漿中のα_1-酸性糖タンパク質濃度が低下しており，塩基性薬物の非結合形分率が上昇している．
3. 心不全により血流が増大しており，薬物の分布容積の増大が起こりやすい．
4. 慢性腎不全により血漿中のアルブミン濃度が低下しており，酸性薬物の非結合形分率が上昇している．

(98回)

問6　10歳男児．体重30 kg．てんかんのためフェノバルビタールを服用していた．最近，傾眠傾向にあり，母親が心配になり，男児と医療機関を受診した．薬剤師がフェノバルビタールの血清中濃度を測定したところ40 μg/mLであり，治療有効濃度を超えていた．男児の肝機能及び腎機能は正常であった．

1) この患者への処置として，最も適切なのはどれか．1つ選べ．

1. アトロピン硫酸塩水和物の静注
2. フルマゼニルの静注
3. 炭酸水素ナトリウムの点滴静注
4. 塩化アンモニウムの点滴静注
5. ホリナートカルシウムの静注

2）前問で選択した薬物がフェノバルビタールの体内動態に及ぼす影響として，正しいのはどれか．1つ選べ．

1. 消化管吸収の阻害
2. 尿細管再吸収の抑制
3. 尿細管分泌の促進
4. 受容体での拮抗
5. 胆汁中排泄の促進

(98回)

問7 65歳男性．保険薬局に異なる診療科の処方せんを同時に持参した．

（呼吸器内科の処方内容）
　　イソニアジド錠　100 mg　　　1回3錠（1日3錠）
　　　1日1回　朝食後　14日分
　　シプロキサシン錠　200 mg　　1回1錠（1日2錠）
　　　1日2回　朝夕食後　14日分
　　L-カルボシステイン錠　500 mg　1回1錠（1日3錠）
　　レバミピド錠　100 mg　　　　1回1錠（1日3錠）
　　　1日3回　朝昼夕食後　14日分

（整形外科の処方内容）
　　チザニジン塩酸塩錠　1 mg　　1回1錠（1日3錠）
　　　1日3回　朝昼夕食後　14日分

1）呼吸器内科の処方薬剤のうち，整形外科の処方薬剤と併用禁忌であるのはどれか．1つ選べ．

1. イソニアジド錠
2. シプロフロキサシン錠
3. L-カルボシステイン錠
4. レバミピド錠

2）上記の併用禁忌となる相互作用の主なメカニズムはどれか．1つ選べ．

1. キレート形成
2. 代謝酵素の阻害
3. トランスポーターの誘導
4. 尿 pH の変化
5. 受容体での拮抗

(98 回)

問8　40 歳男性．体重 65 kg．病院で腎移植後，シクロスポリンを含む処方による治療を継続中である．1 年後の定期検診で脂質異常症と高血圧症を指摘された．

1) これらの症状を改善する次の薬物のうち，シクロスポリンと併用禁忌なのはどれか．1 つ選べ．
1. アムロジピンベシル酸塩
2. イコサペント酸エチル
3. カルテオロール
4. コレスチラミン
5. ロスバスタチンカルシウム

2) 前問において併用禁忌となる相互作用のメカニズムはどれか．1 つ選べ．
1. ペプチドトランスポーターを介した小腸吸収の阻害
2. 有機アニオントランスポーターを介した肝取り込みの阻害
3. 肝 CYP3A4 による代謝の亢進
4. 糸球体ろ過速度の上昇
5. 有機カチオントランスポーターを介した尿細管分泌の阻害

(99 回)

問9　36 歳男性．体重 70 kg．気管支ぜん息の治療中である．吸引ステロイド薬で良好にコントロールされていたが，急性発作により，夜間救急を受診した．サルブタモール硫酸塩の吸入を反復したが改善せず，アミノフィリン点滴静注の処方が出された．

1) テオフィリンの溶解度を上昇させる目的で，アミノフィリン注射液に含有されている添加剤はどれか．1 つ選べ．
1. エチレンジアミン
2. ポリエチレングリコール
3. β-シクロデキストリン
4. ドデシル硫酸ナトリウム

5. ベンジルアルコール

2） アミノフィリン点滴静注を行う際の注意事項に関する記述のうち，誤っているのはどれか．1つ選べ．

1. 肝障害のある患者では，血中テオフィリン濃度が上昇しやすい．
2. 喫煙習慣のある患者では，血中テオフィリン濃度が上昇しやすい．
3. ニューキノロン系抗菌薬を併用している患者では，テオフィリンの中毒症状が現れることがある．
4. 過量投与では，痙れんが発現しやすい．
5. 過量投与の処置としては，輸液による排泄促進が有効である．

（99回）

問10 65歳女性．老年内科を受診し，骨粗しょう症と診断され，下記の処方が出された．

（処方）
　　リセドロン酸Na錠　17.5mg　　1回1錠（1日1錠）
　　毎週水曜日　起床時　4日分（投与実日数）

1） 薬剤師が行う服薬指導の内容として適切なのはどれか．2つ選べ．

1. 180mL程度の十分な量の水と一緒に服用するよう指導した．
2. 噛んだり，口中で溶かしたりせずに服用するよう指導した．
3. 起床後，食事を摂ってから服用するよう指導した．
4. 服用を忘れた場合には，気がついたときすぐ服用するよう指導した．

2） この患者は，日常的に牛乳を飲用していることがわかった．リセドロン酸Na錠の牛乳による服用についての記述のうち，正しいのはどれか．1つ選べ．

1. 牛乳中の油脂成分によりリセドロン酸の溶解が促進され，良好に吸収される．
2. 牛乳中の油脂成分により胃粘膜が保護されるので，服用後，すぐに横になって良い．
3. リセドロン酸は，牛乳中のカルシウムイオンとキレートを形成するので，吸収が低下する．
4. カルシウム補給のためにも，牛乳での服用が推奨されている．
5. リセドロン酸は，牛乳中の成分とは特に相互作用しないので，水で服用した場合と比べて，吸収に違いは認められない．

（100回）

問11 35歳女性．妊娠糖尿病と診断され，食事療法を行っていたが血糖コントロールが不良となったため，薬物療法の開始が検討された．

1）この患者に用いる薬物として最も適切なのはどれか．1つ選べ．
1. アカルボース
2. ヒトインスリン（遺伝子組換え）
3. シタグリプチンリン酸塩水和物
4. ナテグリニド
5. メトホルミン塩酸塩

2）薬物の胎盤透過に関する記述のうち，正しいのはどれか．2つ選べ．
1. 一般に，分子量 5,000 以上の薬物も透過して胎児へ移行する．
2. 胎盤には P-糖タンパク質が発現し，薬物の胎児への移行を促進している．
3. 多くの薬物の胎盤透過は，pH 分配仮説に従う．
4. 一般に，母体中の血漿タンパク質結合形薬物は，胎児へ移行しない．
5. 一般に，水溶性の高い薬物ほど胎盤を透過しやすい．

(100 回)

問 12 腎移植を受けた患者が退院間近になり，病棟担当薬剤師が退院時服薬指導のために病室を訪問した．
患者から，「移植コーディネーターから，退院時の食生活で特にセントジョーンズワートや柑橘類，生魚などの摂取は控えるようにと言われているのですが，どのような理由なのでしょうか」との質問があった．なお，当該患者にはシクロスポリンが処方されている．

1）上記の質問に対する薬剤師の回答として適切なのはどれか．2つ選べ．
1. セントジョーンズワートは，免疫抑制薬の働きを弱める恐れがあるからです．
2. セントジョーンズワートは，免疫抑制薬の血中濃度を高める恐れがあるからです．
3. 柑橘類の中には免疫抑制薬の働きを弱めてしまうのもがあるからです．
4. 生魚の成分には免疫抑制薬の働きを弱めてしまうものがあるからです．
5. 生魚に付着している微生物によって食中毒を起こす恐れがあるからです．

2）シクロスポリンの経口投与時の体内動態および投与計画に関する記述のうち，正しいのはどれか．2つ選べ．
1. シクロスポリンの投与量は，腎移植後の日数に関わらず一定に保つことが推奨される．
2. シクロスポリンの投与設計は，一般にトラフ濃度に基づいて行われる．
3. シクロスポリンによる腎移植後の拒絶反応のコントロールが不良の場合は，シクロスポリンとタクロリムスの併用を行う．
4. 血清クレアチニン値の上昇が観察された場合は，シクロスポリンによる副作用の可能性があるため，

直ちに休薬する必要がある．
5. 自己乳化型マイクロエマルション製剤投与時のシクロスポリンの消化管吸収は，胆汁分泌量や食事の影響を受けにくい．

(100 回)

問13　35歳男性．てんかんの持病があり，処方1によりコントロールされていた．
(処方1)
デパケンR錠200(注)　　　1回2錠（1日2錠）
　1日1回　朝食後　30日分
(注：バルプロ酸ナトリウム 200 mg を含む徐放錠)

あるとき，2日間激しい下痢が続き，救急外来を受診した．患者からの聴取により黄色ブドウ球菌による食中毒が疑われた．医師が処方2を追加する際に，薬剤師に意見を求めてきた．
(処方2)
アンピシリン水和物カプセル 250 mg　　　1回2カプセル（1日8カプセル）
　1日4回　6時間毎　5日分
ビフィズス菌錠 12 mg　　　1回1錠（1日3錠）
　1日3回　朝昼夕食後　5日間

1) 医師に対する情報提供として，適切なのはどれか．2つ選べ．
1. ロペラミド塩酸塩カプセル 1 mg を追加すべきである．
2. バルプロ酸の血中濃度の低下を懸念して，TDMを実施すべきである．
3. バルプロ酸の副作用リスクが高まるため，肝機能検査を実施すべきである．
4. ビフィズス菌錠は，耐性乳酸菌錠に変更すべきである．
5. アンピシリンは，バルプロ酸との相互作用により中枢性痙れんを誘発するので，併用禁忌である．

2) デパケンR錠は，マトリックス型の徐放錠である．マトリックス型徐放錠の特徴に関する記述のうち，正しいのはどれか．1つ選べ．
1. 服用後速やかに崩壊し，内包された徐放性顆粒から薬物が放出される．
2. 速放性顆粒と徐放性顆粒を混合し，打錠した製剤である．
3. 徐放層と速放層の2層からなる錠剤である．
4. 速放性の外殻層と徐放性の内殻からなる錠剤である．
5. 基剤中に薬物が均一に分散している．

(98 回)

問14　65歳男性．体重 53 kg．疼痛緩和治療を受けているがん患者である．モルヒネの副作用とし

ての便秘がひどくなり，処方変更がなされた．
（従来処方）
モルヒネ硫酸塩水和物徐放錠 30 mg　　　　1回1錠（1日2錠）
　　1日2回　朝夕食後　3日分
（変更処方）
フェントステープ 2 mg （注）　　　　　　1回1枚（1日1枚）
　　1日1回　就寝前　3日分（全3枚）
（注：フェンタニルクエン酸塩 2 mg を含む経皮吸収型製剤）

1) 疼痛緩和治療に関する記述のうち，適切なのはどれか．2つ選べ．
 1. 上記の処方変更は，オピオイドローテーションの一例である．
 2. WHO方式3段階がん疼痛治療ラダーの第1段階では，非ステロイド性抗炎症薬（NSAIDs）かペンタゾシンのいずれかが用いられる．
 3. フェントステープへの切り替えの際には，レスキュードーズを考慮する必要がある．
 4. フェントステープ使用時には，NSAIDs などの鎮痛補助剤の併用は避けるべきである．

2) 今回処方されたフェントステープに関する記述のうち，誤っているのはどれか．1つ選べ．
 1. 支持体，薬物を含む膏体及びライナーから構成される．
 2. 貼付24時間後も，製剤中に薬物が残存している．
 3. 膏体を構成するスチレン・イソプレン・スチレンブロック共重合体は，水に不溶である．
 4. 高温とならない所に保管する．
 5. ハサミ等で切って使用しても差しつかえない．

(98回)

問15　55歳男性．体重67 kg．C型慢性肝炎治療のため，以下の薬剤が処方された．
　　（処方1）
　　注射用ペグインターフェロン　アルファ 2b（遺伝子組換え）　100 μg/0.5 mL 用
　　（溶解液：日本薬局方「注射用水」0.7 mL 添付）
　　　　皮下注射　1バイアル
　　（処方2）
　　リバビリンカプセル 200 mg　　　1回2カプセル（1日4カプセル）
　　　　1日2回　朝夕食後　7日分

1) 上記処方に関する記述のうち，正しいのはどれか．2つ選べ．
 1. ウイルス陰性化率は，ウイルスの遺伝子型の影響を受ける．

2. リバビリンは，単剤で強い抗ウイルス効果を示す．
3. B型慢性肝炎にも著効を示す．
4. 主な副作用として発熱がある．
5. 葛根湯は併用禁忌である．

2）ペグインターフェロン アルファ2bは，インターフェロン アルファ2bにメトキシポリエチレングリコールを結合させたものである．この結合の目的として，誤っているのはどれか．1つ選べ．
1. 水溶性の向上
2. 抗原性の低下
3. タンパク質分解酵素に対する安定性の向上
4. 肝臓への標的指向化
5. 糸球体ろ過の抑制

(99回)

問16　65歳男性．変形性関節症の治療中であり，以下の薬剤が処方された．
(処方)
ロキソプロフェンNaテープ50 mg（7×10 cm 非温感）　　28枚
　1日1回　右膝に1枚貼付

1）本テープ剤の使用に関する記述のうち，誤っているのはどれか．1つ選べ．
1. 原因療法ではなく，対症療法である．
2. アスピリンぜん息の患者に対しては禁忌である．
3. 光線過敏症の既往歴を持つ患者に対しては禁忌である．
4. 湿疹または発疹の部位には使用しない．
5. 胃不快感などの消化器症状が現れることがある．

2）本テープ剤に関する記述のうち，誤っているのはどれか．1つ選べ．
1　室温で保存する．
2　製剤均一性試験法の適用を受ける．
3　溶出試験法の適用外である．
4　膏体は支持体に展延されている．
5　水を含む基剤を用いた貼付剤である．

(100回)

問17　75歳男性．2日前から腹部に痛みを伴う赤い発疹が認められた．この発疹は小さな水ぶくれ

となり帯状に広がり，激しい痛みとなった．近医を受診し，帯状疱疹と診断され，病院に入院となり，以下の薬剤が処方された．

(処方1)
　バラシクロビル錠 500 mg　　1回2錠（1日6錠）
　　　　　　　　　　　　　　1日3回　朝昼夕食後　7日分

(処方2)
　ナプロキセン錠 100 mg　　1回1錠（1日3錠）
　　　　　　　　　　　　　　1日3回　朝昼夕食後　7日分

1）上記の処方に対し，病棟薬剤師が注意すべき内容として，最も優先順位が<u>低い</u>のはどれか．1つ選べ．
1. バラシクロビルによる精神神経症状の発現
2. 肝機能障害時におけるバラシクロビルの用量調節
3. ナプロキセンによる消化性潰瘍の発生
4. ナプロキセンによる気管支ぜん息の誘発
5. ナプロキセンによる浮腫及び高血圧の発現

2）アシクロビルのプロドラッグであるバラシクロビルに関する記述のうち，正しいのはどれか．<u>2つ</u>選べ．
1. アシクロビルにエチレングリコールを結合させた化合物で，体内吸収後の血中滞留性はアシクロビルより優れている．
2. 主に肝臓のエステラーゼで加水分解されてアシクロビルに変換される．
3. 経口投与後のアシクロビルとしてのバイオアベイラビリティは，消化管からの吸収率が高まるため，アシクロビル経口投与時のそれより高くなる．
4. 経口投与後のアシクロビルとしてのバイオアベイラビリティは，肝臓での代謝を回避できるため，アシクロビル経口投与時のそれより高くなる．

(100回)

問18　70歳男性．1年ほど前から夜間頻尿，残尿感を認めていたので，近くの泌尿器科を受診した．前立腺肥大症と診断され，以下の薬剤が処方された．

(処方1)
ハロナール®D錠 0.2 mg(注)　　1回1錠（1日1錠）
　　　　　　　　　　　　　　1日1回　朝食後　14日分
(注：タムスロシン塩酸塩 0.2 mg を含有する口腔内崩壊錠)

1) この患者への指導の内容として，正しいのはどれか．2つ選べ．
　1．この薬は，肥大した前立腺を直接的に縮小させ症状を改善すると説明した．
　2．この薬は，効果が現れるまでに通常数ヶ月間かかることを説明した．
　3．この薬は，めまい，立ちくらみが現れることがあるので自動車の運転に注意するように指導した．
　4．この薬は，口腔内崩壊錠であるが，噛み砕かずに服用するように説明した．

2) 処方された口腔内崩壊錠に関する記述のうち，正しいのはどれか．2つ選べ．
　1．錠剤表面が，水不溶性高分子でコーティングされている．
　2．錠剤表面が，腸溶性高分子でコーティングされている．
　3．口腔粘膜からの薬物吸収を期待した製剤である．
　4．滑沢剤として，ステアリン酸塩が添加されている．
　5．水に溶け易い糖類が添加されている．

（100回）

実践問題の正解・解説

問1　1) 1, 3
　　　　2) 5

問2　1) 1
　　　　2) 1

問3　1) 3
　　　タケプロン®OD錠は，マルチプルユニット型の口腔内崩壊錠で，口腔内で崩壊した後に放出される顆粒の内部には主薬（ランソプラゾール）が配合されている．主薬は，胃酸（低pH）で分解しやすく，それを防ぐために，顆粒の表面には腸溶性コーティングが施されている．
　　　2) 1, 3
　　　テオフィリンは酸化酵素であるCYP1A2により代謝される．ランソプラゾールを長期間にわたって投与すると，肝での代謝酵素が誘導され，テオフィリンの代謝を促進することが知られている．添付文書においても両剤の組合せは"併用注意"となっている．

問4　1) 1, 4
　　　　2) 4

問5　1) 4
　　　ジゴキシンは腎排泄で消失する．腎障害時には血中濃度が上昇するので注意が必要である．
　　　2) 1, 4
　　1　正
　　2　誤　加齢によりα_1-酸性糖タンパク質は増加する．塩基性薬物のタンパク非結合率は減少する．
　　3　誤　心拍出量が減少し，肝や腎などの臓器血流量の減少する．そのため，薬物の分布容積も減少しやすい．
　　4　正

問6　1) 3

炭酸水素ナトリウムの点滴により，尿がアルカリ性となる．尿中のフェノバルビタールの分子形分率が低下し，尿細管再吸収が抑制され，尿中排泄が促進される．

2) 2

問7　1) 2

チザニジンはCYP1A2で代謝される．フルボキサミンやシプロフロキサシンはCYP1A2を阻害し，チザニジンの血中濃度を上昇させるため併用禁忌である．

2) 2

シプロフロキサシンがCYP1A2を阻害し，チザニジンの血中濃度が上昇する．血圧低下，傾眠，めまいおよび精神運動能力の低下等が現れることがある．

問8　1) 5

2) 2

問9　1) 1

テオフィリンはエチレンジアミンと可溶性の複合体を形成し，テオフィリンの溶解度が増す．

2) 2

喫煙によりCYP1A2が誘導され，これにより代謝されるテオフィリンの血中濃度は低下する．

問10　1) 1, 2

1　正
2　正
3　誤　水以外の飲料（Ca，Mg等の含量の特に高いミネラルウォーターを含む）や食物あるいは他の薬剤と同時に服用すると，本剤の吸収を妨げることがあるので，起床後，最初の飲食前に服用し，かつ服用後少なくとも30分は水以外の飲食を避ける．
4　誤　本剤は週1回服用する薬剤であり，同一曜日に服用する．本剤の服用を忘れた場合は，翌日に1錠服用し，その後はあらかじめ定めた曜日に服用する．1日に2錠を服用しない．

2) 3

1　誤
2　誤
3　正
4　誤　牛乳中のカルシウムイオンとキレートを形成する．

問11　1) 2

妊娠糖尿病で食事を4〜6分割にしても血糖管理ができない場合は，赤ちゃんに悪影響を与えないインスリン注射を用いて管理する．妊娠が進むにつれインスリンの使用量が増えるが，産後には減量あるいは中止が可能である．

2) 3, 4

1　誤　一般に，分子量5,000以上の薬物は胎盤を通過しにくい．
2　誤　胎盤にはP-糖タンパク質が発現し，薬物の胎児への移行を阻止している．
3　正
4　正
5　誤　一般に，脂溶性の高い薬物ほど胎盤を透過しやすい．

問12　1) 1, 5

1　正　セントジョーンズワートを摂取することにより，薬物代謝酵素が誘導され，CYP3A4で代謝を受けるシクロスポリンの血中濃度は低下し効果が減少する．
2　誤　セントジョーンズワートは，免疫抑制剤の血中濃度を低下させる．
3　誤　グレープフルーツジュースはCYP3A4のみならずP-糖タンパク質の機能をも阻害し，シクロスポリンの血中濃度を高めることがある．
4　誤
5　正

2) 2, 5

1　誤　通常，移植1日前からシクロスポリンとして1日量9〜12 mg/kgを1日1回または2回に分けて経口投与し，以後1日2 mg/kgずつ減量する．維持量は1日量4〜6 mg/kgを標準とするが，症状により適宜増減する．
2　正
3　誤　併用により本剤の血中濃度が上昇することがある．また，腎障害等の副作用が現れやすくなるので併用しない．
4　誤　シクロスポリンは主としてCYP3A4で代謝される．尿中排泄率は6％で，未変化体としては投与量の0.1％と低い値であり，主として胆汁を介して排泄される．
5　正

問13　1) 2, 4

1　誤　ロペラミド塩酸塩は，治療期間を延長させる可能性があり，感染性の下痢の患者には原則禁忌である．

2　正　徐放には，服用後消化管内へ滞留する必要がある．激しい下痢では，血中濃度のモニタリングが必要である．
3　誤
4　正
5　誤
2) 5

問14　1) 1, 3
1　正
2　誤　WHO方式3段階がん疼痛治療ラダーの第1段階では，ペンタゾシンを使用しない．
3　正
4　誤　フェンタニルはWHO方式3段階がん疼痛治療ラダーの第3段階で使用する．第3段階では非オピオイドと強オピオイドを併用する．
2) 5
1　正
2　正
3　正
4　正
5　誤　フェンタニルの放出に影響を与える可能性があるので，切らずに使用する．

問15　1) 1, 4
1　正
2　誤　リバビリン単独ではC型慢性肝炎に無効である．インターフェロンとの併用で効果を発揮する．
3　誤　B型慢性肝炎には使用しない．
4　正
5　誤　ペグインターフェロンと小柴胡湯は併用禁忌である．間質性肺炎発現の恐れがある．
2) 4

問16　1) 3
1　正
2　正　喘息発作を誘発することがある．
3　誤　室温保存，遮光した気密容器に保存するが，光線過敏症の既往歴をもつ患者に対して禁忌ではない．
4　正

5　正
2) 5
1　正
2　正
3　正
4　正
5　誤　テープ剤はほとんど水を含まない基剤を用いる貼付剤である．

問17　1) 2
　　バラシクロビルの投与に際しては，腎障害のある患者または腎機能の低下している患者や高齢者では精神神経系の副作用が現れやすいので，投与間隔を延長するなど注意する必要がある．
2) 2, 3
1　誤　アシクロビルにメトキシエチルバリンを結合させた化合物で，アシクロビルに加水分解され，単純ヘルペスウイルスおよび水痘・帯状疱疹ウイルスに対し強力な抗ウイルス作用を示す．
2　正
3　正
4　誤　バラシクロビルは経口投与後速やかに消化管より吸収された後，活性代謝物であるアシクロビルに加水分解される．

問18　1) 3, 4
1　誤
2　誤
3　正
4　正
2) 4, 5
1　誤
2　誤
3　誤
4　正
5　正

日本語索引

ア

アイソフォーム　143
アカルボース　389
アクティブ型　470, 472, 474
アクリジニウム標識体　407
亜群　143
アザチオプリン　157, 383
アザプロパゾン　100
亜酸化窒素　199, 200
アシアロシンチ　7
アシクロビル　29, 118, 429, 464, 466
アシル転移反応　138
アシル CoA チオエステル合成　138
アシロキシメチルアミン　460
アシロキシメチルエステル　460, 466
アスコルビン酸　395
アステミゾール　378
アスピリン　46, 135, 198, 306, 351, 367
アスピリン錠　68
アズマネックス　457
アセタゾラミド　173, 394
アセチルジギトキシン　100
N-アセチルシステイン　138
アセチル転移酵素　150
N-アセチル転移酵素　140
N-アセチルトランスフェラーゼ　150
N-アセチルプロカインアミド　403
アセチル抱合　137
アセトアミド　56
アセトアミノフェン　46, 128, 136, 137, 145, 146, 294, 369, 370, 371, 383, 421
アセトヘキサミド　60, 62, 133, 134
アセノクマリン　100
アセブトロール　56, 389
アセメタシン　461, 462
アゾ基　133
アゾール系抗菌薬　373
アダラート CR 錠　7

S-アデノシル-L-メチオニン　151
アテノロール　56, 102, 118, 389, 429
アドエア　457
アドリアマイシン　115, 195, 471
アトロピン　41, 47, 174
アトロピン硫酸塩　370
アニマルスケールアップ　297
アバスチン　473
アフタッチ　7, 455
油-水分配係数　56
油-水分配率　55
アプリンジン　403
アベロックス　344
アマンタジン　429
アミオダロン　102, 119, 160, 403, 433
アミカシン　176, 389, 403, 409, 410, 429
アミトリプチリン　47, 102, 145, 363, 365, 378, 379
アミノ基　460
アミノグリコシド系抗生物質　42, 389, 391, 404, 405, 410
5-アミノサリチル酸　465, 467
p-アミノサリチル酸　173, 351
アミノ酸トランスポーター　362
アミノ酸抱合　138
アミノ酸抱合酵素　140
p-アミノ馬尿酸　173, 183, 185, 193
アミノピリン　197
アミノフィリン　46, 351, 403, 418, 421
アムビゾーム　471
アムホテリシン B　471
アモキシシリン　429
アモキシシリンカプセル　68
アモバルビタール　55, 197, 294
アラセプリル　465, 466
N-アルキル基
　脱アルキル化　131
O-アルキル基
　脱アルキル化　131

S-アルキル基
　脱アルキル化　131
アルコール　68, 375, 389
アルコール脱水酵素　140, 147
アルデヒド　133
アルデヒド還元酵素　140
アルデヒド酸化酵素　140
アルデヒド脱水酵素　140, 147, 156, 384
アルフェンタニル　102
アルブミン　95, 100
アロプリノール　383
アルプロスタジル　7, 468
アルベカシン　403, 409, 410
アロバルビタール　55
安息香酸　42, 53, 54
アンチセンス RNA　474
アンチピリン　98, 99, 197, 294, 434
アンチポーター　15
アンチポート　15
アンテドラッグ　459, 467
アンピシリン　7, 60, 173, 193, 216, 464, 466
　点滴静注　232, 234
アンピシリンフタリジル　135
アンフェタミン　130, 152, 195
α-アミラーゼ　196
α-グルコシダーゼ阻害薬　389, 391
α グロブリン　100
α_1-酸性糖タンパク質　100, 430
α-シクロデキストリン　62
α-メチルドパ　361, 362
ADME 研究　2
adsorptive-mediated トランスサイトーシス　115
Augsberger 式　433
IgG 抗体　472

イ

胃　40
　内景　41
　pH　41
イオン交換型システム　445
イオンペアー　64

イクセロンパッチ 78
イソニアジド 119, 137, 138, 154, 160, 197
イソフェンインスリン 450
イソフルラン 200
イソプレナリン 70, 392
イソプロテレノール 137, 139
一塩基多型 27, 155
一次性能動輸送 15, 19
遺伝子干渉 474
遺伝子多型 27
遺伝子治療用ベクター 474
遺伝的因子 154
伊東細胞 191
イトラコナゾール 146, 160, 161, 363, 365, 378, 387
胃内容排出時間 46
胃内容排出速度 46
　変動させる要因 47
イヌリン 43, 98, 99, 185
イヌリンクリアランス 180
イブプロフェン 100, 102, 129, 130, 136, 138, 145, 394, 421
胃壁 41
イマチニブ 403, 409
イミグラン 80
イミグルセラーゼ 7
イミプラミン 47, 70, 98, 99, 100, 130, 131, 132, 145, 146, 156, 160, 193, 370, 389, 392
イミペネム 387
イムノコンジュゲート 474
イムノリポソーム 471
医薬品開発と適正な情報提供のための薬物相互作用ガイドライン 359
イリノテカン 25, 135, 157, 174
陰イオン交換樹脂 368
飲作用 22
インジナビル 160, 378, 379
飲酒 156
インスリン 45, 69, 73, 83, 84, 192
　皮下投与剤 450
インスリンアスパルト 73, 75, 76, 450
インスリンアナログ 73
インスリングラルギン 74, 75, 450
インスリングルリジン 75
インスリンデテミル 75

インスリン放出制御型注射剤 449
インスリンリスプロ 73, 75, 450
インターフェロン 192, 389
インターフェロン α-2a 450
インタール 458
インテバン SP 447
インドシアニングリーン 98, 193
インドメタシン 46, 59, 100, 136, 137, 173, 195, 362, 383, 394, 395, 426, 447, 461, 462
インドメタシンファルネシル 48, 67, 111, 135
E_{max} モデル 333
EPR 効果 469
Ivády & Dinner 式 433

ウ

ウアバイン 193
うっ血性心不全 430

エ

エキソサイトーシス 22
液噴霧吸入式 457
エクスペラ 456
エステラーゼ 140
エストラジオール 70, 76, 78, 453, 454, 461, 462, 463, 466
エストラジオール安息香酸エステル 463, 466
エストラーナテープ 78, 454
エストロゲン 449
エストロン硫酸 176
エタクリン酸 100, 138
エタノール 98, 146, 432
エタンブトール 429
エチドロン酸二ナトリウム 66
エチニルエストラジオール 160, 373, 379, 461, 462
エチニルエストラジオール・ノルエチステロン配合剤 378, 379
エチニルエストラジオール・レボノルゲストレル配合剤 378, 379
エチルエーテル 199
エトスクシミド 102, 403
エトポシド 363, 371

エトレチナート 432
エナラプリル 176, 429
エナルモンデポー 73
エノキサシン 160, 365, 368, 381, 388, 389
エバスチン 174
エバンスブルー 98, 99
エピネフリン 72, 151
エピルビシン 25
エベロリムス 25, 403
エポキシ体 131
エポキシド 131
エポキシド水解酵素 148
エポキシドヒドロラーゼ 140, 148
エリスロマイシン 46, 59, 69, 118, 146, 160, 161, 193, 199, 361, 362, 373, 375, 377, 378, 385, 461, 462
エリスロマイシンエチルコハク酸エステル 69, 461, 462
エリスロマイシンステアレート錠 68
塩 60
遠位尿細管 169
エンカイニド 145
塩酸ベンセラジド 384
炎症性疾患 430
エンドサイトーシス 21, 22
エンドサイトーシス機構
　分類 21
A システム 113
ABC トランスポーター 19, 23, 25, 174
ACE 阻害薬 432
ATP 結合カセット 23
H^+/ペプチド共輸送体 21
H^+/有機カチオン逆輸送体 27
HMG-CoA 還元酵素阻害薬 391
L システム 113
LAT1 輸送系 113
M/P 比 118
MS コンチン 7
N 原子
　酸化 132
Na^+/グルコース共輸送体 20, 27
NADH-シトクロム b_5 還元酵素系 141
NAD(P)H-キノン還元酵素 148

日本語索引

NADPH-シトクロム P450 還元酵素系　141
NSAID
　ニューキノロン系抗菌薬　390
S 原子
　酸化　132
SGLT1
　Na$^+$とグルコースの共輸送　20
SLC トランスポーター　21, 23, 27

オ

横紋筋融解症　391
オキサゼパム　102, 131, 154, 195
オキサゾラム　435
オキシフェンブタゾン　100
オキシブチニン　78
オキシブチニン塩酸塩　453
n-オクタノール/水分配係数　17, 114
オセルタミビル　176
オメプラゾール　41, 46, 69, 145, 156, 160, 373, 381, 382, 465, 467
重み関数　328
オルペスコ　457
オロス　447
ω 酸化　129
ω-1 酸化　129

カ

会合定数　102
界面活性剤　64
化学修飾　459
化学発光免疫測定法　406, 407, 408
可逆的酵素阻害　160
拡散係数　17
角質層　76
加水分解　134
ガスクロマトグラフィー　406
ガストリン　47
活性炭　367, 368, 395
カテコール O-メチル転移酵素　140, 157
果糖　395
カナマイシン　389, 403, 429

カナマイシン硫酸塩　42
ガバペンチン　361, 362
カフェイン　60, 64, 98, 99, 145, 382
カプトプリル　395, 465, 466
カプリン酸ナトリウム　46
カベオリン介在性エンドサイトーシス　21
カペシタビン　7
カモスタットメシル酸塩　45
ガラクトシル人血清アルブミンジエチレントリアミン五酢酸テクネチウム（^{99m}Tc）　7
カリウム排泄性利尿薬　391
カリケアマイシン　474
カルバゾクロム　64
カルバゾクロムスルホン酸ナトリウム　395
カルバマゼピン　60, 102, 130, 131, 146, 148, 158, 160, 375, 378, 379, 382, 403, 409, 415, 432
カルバマゼピン-10, 11-エポキシド　135
カルバメート　460
カルビドパ　384
カルベニシリン　429
カルベニン　173, 386
カルボキシエステラーゼ　140, 148
カルボキシル基　460
カルボニル還元酵素　148
カルボン酸エステル　460
カルモフール　465
加齢　434
ガレノキサシン　344
肝クリアランス　290, 295
間欠的点滴　245
　定常状態の血中濃度　246
肝血流依存型薬物　426
肝血流量　290, 291
還元　133
肝固有クリアランス　290, 292
肝細胞膜　190
肝疾患　426
　薬物代謝酵素の変動　153
肝実質細胞　190
肝小葉　189
関節腔内　72
間接反応モデル　340, 341
肝臓　188
肝代謝依存型薬物　426

肝抽出率　290, 293, 294
カンデサルタン　464
カンデサルタンシレキセチル　7, 136, 464, 466
官能基導入反応　128
γ-アミノ酪酸　388
γ グロブリン　100

キ

気管支喘息　418
キサンチン酸化酵素（オキシダーゼ）　384, 418
喫煙　157
拮抗作用　391
キニジン　25, 56, 99, 102, 115, 116, 146, 160, 193, 294, 351, 363, 371, 381, 382, 387, 403
キニジン硫酸塩　430
キノロン　380
キノン　133
p-キノン　128, 129
キメラ抗体　473
肝ミクロソーム電子伝達系　141
逆数プロット　105
逆輸送　15
逆輸送体　15
吸収　4, 39
　口腔　81
　注射部位　71
　肺　82
　鼻　79
吸収速度定数　223
急速静注
　血漿中濃度の時間的推移　235
牛乳　66, 367
吸入ステロイド薬
　種類とデバイス　457
吸入デバイス　457
吸入麻酔薬　199
キュバール　457
競合的阻害　107
強心配糖体　416
共沈物　60
共融混合物　60
共輸送　15
共輸送体　15
協力作用　388, 389
極性　14
極性化　127

キレート結合　63
キロミクロン　48
近位尿細管　169
金製剤　186
筋肉内　71
Giusti-Haytonhou 法　427

ク

グアネチジン　392
果物ジュース　364
クッパー細胞　191
クマリン　145
クマリン化合物　432
クラスリン介在性エンドサイトーシス　21
グラデュメット　447
クラビット　344
クラリスロマイシン　146, 160, 363, 375, 377, 378, 387
クリアランス　286
クリアランス比　184
繰り返し投与
　1-コンパートメントモデル　238
　2-コンパートメントモデル　261
グリコカリックス　13, 14
グリココール酸　193
グリコペプチド系抗生物質　410
グリセオフルビン　57, 61, 65, 67
　表面積と相対吸収率の関係　58
グリベンクラミド　389
クリンダマイシン　294
グルクロニド　128
グルクロン酸　395
グルクロン酸転移酵素　140, 149
グルクロン酸抱合　136, 384
グルクロン酸抱合体　128
グルコース　185
　経細胞輸送　21
　再吸収機構　175
グルタチオン　138, 150
グルタチオン抱合　138
グルタチオン S-転移酵素（トランスフェラーゼ）　140, 150
グルテチミド　195

クレアチニン　180, 395
クレアチニンクリアランス　428
　甲状腺変動時　182
クレアチニンクリアランス法　180
グレイ症候群　153, 432
グレープフルーツジュース　157, 362, 375, 376, 377
クロキサシリン　100
クロトリマゾール　378
クロナゼパム　133, 403
クロフィブラート　383, 389
グロブリン　100
クロミプラミン　145
クロモグリク酸ナトリウム　458
クロラムフェニコール　133, 135, 136, 137, 152, 161, 195, 294, 373, 432, 461, 462
クロラムフェニコールパルミチン酸エステル　59, 461, 462
クロルゾキサゾン　146
クロルフェニラミンマレイン酸塩　447
クロルプロパミド　100, 102, 130, 132, 195, 197, 294, 370, 389, 395, 426
クロロチアジド　193
クロロフェノキシイソ酪酸　100, 108
群　143
Cramer の公式　272

ケ

経口繰り返し投与　244
経口投与　221
経口投与製剤
　血中濃度推移　444
蛍光偏光免疫測定法　406, 407
経細胞輸送　14, 15
経粘膜デリバリー　451
経肺投与剤　456
　種類　457
経皮吸収型製剤　78, 452
経皮治療システム　76
経鼻投与剤　458
経皮投与システム　452
血液成分　99
血液/ガス分配係数　200
血液浄化法　186

血液試料の取扱い　405
血液胎盤関門　116
血液透析　185, 186
血液透析法　187
血液脳関門　111, 112
　トランスポーター　114
血液脳関門透過性　114
血液脳脊髄液関門　111, 112, 115
血液ろ過　186
血管内皮細胞増殖因子　473
結合定数　102
血漿アルブミン
　薬物結合部位　100
結晶性インスリン　450
結晶多形　59
血漿タンパク結合　99
血漿タンパク質　93, 99
血漿中濃度-時間曲線下面積　183
血漿中薬物濃度
　単回投与後　317
　時間曲線下面積　315
血清シスタチン C　181
血清中クレアチニン　428
血清分離機構　404
血中尿素窒素　181
血中薬物濃度
　点滴（定速静注）時　319
血中薬物濃度-時間曲線下面積　215, 287, 343
血流量依存性薬物　293
ケトコナゾール　146, 160, 161, 365, 378, 385
ケトプロフェン　46, 102
ケトン　133
ケトン還元酵素　148
ゲノタイプ　155
ケノデオキシコール酸　190
ゲムツズマブ・オゾガマイシン　473, 474
ゲムノフィブロジル　389
限外ろ過法　104
ゲンタマイシン　102, 176, 186, 187, 389, 403, 409, 410, 426, 429

コ

抗悪性腫瘍薬　422
抗癌剤　432
抗菌薬

PK/PD 解析　342
PK/PD パラメータ　342
口腔内投与剤　454
口腔用スプレー剤　81
抗甲状腺薬　432
合成関数
　コンパートメントモデルの数式解　274
抗生物質　410
高速液体クロマトグラフィー　406
酵素阻害　159
酵素免疫測定法　406
酵素誘導　158
抗体依存性細胞傷害作用　474
抗体薬　472
抗てんかん薬　413
高濃度次亜塩素酸ナトリウム溶液　406
高分子ミセル　471
合胞体性栄養膜細胞　117
肛門坐剤　45
高齢者
　副作用を起こしやすい薬物　436
　薬物投与計画　434
コカイン　432
呼気中排泄　199
呼吸器疾患　431
ゴセレリン酢酸塩　449
固体表面積　57
固体分散体　60
固定効果モデル　336
コデイン　130, 132, 145, 156, 370
コハク酸　61
固有クリアランス　288, 295
固溶体　60
コール酸　190
コレスチミド　366, 368
コレスチラミン　366, 367, 368
コレステロール　368
混合錠　447
コンパートメントモデル　5, 209, 264
コンプライアンス　444
コンボリューション　328
　概念　329
Cockcroft-Gault の式　180, 411, 427

サ

催奇形性　432
最高血中濃度　225, 343
最高血中濃度に到達する時間　225
最小発育阻止濃度　343, 410
最大効果モデル　333
サイトトロホブラスト細胞　117
細胞
　構造　14
細胞外液　97
細胞間液　190
細胞間隙輸送　14
細胞性栄養膜細胞　117
細胞内液　97
細胞膜透過機構　15
サキナビル　160, 375
酢酸ナファレリン　458
サクシニルスルファチアゾール　193
刷子縁　41
刷子縁膜　14
ザナミビル水和物　7
サブファミリー　143
サラゾスルファピリジン　46, 133, 134, 465, 467
サラゾピリン　133
サリチルアミド　64, 65, 70
サリチル酸　42, 65, 138, 173, 176, 307, 349, 362, 395, 402, 403
　排泄と尿 pH の関係　177
サリチル酸製剤　394
サリドマイド　432
サルファ剤　59
　腎排泄パターン　179
酸アミド　460
酸化　129
酸化マグネシウム　41
三環系抗うつ薬　389
　MAO 阻害薬　390
残余法　224, 225
　吸収速度定数の算出　229
　パラメータの算出　251

シ

ジアセチルモルヒネ　369
ジアゼパム　46, 72, 102, 130, 131, 145, 146, 152, 154, 156, 160, 294, 381, 395, 403, 434
ジアゼパムサイト　100
ジアゾキシド　102
ジエチルスチルベストロール　195, 432
ジェニナック　344
ジギタリス　367
ジギタリス製剤　368, 389, 391
ジギタリス中毒　391
ジギトキシン　100, 102, 195, 294, 368, 389
ジギトキシンサイト　100
糸球体　168
糸球体毛細血管壁　170
糸球体ろ過　169
糸球体ろ過機構　426
糸球体ろ過クリアランス　184
糸球体ろ過速度　170, 180, 184
糸球体ろ過量推定値　180
シグマ・マイナスプロット　221
シグマ・マイナス法　218
ジクマロール　59, 98, 100
シグモイド最大効果モデル　334
シグモイド E_{max} モデル　334
シクラシリン　56
シクレソニド　457
ジクロキサシリン　100
シクロスポリン　25, 56, 67, 70, 102, 115, 146, 160, 174, 186, 363, 369, 371, 375, 377, 378, 379, 403, 404, 407, 409, 420, 433
シクロスポリン A　362, 372
シクロバルビタール　55
ジクロフェナク　98, 136, 145, 195
ジクロフェナクナトリウム　46
シクロホスファミド　144, 381
ジゴキシン　25, 56, 57, 98, 99, 100, 102, 174, 195, 197, 351, 361, 362, 363, 364, 367, 368, 369, 370, 387, 389, 403, 407, 409, 416, 429
　粒子径とバイオアベイラビリティ　58
シサプリド　370
脂質
　リンパ吸収メカニズム　48
脂質二重層　12

脂質膜　40
シスタチン C　181
ジスチグミン　370
システイン　395
ジスルフィド　460
ジスルフィラム　384
持続性経口剤　445, 447
持続性注射剤　448
ジソピラミド　403, 409, 430, 431
シトクロム b_5　141
シトクロム P450　4, 39, 140
　分子種　143
　命名法　143
　薬物の酸化機構　142
シトクロム P450 依存モノオキシゲナーゼ系　141
ジノスタチンスチマラマー　7
ジパルミトイルホスファチジルコリン　83
ジヒドロピリミジン脱水素酵素（デヒドロゲナーゼ）　156, 384
ジフェニルヒダントイン　195, 351, 395
ジフェンヒドラミン　47, 370
シプロキサシン　368
シプロフロキサシン　64, 118, 160, 174, 381, 388, 389
ジベカシン　403
シベンゾリンコハク酸塩　403
脂肪小球体　468, 469
脂肪族
　エポキシ化　131
脂肪族環
　水酸化　131
シムビコート　457
シメチジン　41, 116, 118, 160, 161, 174, 362, 365, 373, 378, 382, 387
集合管　169
重炭酸塩　394
絨毛　40
種差　151
受動拡散　113, 176
受容体介在型トランスサイトーシス　115
受容体介在性アシドーシス　192
消化管　40
　リンパ管系移行　110
消化管吸収

　影響を及ぼす因子　49
消化酵素　69
小柴胡湯　389
常在性アンドロスタン受容体　158
硝酸イソソルビド　78, 81, 453, 455
硝酸ミコナゾール　395
消失　167
消失速度定数　223, 233
　1-コンパートメントモデル　212
脂溶性　55
小腸　41
　薬物の吸収モデル　53
小腸上皮細胞　15
小腸内移動速度　47
小腸壁　42
小児
　薬物投与計画　432
　薬物投与量　433
小胞体　139
静脈系　45
静脈内　71
静脈内定速持続投与　259
静脈内投与　247
　1-コンパートメントモデル　209
静脈内反復投与　241
　蓄積率　242
初回通過効果　39, 69, 295
食作用　21
ショ糖　394
徐放性製剤　444
シラスタチン　387
試料の取扱い　404
ジルチアゼパム　387
ジルチアゼム　70, 146, 160, 363, 375, 378, 426
ジルチアゼム塩酸塩　447
シンガーとニコルソンの流動モザイクモデル　12
腎クリアランス　178, 182, 183, 287
　血漿中濃度の関係　185
シングルユニット　447
腎血漿流量　183
シンシチオトロホブラスト細胞　117
心疾患　429
腎疾患　426
腎障害　185

腎小体　168
腎臓　168
腎抽出率　167, 183
腎排泄　168
腎排泄クリアランス　184
腎排泄速度　184
シンバスタチン　378, 379, 389
真皮　76
シンポーター　15
シンポート　15
CKD 診断ガイド 2012　181
CLIA 法　408
^{14}C-N エリスロマイシン　199
CYP
　阻害薬と誘導薬　374
GnRH アゴニスト　448
Sierbak-Nielsen の計算図表　427

ス

水酸化アルミニウムゲル　41
水酸基　460
水溶性化　127
水和物　60
スキサメトニウム塩化物水和物　43
スキャッチャードプロット　105
スタチン　362, 372
スチレン・マレイン酸交互共重合体　469
ステロイド　72
ストレプトマイシン　389, 403, 429
スパスタブ　447
スーパーファミリー　142
スパルテイン　145
スパンスル　447
スパンタブ　447
スピロノラクトン　59, 195
スフィンゴミエリン　12
スプレキュア　7, 458
スマトリプタン　79, 80, 81
スマンクス　7, 469
スルバクタム　429
スルピリド　388, 389
スルピリン　46
スルファジメトキシン　100, 193
スルファチアゾール　56
スルファニルアミド　130, 132

スルファフェナゾール　160,
　381, 382
スルファメチゾール　100
スルファメトキサゾール　56,
　137, 160, 197
スルファメトキサゾール・トリ
　メトプリム　381, 382
スルファメトキシン　58, 59
スルフィンピラゾン　100
スルホトランスフェラーゼ
　149
スルホニルウレア系血糖降下薬
　389, 391
スルホブロモフタレイン　191,
　193
スルホンアミド類　60

セ

性差　152
精神神経用薬　421
生体膜
　流動モザイクモデル　11
生体膜透過モデル　50
生物学的同等性　346, 351
生物学的半減期　212
生物学的利用率　45, 294, 346
生物薬剤学　1
　役割　6
西洋オトギリソウ　363
生理学的モデル　5, 296
脊髄液-脳関門　111
脊髄腔内　72
積層錠　447
セクレチン　47
セコバルビタール　373
舌下錠　81, 454
絶対的バイオアベイラビリティ
　348
セファゾリン　29, 429
セファゾリンナトリウム　43
セファドロキシル　28, 361,
　362, 429
セファマンドール　429
セファレキシン　27, 56, 173,
　176, 361, 362, 429
セファロスポリン　362
セファロチン　394
セフォキシチン　233, 429
　点滴静注　234
セフォゾプラン塩酸塩　43
セフォタキシムナトリウム　43

セフォニシド　429
セフォペラゾン　384
セフォラニド　429
セフジニル　64
セフタジジム　429
セフチゾキシム　429
セフチゾキシムナトリウム　46
セフチブテン　27
セフブペラゾン　384
セフメタゾールナトリウム　43
セフラジン　29, 176, 429
セフロキシム　429
セボフルラン　200
セリバスタチン　174
セリプロロール　56
セレザイム　7
線形モデル　306, 335
全身クリアランス　214, 286
　2-コンパートメントモデル
　254
全身性カルニチン欠乏症　32
喘息治療薬　418
選択的セロトニン再取込み阻害
薬　389
セントジョーンズワート　27,
　363, 364, 365, 376, 377, 378,
　379, 381
センナ　395

ソ

増殖抑制後効果　343
相対的バイオアベイラビリティ
　348
促進拡散　15, 19
側底膜　14
組織
　循環血流量　94
　リンパ管系移行　110
組織間液　93
組織クリアランス　288
組織血流速度　296, 297
組織固有クリアランス　297
組織実容積　296, 297
組織通過率　294
組織内薬物/血中薬物濃度比
　296, 297
ソタロール塩酸塩　403
ゾニサミド　403
ソフトドラッグ　467
ソリブジン　383

タ

第I相反応　128, 129
体液体積　97
ダイオウ　395
台形公式　318
　AUCの求め方　349
台形法　323
胎児　116
代謝　4, 167
代謝機構依存的阻害　161
代謝酵素　4
　細胞内局在　140
代謝能依存性薬物　293
体循環コンパートメント　247
対数線形モデル　335
耐性菌阻止濃度　343, 345
代替フロン　457
大腸　44
第II相反応　136
胎盤　116
　物質輸送機構　117
ダウノルビシン　25
タウロコール酸　193
唾液中排泄　196
多環芳香族炭化水素　157, 375
タキソール　117
多機能リポソーム　471
タクロリムス　25, 60, 102, 174,
　363, 375, 377, 378, 379, 404,
　409, 421
タクロリムス水和物　403
タケプロンカプセル　447
タケプロンOD錠　447
多剤耐性　25
多剤耐性タンパク質　20, 25
たたみこみ積分　328
ダプソン　146
タミバロテン　432
タモキシフェン　146
タリノロール　361, 362, 363
炭酸水素ナトリウム　41
炭酸リチウム　409, 421
胆汁　189, 193
　組成　189
胆汁酸　190, 368
胆汁中排泄　188
単純拡散　15, 16
男性ホルモン　432
担体介在輸送　17, 18
担体輸送　113

胆嚢 189
タンパク結合
　解析 102
　感受性 293
　置換 107
　非感受性 293
　非線形モデル 310
　変動要因 101
　薬物血中濃度の投与量依存性 311
タンパク結合率 293, 294
単輸送 15

チ

チアジド系利尿薬 389
チアミン 60, 464, 466
チエナム 387
チオテパ 138
チオ尿素 61
チオプリン S-メチル転移酵素 157
チオペンタール 55, 94, 95, 98, 117, 130, 294
チオリダジン 145
チオールエステル 460
チオール基 460
チカルシリン 429
蓄積率
　1-コンパートメントモデル 242
　2-コンパートメントモデル 263
チザニジン 160
チトクローム P450 372
チモプトール XE 7
チモロール 56, 84, 145
チモロールマレイン酸塩 7
チャネル 13
注射 71
抽出率 288
腸肝循環 188, 195
頂側膜 14
腸溶性製剤 446
直接反応モデル 337, 338
直接プロット 103
直腸 44, 45
チロキシン 193

ツ

痛風 31

2-コンパートメントモデル 196, 247, 248
　経口投与 257
　静注式 271
　薬物投与計画 260
ツボクラリン 43, 193
4-ツボクラリン塩化物 389
ツロブテロール 7, 76, 78, 452, 453, 454
ツロブテロールテープ 453, 454

テ

低アルブミン血症 435
テイコプラニン 43, 403, 409, 411
定常状態
　平均血中濃度 240
定速静注 230
　血漿中濃度の時間的推移 235
ディッセ腔 190
定量噴霧吸入式 457
ディルドリン 135
デオキシコール酸 61, 190
テオフィリン 102, 145, 157, 160, 188, 197, 198, 294, 379, 380, 381, 382, 383, 403, 407, 409, 418, 426, 447
　肝硬変 153
　血漿中濃度 199
　脳脊髄液中濃度 199
　涙液中濃度 199
テオフィリンクリアランス 152
テオロング 447
テガフール 7, 46, 145, 383, 464, 466
デキサメタゾン 25, 373
デキサメタゾンパルミチン酸エステル 468
デキストラン 43
デキストラン硫酸 394, 395
デキストロメトルファン 145, 447
デコンボリューション 320, 321, 328
　概念 331
　数値計算 330
デシプラミン 145, 156, 157, 385

テストステロン 70, 146, 449, 461, 462, 463
テストステロンエナント酸エステル 73, 461, 463
デスフルラン 200
デスメチルイミプラミン 132
デスメチルジアゼパム 131
デスモプレシン 79, 80
デスモプレシン酢酸塩水和物 458
テツクール S 447
テトラエチルアンモニウム 174, 191
テトラサイクリン 59, 63, 176, 193, 233, 365, 367, 368, 432
　点滴静注 234
テトラサイクリン系抗菌薬 66, 368
テトラフルオロエタン 457
テープ型 TTS 452
デブリソキン 156
デポ・メドロール 73
テモカプリル 136
デュビン-ジョンソン症候群 30
デュロテップパッチ 7, 78
テルフェナジン 146, 375
添加剤 65
点滴
　1-コンパートメントモデル 230
　2-コンパートメントモデル 258
デンプン 65
Δ^9-テトラヒドロカンナビノール 145, 146
DDS 設計 6
DT-ジアホラーゼ 148
TDM
　医薬品定量法 407
　母集団薬物速度論 423
TDM 対象薬物 409
TNF 関連アポトーシス誘導リガンド 474

ト

糖衣錠 447
糖尿病 73
等比数列の和 240
動脈内 72
洞様毛細管 188

投与計画
　　気管支喘息発作患者　419
　　1-コンパートメントモデル　242
　　2-コンパートメントモデル　263
　　ジゴキシン中毒患者　417
　　バンコマイシン　412
　　フェニトイン　414
投与経路　110
投与量依存性薬動学　307
投与量依存性薬物速度論　307
ドキシサイクリン　368
ドキシサイクリン塩酸塩　60
ドキシフルリジン　465, 467
ドキシル　7, 471
ドキソルビシン　7, 25, 56, 115, 118, 174, 394, 433, 471, 472
特定薬剤治療管理料　403
トスフロキサシン　381
ドーパ脱炭酸酵素　384
ドパミン　7, 465, 467
ドパミン受容体拮抗薬　389
トブラマイシン　403, 409, 410, 426, 429
ドライパウダー吸入式　457
トラスツズマブ　7, 474
トラゾリン　174
ドラッグデリバリーシステム　7, 441
トランスサイトーシス　22
トランスポーター　4, 13, 17, 22, 192, 386
　　関連疾患　31
　　組織分布　29
　　分類　23
トランスポーター研究　4
トリアゾラム　146, 160, 339, 375, 377, 378, 379
トリアムシノロンアセトニド　7
取込みトランスポーター　23
トリペプチド　28
トリメタジオン　403
トリメトプリム　197
トルテロジン　385
トルブタミド　59, 60, 61, 100, 102, 130, 131, 145, 156, 160, 196, 197, 294, 389, 394
トルメチン　102
トログリタゾン　137
トロホブラスト層　116

トロレアンドマイシン　373, 378
ドンペリドン　46, 47, 370

ナ

内分泌疾患　431
ナドロール　56, 429
ナファレリン　79, 80
ナプロキセン　102, 426
ナロキソン　392

ニ

ニカルジピン　70
ニコチネル TTS　78
ニコチン　76, 78, 453
ニコチンガム　455
ニコチン酸アミド　64
ニコレット　455
二次性能動輸送　15, 19, 20
ニトラゼパム　133, 403
ニトロ基　133
ニトログリセリン　45, 70, 76, 78, 81, 426, 452, 453, 455
ニトログリセリン舌下錠　81
ニトロダーム TTS　78, 79
p-ニトロフェノール　146
ニトロフラントイン　118
ニトロペン　82
ニフェジピン　7, 61, 70, 102, 146, 160, 375, 376, 377, 378, 426, 447
乳がん耐性タンパク質　25
乳酸・グリコール酸共重合体　448
乳児相対摂取量　119
乳汁　117
乳糖　60, 65
ニューキノロン系抗菌薬　66, 368, 373, 380, 389
　　NSAID　390
ニュープロパッチ　78
尿細管　168
尿細管再吸収　175
尿細管分泌　171, 172
尿酸　174, 395
尿素　61
尿中総排泄量　295
尿中排泄　180
尿中排泄速度定数　217
尿中排泄データ　217

消失速度の算出　218
　　単回投与後　318
尿中未変化体排泄
　　腎機能正常者　429
尿中累積排泄量-時間曲線　220, 319
ニロチニブ　25
妊婦　431

ヌ

ヌクレオシドトランスポーター　27

ネ

ネオカルチノスタチン　469
ネオキシテープ　78
ネオスチグミン　117, 174
ネチルマイシン　429
熱感受性リポソーム　471
ネブライザー　457
ネフロン　168, 178
粘膜デリバリー　443
年齢　152, 432

ノ

脳脊髄液　111
能動輸送　19, 175
　　排出　115
脳毛細血管　112
ノルエピネフリン　151
ノルスパンテープ　78
ノルトリプチリン　98, 145, 160, 294, 363, 365
ノルフロキサシン　64, 160, 368, 388, 389
Noyes-Whitney の式　57

ハ

肺　83
バイオアベイラビリティ　45, 70, 346
　　影響する因子　350
　　指標　347
バイオエクイバレンス　346, 351
排出トランスポーター　22
排泄　4, 167
ハイブリッドモデル　298

肺胞 82
バカンピシリン 7, 464, 466
パーキンソニズム 388
薄膜 96
パクリタキセル 25
バクロフェン 113, 361, 362
ハーセプチン 7, 474
バッカル錠 81
パッシブ型 468, 469, 470, 471
パッチ型口腔粘膜付着錠 454
パニペネム 173, 362, 386
パラアミノサリチル酸 394, 395
バラシクロビル 28, 29, 176, 466
バラシクロビル塩酸塩 464
パラセタモール 294
パラチオン 130
パラメタジオン/トリマタジオン 432
パルクス 7
バルビタール 55
バルビツール酸系抗不安薬 389
バルビツール酸誘導体 55
バルビツレート類 60
バルプロ酸 98, 118, 130, 195, 395, 409, 415, 432
バルプロ酸ナトリウム 403
パルミコート 457
パロキセチン 385, 389
ハロタン 146, 199, 200
ハロペリドール 145, 160, 403, 409
パンクロニウム臭化物 389
バンコマイシン 102, 403, 407, 409, 410, 411, 429
バンコマイシン塩酸塩 43
反復経口投与 244

ヒ

皮下 72
皮下組織 76
非規格化モーメント 317
非競合的阻害 108
非結合率 297
鼻腔 80
非実質細胞 190
微絨毛 13, 41
非ステロイド系抗炎症薬 156
非ステロイド系消炎鎮痛剤 186
ビスヒドロキシクマリン 351
ビスマス製剤 395
非線形性 18
非線形速度論パラメータ 308
　血中濃度グラフ 309
非線形モデル 305, 306
非線形薬動学 307
非線形薬物速度論 307
ビソノテープ 78
ビソプロロール 78, 453
非脱分極型末梢性筋弛緩薬 389, 391
ビタミン A 64, 432
ビタミン B_1 464, 466
ビタミン B_6 384
ビタミン C 394
ヒトインスリン 75
ヒト化抗体 473
ヒト血漿タンパク質
　種類と組成 100
ヒト抗マウス抗体 473
ヒドロキシステロイドスルホトランスフェラーゼ 150
5-p-ヒドロキシ-5-フェニルフェニルヒダントイン 128
ヒドロキシプロピルメチルセルロースフタレート 447
ヒドロキノン 128, 129
ヒドロキノンスルフェート 129
ヒドロコルチゾン 461, 463, 467
ヒドロコルチゾンコハク酸エステルナトリウム 461, 463
ヒドロコルチゾン酪酸プロピオン酸エステル 467
ヒドロコルチゾンリン酸エステルナトリウム 461, 463
皮内 72
鼻粘膜 80
ピノサイトーシス 21
皮膚 77
皮膚透過速度 77
ピペミド酸 381
標準インスリン 450
標的指向 443, 468
表皮 76
ピリドスチグミン 429
ビリルビン 193
ヒル係数 334
ピルシカイニド塩酸塩 403

ピルメノール 403
ピロキシカム 46
ピロリ菌 200
ビンクリスチン 25, 115, 117, 363, 371
ビンブラスチン 25, 56, 174
P450
　代謝阻害剤 160
P-糖タンパク質 4, 20, 23, 25, 31, 56, 361, 362
　構造 26
P450 分子種 142
P450 分子種含量比 144
P450 誘導剤 158
pH 分配仮説 50, 196
　修正 52
PK/PD 解析 5, 332, 336
　抗菌薬 342
　抗菌薬の分類 344
　耐性菌 345
　薬効コンパートメントモデル 339
PK/PD モデル 336
PM-代替経路阻害剤 385

フ

ファゴサイトーシス 21
ファーマコキネティクス 209
ファミリー 143
ファモチジン 41, 365
フィックの拡散速度式 17
フィトナジオン 392
フィブラート系薬剤 391
フィブリノゲン 100
フェキソフェナジン 25, 174, 361, 362, 371, 387
フェナセチン 130, 145
フェニトイン 61, 62, 65, 67, 72, 98, 100, 102, 128, 129, 130, 131, 145, 149, 156, 158, 160, 197, 294, 349, 367, 375, 382, 394, 402, 403, 407, 409, 413, 426, 431, 432
フェニトインカプセル 66
フェニルブタゾン 72, 98, 100, 102, 107, 108, 130, 136, 137, 160, 367, 368, 431
フェネストラ 96, 190
フェノキシベンザミン 98
フェノキシメチルペニシリン 69

フェノタイプ 155
フェノチアジン系抗うつ薬 395
フェノバルビタール 55, 59, 65, 102, 119, 149, 178, 197, 367, 375, 381, 382, 403, 409, 415
フェノバルビタールナトリウム 46
フェノールスルホトランスフェラーゼ 150
フェノールスルホンフタレイン 173, 194
フェノールスルホンフタレインテスト 171
フェノールフタレイン 193
フェロジピン 375, 377, 378
フェンタニル 7, 78, 81, 453, 454, 455
フェンタニルバッカル錠
　血中薬物濃度の時間推移 455
フェントステープ 454
フェンブフェン 388, 389
不可逆的酵素阻害 161
腹腔内 72
複合体 63
腹膜透析 186
服薬コンプライアンス 444
服薬遵守 444
ブスルファン 138
ブセレリン 79, 80
ブセレリン酢酸塩 458
ブチルスコポラミン 370
ブデソニド 457
ブデソニド/ホルモテロールフマル酸塩 457
ブプラノロール 145
ブプレノルフィン 78, 392, 453
ブプレノルフィン塩酸塩 46
ブメタニド 176
プラバスタチン 191, 389
プラバスタチンナトリウム 366, 367, 368
フラビン含有モノオキシゲナーゼ 140, 146
フラボノイド 361
フランドルテープS 78
フリップ-フロップ現象 224
プリミドン 403, 409
フルオレセイン 193

5-フルオロウラシル 7, 46, 383, 464, 465, 466, 467
フルコナゾール 378
フルシトシン 429
フルスルチアミン 464, 466
フルタイド 457
フルチカゾン 457
フルチカゾン/サルメテロールキシナホ酸塩 457
フルフェナジン 145
フルフェナム酸 100
フルボキサミン 160, 381, 385, 389
フルルビプロフェン 100, 102, 145, 388, 389
ブレイクポイント濃度 342
フレカイニド 146, 403
プレグナンX受容体 158
プレドニゾロン 59, 60, 62, 351, 461, 463
プレドニゾロンリン酸エステルナトリウム 461, 463
プレドニゾン 351
フレロキサシン 379
不連続内皮 95, 96
プロカイン 117, 134, 135, 430
プロカインアミド 102, 134, 135, 137, 174, 403, 409, 429
プロカインアミドエトブロミド 193
プロカーディア 447
プロカテロール 392
プロスタグランジン E_1 468
フロセミド 100, 102, 171, 173, 362
プロドラッグ 135, 443, 459
　化学修飾 460
プロパフェノン 146, 160, 381, 403
プロパンテリン 41, 47, 117, 369, 370, 371
プロプラノロール 45, 67, 70, 98, 99, 100, 102, 130, 144, 145, 146, 157, 160, 294, 381, 389, 426, 430
　バイオアベイラビリティ 456
プロプレス 7
プロベネシド 173, 186, 362, 383
プロポキシフェン 294
ブロマゼパム 46

ブロムヘキシン 130
ブロムペリドール 403
プロメタジン 395
ブロモフェノールブルー 193
プロントジル 133
分割法 251
分子種 142
分子量 55
分配係数 17, 55
分布 4, 93
分布容積 97
　1-コンパートメントモデル 214, 225
　2-コンパートメントモデル 252
Fickの法則 17
Fried式 433

へ

平均吸収時間 321
平均滞留時間 315
平衡透析法 104
ベイジアン解析 422
ベイジアン法 423
　概念 424
　バンコマイシン血中濃度の推定 425
ペガシス 7, 451
ヘキサメトニウム 174
ヘキソバルビタール 55, 145, 294
ペグインターフェロン α-2a 450
　血中濃度推移 451
ペグインターフェロン α-2b 451
ペグイントロン 7, 451
ベクトル輸送 14
ベクロニウム臭化物 389
ベクロメタゾン 457
ベクロメタゾンプロピオン酸エステル 458
ベザフィブラート 389
ベスタチン 29, 176
ベタミプロン 173, 362, 386
ペチジン 47, 294, 369
D-ペニシラミン 186
ペニシリン 59, 362, 370
ペニシリン耐性肺炎球菌 410
ペニシリンG 102, 193
ベバシズマブ 473

ヘパリン　404
ペプチダーゼ　140
ペプチドトランスポーター　27, 361, 362
ベプリジル塩酸塩　403
ベラパミル　25, 56, 70, 102, 146, 363, 387
ペルフェナジン　146
ヘルベッサー錠　447
ベンジルペニシリン　46, 69, 116
ベンジルペニシリンベンザチン　69
ベンゾジアゼピン　370
ベンゾジアゼピン系抗不安薬　389
ベンゾジアゼピン類　100
ベンゾ[α]ピレンエポキシド　138
ペンタゾシン　294, 392
ペントバルビタール　55, 188
ベンラファキシン　381
ヘンレ係蹄　169
ヘンレループ　169
β-エストラジオール　56
β-グルクロニダーゼ　195
βグロブリン　100
β-シクロデキストリン　62
$β_2$ 受容体刺激薬　392
β受容体遮断薬　389, 391, 392
Henderson-Hasselbalch の式　50, 176
PEG 化リン脂質　470
PEG 修飾インターフェロンアルファ-2a　7
PEG 修飾インターフェロンアルファ-2b　7

ホ

崩壊型口腔粘膜付着錠　454, 455
膀胱　169
抱合型胆汁酸トランスポーター　194
芳香環
　水酸化　131
芳香族二重結合
　エポキシ化　131
芳香族炭化水素受容体　158
抱合反応　128
放射拡散蛍光免疫測定法　406
放射性免疫測定法　406
放射性ヨード　432
放射線造影剤　394
放出制御　443, 444
放出制御システム　445
抱水クロラール　46, 133
包接化合物　61
ホクナリンテープ　7, 78
ボグリボース　389
補酵素活性免疫測定法　406
母集団解析法
　概念　424
母集団パラメータ　423
母集団薬物速度論　422
　TDM　423
ホスファチジルイノシトール　12
ホスファチジルエタノールアミン　12
ホスファチジルグリセロール　12
ホスファチジルコリン　12, 470
ホスファチジルセリン　12
ホスファチジン酸　12
3′-ホスホアデノシン-5′-ホスホ硫酸　150
母乳　117
ポビドン　61, 395
ボーマン嚢　168
ポララミン復効錠　447
ポリアスパラギン酸　471
ポリエチレングリコール　471
ポリエチレングリコール-ポリアスパラギン酸ブロックコポリマー　471
ポリ塩化ビフェニール　432
ボリコナゾール　385, 403, 409
ポリソルベート 80　64
ホリナート救援療法　422
ポリビニルアルコール　43
ポリビニルピロリドン　43, 61

マ

マイクロカプセル　448
マイクロスフェア　73
膜貫通領域　13
膜脂質　12
膜タンパク質　13
膜透過型 TTS　452
膜透過係数　17
膜動輸送　21
膜内在性タンパク質　13
膜表在性タンパク質　13
膜輸送
　メカニズム　16
膜輸送機構
　分類　15
マクロゴール　43
マクロゴール基剤　65
マクロピノサイトーシス　21
末梢コンパートメント　247
マトリックス型システム　445
マトリックス型 TTS　452
マルチプルユニット　447
マルチラメラーベシクル　470
慢性腎臓病診断ガイド　180
慢性閉塞性肺疾患　418
マンニトール　61, 421
MAO 阻害薬　389
　三環系抗うつ薬　390

ミ

ミオコールスプレー　82
ミカエリス-メンテン式　18
ミコナゾール　146
ミコフェノール酸モフェチル　403
ミソプロストール　432
ミダゾラム　70, 146, 160, 375, 377, 378, 379
密着結合　14, 96, 112
密封療法　77
ミドドリン　29
ミノサイクリン　63, 368
脈絡叢　112
脈絡叢上皮細胞　115
Michaelis-Menten 式　305, 310, 414

ム

無晶形　60
無水物　60

メ

メガリン　181
メキシレチン　403
メタドン　195
メタリン酸ナトリウム　64
メタンフェタミン　177

日本語索引

尿中排泄に及ぼす尿 pH の影響　178
メチオニン　138
メチシリン　429
メチシリン耐性黄色ブドウ球菌　410
メチル化　138
メチルジゴキシン　370
メチル水銀　432
6-メチルチオプリン　130
メチルテストステロン　461, 462
　　バイオアベイラビリティ　456
N-メチルテトラゾールチオメチル　384
メチルドパ　60
メチルプレドニゾロン酢酸エステル　73
メトクロプラミド　47, 369, 370, 388, 389
メトトレキサート　30, 102, 138, 186, 188, 297, 362, 386, 403, 409, 422, 432, 433
メトプロロール　67, 146, 160, 381, 389
メトホルミン　191, 362, 387
メトロニダゾール　119
メナテトレノン　392
メピリジン　135
メフェナム酸　145, 395
メフェニトイン　145, 156
メプロバメート　136, 137
メペリジン　294
メルカプツール酸　138
メルカプトプリン　139, 157, 383
メルファラン　113
免疫抑制薬　420

モ

毛細血管壁
　　構造　96
毛細胆管側膜　188
モキサラクタム　429
モキシフロキサシン　344
モサプリド　47
モノアミン酸化酵素　140, 147
モメタゾン　457
モーメント　315
　　計算法　317

1-コンパートメントモデル　320
モーメント解析　5, 315
モルヒネ　47, 102, 117, 128, 132, 136, 137, 156, 174, 195, 294, 370, 392, 426
モルヒネ塩酸塩水和物　46
モルヒネ硫酸塩　7

ヤ

薬剤学　1, 2
薬動学　5, 286, 332, 343
薬物
　　肝移行過程　190
　　腎抽出率　167
　　生体内運命　2, 3
　　生体膜透過機構　14
　　組織内拡散速度　95
　　組織分布過程　93
　　胎児への移行　116
　　体内分布　91
　　胆汁中への移行　191, 193
　　乳汁中への移行　117
　　脳移行　111
　　脳移行機構　113
　　非結合形の割合　102
　　分布容積　98
　　リンパ管移行　108
薬物吸収
　　初回通過効果　70
薬物血中濃度　404
薬物血中濃度測定法　406
薬物相互作用　359
　　遺伝子多型　385
　　飲食物・嗜好品　393
　　概念図　360
　　吸収過程　361
　　吸着　367
　　血漿・組織タンパク質　372
　　消化管運動　369, 371
　　代謝過程　372
　　トランスポーター　361, 371
　　排泄過程　386
　　複合体形成　368
　　分布過程　371
　　CYP　372
　　CYP 以外の薬物代謝酵素　383
　　CYP3A4　377
　　pH の変化　366, 388
薬物送達システム　1

薬物速度論　5, 209
薬物代謝　127
　　変動様式　151
　　薬効に及ぼす影響　128
薬物代謝酵素　139
薬物体内動態　425
薬物治療管理　6, 401
薬物動態解析法　5
薬物排出トランスポーター　4
薬物負荷総量
　　乳児　119
薬力学　5, 332, 343
薬力学的相互作用　388
薬力学モデル　333
薬効　128
薬効コンパートメントモデル　337, 339
Young 式　433

ユ

有核錠　447
有機アニオン　191
有機アニオントランスポーター　27, 362, 386
有機アニオン輸送系　172
有機カチオン　191
有機カチオントランスポーター　27, 362, 386
有機カチオン輸送系　173
有窓内皮　95, 96
誘導剤　158
油性注射剤　73
輸送担体　191
ユニポーター　15
ユニポート　15
ユニラメラーベシクル　470
UDP-グルクロン酸転移酵素
　　（グルクロノシルトランスフェラーゼ）　149, 157

ヨ

溶解速度　56
ヨウ化ナトリウム　432
溶媒和物　60
ヨード化ケシ油脂肪酸エチルエステル　469
ヨードピラセット　173

ラ

ラタモキセフ　384
ラナトシドA　193
ラニチジン　41, 365, 394, 429
ラパチニブ　25
ラプラス逆変換　272
ラプラス変換　266
ラプラス変換表　269
ラベタロール　378
ラベプラゾール　69
ラメラ構造　470
卵黄レシチン　468
ラングミュア式　103
ラングミュアプロット　103
ランソプラゾール　41, 46, 69, 145, 156, 385, 447, 467
　　口腔内崩壊錠　448
Lineweaver-Burk プロット　18, 19

リ

リザーバー型システム　445
リズモン TG　7
リゾチーム　198
リチウム　102, 119, 197, 402, 403, 407, 421, 429, 432
リツキサン　7, 474
リツキシマブ　7, 474
リドカイン　45, 70, 100, 102, 117, 146, 294, 402, 403, 405, 409, 430, 431
　　バイオアベイラビリティ　456
リトコール酸　190
リトナビル　160
リバスチグミン　78, 453
リピオドール　469
リピッドマイクロスフェア　468, 469
リファンピシン　27, 149, 158, 362, 364, 372, 373, 376, 377, 378, 379, 380, 381, 382, 394

リプル　7, 468
リポソーム　470
リポフェクチン　471
リボフラビン　60, 174, 369, 370
リメタゾン　469
硫酸カルシウム　65
硫酸鉄　447
硫酸転移酵素　140, 149
硫酸抱合　137
硫酸抱合体　128
粒子径　57
リュープリン　7, 73, 448, 449
リュープロレリン酢酸塩　73, 448
　　マイクロカプセル　448
リレンザ　7
リン酸エステル　460
リン脂質
　　構造　12
臨床検査値
　　影響を与える薬物　394
臨床薬物動態学　6
リンパ管系
　　構造と循環　109
リンパ管系移行　110

ル

涙液中排泄　198
類洞　96, 188
ループ利尿薬　389
Runge-Kutta 法　266
Runge-Kutta-Gill 法　266

レ

レクタルカプセル　46
レジネート　447
レセプター　13
レセプター介在性エンドサイトーシス　22
レセルピン　61
レッドネック症候群　410
レナリドミド　432

レペタブ　447
レボドパ　7, 68, 70, 113, 157, 361, 362, 370, 371, 384, 394, 395, 465, 467
レボフロキサシン　344
連続内皮　95, 96

ロ

ろ過率　181
ロキソプロフェン　133, 134
ロータ―症候群　30
ロチゴチン　78, 453
ロバスタチン　378
ロペラミド　25, 363, 371
ロメフロキサシン　379, 388, 389
ロラゼパム　383, 435
ロンタブ　447

ワ

ワックスマトリックス　447
ワルファリン　100, 102, 107, 108, 117, 145, 148, 156, 160, 195, 294, 351, 367, 368, 379, 380, 381, 392, 426, 431, 435
　　間接反応モデルによる解析　341
ワルファリンサイト　100
1-コンパートメントモデル　209, 234
　　経口投与　222
　　経口投与式　270
　　静脈内投与後の薬物血中濃度　212
　　静脈内反復投与　239
　　生物学的半減期　213
　　点滴式　268
　　点滴静注　231
　　モーメント　320
Wagner-Nelson 式　226, 227
y$^+$輸送系　113

外 国 語 索 引

A

ABC 191
ABCA1 23, 31
ABCA4 31
ABCB1 20, 25
ABCC1 20, 25
ABCC2 25, 30
ABCC4 30
ABCG2 25, 31
ABCG5, 8 31
ABC transporter 174
absolute bioavailability 348
absorption 4, 39
α_1-acid glycoprotein 100
acyclovir 429
ADCC 474
ADH 140, 147
ADME 4
AGP 100
AhR 158, 159
Ah receptor nuclear translocator 375
albumin 95
ALD 31
ALDH 140, 147
amantadine 429
amikacin 429
amorphous form 60
amoxicillin 429
anhydrate 60
anion transport mechanism 172
antibody-dependent cellular cytotoxicity 474
antiport 15
antiporter 15
apical membrane 14
apoenzyme reactivation immunoassay system 406
area under the curve 183, 343
area under the moment curve 316
ARIS 406
Arnt 375
aryl hydrocarbon receptor 158
ASBT 24, 31

association constant 102
atenolol 429
ATPase 19
ATP-binding cassette 19, 23, 191
AUC 183, 315, 343
AUMC 316
AZT 176

B

basolateral membrane 14
B0AT1 31
$b^{0,+}$ AT 31
BBB 111
BCRP 24, 25, 31, 172, 174, 192
BCSFB 111, 115
bevacizumab 473
bile canalicular membrane 188
bile salt export pump 192, 194
biliary excretion 188
binding constant 102
binding-insensitive 293
binding-sensitive 293
bioavailability 45, 346
bioequivalence 346, 351
blood-brain barrier 111
blood-cerebrospinal fluid barrier 111
blood-placental barrier 116
blood urea nitrogen 181
Bowman capsule 168
BPB 193
breast cancer resistance protein 25, 172, 192
brush border 41
brush-border membrane 14
BSEP 23, 31, 192, 194
BUN 181

C

Ca^{2+}-ATPase 20
capacity-limited drug 293
CAR 158, 159, 375
carbenicillin 429
carrier-mediated transport 18
cation transport mechanism 173
cefadroxil 429
cefamandole 429
cefazolin 429
cefonicid 429
ceforanide 429
cefoxitin 429
ceftazidime 429
ceftizoxime 429
cefuroxime 429
central compartment 247
cephalexin 429
cephradine 429
cerebrospinal fluid 111
cerebrospinal fluid-brain barrier 111
CES 140, 148
CFTR 31
channel 13
chemiluminescent immunoassay 406, 407
choroid plexus 115
chylomicron 48
clearance ratio 184
CLIA 406, 407
C_{max} 343
C_{max}/MIC 410
cMOAT 194
CNT1 25, 27
collecting tubule 169
competitive inhibition 107
complex 63
COMT 140, 157
constitutive androstane receptor 158, 375
continuous endothelium 95
convolution 328
convolution integral 328
COPD 418
coprecipitate 60
cotransporter 15
CR 184
CSF 111
CSFBB 111
CTR1 25
cyema 116
CYP 4, 39, 140
CYP1A 158

CYP1A1   117, 157, 375
CYP1A2   144, 145, 152, 153,
    157, 160, 372, 373, 374, 375,
    379, 381, 418
CYP2A6   145, 153, 158, 375
CYP3A   152
CYP3A4   32, 117, 144, 146, 152,
    153, 157, 160, 161, 199, 372,
    373, 374, 375, 379, 385, 420
CYP2B   158
CYP2B6   374, 375, 381
CYP2C   158
CYP2C9   145, 153, 160, 372,
    374, 381, 385
CYP2C19   144, 145, 153, 156,
    160, 373, 374, 381, 385
CYP2D6   144, 145, 153, 156,
    160, 372, 373, 374, 381, 385
CYP2E1   117, 146, 153, 158,
    374
cystatin C   181
cytochrome P450   140

D

DDS   1, 6, 443
deconvolution   328
Deisym   447
diaphragm   96
diffusion coefficient   17
digoxin   429
direct plot   103
discontinuous endothelium   95
Disse space   190
distal tubule   169
distribution   4, 93
DMT1   24, 31
dose-dependent
    pharmacokinetics   307
double reciprocal plot   105
DPD   156, 384
DPI   457
drug delivery system   1, 443
dry powder inhaler   457

E

EBA   346, 348
EDTA   64
EDTA·2Na   404
efflux transporter   22
eGFR   180

EH   148
EIA   406
elimination   167
EM   155, 385
enalapril   429
endocytosis   21
ENT1   25
enterohepatic circulation   188,
    195
enzyme immunoassay   406
enzyme induction   158
epoxide   131
estimated GFR   180
ethambutol   429
eutectic mixture   60
exchanger   15
excretion   4, 167
exocytosis   22
extensive metabolizer   155, 385
extent of bioavailability   346,
    348
extracellular fluid   97
extrapolated volume of
    distribution   253

F

facilitated diffusion   19
fat strong cell   191
fenestra   96, 190
fenestrated endothelium   95
fetus   116
filtration fraction   181
first pass effect   39
flavin-containing
    monooxygenase   146
flip-flop phenomenon   224
flow-limited drug   293
flucytosine   429
fluorescence polarization
    immunoassay   406, 407
FMO   140, 146
FPIA   406, 407
5-FU   156, 188

G

GABA   388
gallbladder   189
gas chromatography   406
gastric emptying rate   46
gastric emptying time   46

GC   406
gene family   143
genetic polymorphism   27
genotype   155
gentamicin   429
GER   46
GET   46
GFR   170, 180
glomerular filtration rate   170,
    180
glomerulus   168
glucose transporter   172
glucuronide   128
GLUT   19, 172
GLUT1   24, 113
GLUT2   19, 20, 24
GLUT9   31
GSH   138, 150
GST   140, 150

H

HAMA   473
hemodialysis   186
hemofiltration   186
hepatocyte   190
HER2   474
Herceptin   474
HFA-134a   457
high performance liquid
    chromatography   406
Hill factor   334
H^+/K^+-ATPase   20
HPLC   406
HPMCP   447
HPPH   128
hydrate   60

I

i.a.   72
i.c.   72
i.m.   71
IM   155
inclusion compound   61
inducer   158
injections   71
integral membrane protein   13
intermediate metabolizer   155
interstitial fluid   93, 190
intestinal transit rate   47
intraarterial   72

intraarticular 72
intracellular fluid 97
intracutaneous 72
intramuscular 71
intraperitoneal 72
intrathecal 72
intravenous 71
intravenous infusion 230
inverse Laplace transformation 272
ion-pair 64
i.p. 72
isoform 142
i.v. 71

K

kanamycin 429
kidney 168
Kupffer cell 191

L

Langmuir equation 103
Langmuir plot 103
Laplace transformation 266
large unilamellar vesicle 470
LAT1 24, 31
lipid bilayer 12
lipid membrane 40
lithium 429
liver non-parenchymal cell 190
liver parenchymal cell 190
loop of Henle 169
LUV 470

M

MAO 140, 147
MAT 321
MATE 172, 362, 386
MATE1 25, 27, 173
MATE2-K 25, 173
maximum blood concentration 343
MBI 161
MCT1 24, 113
MDR 194
MDR1 4, 25, 174, 192, 194, 361, 362
MDR3 31, 192, 194

mean absorption time 321
mean residence time 315
mechanism based inhibition 161
megalin 181
metabolism 4, 167
methicillin 429
methicilline-resistant *Staphylococcus aureus* 410
method of residuals 225
MIC 343, 410
microclimate pH 14, 52
microvilli 13, 41
milk/plasma concentration ratio 118
minimum inhibitory concentration 343, 410
MLV 470
moxalactam 429
MPC 343, 345
MRP 172, 194
MRP1 20, 23, 25
MRP2 23, 25, 30, 31, 136, 174, 192, 194
MRP3 24, 192
MRP4 24, 30, 174
MRP5 24
MRP6 24, 31
MRSA 410
MRT 315, 316
MSW 343, 345
MULTI2 (BAYES) 424
multidrug and toxin extrusion protein 172
multidrug resistance 25
multidrug resistance 1 192
multidrug resistance 3 192
multidrug resistance-associated protein 172, 194
multidrug resistance-associated protein 1 25
multidrug resistance-associated protein 2 192
multidrug resistance-associated protein 3 192
MULTI (ELS) 423
multilamellar vesicle 470
mutant prevention concentration 343, 345
mutant selection window 343, 345

N

nadolol 429
Na^+/K^+-ATPase 20
NAT 140, 150
NAT2 154
Na^+/taurocholate cotransporting polypeptide 192
NCS 469
nephron 168
netilmicin 429
NHE1 24
NMTT 384
noncompetitive inhibition 108
nonlinearity 18
nonlinear pharmacokinetics 307
NONMEM 423
NR1I2 27
NSAIDs 186, 362
NTCP 24, 192

O

OAT 172, 192, 362, 386
OAT1 24, 27, 30, 172
OAT2 25, 173
OAT3 25, 30, 172
OAT4 25
OATP 172, 191, 192, 362
OATP1 361
OATP1A2 24
OATP2A1 24
OATP1B1 24, 30, 31, 191
OATP1B3 24, 30, 31, 191
OATP2B1 24, 191
OATP4C1 24, 173
occlusive dressing therapy 77
OCT 172, 191
OCT1 24, 27, 192
OCT2 24, 386
OCT3 24
OCTN 172, 386
OCTN1 24, 174
OCTN2 24, 31, 32, 174
ODT 77
oligopeptide transporter 172
OPT 424
organic anion transporter 172, 192

organic anion transporting polypeptide 172, 191, 192
organic cation/carnitine transporter 172
organic cation transporter 172, 191
organic cation transporter 1 192

P

P450 140, 161
PAE 342, 343, 410
PAH 157, 193
PAPS 150
paracellular transport 14
partition coefficient 17, 55
PCB 432
PCFT1 25
PD 5, 332, 343
PEDA 424
penicillin-resistant *Streptococcus pneumoniae* 410
PEPT 172
PEPT1 21, 24, 27, 28, 361, 362
PEPT2 24, 27
peripheral compartment 247
peripheral membrane protein 13
permeability coefficient 17
PGE$_2$ 176
PGF$_{2\alpha}$ 176
P-glycoprotein 25
P-gp 192
pH 365
phagocytosis 21
pharmaceutics 1
pharmacodynamics 5, 332, 343
pharmacokinetics 5, 209, 332, 343
phenotype 155
Phoenix® NLME 423
pH partition hypothesis theory 50
pinocytosis 22
PK 332, 343
placenta 116
plasma protein 93
PLGA 448
PM 155, 385
pMDI 457
polarity 14

polymorphism 59
poor metabolizer 155, 385
population pharmacokinetics 422
post-antibiotic effect 342, 343, 410
pregnane X receptor 27, 373
pressurized metered dose inhaler 457
primary active transport 19
procainamide 429
prodrug 135
proximal tubule 169
PRSP 410
PVP 61
PXR 27, 158, 159, 373
pyridostigmine 429

Q

Q141K 31
Q126X 31

R

RA 154
radial partition immunoassay 406
radioimmunoassay 406
ranitidine 429
rapid acetylator 154
rate of bioavailability 346
RBA 346
rBAT 31
receptor 13
receptor-mediated endocytosis 22
relative bioavailability 348
relative infant dose 119
renal clearance 182
renal corpuscle 168
renal extraction ratio 183
renal plasma flow 183
renal secretion 171
renal tubule 168
RFC 24
RIA 406
RID 119
rituximab 474
RNAi 474
RPF 183
RPIA 406

S

SA 154
SBP 191, 193
s.c. 72
Scatchard plot 105, 106
secondary active transport 19
SGLT 172
SGLT1 20, 24, 27, 31, 176
SGLT2 24, 31, 175
sigma-minus method 218
simple diffusion 16
single nucleotide polymorphism 27, 155
sinusoid 96, 188
sinusoidal plasma membrane 190
siRNA 474
SLC 191
SLC2A 19
SLC2A1 113
SLC2A2 19, 20
SLC2A9 31
SLC5A1 20, 27
SLC15A1 21, 27
SLC15A2 27
SLC16A1 113
SLC22A1 27
SLC22A5 32
SLC22A6 27, 30
SLC22A8 30
SLC22A12 31
SLC28A1 27
SLC47A1 27
SLCO1B1 30
SLCO1B3 30
slow acetylator 154
SMA 469
small unilamellar vesicle 470
SMANCS 469
SMCT1 24
SNP 27, 155
sodium glucose cotransporter 20, 172
solid dispersion 60
solid solution 60
solute carrier 23, 191
solvate 60
St. John's wort 27
streptomycin 429
stripping method 225, 251

subcutaneous 72
subfamily 143
sulbactam 429
SULT 140, 149
SULT1 150
SULT2 150
super family 142
SUR1, 2 31
SUV 470
symport 15
symporter 15
systemic carnitine deficiency 32

T

TAM 343
TAP1, 2 31
TATA box binding protein 159
TBP 159
TDM 6, 198, 401
The International Transporter Consotium 23
therapeutic drug level monitoring 401
therapeutic drug monitoring 198, 401
the science of drug delivery 1, 2
ticarcillin 429

tight junction 14, 96, 113
time above MIC 343
tobramycin 429
total clearance 214
TPMT 157
TRAIL 474
transcellular transport 14
transcytosis 22
transdermal therapeutic system 76, 452, 453
transmembrane domain 13
transporter 13, 17, 191
trastuzumab 474
TTS 76, 452, 453

U

UGT 140, 149
UGT1A1 157
ultra rapid metabolizer 155
UM 155
uniport 15
uniporter 15
uptake transporter 23
URAT1 25, 31
urinary bladder 169

V

vancomycin 429

variance of absorption time 321
variance of residence time 315
VAT 321
vectorial transport 14
VEGF 473
villi 40
virtual pH 52
volume of distribution 97
volume of distribution at steady state 253
VRT 315

W

weighting function 328
well-stirred model 289

X

xenobiotics response element 375
XRE 375

Z

ZNT1 25